全科医学诊断与临床应用

QUANKE YIXUE ZHENDUAN YU LINCHUANG YINGYONG

冯栋盛　　等 主编

上海科学普及出版社

图书在版编目（CIP）数据

全科医学诊断与临床应用／冯栋盛等主编. —上海：上海科学普及出版社，2023.9
ISBN 978-7-5427-8592-3

Ⅰ.①全… Ⅱ.①冯… Ⅲ.①诊断学 Ⅳ.①R44

中国国家版本馆CIP数据核字（2023）第205928号

统　　筹　张善涛
责任编辑　郝梓涵
整体设计　宗　宁

全科医学诊断与临床应用

主编　冯栋盛　等

上海科学普及出版社出版发行

（上海中山北路832号　邮政编码200070）

http://www.pspsh.com

各地新华书店经销　　山东麦德森文化传媒有限公司印刷

开本　787×1092 1/16　印张 20.5　插页 2　字数 525 000

2023年9月第1版　　2023年9月第1次印刷

ISBN 978-7-5427-8592-3　定价：198.00元

本书如有缺页、错装或坏损等严重质量问题
请向工厂联系调换

联系电话：0531-82601513

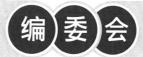

主 编

冯栋盛　山东省第二人民医院（山东省耳鼻喉医院）

段艳平　金乡县人民医院

陈淑霞　山东省邹平市人民医院

张　杰　庆云县人民医院

张晓永　枣庄市山亭区城头镇卫生院

解连昌　无棣县海丰街道社区卫生服务中心

颜廷权　中国人民解放军海军第九七一医院

副主编

孙连彬　无棣县车王镇中心卫生院

夏洪燕　邹平市魏桥镇卫生院

黄兆勇　济南市济阳区太平街道办事处社区卫生服务中心

张　蕊　南阳市中心医院

祝　莹　北京卫戍区丰台第十四离职干部休养所

王艳青　冠县辛集中心卫生院

全科医学是一个面向社区与家庭，整合临床医学、预防医学、康复医学及人文社会学科相关内容于一体的综合性医学专业学科，是一门新兴的临床二级专业学科。其范围涵盖了各种年龄与性别、各个器官与系统及各类疾病，其主旨是强调以人为中心、以家庭为单位、以社区为范围、以整体健康的维护与促进为方向的长期综合性、负责式照顾，并将个体与群体健康融为一体。我国自20世纪80年代后期引进全科医学以来，一直致力于全科医学教育体系的创建、全科医疗服务模式和全科医学人才培养模式的研究与实践。为了加强全科医师培养，提升全科医师能力与水平，壮大高质量的全科医师队伍，我们组织长期工作在全科医学教学的教师和临床一线的专家，他们编写了《全科医学诊断与临床应用》一书。

本书涵盖了呼吸系统疾病、心血管系统疾病、消化系统疾病、内分泌系统疾病等内容，未对疾病的病因、发病机制、病理生理等基础知识进行赘述，而重点论述了临床表现、实验室检查、诊断方法、鉴别诊断、治疗原则及预后等与临床实际工作联系紧密的知识。本书从不同方位多层次、多角度地反映了近年来全科医学基础研究与临床实践的最新成果，内容兼顾了全科医学基本理论的深度与广度，注重知识的系统性和实用性。本书可供各级医院全科医师使用，还可以作为社区卫生服务机构专业技术人员及医学院校学生的参考书籍。

该书编写的主要目的是使广大全科医师了解全科医学的学科性质与特点，掌握全科医疗服务的知识和能力要求，树立以人为本、以健康为中心的服务理念；同时，通过深入接触全科医疗实践，进一步了解全科医师的工作环境和服务内容，增强责任感和荣誉感。但是，由于编者编写水平和经验有限，书中难免存在疏漏和不足之处，恳请各位同道不吝赐教。

《全科医学诊断与临床应用》编委会

2023 年 5 月

CONTENTS .... 目 录

第一章

临床常见病症状与体征

第一节 发 热

一、概述

正常人体的体温在体温调节中枢的控制下,人体的产热和散热处于动态平衡之中,维持人体的体温在相对恒定的范围之内,腋窝下所测的体温为 36～37 ℃;口腔中舌下所测的体温为 36.3～37.2 ℃;肛门内所测的体温为 36.5～37.7 ℃。在生理状态下,不同的个体、不同的时间和不同的环境,人体体温会有所不同。①不同个体间的体温有差异:儿童由于代谢率较高,体温可比成年人高;老年人代谢率低,体温比成年人低。②同一个体体温在不同时间有差异:正常情况下,人体体温在早晨较低,下午较高;妇女体温在排卵期和妊娠期较高,月经期较低。③不同环境下的体温亦有差异:运动、进餐、情绪激动和高温环境下工作时体温较高,低温环境下工作时体温较低。在病理状态下,人体产热增多,散热减少,体温超过正常时,就称为发热。发热持续时间在 2 周以内为急性发热,超过 2 周为慢性发热。

(一)病因
引起发热的病因很多,按有无病原体侵入人体分为感染性发热和非感染性发热两大类。

1.感染性发热

各种病原体侵入人体后引起的发热称为感染性发热。引起感染性发热的病原体有细菌、病毒、支原体、立克次体、真菌、螺旋体及寄生虫。病原体侵入机体后可引起相应的疾病,不论急性还是慢性、局限性还是全身性均可引起发热。病原体及其代谢产物或炎性渗出物等外源性致热原,在体内作用致热原细胞如中性粒细胞、单核细胞及巨噬细胞等,使其产生并释放白细胞介素-1、干扰素、肿瘤坏死因子和炎症蛋白-1 等而引起发热。感染性发热占发热病因的 50%～60%。

2.非感染性发热

由病原体以外的其他病因引起的发热称为非感染性发热。常见于以下原因。

(1)吸收热。由于组织坏死,组织蛋白分解和坏死组织吸收引起的发热称为吸收热。①物理和机械因素损伤:大面积烧伤、内脏出血、创伤、大手术后,骨折和热射病等。②血液系统疾病:白血病、恶性淋巴瘤、恶性组织细胞病、骨髓增生异常综合征、多发性骨髓瘤、急性溶血和血型不合输血等。③肿瘤性疾病:各种恶性肿瘤。④血栓栓塞性疾病:静脉血栓形成,如静脉、股静脉和髓静脉血栓形成。动脉血栓形成,如心肌梗死、脑动脉栓塞、肠系膜动脉栓塞和四肢动脉栓塞等。微循环血栓形成,如溶血性尿毒综合征和血栓性血小板减少性紫癜。

(2)变态反应性发热。变态反应产生时形成外源性致热原抗原抗体复合物,激活了致热原细胞,使其产生并释放白细胞介素-1、干扰素、肿瘤坏死因子和炎症蛋白-1等引起的发热。如风湿热、药物热、血清病和结缔组织病等。

(3)中枢性发热。有些致热因素不通过内源性致热原而直接损害体温调节中枢,使体温调定点上移后发出调节冲动,造成产热大于散热,体温升高,称为中枢性发热。①物理因素:如中暑等。②化学因素:如重度安眠药中毒等。③机械因素:如颅内出血和颅内肿瘤细胞浸润等。④功能性因素:如自主神经功能紊乱和感染后低热。

(4)其他:如甲状腺功能亢进,脱水等。

发热都是由于致热因素的作用使人体产生的热量超过散发的热量,引起体温升高超过正常范围。

(二)发生机制

1.外源性致热原的摄入

各种致病的微生物或它们的毒素、抗原抗体复合物、淋巴因子、某些致炎物质(如尿酸盐结晶和硅酸盐结晶)、某些类固醇、肽聚糖和多核苷酸等外源性致热原多数是大分子物质,侵入人体后不能通过血-脑屏障作用于体温调节中枢,但可通过激活血液中的致热原细胞产生白细胞介素-1等。白细胞介素-1等的产生:在各种外源性致热原侵入人体内后,能激活血液中的中性粒细胞,单核-巨噬细胞和嗜酸性粒细胞等,产生白细胞介素-1,干扰素、肿瘤坏死因子和炎症蛋白-1。其中研究最多的是白细胞介素-1。

2.白细胞介素-1的作用部位

(1)脑组织:白细胞介素-1可能通过下丘脑终板血管器(此处血管为有孔毛细血管)的毛细血管进入脑组织。

(2)POAH神经元:白细胞介素-1亦有可能通过下丘脑终板血管器毛细血管到达血管外间隙(即血脑屏障外侧)的POAH神经元。

3.发热的产生

白细胞介素-1作用于POAH神经元或在脑组织内再通过中枢介质引起体温调定点上移,体温调节中枢再对体温重新调节,发出调节命令,一方面可能通过垂体内分泌系统使代谢增加和/或通过运动神经系统使骨骼肌阵缩(即寒战),引起产热增加;另一方面通过交感神经系统使皮肤血管和立毛肌收缩,排汗停止,散热减少。这几方面作用使人体产生的热量超过散发的热量,体温升高,引起发热,一直达到体温调定点的新的平衡点。

二、发热的诊断

(一)发热的程度诊断

(1)低热:人体的体温超过正常,但低于38 ℃。

(2)中度热:人体的体温为38.1~39 ℃。

(3)高热:人体的体温为39.1~41 ℃。

(4)过高热:人体的体温超过41 ℃。

(二)发热的分期诊断

1.体温上升期

此期为白细胞介素-1作用于POAH神经元或在脑组织内再通过中枢介质引起体温调定点上移,体温调节中枢对体温重新调节,发出调节命令,可通过代谢增加,骨骼肌阵缩(寒战),使产热增加;皮肤血管和立毛肌收缩,使散热减少。因此,产热超过散热使体温升高。体温升高的方式有骤升和缓升两种。

(1)骤升型:人体的体温在数小时内达到高热或以上,常伴有寒战。

(2)缓升型:人体的体温逐渐上升在几天内达高峰。

2.高热期

此期为人体的体温达到高峰后的时期,体温调定点已达到新的平衡。

3.体温下降期

此期由于病因已被清除,体温调定点逐渐降到正常,散热超过产热,体温逐渐恢复正常。与体温升高的方式相对应的有两种体温降低的方式。

(1)骤降型:人体的体温在数小时内降到正常,常伴有大汗。

(2)缓降型:人体的体温在几天内逐渐下降到正常。体温骤升和骤降的发热常见疟疾、大叶性肺炎、急性肾盂肾炎和输液反应。体温缓升缓降的发热常见于伤寒和结核。

(三)发热的分类诊断

1.急性发热

发热的时间在2周以内为急性发热。

2.慢性发热

发热的时间超过2周为慢性发热。

(四)发热的热型诊断

把不同时间测得的体温数值分别记录在体温单上,将不同时间测得的体温数值按顺序连接起来,形成体温曲线,这些曲线的形态称热型。

1.稽留热

人体的体温维持在高热和以上水平达几天或几周。常见大叶性肺炎和伤寒高热期。

2.弛张热

人体的体温在一天内都在正常水平以上,但波动范围在2℃以上。常见化脓性感染、风湿热、败血症等。

3.间歇热

人体的体温骤升到高峰后维持几小时,再迅速降到正常,无热的间歇时间持续一到数天,反复出现。常见于疟疾和急性肾盂肾炎等。

4.波状热

人体的体温缓升到高热后持续几天后,再缓降到正常,持续几天后再缓升到高热,反复多次。常见于布鲁杆菌病。

5.回归热

人体的体温骤升到高热后持续几天后,再骤降到正常,持续几天后在骤升到高热,反复数次。常见恶性淋巴瘤和部分恶性组织细胞病等。

3

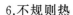

6.不规则热

人体的体温可高可低，无规律性。常见于结核病，风湿热等。

三、发热的诊断方法

(一)详细询问病史

1.现病史

(1)起病情况和患病时间：发热的急骤和缓慢，发热持续时间。急性发热常见细菌、病毒、肺炎支原体、立克次体、真菌、螺旋体及寄生虫感染。其他有结缔组织病、急性白血病、药物热等，长期发热的原因，除中枢性原因外，还可包括以下四大类。①感染是长期发热最常见的原因，常见于伤寒、副伤寒、亚急性感染性心内膜炎、败血症、结核病、阿米巴肝病、黑热病、急性血吸虫病等，在各种感染中，结核病是主要原因之一，特别是某些肺外结核，如深部淋巴结结核、肝结核；②造血系统的新陈代谢率较高，有病理改变时易引起发热，如非白血性白血病、深部恶性淋巴瘤、恶性组织细胞病等；③结缔组织疾病如播散性红斑狼疮、结节性多动脉炎、风湿热等疾病，可成为长期发热的疾病；④恶性肿瘤增长迅速，当肿瘤组织崩溃或附加感染时则可引起长期发热，如肝癌、结肠癌等早期常易漏诊。

(2)病因和诱因：常见的有流行性感冒、其他病毒性上呼吸道感染、急性病毒性肝炎、流行性乙型脑炎、脊髓灰质炎、传染性单核细胞增多症、流行性出血热、森林脑炎、传染性淋巴细胞增多症、麻疹、风疹、流行性腮腺炎、水痘、肺炎支原体肺炎、肾盂肾炎、胸膜炎、心包炎、腹膜炎、血栓性静脉炎、丹毒、伤寒、副伤寒、亚急性感染性心内膜炎、败血症、结核病、阿米巴肝病、黑热病、急性血吸虫病、钩端螺旋体病、疟疾、阿米巴肝病、急性血吸虫病、丝虫病、旋毛虫病、风湿热。药热、血清病、系统性红斑狼疮、皮肌炎、结节性多动脉炎、急性胰腺炎、急性溶血、急性心肌梗死、脏器梗死或血栓形成，体腔积血或血肿形成，大面积烧伤，白血病、恶性淋巴瘤、癌、肉瘤、恶性组织细胞病、痛风发作、甲状腺危象、重度脱水、热射病、脑出血、白塞病、高温下工作等。

(3)伴随症状：有寒战、结膜充血、口唇疱疹、肝脾大、淋巴结肿大、出血、关节肿痛、皮疹和昏迷等。发热的伴随症状越多，越有利于诊断或鉴别诊断，所以应尽量询问和采集发热的全部伴随症状。寒战常见于大叶肺炎、败血症、急性胆囊炎、急性肾盂肾炎、流行性脑脊髓膜炎、疟疾、钩端螺旋体病、药物热、急性溶血或输血反应等。结膜充血多见于麻疹、咽结膜热、流行性出血热、斑疹伤寒、钩端螺旋体病等。口唇单纯疱疹多出现于急性发热性疾病，如大叶肺炎、流行性脑脊髓膜炎、间日疟、流行性感冒等。淋巴结肿大见于传染性单核细胞增多症、风疹、淋巴结结核、局灶性化脓性感染、丝虫病、白血病、淋巴瘤、转移癌等。

肝脾大常见于传染性单核细胞增多症、病毒性肝炎、肝及胆管感染、布鲁杆菌病、疟疾、结缔组织病、白血病、淋巴瘤及黑热病、急性血吸虫病等。出血可见于重症感染及某些急性传染病，如流行性出血热、病毒性肝炎、斑疹伤寒、败血症等。也可见于某些血液病，如急性白血病、重型再生障碍性贫血、恶性组织细胞病等。关节肿痛常见于败血症、猩红热、布鲁杆菌病、风湿热、结缔组织病、痛风等。皮疹常见于麻疹、猩红热、风疹、水痘、斑疹伤寒、风湿热、结缔组织病、药物热等。昏迷发生在发热之后者常见于流行性乙型脑炎、斑疹伤寒、流行性脑脊髓膜炎、中毒性菌痢、中暑等；昏迷发生在发热前者见于脑出血、巴比妥类中毒等。

2.既往史和个人史

如过去曾患的疾病、有无外伤、做过何种手术、预防接种史和过敏史等。个人经历：如居住地、职业、旅游史和接触感染史等。职业：如工种、劳动环境等。发病地区及季节,对传染病与寄生虫病特别重要。某些寄生虫病如血吸虫病、黑热病、丝虫病等有严格的地区性。斑疹伤寒、回归热、白喉、流行性脑脊髓膜炎等流行于冬春季节;伤寒、乙型脑炎、脊髓灰质炎则流行于夏秋;钩端螺旋体病的流行常见于夏收与秋收季节。麻疹、猩红热、伤寒等急性传染病病愈后常有较牢固的免疫力,第二次发病的可能性甚少。中毒型菌痢、食物中毒的患者发病前多有进食不洁饮食史;疟疾、病毒性肝炎可通过输血传染。阿米巴肝病可有慢性痢疾病史。

(二)仔细全面体检

(1)记录体温曲线:每天记录 4 次体温以此判断热型。

(2)细致、精确、规范、全面和有重点的体格检查。

(三)准确的实验室检查

1.常规检查

包括三大常规(即血常规、尿常规和大便常规)、血沉和肺部 X 线片。

2.细菌学检查

可根据病情取血、骨髓、尿、胆汁、大便和脓液进行培养。

(四)针对性的特殊检查

1.骨髓穿刺和骨髓活检

对血液系统的肿瘤和骨髓转移癌有诊断意义。

2.免疫学检查

免疫球蛋白电泳、类风湿因子、抗核抗体、抗双链 DNA 抗体等。

3.影像学检查

如超声波、电子计算机 X 线体层扫描(CT)和磁共振成像(MRI)下摄像仪检查。

4.淋巴结活检

对淋巴组织增生性疾病的确诊有诊断价值。

5.诊断性探查术

对经过以上检查仍不能诊断的腹腔内肿块可慎重采用。

四、鉴别诊断

(一)急性发热

急性发热指发热在 2 周以内者。病因主要是感染,其局部定位症状常出现在发热之后。准确的实验室检查和针对性的特殊检查对鉴别诊断有很大的价值。如果发热缺乏定位,白细胞计数不高或减低难以确定诊断的大多为病毒感染。

(二)慢性发热

1.长期发热

长期发热指中高度发热超过 2 周以上者。常见的病因有四类:即感染、结缔组织疾病、肿瘤和恶性血液病。其中以感染多见。

(1)感染:常见的原因有伤寒、副伤寒、结核、败血症、肝脓肿、慢性胆囊炎、感染性心内膜炎、急性血吸虫病、传染性单核细胞增多症、黑热病等。

感染所致发热的特点:①常伴畏寒和寒战;②白细胞数$>10\times10^9$/L、中性粒细胞$>80\%$、杆状核粒细胞$>5\%$,常为非结核感染;③病原学和血清学的检查可获得阳性结果;④抗生素治疗有效。

（2）结缔组织疾病：常见的原因有系统性红斑狼疮、风湿热、皮肌炎、贝赫切特综合征、结节性多动脉炎等。

结缔组织疾病所致发热的特点：①多发于生育期的妇女；②多器官受累、表现多样；③血清中有高滴度的自身抗体；④抗生素治疗无效且易过敏；⑤水杨酸或肾上腺皮质激素治疗有效。

（3）肿瘤：常见各种恶性肿瘤和转移性肿瘤。肿瘤所致发热的特点为无寒战、抗生素治疗无效、伴进行性消瘦和贫血。

（4）恶性血液病：常见于恶性淋巴瘤和恶性组织细胞病。恶性血液病所致发热的特点为常伴有肝脾大、全血细胞计数减少和进行性衰竭，抗生素治疗无效。

2.慢性低热

慢性低热指低度发热超过3周以上者，常见的病因有器质性和功能性低热。

（1）器质性低热：①感染，常见的病因有结核、慢性泌尿系统感染、牙周脓肿、鼻旁窦炎、前列腺炎和盆腔炎等，注意进行有关的实验室检查和针对性的特殊检查对鉴别诊断有很大的价值；②非感染性发热，常见的病因有结缔组织疾病和甲亢，凭借自身抗体和毛、爪的检查有助于诊断。

（2）功能性低热：①感染后低热，急性传染病等引起高热在治愈后，由于体温调节中枢的功能未恢复正常，低热可持续数周，反复的体检和实验室检查未见异常；②自主神经功能紊乱，多见于年轻女性，一天内体温波动不超过0.5 ℃，体力活动后体温不升反降，常伴颜面潮红、心悸、手颤、失眠等。并排除其他原因引起的低热后才能诊断。

（解连昌）

第二节　呼　吸　困　难

呼吸困难是指患者主观上感到氧气不足、呼吸费力；客观上表现为用力呼吸，重者鼻翼翕动、张口耸肩，甚至出现发绀，并伴有呼吸频率、深度与节律的异常。

一、病因

引起呼吸困难的原因主要是呼吸系统和心血管系统疾病。

(一)肺源性呼吸困难

1.气道阻塞

咽后壁脓肿、喉头水肿、支气管哮喘、慢性阻塞性肺疾病及喉、气管与支气管的炎症、水肿、肿瘤或异物所致狭窄或阻塞，主动脉瘤压迫等。

2.肺疾病

如大叶性或支气管肺炎、肺脓肿、肺气肿、肺栓塞、肺淤血、肺水肿、肺泡炎、弥漫性肺间质纤维化、肺不张、细支气管肺泡癌等。

3.胸膜疾病

胸腔积液、气胸、胸膜肿瘤、胸膜肥厚粘连、脓胸等。

4.胸廓疾病

如严重胸廓脊柱畸形、气胸、大量胸腔积液和胸廓外伤等。

5.神经肌肉疾病

如脊髓灰质炎病变累及颈髓、急性多发性神经根神经炎和重症肌无力累及呼吸肌,药物(肌松药、氨基糖苷类药等)导致呼吸肌麻痹等。

6.膈运动障碍

纵隔气肿、纵隔肿瘤、急性纵隔炎、膈麻痹、高度鼓肠、大量腹水、腹腔巨大肿瘤、胃扩张和妊娠末期等。

(二)心源性呼吸困难

风湿性心脏病、缩窄性心包炎、心肌炎、心肌病、急性心肌梗死、肺心病等所致心力衰竭、心脏压塞、原发性肺动脉高压和肺栓塞等。

(三)血液和内分泌系统疾病

重度贫血、高铁血红蛋白血症、硫化血红蛋白血症、甲状腺功能亢进或减退、原发性肾上腺功能减退症等。

(四)神经精神因素

脑血管意外、脑水肿、颅内感染、颅脑肿瘤、脑膜炎等致呼吸中枢功能障碍;精神因素所致呼吸困难,如癔症等。

(五)中毒性呼吸困难

酸中毒、一氧化碳中毒、氰化物中毒、亚硝酸盐中毒、吗啡类药物中毒、农药中毒、尿毒症糖尿病酮症酸中毒等。

二、发生机制及临床表现

从发生机制及症状表现分析,将呼吸困难分为以下几种类型。

(一)肺源性呼吸困难

肺源性呼吸困难是由呼吸系统疾病引起通气、换气功能障碍,导致缺氧和/或二氧化碳潴留所引起的。临床上分为3种类型。

1.吸气性呼吸困难

特点是吸气费力,重者由于呼吸肌极度用力,胸腔负压增大,吸气时胸骨上窝、锁骨上窝和肋间隙明显凹陷,称"三凹征",常伴有干咳及高调吸气性喉鸣。吸气性呼吸困难见于各种原因引起的喉、气管、大支气管的狭窄与阻塞;①喉部疾病,如急性喉炎、喉水肿、喉痉挛、喉癌、白喉会厌炎等;②气管疾病,如气管肿瘤、气管异物或气管受压(甲状腺肿大、淋巴结肿大或主动脉瘤压迫等)。

2.呼气性呼吸困难

特点是呼气费力,呼气时间明显延长,常伴有干啰音。这主要是由肺泡弹性减弱和/或小支气管狭窄阻塞(痉挛或炎症)所致;当有支气管痉挛时,可听到哮鸣音。呼气性呼吸困难常见于支气管哮喘、喘息型慢性支气管炎、弥漫性细支气管炎和慢性阻塞性肺气肿合并感染等。此外,后者由于肺泡通气/血流比例失调和弥散膜面积减少,严重时导致缺氧、发绀、呼吸增快。

3.混合性呼吸困难

特点是吸气与呼气均感费力,呼吸频率增快、变浅,常伴有呼吸音异常(减弱或消失),可有病

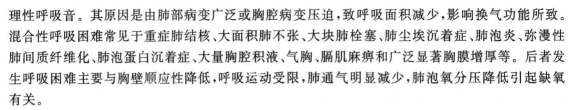

理性呼吸音。其原因是由肺部病变广泛或胸腔病变压迫,致呼吸面积减少,影响换气功能所致。混合性呼吸困难常见于重症肺结核、大面积肺不张、大块肺栓塞、肺尘埃沉着症、肺泡炎、弥漫性肺间质纤维化、肺泡蛋白沉着症、大量胸腔积液、气胸、膈肌麻痹和广泛显著胸膜增厚等。后者发生呼吸困难主要与胸壁顺应性降低,呼吸运动受限,肺通气明显减少,肺泡氧分压降低引起缺氧有关。

(二)心源性呼吸困难

主要由左心衰竭和右心衰竭引起,两者发生机制不同,左心衰竭所致呼吸困难较为严重。

1.左心衰竭

左心衰竭引发呼吸困难的主要原因是肺淤血和肺泡弹性降低。其机制为:①肺淤血,使气体弥散功能降低。②肺泡张力增高,刺激牵张感受器,通过迷走神经反射兴奋呼吸中枢。③肺泡弹性减退,其扩张与收缩能力降低,肺活量减少。④肺循环压力升高对呼吸中枢的反射性刺激。

急性左心衰竭时,常出现阵发性呼吸困难,多在夜间睡眠中发生,称为夜间阵发性呼吸困难。其发生机制为:①睡眠时迷走神经兴奋性增高,冠状动脉收缩,心肌供血减少,心功能降低。②小支气管收缩,肺泡通气减少。③仰卧位时肺活量减少,下半身静脉回心血量增多,致肺淤血加重。④呼吸中枢敏感性降低,对肺淤血引起的轻度缺氧反应迟钝,当淤血程度加重、缺氧明显时,才刺激呼吸中枢做出应答反应。

发作时,患者常于熟睡中突感胸闷憋气惊醒,被迫坐起,惊恐不安,伴有咳嗽,轻者数分钟至数十分钟后症状逐渐减轻、缓解;重者高度气喘、面色青紫、大汗,呼吸有哮鸣声,咳浆液性粉红色泡沫样痰,两肺底部有较多湿性啰音,心率增快,可有奔马律。此种呼吸困难,又称"心源性哮喘",常见于高血压性心脏病、冠状动脉性心脏病、风湿性心瓣膜病、心肌炎和心肌病等。

2.右心衰竭

右心衰竭引发呼吸困难的原因主要是体循环淤血所致。其发生机制:①右心房与上腔静脉压升高,刺激压力感受器反射性地兴奋呼吸中枢。②血氧含量减少及乳酸、丙酮酸等酸性代谢产物增多,刺激呼吸中枢。③淤血性肝大、腹水和胸腔积液,使呼吸运动受限,肺受压气体交换面积减少。

(三)中毒性呼吸困难

在急、慢性肾衰竭,糖尿病酮症酸中毒和肾小管性酸中毒时,血中酸性代谢产物增多,强烈刺激颈动脉窦-主动脉体化学感受器或直接兴奋、强烈刺激呼吸中枢,从而导致出现深长、规则的呼吸,可伴有鼾声,称为酸中毒大呼吸(Kussmaul呼吸)。

急性感染和急性传染病时,由于体温升高和毒性代谢产物的影响,兴奋呼吸中枢,使呼吸频率增快。

某些药物和化学物质如吗啡类、巴比妥类、苯二氮䓬类药物和有机磷杀虫药中毒时,呼吸中枢受抑制,致呼吸变缓慢、变浅,且常有呼吸节律异常如Cheyne-Stokes呼吸或Biots呼吸。

某些毒物可作用于血红蛋白,如一氧化碳中毒时,一氧化碳与血红蛋白结合成碳氧血红蛋白;亚硝酸盐和苯胺类中毒时,可使血红蛋白转变为高铁血红蛋白,失去携氧功能致组织缺氧。氰化物和含氰化物较多的苦杏仁、木薯中毒时,氰离子抑制细胞色素氧化酶的活性,影响细胞的呼吸作用,导致组织缺氧,可引起呼吸困难,严重时可引起脑水肿抑制呼吸中枢。

(四)神经精神性呼吸困难

重症颅脑疾病如颅脑外伤、脑出血、脑炎、脑膜炎、脑脓肿及脑肿瘤等,呼吸中枢因受增高的颅内压和供血减少的刺激,使呼吸变慢变深,并常伴呼吸节律的异常,如呼吸遏制(吸气突然终止)、双吸气(抽泣样呼吸)等。

癔症患者由于精神或心理因素的影响可有呼吸困难发作,其特点是呼吸浅表而频繁,1分钟可达 60～100 次,并常因通气过度而发生呼吸性碱中毒,出现口周、肢体麻木和手足搐搦,严重时可有意识障碍。

有叹息样呼吸的患者自述呼吸困难,但并无呼吸困难的客观表现,偶然出现一次深大吸气,伴有叹息样呼气,在叹息之后自觉轻快,这实际上是一种神经症的表现。

(五)血液病

重度贫血、高铁血红蛋白血症或硫化血红蛋白血症等,因红细胞携氧减少,血氧含量降低,致呼吸加速,同时心率加快。大出血或休克时,因缺血与血压下降刺激呼吸中枢,也可使呼吸加速。

三、伴随症状

(一)发作性呼吸困难伴有哮鸣音

发作性呼吸困难伴有哮鸣音见于支气管哮喘、心源性哮喘;骤然发生的严重呼吸困难,见于急性喉水肿、气管异物、大块肺栓塞、自发性气胸等。

(二)呼吸困难伴一侧胸痛

呼吸困难伴一侧胸痛见于大叶性肺炎、急性渗出性胸膜炎、肺梗死、自发性气胸、急性心肌梗死、支气管癌等。

(三)呼吸困难伴发热

呼吸困难伴发热见于肺炎、肺脓肿、胸膜炎、急性心包炎、咽后壁脓肿等。

(四)呼吸困难伴咳嗽、咳脓痰

呼吸困难伴咳嗽、咳脓痰见于慢性支气管炎、阻塞性肺气肿并发感染、化脓性肺炎肺脓肿、支气管扩张症并发感染等,后二者脓痰量较多;呼吸困难伴大量浆液性泡沫样痰,见于急性左心衰竭和有机磷杀虫药中毒。

(五)呼吸困难伴昏迷

呼吸困难伴昏迷见于脑出血、脑膜炎、尿毒症、糖尿病酮症酸中毒、肺性脑病、急性中毒等。

(冯栋盛)

第三节 胸 痛

胸痛主要由胸部疾病引起,少数由其他部位的病变所致,心血管系统疾病是胸痛的常见原因,但其他部位的疾病亦可引起胸痛症状,如肝脓肿等。因痛阈个体差异性大,胸痛的程度与原发疾病的病情轻重并不完全一致。

一、病因

(一)胸壁疾病

肋软骨炎、带状疱疹、流行性肌炎、颈胸椎疾病、胸部外伤、肋间神经痛和肋骨转移瘤。

(二)呼吸系统疾病

胸膜炎、肺炎、支气管肺癌和气胸。

(三)纵隔疾病

急性纵隔炎、纵隔肿瘤、纵隔气肿。

(四)心血管疾病

心绞痛、心肌梗死、心包炎、胸主动脉瘤、肺栓塞和夹层动脉瘤等。

(五)消化系统疾病

食管炎、胃十二指肠溃疡、胆囊炎、胰腺炎等。

(六)膈肌疾病

膈疝、膈下脓肿。

(七)其他

骨髓瘤、白血病胸骨浸润、心脏神经官能症等。

二、临床表现

(一)发病年龄

青壮年胸痛,应注意结核性胸膜炎、自发性气胸、心肌炎、心肌病、风湿性心瓣膜病;年龄在 40 岁以上患者还应注意心绞痛、心肌梗死与肺癌。

(二)胸痛部位

(1)局部有压痛,炎症性疾病,尚伴有局部红、肿、热表现。

(2)带状疱疹是成簇水疱沿一侧肋间神经分布伴剧痛,疱疹不越过体表中线。

(3)非化脓性肋骨软骨炎多侵犯第 1~2 肋软骨,对称或非对称性,呈单个或多个肿胀隆起,局部皮色正常,有压痛,咳嗽、深呼吸或上肢大幅度活动时疼痛加重。

(4)食管及纵隔病变,胸痛多位于胸骨后,进食或吞咽时加重。

(5)心绞痛和心肌梗死的疼痛多在心前区与胸骨后或剑突下,疼痛常放射至左肩、左臂内侧,达环指与小指,亦可放射于左颈与面颊部,患者误认为牙痛。

(6)夹层动脉瘤疼痛位于胸背部,向下放射至下腹、腰部及两侧腹股沟和下肢。

(7)自发性气胸、胸膜炎和肺梗死的胸痛多位于患侧腋前线与腋中线附近,后二者如累及肺底、膈胸膜,则疼痛也可放射于同侧肩部。肺尖部肺癌(肺上沟癌、Pancoast 癌)以肩部、腋下痛为主,疼痛向上肢内侧放射。

(三)胸痛性质

(1)带状疱疹呈刀割样痛或灼痛,剧烈难忍。

(2)食管炎则为烧灼痛。

(3)心绞痛呈绞窄性并有重压窒息感。

(4)心肌梗死则疼痛更为剧烈并有恐惧、濒死感。

(5)纤维素性胸膜炎常呈尖锐刺痛或撕裂痛。

(6)肺癌常为胸部闷痛,而 Pancoast 癌则呈火灼样痛,夜间尤甚。

(7)夹层动脉瘤为突然发生胸背部难忍撕裂样剧痛。

(8)肺梗死亦为突然剧烈刺痛或绞痛。常伴呼吸困难及发绀。

（四）持续时间

（1）平滑肌痉挛或血管狭窄缺血所致疼痛为阵发性。

（2）炎症、肿瘤、栓塞或梗死所致疼痛呈持续性。如心绞痛发作时间短暂,而心肌梗死疼痛持续时间很长且不易缓解。

（五）影响胸痛因素

影响胸痛因素包括诱因、加重与缓解。劳累、体力活动、精神紧张可诱发心绞痛发作,休息、含服硝酸甘油或硝酸异山梨酯,可使心绞痛缓解,而对心肌梗死疼痛则无效。胸膜炎和心包炎的胸痛则可因深呼吸和咳嗽而加剧。反流性食管炎的胸骨后灼痛,饱餐后出现,仰卧或俯卧位加重,服用抗酸剂和促动力药多潘立酮或西沙必利后可减轻或消失。

三、胸痛伴随症状

（1）胸痛伴吞咽困难或咽下痛者,提示食管疾病(如反流性食管炎)。

（2）胸痛伴呼吸困难者,提示较大范围病变,如大叶性肺炎、自发性气胸、渗出性胸膜炎和肺栓塞等。

（3）胸痛伴面色苍白、大汗、血压下降或休克表现时,多考虑心肌梗死、夹层动脉瘤、主动脉窦瘤破裂和大块肺栓塞等。

（颜廷权）

第四节　心　悸

一、概述

心悸是人们主观感觉心跳或心慌,患者主诉心脏像擂鼓样,心脏停搏,心慌不稳等,常伴心前区不适,是由心率过快或过缓、心律不齐、心肌收缩力增加或神经敏感性增高等因素引起。一般健康人仅在剧烈运动、神经过度紧张或高度兴奋时才会有心悸的感觉,神经官能症或处于焦虑状态的患者即使没有心律失常或器质性心脏病,也常以心悸为主诉而就诊,而某些患器质性心脏病者或出现频发性期前收缩,甚至心房颤动而并不感觉心悸。

二、诊断

（一）临床表现

由于心律失常引起的心悸,在检查患者的当时心律失常不一定存在,因此务必让患者详细陈述发病的缓急、病程的长短;发生心悸当时的主观症状,如有无心脏活动过强、过快、过慢、不规则的感觉;持续性或阵发性;是否伴有意识改变;周围循环状态如四肢发冷、面色苍白及发作持续时间等;有无多食、怕热、易出汗、消瘦等;心悸发作的诱因与体位、体力活动、精神状态及麻黄碱、胰岛素等药物的关系。体检重点检查有无心脏疾病的体征,如心脏杂音、心脏扩大及心律改变,有无血压增高、脉压增宽、动脉枪击音、水冲脉等高动力循环的表现,注意甲状腺是否肿大、有无突眼、震颤、杂音及有无贫血的体征。

(二)辅助检查

为明确有无心律失常存在及其性质应做心电图检查,如常规心电图未发现异常,可根据患者情况予以适当运动如仰卧起坐、蹲踞活动或 24 小时动态心电图检查,怀疑冠心病、心肌炎者给予运动负荷试验,阳性检出率较高,如高度怀疑有恶性室性心律失常者,应做连续心电图监测。如怀疑有甲状腺功能亢进、低血糖或嗜铬细胞瘤时可进行相关的实验室检查。

三、鉴别诊断

心悸的鉴别需明确其为心脏原发性节律紊乱引起还是继发循环系统以外的疾病所致,进一步需确定其为功能性还是器质性疾病导致的心悸。

(一)心律失常

1.期前收缩

期前收缩为心悸最常见的病因。不少正常人可因期前收缩的发生而以心悸就诊,心突然"悬空""下沉"或"停顿"感是期前收缩的特征。此种感觉不但与代偿间歇的长短有关,且往往与期前收缩后的心搏出量有关。心脏病患者发生期前收缩的机会更多,心肌梗死患者如期前收缩发生在前一心搏的 T 波上,特别容易引起室性心动过速或心室颤动,应及时处理。听诊可发现心跳不规则,第一心音增强,第二心音减弱或消失,以后有一较长的代偿间歇,桡动脉搏动减弱,甚或消失,形成脉搏短细。

2.阵发性心动过速

阵发性心动过速是一种阵发性规则而快速的异位心律,具有突发突止的特点,发作时间长短不一,心率为160~220 次/分,大多数阵发性室上性心动过速是由折返机制引起,多无器质性心脏病,心动过速发作可由情绪激动、突然用力、疲劳或饱餐所致,亦可无明显诱因出现心悸、心前区不适、精神不安等,严重者可出现血压下降、头晕、乏力甚至心绞痛。室性心动过速最常发生于冠心病,尤其是发生过心肌梗死有室壁瘤的患者及心功能较差者;也可见于其他心脏病甚至无心脏病的患者。阵发性室上性心动过速和室性心动过速心电图不难鉴别,但宽 QRS 波室上性心动过速有时与室速难以区分,必要时可做心脏电生理检查。

3.心房颤动

心房颤动亦为常见心悸原因之一,特别是初发又未经治疗而心率快速者。多发生在器质性心脏病基础上。由于心房活动不协调,失去有效收缩力,加以快而不规则心室节律使心室舒张期缩短,心室充盈不足,因而心排血量不足,常可诱发心力衰竭。体征主要是心律完全不规则,输出量甚少的心搏可引起脉搏短细,心率越快,脉搏短细越显著。心电图检查示窦性 P 波消失,出现细小而形态不一的心房颤动波,心室率绝对不齐则可明确诊断。

(二)心外因素性心悸

1.贫血

常见病因和诱因有钩虫病、溃疡病、痔、月经过多、产后出血、外伤出血等。心悸因心率代偿性增快所致,头晕、眼花、乏力、皮肤黏膜苍白,为贫血疾病的共性,贫血纠正,心悸好转。各种贫血有其特有的临床表现:可有皮肤黏膜出血、上腹部压痛、消瘦、产后出血等。血常规、血小板计数、网织红细胞计数、血细胞比容、外周血及骨髓涂片、粪检寄生虫卵等可资鉴别。

2.甲状腺功能亢进症

以 20~40 岁女性多见。甲状腺激素分泌过多,兴奋和刺激心脏,心悸因代谢亢进心率增快引起,稍活动,心悸明显加剧,伴手震颤、怕热、多汗、失眠、易激动、食欲亢进、消瘦;甲状腺弥漫性肿大;有细震颤和血管杂音;眼球突出,持续性心动过速。实验室检查甲状腺摄碘率升高,甲状腺抑制试验阴性,血总 T_3、T_4 升高,基础代谢率升高等。

3.休克

由于全身组织灌注不足,微循环血流减少,致使心率增快,出现心悸。典型临床症状为皮肤苍白,四肢皮肤湿冷,意识模糊,脉快而弱,血压明显下降,脉压小,尿量减少,二氧化碳结合力和血 pH 有不同程度的降低,收缩压下降至 10.7 kPa(80 mmHg)以下,脉压<2.7 kPa (20 mmHg),原有高血压者收缩压较原有水平下降30%以上。

4.高原病

多见于初入高原者,由于在海拔 3 000 m 以上,大气压和氧分压降低,引起人体缺氧,心率代偿性增快而出现心悸,伴头痛、头晕、眩晕、恶心、呕吐、失眠、疲倦、气喘、胸闷、胸痛、咳嗽、咯血色泡沫痰、呼吸困难等,严重者可出现高原性肺脑水肿。X 线检查:肺动脉段隆凸,右心室肥大,心电图见右心室肥厚及肺性P 波等;血液检查:红细胞增多,如红细胞数>$6.5×10^{12}$/L,血红蛋白>18.5 g/L 等。

5.发热性疾病

由病毒、细菌、支原体、立克次体、寄生虫等感染引起。心悸常与发热有明显关系,热退,则心悸缓解。根据原发病不同,有其不同临床体征,血、尿、粪常规检查及 X 线、超声检查等可明确诊断。药物作用所致的心悸:肾上腺素、阿托品、甲状腺素等药物使用后心率加快,出现心悸。停药后心悸逐渐消失。临床表现除原有疾病的症状外,尚有心前区不适、面色潮红、烦躁不安、心动过速等,详细询问用药史及停药后症状消失可资鉴别。

(三)妊娠期心动过速

由于胎儿生长需要,血流量增加,流速加快,心率加快而致心悸。多见于妊娠后期,有妊娠期的变化:如子宫增大、乳房增大、呼吸困难等症状,下肢水肿、心动过速、腹部随妊娠月龄的增加而膨大,可伴有高血压,尿妊娠试验、黄体酮试验、超声检查等鉴别不难。

(四)围绝经期综合征

主要与卵巢功能衰退,性激素分泌失调有关。多发生于 45～55 岁,激素分泌紊乱、自主神经功能异常而引起心悸。主要特征为月经紊乱,全身不适,面部皮肤阵阵发红,忽冷忽热,出汗,情绪易激动,失眠,耳鸣,腰背酸痛,性功能减退等。血、尿中的雌激素及催乳素减少。促卵泡激素(FSH)与黄体生成激素(LH)增高为诊断依据。

(五)心脏神经官能症

主要由于中枢神经功能失调,影响自主神经功能,造成心脏血管功能异常。患者群多为青壮年(20～40 岁)女性,心悸与精神状态、失眠有明显关系,主诉较多。如:呼吸困难、心前区疼痛、易激动、易疲劳、失眠、多梦、头晕、头痛、记忆力差、注意力涣散、多汗、手足冷、腹胀、尿频等。X 线、心电图、超声心动图等检查正常。

(张　蕊)

第五节 发 绀

一、概念

发绀是指血液中脱氧血红蛋白增多,使皮肤、黏膜呈青紫色的表现。广义的发绀还包括由异常血红蛋白衍生物(高铁血红蛋白、硫化血红蛋白)所致皮肤黏膜青紫现象。

发绀在皮肤较薄、色素较少和毛细血管丰富的部位如口唇、鼻尖、颊部与甲床等处较为明显,易于观察。

二、病因、发生机制和临床表现

发绀的原因有血液中还原血红蛋白增多及血液中存在异常血红蛋白衍生物两大类。

(一)血液中还原血红蛋白增多

血液中还原血红蛋白增多引起的发绀,是发绀的主要原因。

血液中还原血红蛋白绝对含量增多。还原血红蛋白浓度可用血氧未饱和度表示,正常动脉血氧未饱和度为 5%,静脉内血氧未饱和度为 30%,毛细血管中血氧未饱和度约为前两者的平均数。每 1 g 血红蛋白约与 1.34 mL 氧结合。当毛细血管血液的还原血红蛋白量超过 50 g/L(5 g/dL)时,皮肤黏膜即可出现发绀。

1.中心性发绀

由于心、肺疾病导致动脉血氧饱和度(SaO_2)降低引起。发绀的特点是全身性的,除四肢与面颊外,亦见于黏膜(包括舌及口腔黏膜)与躯干的皮肤,但皮肤温暖。中心性发绀又可分为肺性发绀和心性混血性发绀 2 种。

(1)肺性发绀:①病因见于各种严重呼吸系统疾病,如呼吸道(喉、气管、支气管)阻塞、肺部疾病(肺炎、阻塞性肺气肿、弥漫性肺间质纤维化、肺淤血、肺水肿、急性呼吸窘迫综合征)和肺血管疾病(肺栓塞、原发性肺动脉高压、肺动静脉瘘)等;②发生机制是由于呼吸功能衰竭,通气或换气功能障碍,肺氧合作用不足,致使体循环血管中还原血红蛋白含量增多而出现发绀。

(2)心性混血性发绀:①病因见于发绀型先天性心脏病,如法洛(Fallot)四联症、艾生曼格(Eisenmenger)综合征等;②发生机制是由于心与大血管之间存在异常通道,部分静脉血未通过肺进行氧合作用,即经异常通道分流混入体循环动脉血中,如分流量超过心排血量的 1/3 时,即可引起发绀。

2.周围性发绀

由于周围循环血流障碍所致,发绀特点是常见于肢体末梢与下垂部位,如肢端、耳垂与鼻尖,这些部位的皮肤温度低、发凉,若按摩或加温耳垂与肢端,使其温暖,发绀即可消失。此点有助于与中心性发绀相互鉴别,后者即使按摩或加温,青紫也不消失。此型发绀又可分为淤血性周围性发绀、真性红细胞增多症和缺血性周围性发绀 3 种。

(1)淤血性周围性发绀:①病因,如右心衰竭、渗出性心包炎、心包填塞、缩窄性心包炎、局部静脉病变(血栓性静脉炎、上腔静脉综合征、下肢静脉曲张)等;②发生机制是因体循环淤血、周围血流缓慢,氧在组织中被过多摄取所致。

(2)缺血性周围性发绀:①病因常见于重症休克;②发生机制是由于周围血管痉挛收缩,心排血量减少,循环血容量不足,血流缓慢,周围组织血流灌注不足、缺氧,致皮肤黏膜呈青紫、苍白;③局部血液循环障碍,如血栓闭塞性脉管炎、雷诺(Raynaud)病、肢端发绀症、冷球蛋白血症、网状青斑、严重受寒等,由于肢体动脉阻塞或末梢小动脉强烈痉挛、收缩,可引起局部冰冷、苍白与发绀。

(3)真性红细胞增多症:所致发绀亦属周围性,除肢端外,口唇亦可发绀。其发生机制是由于红细胞过多,血液黏稠,致血流缓慢,周围组织摄氧过多,还原血红蛋白含量增高所致。

3.混合性发绀

中心性发绀与周围性发绀并存,可见于心力衰竭(左心衰竭、右心衰竭和全心衰竭),因肺淤血或支气管-肺病变,致血液在肺内氧合不足及周围血流缓慢,毛细血管内血液脱氧过多所致。

(二)异常血红蛋白衍化物

血液中存在着异常血红蛋白衍化物(高铁血红蛋白、硫化血红蛋白),较少见。

1.药物或化学物质中毒所致的高铁血红蛋白血症

(1)发生机制:由于血红蛋白分子的二价铁被三价铁所取代,致使失去与氧结合的能力,当血液中高铁血红蛋白含量达 30 g/L 时,即可出现发绀。此种情况通常由伯氨喹、亚硝酸盐、氯酸钾、碱式硝酸铋、磺胺类、苯丙砜、硝基苯、苯胺等中毒引起。

(2)临床表现:其发绀特点是急骤出现,暂时性,病情严重,经过氧疗青紫不减,抽出的静脉血呈深棕色,暴露于空气中也不能转变成鲜红色,若静脉注射亚甲蓝溶液、硫代硫酸钠或大剂量维生素 C,均可使青紫消退。分光镜检查可证明血中高铁血红蛋白的存在。由于大量进食含有亚硝酸盐的变质蔬菜而引起的中毒性高铁血红蛋白血症,也可出现发绀,称"肠源性青紫症"。

2.先天性高铁血红蛋白血症

患者自幼即有发绀,有家族史,而无心肺疾病及引起异常血红蛋白的其他原因,身体一般健康状况较好。

3.硫化血红蛋白血症

(1)发生机制:硫化血红蛋白并不存在于正常红细胞中。凡能引起高铁血红蛋白血症的药物或化学物质也能引起硫化血红蛋白血症,但患者须同时有便秘或服用硫化物(主要为含硫的氨基酸),在肠内形成大量硫化氢为先决条件。所服用的含氮化合物或芳香族氨基酸则起触媒作用,使硫化氢作用于血红蛋白,而生成硫化血红蛋白,当血中含量达 5 g/L 时,即可出现发绀。

(2)临床表现:发绀的特点是持续时间长,可达几个月或更长时间,因硫化血红蛋白一经形成,不论在体内或体外均不能恢复为血红蛋白,而红细胞寿命仍正常;患者血液呈蓝褐色,分光镜检查可确定硫化血红蛋白的存在。

三、伴随症状

(一)发绀伴呼吸困难

常见于重症心、肺疾病和急性呼吸道阻塞、气胸等;先天性高铁是血红蛋白血症和硫化血红蛋白血症虽有明显发绀,但一般无呼吸困难。

(二)发绀伴杵状指(趾)

病程较长后出现,主要见于发绀型先天性心脏病及某些慢性肺内部疾病。

（三）急性起病伴意识障碍和衰竭

见于某些药物或化学物质急性中毒、休克、急性肺部感染等。

（张　蕊）

第六节　恶心与呕吐

恶心与呕吐是临床常见症状,恶心为上腹部不适、紧迫,欲吐伴以迷走神经兴奋的一系列症状如苍白、冷汗、流涎、心动过缓等;呕吐则是胃内容物甚至部分小肠内容物经食管至口腔再排出体外的症状。恶心多为呕吐的先兆,两者均为一复杂的反射动作,且由多种原因引起。多数为消化系统疾病所致,少数由全身疾病引起,须全面、系统问诊、查体方能做出诊断。反复持续的呕吐尚可引起严重并发症,故应予重视。

一、病因和分类

由于发病机理不完全清楚,恶心呕吐尚无满意分类,一般分为反射性和中枢性两类。

（一）反射性呕吐

1.咽部受到刺激

如吸烟、剧咳、鼻咽部炎症或溢脓等。

2.胃、十二指肠疾病

急慢性胃肠炎、消化性溃疡、急性胃扩张或幽门梗阻、十二指肠淤滞等。

3.肠道疾病

急性阑尾炎、各型肠梗阻、急性出血坏死性肠炎、腹型过敏性紫癜。

4.肝胆胰疾病

急性肝炎、肝硬化、肝淤血、急慢性胆囊炎或胰腺炎。

5.全身性疾病

如肾输尿管结石、急性肾盂肾炎、急性盆腔炎、异位妊娠破裂等。心肌梗死、内耳迷路病变、青光眼、屈光不正等亦可出现恶心呕吐。

（二）中枢性呕吐

(1)颅内感染:各种脑炎、脑膜炎。

(2)脑血管疾病:如脑出血、脑栓塞、脑血栓形成、高血压脑病及偏头痛等。

(3)颅脑损伤:脑挫裂伤或颅内血肿。

(4)癫痫:特别是持续状态。

(5)全身疾病:可能因尿毒症、肝昏迷、糖尿病酸中毒或低血糖累及脑水肿、颅压改变等而致。

(6)药物:某些药物可因兴奋呕吐中枢而致呕吐。

二、诊断方法

（一）病史

1.呕吐的特点

先有恶心继而呕吐多为反射性呕吐,由消化系统疾病、药物、中毒等引起;恶心缺如或很轻,呕吐剧烈呈喷射状为中枢性呕吐的特征,多由于颅内高压引起,患者常有头痛、脉缓;精神性呕吐,恶心轻微,呕吐不费力。

2.呕吐的时间

晨起恶心呕吐见于早孕、尿毒症、乙醇中毒及鼻窦炎;晚上呕吐则见于幽门梗阻,呈朝食暮吐特征;餐后即吐、群体发病多为食物中毒;餐后或数餐之后呕吐见于胃潴留、胃轻瘫。

3.呕吐物性质

含隔顿、隔夜食物者提示幽门梗阻,一般不含胆汁;含大量胆汁则梗阻平面多在十二指肠乳头以下或空肠梗阻,量大带粪臭提示低位肠梗阻或胃、小肠结肠瘘;呕吐大量酸性胃液见于活动期溃疡或胃泌素瘤。

4.呕吐伴随症状

伴头痛、眩晕应考虑到颅内高压、青光眼、偏头痛等,伴眩晕者应考虑迷路病变,如迷路炎或氨基糖苷类药物的毒性;伴腹痛者多为消化系统疾病所致,溃疡病、胃炎、肠梗阻等于呕吐后腹痛减轻,而胆囊炎、胰腺炎呕吐后不能缓解;伴腹泻者多为急性胃肠炎或各种原因的急性中毒;伴黄疸、发热及右上腹痛者多为胆道感染所致。

5.其他病史

有神经衰弱症状一般情况尚好者注意精神性呕吐,有腹部手术史者应考虑粘连、梗阻之可能,因其他疾病用药者(抗生素、抗肿瘤药、性激素类等)应考虑到药物的毒副作用,有其他消化道症状如厌食、厌油等应注意病毒性肝炎的黄疸前期。

(二)体征

应注意患者精神面貌、神志状态,疑有中枢性原因者应常规检查眼底有否视盘水肿,有否脑膜刺激征,另外应注意异常的呼吸气味,如肝臭、尿味、丙酮味等,注意有否充血性心力衰竭体征。腹部检查注意有否肝大、脾大、上腹压痛、肠型、蠕动波、振水声及肠鸣改变。

(三)实验室检查和特殊检查

根据上述资料的分析进行有选择性的、有的放矢的辅助检查,如对颅压升高者涉及头颅CT、血压等检查;对疑有肝炎者的肝功能检查;早孕的妊娠试验等。

呕吐物的检查应注意量、性状,有否胆汁、血液等,必要时做细菌培养、毒物分析,可能提供重要的病原学诊断依据。

三、鉴别诊断

恶心与呕吐鉴别涉及全身各系统许多疾病鉴别,根据其各自临床特点应无困难,兹不一一赘述。但临床实践中应特别注意器质性呕吐与神经性呕吐的鉴别(表 1-1),前者又应注意中枢性呕吐与反射性呕吐的鉴别(表 1-2)。

表 1-1　器质性呕吐与神经性呕吐的鉴别

鉴别要点	器质性呕吐	神经性呕吐
基本病变	存在	缺乏
精神因素	无	常伴怠倦、失眠、神经过敏、忧虑、焦虑等症状
恶心与干呕	一般较明显	缺乏
呕吐运动	较剧烈、费力	较轻,不费力

鉴别要点	器质性呕吐	神经性呕吐
与进食的关系	不定	餐后即吐
呕吐量	多	少
食欲	减退	正常
全身情况	差	尚好或稍差

表 1-2　中枢性呕吐与反射性呕吐的鉴别

鉴别要点	中枢性呕吐	反射性呕吐
基本病变	神经系统疾病	消化系统疾病,药物、毒物等
举例	颅内肿瘤	幽门梗阻
发作因素	咳嗽、弯腰等颅压升高因素	溃疡或肿瘤病变加重
恶心、干呕	不明显	明显
呕吐特点	喷射性、量不定	反射性、量偏大或潴留性
伴随症状体征	头痛或眩晕、脉缓,视盘水肿或神经系统异常	腹痛、腹胀胃、肠型或振水声等

四、处理原则

(一)病因治疗

初步判断神经性、器质性疾病的可能性,予以病因治疗。

(二)注意水盐平衡和营养支持

输液、输血,必要时全肠外营养(TPN)或胃造瘘、胃肠营养等。

(三)止吐药

1.抗胆碱能药

本药可阻断迷走神经冲动传入呕吐中枢,可用阿托品、溴丙胺太林或山莨菪碱等。

2.抗组胺类药物

本药可作用于迷路和化学受体促发带,或抑制 5-羟色胺(5-HT)活性,可用苯海拉明、异丙嗪或赛庚啶等。

3.吩噻嗪类药物

本药主要作用于呕吐中枢,可用氯丙嗪、奋乃静等药。

4.多巴胺受体阻滞剂

本药可使迷走神经兴奋性相对加强而促进胃排空,可用甲氧氯普胺、吗丁啉。

5.西沙必利

本药选择性地作用于胃肠道肌间神经促进胆碱能神经递质传递,促进胃肠蠕动,防止恶心呕吐,应用时应防心律失常。

6.高选择性 5-HT 受体拮抗剂

康泉、恩丹西酮,多用于肿瘤的化学治疗前或治疗中静脉推注或静脉滴注,亦有片剂用于长期罹病的慢性恶心、呕吐患者。

(祝　莹)

第二章

临床常用诊疗与监护技术

第一节　气管插管术

将导管插入气管内建立人工气道的方法称为气管插管术。它是急危重症患者抢救及治疗的基本操作之一。

一、适应证

(1)心搏、呼吸骤停者。

(2)需保护气道者:昏迷患者为防止呕吐物误吸、气管支气管分泌物过多咳痰无力不能自行排出者,喉反射消失者。

(3)需机械通气者:呼吸衰竭患者经药物治疗无效需行机械通气,长时间全麻或使用肌松剂的大手术患者。

二、禁忌证

(1)紧急抢救时,经口气管插管无绝对禁忌证。

(2)严重喉水肿。

(3)喉腔黏膜下血肿。

(4)咽喉部烧伤、创伤。

(5)咽喉部肿瘤堵塞气道。

三、作用

(1)保持呼吸道通畅。

(2)便于呼吸管理或进行机械通气。

(3)减少无效腔和降低呼吸道阻力,从而增加有效气体交换量。

(4)便于清除气道分泌物或脓血。

(5)防止呕吐或反流致误吸、窒息的危险。

(6)便于气管内用药(吸入或滴入)。

(7)特殊类型的气管导管如支气管导管(双腔导管)可分隔两侧肺而起到单肺通气,便于手术操作及防止患侧肺污染健侧肺。

四、操作前准备

(一)患者准备
向患者及家属交代操作风险及操作必要性,签署知情同意书。

(二)材料准备
喉镜及叶片、开口器、导丝、注射器、口咽通气道、胶布、气管插管导管、简易呼吸器、吸痰装置。

(三)操作者准备
戴口罩、帽子、无菌手套。

五、操作步骤

(一)体位
患者仰卧,头后仰,颈上抬,使口、咽、喉三轴线接近一直线。对于少数困难插管患者,可于头下垫薄枕使其略微前倾,此操作甚至可使患者由勉强窥视会厌变成完全暴露声门。

(二)镇静
为顺利地进行气管插管术,常需麻醉(吸入、静脉或表面麻醉),使嚼肌松弛,咽喉反射迟钝或消失。但用于急救时,应视患者病情而定。

(1)凡嚼肌松弛、咽喉反射迟钝或消失的患者如深昏迷、心肺复苏时,均可直接行气管内插管。

(2)嚼肌松弛适当,但喉镜下见咽喉反射较活跃者,可对咽喉、声带和气管黏膜表面麻醉。

(3)躁动又能较安全接受麻醉药的患者,可静脉注射地西泮(安定)10~20 mg或硫喷妥钠100~200 mg和琥珀胆碱50~100 mg,待肌肉完全松弛后插管,应同时做人工通气。

(4)凡估计气管插管有困难(如体胖、颈短、喉结过高、气管移位等)、插管时可能发生反流误吸窒息(如胃胀满、呕吐频繁、消化道梗阻、上消化道大出血等)、口咽喉部损伤并出血、气道不全梗阻(如痰多、咯血、咽后壁脓肿等)或严重呼吸、循环抑制的患者,应在经环甲膜穿刺或经口施行咽喉喷雾表面麻醉后清醒插管。

(三)插管
(1)术者用右手拇指推开患者下唇和下颌,示指抵住上门齿,必要时使用开口器。左手持喉镜沿右侧口角进入口腔,压住舌背,将舌体推向左侧,镜片得以移至口腔中部,显露腭垂(为暴露声门的第1标志)。喉镜顺弧度前进,顶端抵达舌根,即可见到会厌(为暴露声门的第2标志)。

(2)成人弯型镜片前端应抵达会厌谷,向上提起镜片即显露声门,而不需直接挑起会厌;婴幼儿直型镜片前端应放在会厌喉面后壁,即插管体位的会厌下方,需挑起会厌才能显露声门。暴露不佳时可略微调整镜片前端位置及轻微上挑,上提时一般沿镜柄轴线,亦可略向竖直方向,轻微上挑时注意以手腕为支撑点,严禁以上门齿作支撑点。助手轻按甲状软骨并调整按压方向有助于暴露声门。

(3)直视下插入气管导管。右手以握笔式持气管导管(握持部位在导管的中后1/3段交界处),沿喉镜片压舌板凹槽送入声门裂1 cm(心肺复苏时,建议仅于此时停止按压)后,拔出管芯再前进。把气管导管送至距声门4~6 cm(儿童2~3 cm)。一般情况下,男性患者插入深度为距上门齿22～24 cm,女性为20～22 cm,小儿按年龄/2+12 cm。确认插管深度后,成人套囊充气5～10 mL。

(4)确定导管是否在气管内。①出气法:快而轻地冲击样按压患者胸骨,耳听及脸颊感受管口有否气流呼出。此法最为实用,所受干扰因素最少。②进气法:球囊通气,观察双侧胸廓是否均匀抬起,同时听诊两肺有无对称的呼吸音,而上腹部无气过水声,以确定导管已在气管内。然后安置牙垫,拔出喉镜。

(5)固定导管:确定导管在气管内以后再进行外固定。用两条胶布十字交叉,将导管固定于患者面颊部;第一条胶布应把导管与牙垫分开缠绕一圈后,再将两者捆绑在一起。

六、注意事项

(1)插管前检查用物是否齐全,检查喉镜灯是否正常亮度,管芯长度调整不能超过导管尖端斜面口,检查导管气囊有无漏气。

(2)插管前后都要用纯氧面罩和简易呼吸器辅助呼吸,保证$SpO_2 > 95\%$。

(3)经口腔明视插管操作不应超过40秒,如一次操作不成功,应立即面罩给氧。待血氧饱和度上升后再操作。

(4)气管插管深度一般为22～24 cm。

(5)气囊充气恰好封闭气道,一般为3～5 mL。

(6)正确、牢靠固定气管插管,每天检查,并及时更换固定胶布或固定带。检查气管插管深度,过浅易脱出。

七、并发症

(一)插管损伤

1.牙齿损伤或脱落,口腔、咽喉部的黏膜出血

插管操作技术不规范,可致牙齿损伤或脱落,口腔、咽喉部的黏膜损伤引起出血。用力不当或过猛,还可引起下颌关节脱位。

2.导管内径不符

气管导管内径过小,可使呼吸阻力增加;导管内径过大或质地过硬都容易损伤呼吸道黏膜,甚至引起急性喉头水肿或慢性肉芽肿。导管过软容易变形,或因压迫、扭折而引起呼吸道梗阻。预防方法为选择合适插管导管。

(二)麻醉不足

浅麻醉下行气管内插管可引起剧烈呛咳、喉头及支气管痉挛;心率增快及血压剧烈波动导致心肌缺血。严重的迷走神经反射可导致心律失常,甚至心搏骤停。预防方法:适当加深麻醉,插管前行喉头和气管内表面麻醉,应用麻醉性镇痛药或短效降压药等。

(三)误入支气管

导管插入太深可误入一侧支气管内,引起通气不足、缺氧或肺不张。导管插入太浅时,可因患者体位变动而意外脱出,导致严重意外发生。插管后及改变体位时应仔细检查导管插入深度,并常规听诊两肺的呼吸音。

(四)误入食管

气管导管误入食管,常见于困难插管患者,如不能及时发现,可能会导致患者严重缺氧,甚至死亡。气管导管误插食管的第一个征象是听诊呼吸音消失和"呼出气"无二氧化碳;施行控制呼吸时胃区呈连续不断地隆起(胃扩张);脉搏氧饱和度骤降;全身发绀;同时在正压通气时,胃区可听到气泡咕噜声。一旦判断导管误入食管,应立即果断拔出导管,随即用球囊面罩进行通气,在此基础上再试行重新插管。

(冯栋盛)

第二节　气管切开术

气管切开是切开颈段气管前壁,使患者可经新建通道进行呼吸的一种技术。尤其对需要长期带管的患者,容易耐受、易于清除气道分泌物,可保持数月或数年等优点。

一、适应证

(1)口腔颌面部和咽喉部大手术的预防性气管切开。

(2)需要长时间使用呼吸机者。

(3)已行气管插管,但仍不能顺利排除支气管内分泌物者。

(4)因上呼吸道阻塞、狭窄、头面部外伤等,无法进行气管插管者。

(5)紧急情况下,环甲膜切开术多适用于颌面部、颈椎、头、颈和多发创伤的即刻气道控制,以及其他无法行气管插管的患者,可立即缓解上呼吸道的梗阻。

二、禁忌证

(1)已经明确呼吸道梗阻发生在环甲膜水平以下者为绝对禁忌证。

(2)有出血倾向为相对禁忌证。

三、操作前准备

(一)患者准备

告知患者穿刺目的、操作过程及注意事项,并签署知情同意书;监测患者血压、呼吸、脉搏。

(二)材料准备

气管切开包、消毒用品、麻醉药品、注射器、胶布、无菌手套、简易呼吸器/呼吸机。

(三)操作者准备

戴口罩、帽子,操作前洗手。

四、操作步骤

(一)体位

情况允许,患者取仰卧位,肩下垫枕,头向后仰、颈正中位,充分暴露颈前部气管。不能耐受者可取半卧位。

(二)定位

一般选择第2、第3、第4气管软骨环。

（三）消毒及检查器械

常规消毒皮肤。戴无菌手套,检查穿刺针是否通畅或检查切开包物品的完整性。

（四）麻醉

局部浸润麻醉,情况紧急可不麻醉。

（五）实施切开

(1)切开皮肤,钝性分离皮下组织至软骨,切断软骨环,做 T 形造口。

(2)逐渐切除气管软骨片,使切口呈规整的圆形,最后插入气管切开导管。

(3)在气管切开的手术中密切观察患者心率、血压及外周血氧饱和度的变化,有异常及时处理。

(4)手术完成后固定气管切开套管,固定寸带松紧,以容纳一个手指为宜,并在套管下垫好纱布垫。并摆好患者体位,整理用物。

五、注意事项

(1)与气管插管的"两点"固定不同,气管切开仅"一点"固定,容易发生移位,导致引流不畅或气管内损伤。

(2)气管切开也容易导致气管狭窄,不能反复操作,第 2 次切开或气管插管的难度皆较大,多用于病情好转后需长期保留人工气道的患者;或一般仅需一次建立人工气道的患者。

(3)防止外套管脱出,若套管脱出又未及时发现,可引起窒息。套管太短、固定带子过松、气管切口过低、颈部肿胀或开口纱布过厚等均可导致外套管脱出。

六、并发症

（一）皮下气肿

是术后常见的并发症,与气管前软组织分离过多,气管切口外短内长或皮肤切口缝合过紧有关。自气管套管周围逸出的气体可沿切口进入皮下组织间隙,沿皮下组织蔓延,气肿可达头面、胸腹部,但一般多限于颈部。大多数于数天后可自行吸收,不需做特殊处理。

（二）出血

术后 24 小时易发生,原因多为术中止血不彻底。应及时更换纱布垫,保持呼吸道通畅,及时吸痰。若严重出血则需手术处理。

（三）气胸及纵隔气肿

在暴露气管时,向下分离过多、过深,损伤胸膜后,可引起气胸。右侧胸膜顶位置较高,儿童尤甚,故损伤机会较左侧多。轻者无明显症状,严重者可引起窒息。如发现患者呼吸困难缓解或消失,而不久再次出现呼吸困难时,则应考虑气胸,X 线片可确诊。

（四）气管食管瘘

少见,切开气管前壁时损伤到后壁所致。操作时宜缓慢进针,避免损伤气管后壁。

（五）感染

多发生在手术 48 小时以后,较常见。

七、气管导管脱出的急救

(1)有自主呼吸的患者一旦发生气管套管脱出,首先要安慰患者,帮助患者加强自主呼吸,可用面罩吸氧,然后再重新置管。

（2）无自主呼吸的患者一旦气管套管脱出,分两种情况进行急救。气管切开术后三天局部可形成窦道,在三天内未形成窦道前若发生套管脱出,急救比较困难。①气管切开处窦道形成后发生套管脱出的处理:首先重新置管,如果置入困难,应立即做人工呼吸,胸外按压。②气管切开三天内未形成窦道的急救:试行重新置管,操作时可能困难,要抓紧时间,不成功马上改经口气管插管。重新置管,床边备气管切开包,使用气管牵开器迅速找到气管原切口,将切口暴露,指用气管钩和手指将气管提起使气管插管重新置入。

（冯栋盛）

第三节　正压机械通气技术

正压通气是呼吸支持技术最重要的组成部分,其生理学效应是全身性的,同时具有"双刃剑"的特点,包括对呼吸力学、肺通气、肺换气、循环及其他胸外脏器的影响,在改善通气与氧合的同时,也可能导致多种并发症,如血流动力学障碍、呼吸机相关肺损伤、呼吸机相关肺炎、与呼吸机诱导的膈肌功能不全等。有创正压通气与无创正压通气均遵循正压通气的原理,但由于无创正压通气具有"漏气通气"的特点,其应用指征与有创正压通气具有很大的不同,其操作影响因素更多。由于各病种具有不同的病理生理特点,其正压通气的目标、通气参数的调节有所不同。

一、正压通气呼吸力学基础与监测

呼吸运动本身是呼吸肌活动产生胸膜腔压力的变化,从而驱动呼吸的流量与容量变化的物理过程。正压通气的基本原理是通过增加气道内压,从而影响呼吸的流量与容量的变化,引起一系列的生理学变化。呼吸力学是以物理力学的观点和方法来研究与呼吸运动有关的压力、容量和流速三要素及相关的顺应性、阻力和呼吸做功等参数特性的一门学科。呼吸力学的动态监测是合理运用机械通气的基础。近年来,随着微处理技术和高灵敏传感器的快速发展,呼吸力学监测已从原来简单的、静态的、有限的数字监测演变为动态的、实时的智能化检测和分析。

（一）常用压力的概念

1.胸膜腔内压(Ppl)

胸膜腔内压又称胸腔内压,是指胸膜腔内的压强与大气压之差。其大小等于肺内压与肺回缩力之差,一般为负压,正常功能残气位时的 Ppl 大约为 -0.5 kPa(-5 cmH$_2$O)。但当用力呼气或正压通气时可为正压。

2.肺泡压(Palv 或 PA)

肺泡压又称肺泡内压,为肺泡内压与大气压的差值,等于胸腔内压与肺的弹性回缩压(Pel)之和,即 Palv=Ppl+Pel。肺泡压随着呼吸运动周期性变化。

3.气道压(Paw 或 Pao)

气道压又称气道内压,是指气道内压与大气压的差值,随着呼吸运动呈周期性变化。正压通气的原始作用是增加吸气相的 Paw。

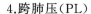

4.跨肺压(PL)

PL 是指 Palv 与 Ppl 之间的差值,即 PL＝Palv－Ppl。然而,在实际应用中难以直接测定 Palv。在气道阻断和流量为零的条件下,Pao 与 Palv 相等;Ppl 通常用食管内压(Peso)来替代。因此,PL＝Pao－Peso(气道阻断和流量为零条件下)。它反映在相应的肺容量时肺的阻抗(主要是弹性回缩力)。PL 与肺容量的关系曲线是肺实质的力学上的重要特征,其斜率代表肺的顺应性,其压力代表在相应的肺容量位的势能。

5.气流驱动压(Pfr)

气流驱动压是指克服摩擦阻力使流体流动的压力差。肺通气的直接驱动力是气道口与肺泡之间的压力差。

6.跨胸壁压(PW)

PW 是指 Ppl 与体表压力(Pbs)的差值,即 PW＝Ppl－Pbs＝Ppl－0＝Ppl。由于呼吸肌的活动会直接导致胸廓的运动,影响 Ppl 的测定。因此,只有在呼吸肌完全放松下和气流为零的条件下,Ppl 才能反映 PW。

7.跨呼吸系统压(Prs)

Prs 是指呼吸运动过程中所需要克服的整个呼吸系统的总体压力,也是引起呼吸运动和肺容量变化的总动力,为 PL 和 PW 的总和,即 Prs＝PL＋PW。对于机械通气的患者,Prs 等于呼吸机的外加压力(通常在气道开口处测得,用 Pao 表示)与呼吸肌收缩产生的压力(Pmus)之和,用公式表示为 Prs＝Pao＋Pmus。如果呼吸肌完全放松(如控制模式通气时),Pmus＝0,Prs＝Pao,通过测定 Pao 就可简单地检测出 Prs;而当完全自主呼吸时,呼吸机的外加压力为 0,Prs＝Pmus,即呼吸肌收缩产生的力量克服呼吸运动的全部能耗。

8.内源性呼气末正压(PEEPi)

呼吸频率过快导致呼气时间过短、呼气阻力增高、高通气量等多种原因可导致呼气末肺泡内残留的气体过多,呼气末肺容积(EELV)高于功能残气位,即存在动态肺过度充气(DPH)。在肺的弹性回缩下导致呼气末肺泡内压为正值,称为 PEEPi,又称 auto-PEEP。PEEPi 根据测定的方法不同可分为静态内源性呼气末正压(PEEPi,st)和动态内源性呼气末正压(PEEPi,dyn)。由于各肺区的时间常数(反映肺泡充盈和排空速度)不一致,PEEPi,st 与 PEEPi,dyn 有一定的差别,一般情况下 PEEPi,dyn＜PEEPi,st。

9.体表压(Pbs)

体表压一般为大气压。通常将大气压作为参照零点,因此其值为 0 cmH₂O。

(二)呼吸阻力相关指标

1.气道阻力(Raw)

气道阻力是气体流经呼吸道时气体分子间及气体分子与气道壁发生摩擦造成的阻力。因气道开口压和肺泡内压之差是驱动气体在呼吸道流动的直接动力,因此 Raw＝(Pao－Palv)/F＝Pfr/F。气道阻力是非弹性阻力的主要成分,占80%～90%。

2.弹性阻力(E)

弹性阻力是指弹性组织对抗变形和弹性回位而产生的阻力。弹性阻力的倒数就是顺应性。

3.惯性阻力

惯性阻力是指物体在起动、变速、换向时因惯性所产生的阻止运动的力。通常情况下,惯性阻力可忽略不计。

(三)压力-容积曲线

现代正压机械通气的主要生理学基础之一是压力-容积曲线(P-V 曲线)。根据检查的压力不同,P-V 曲线包括有呼吸系统、肺或胸廓 P-V 曲线。在机械通气的患者中最常用的是呼吸系统 P-V 曲线,而研究中最常用的是肺的 P-V 曲线,对机械通气中参数的调节具有重要的指导意义。

1.呼吸系统 P-V 曲线

呼吸系统 P-V 曲线是描述肺容积与跨呼吸系统压力之间相互关系的曲线,反映呼吸系统顺应性在不同肺容量位的变化。图形的横坐标是跨呼吸系统压力,纵坐标是肺容积。正常情况下吸气相是一条 S 形曲线,呼气相与吸气相并不完全重合,两者构成一环形,也称 P-V 环。

静态 P-V 曲线能够较好地反映呼吸系统各部位的顺应性特征,但考虑到检测实施的问题,通常以准静态的检测方法获得准静态 P-V 曲线代替静态 P-V 曲线。通常在所有呼吸肌放松和低呼吸流量状态下检测 Pao 与肺容量变化的关系来获得。典型的 S 形曲线的上、下各有一折点,与肺泡的过度扩张和开放有关。在低肺容量区,曲线较平坦,顺应性低。在正常人的功能残气位(FRC),肺与胸廓的弹性回缩力大小相等、方向相反,呼吸系统总压力为零($Prs=0$)。中段容量区域曲线陡直几乎呈线性,顺应性最大。正常呼吸发生的压力和容量变化处于此段容量区域内。在高肺容量区域,呼吸系统的顺应性减少。典型的 P-V 环中出现 4 个拐点:吸气肢的低位拐点(LIP)、吸气肢的高位拐点(UIP)、呼气肢的呼气相拐点(EIP)和呼气相低位拐点(LIP,e)。目前临床上主要是应用吸气相的 LIP 和 UIP。以这两个点区分,吸气 P-V 曲线可以分出低位平坦段、中间陡直段和高位平坦段。

2.顺应性(C)

顺应性是指在外力作用下弹性组织的可扩张性,顺应性与弹性阻力呈倒数关系。顺应性的大小通常用单位压力变化(ΔP)所引起的容量变化(ΔV)来表示,即 $C=\Delta V/\Delta P$。

(四)流量-容量曲线

以功能残气量为零点,流量(F)变化为横坐标,潮气量(Vt)变化为纵坐标的关系曲线称为流量-容积曲线(F-V 曲线)。F-V 曲线反映气道阻力和胸肺弹性阻力的综合变化。

(五)有关呼吸做功指标

1.呼吸做功(WOB)

呼吸做功指在每次呼吸过程中,用于克服阻力(肺和胸廓的弹性阻力、气道阻力、组织阻力)而实现肺通气所做的功。呼吸的动力可来源于呼吸肌(正常情况下为吸气肌)和/或呼吸机。WOB 常用呼吸过程所需压力和容积变化的积分表示。

2.弹性功(Wel)

克服呼吸系统弹性阻力所做的功。

3.阻力功(Wres)

克服呼吸阻力(气道阻力,肺组织黏性阻力、胸廓黏性阻力)所做的功。

4.吸气做功(Wi)和呼气做功(Wex)

WOB 可分为吸气做功(Wi)和呼气做功(Wex)。正常人平静呼吸时,吸气过程中吸气肌活动做功,是主动、耗能的。吸气功等于阻力功和弹性功之和。呼气过程依靠肺和胸廓弹性回缩力,是被动、无能耗过程。但当呼气阻力明显增加或通气要求增加时,呼气肌肉参与呼气做功。

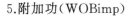

5.附加功(WOBimp)

机械通气下,克服呼吸机管路和气管插管所做的功。

6.生理呼吸功(WOBphy)

克服自身阻力所做的功。正常人平静呼吸下为 0.3～0.6 J/L。

7.呼吸机做功

机械通气时呼吸机所做的功。

(六)中枢驱动的相关指标

呼吸中枢驱动是吸气时呼吸中枢发出的激发吸气肌收缩的神经冲动。常用的中枢驱动测定指标有口腔闭合压(P0.1)、平均吸气流量(Vt/Ti)和膈肌肌电图(EMGdi)。过去多数采用 P0.1 和 Vt/Ti 进行评估。近年来,随着食管 EMGdi 检测方法的进步和成熟,采用 EMGdi 进行呼吸中枢驱动的评估明显优于 P0.1 和 Vt/Ti。

二、有创正压通气

有创机械通气是指通过建立人工气道(经鼻或经口气管插管、气管切开),应用正压机械通气方式,达到维持、改善和纠正患者由于诸多原因所致的急慢性重症呼吸衰竭的一种治疗措施。常见的有创人工气道包括气管插管(包括经口气管插管和经鼻气管插管)和气管切开、喉罩等。有创正压通气为临床医学中不可缺少的生命支持手段,为治疗原发病提供了时间,极大地提高了呼吸衰竭的治疗水平。

有创正压通气是治疗各种类型呼吸衰竭的有效通气方式,临床医师应熟练掌握机械通气的适应证和禁忌证。这是因为使用有创正压通气会对患者的呼吸生理、血流动力学和循环、中枢、胃肠道、肝肾功能等多器官造成影响;并且不同的病情及同一患者的病情的不同阶段对机械通气的呼吸机模式、参数均有不同的要求,必须要求临床医师随时进行调整,以增加人-机协调性,最大限度减少呼吸机对患者的不良反应,预防和降低机械通气并发症的发生。

(一)适应证

1.心跳、呼吸停止

任何原因引起的心跳、呼吸停止,均应尽早进行心肺脑复苏。及早进行有创呼吸机辅助通气,是心肺复苏的必需治疗之一,可避免因严重缺氧造成的全身器官功能尤其是脑功能的不可逆性的损害。

2.胸、肺部疾病

目前胸、肺部疾病中需要使用有创正压通气的情况包括有慢性阻塞性肺疾病急性加重期(AECOPD)、重症肺炎、急性呼吸窘迫综合征(ARDS)及胸部大手术术后的呼吸支持。针对 AECOPD 患者,早期可应用无创呼吸机辅助通气,但随着 $PaCO_2$ 水平的升高,患者意识障碍的出现,或出现气道分泌物排出困难,或呼吸肌的疲劳,均应尽早进行有创通气治疗。

重症肺炎、ARDS 患者出现严重呼吸困难伴低氧血症[PaO_2＜8.0 kPa(60 mmHg)]或是呼吸窘迫致辅助呼吸肌的动用明显时,尽管尚能维持 PaO_2 在 8.0 kPa(60 mmHg)水平以上,仍应考虑使用有创通气治疗,避免严重缺氧造成的全身脏器损伤。

大手术术后(心脏及大血管手术、胸部手术)出现低氧血症、呼吸衰竭应及时使用呼吸机治疗。已经进行有创通气的患者,应每天评估心肺功能。

除了有反常呼吸运动的连枷胸是应用有创呼吸机的指征,其他胸部外伤导致的呼吸衰竭无法纠正时,也应及早进行有创正压通气。

3.神经-肌肉系统疾病

神经-肌肉疾病是指一系列累及周围神经系统和/或肌肉的疾病,主要包括运动神经元病、周围神经病、神经-肌肉接头疾病和肌肉疾病等,分为中枢性疾病和周围性疾病。中枢性疾病主要指由呼吸中枢受损产生的中枢性呼吸抑制和受损,常见的有脑卒中、脑炎、脑外伤、脑部手术的直接损伤或各种原因所致的脑水肿、癫痫持续状态等。周围性疾病是指脊髓及脊髓神经根、呼吸肌受损引起的呼吸困难甚至呼吸停止。导致呼吸肌受累的常见神经-肌肉疾病有运动神经元病(如肌萎缩侧索硬化)、多发性周围神经病(如吉兰-巴雷综合征)、神经-肌肉接头传递障碍性肌病(如重症肌无力、炎症性肌病)等。

4.循环系统疾病

尽管有创正压通气后胸腔内压增高可造成回心血量的减少,导致心排血量下降,从而可能造成血流动力学的不稳定,但并非是使用有创通气的禁忌证。如急性肺水肿、心脏疾病(大面积心肌梗死、心肌炎等)、心脏大手术术后等病例,当无创通气无法纠正呼吸衰竭、稳定心肺功能时,应及时进行有创通气治疗。

5.中毒造成的呼吸衰竭

中毒引起的呼吸抑制,继而出现了氧分压下降或二氧化碳潴留,当呼吸衰竭无法缓解,应考虑使用有创呼吸机辅助通气,避免因缺氧造成全身器官损害。临床上常见的是因药物中毒,其中包括各种催眠镇静药,如吗啡、苯二氮䓬类、巴比妥类等;麻醉药过量,如芬太尼、肌松剂、氯胺酮等。此外,急诊多见农药中毒,如有机磷、有机氯等。此时,应使用有创通气治疗直至中毒病因被清除。需要注意的是,由于某些手术过程需要使用肌松剂,因此需重视肌松剂的残余作用。残余肌松剂可引起术后呼吸功能损害和增加术后肺部并发症的发生率,减弱机体对缺氧性通气反应的代偿能力,此时应进行有创通气治疗,直至药物引起的神经-肌肉阻滞作用消失,自主呼吸恢复。

6.腹部外伤、腹腔感染或腹部大手术术后

腹部外伤、腹腔感染或大手术术后需要密切监测腹内压,当患者腹胀明显、腹内压明显增高时,可直接影响肺功能,导致肺顺应性下降、气道阻力增加,使肺通气量、功能残气量、残气容量进行性下降;此外,同步上升的胸膜腔内压升高及肺泡张力下降,也可导致肺血管阻力升高,诱发肺水肿,进而造成肺外 ARDS。因此,针对这类患者,应密切监测腹内压引起的呼吸功能的改变,必要时行有创正压通气,直至病因解除。

总之,掌握应用有创呼吸机的指征是宜早不宜晚,尤其是对大部分急性呼吸衰竭的患者,应密切评估病情,以免增加病死率。当造成呼吸衰竭的病因不明时,应尽早进行有创正压通气治疗,纠正严重低氧血症,在维持患者生命的同时积极寻找病因。另外,如需进行有创通气,应首先建立人工气道。目前建立人工气道的方法主要有 3 种:经口气管插管、经鼻气管插管、气管切开。临床医师应熟练掌握建立人工气道的方法,尤其是存在急性呼吸衰竭、严重低氧血症患者,迅速而有效建立人工气道可及早缓解低氧血症;同时应注意,在建立人工气道的同时,应做好氧储备,防止因严重低氧血症出现心跳、呼吸停止,从而对患者的生命造成无可挽回的损失。

(二)禁忌证

一般来说,有创正压通气没有绝对的禁忌证。对于进行机械通气的患者,临床医师应针对其病情变化采用适当的通气策略及调整呼吸机参数,减少人-机对抗。对于某些特殊病例,应采用特殊的通气方式,如分侧肺通气等。以下情况可视为有创正压通气的相对禁忌证。

1.严重肺大疱

当 AECOPD 出现呼吸衰竭而无创通气不能缓解病情时,需要进行有创通气治疗。但巨大肺大疱可能在正压通气下出现破裂,导致医源性气胸,加重缺氧。因此,临床医师应熟练掌握呼吸机的通气方式,根据患者病情随时调整呼吸机参数,减少医源性肺损伤;一旦出现气胸,应立即进行引流。

2.张力性气胸及纵隔气肿未行引流

对于气胸,尤其是张力性气胸,应先进行胸腔闭式引流,否则有创正压通气会进一步加重气胸;若病情不允许,应争取两者同时进行。这是因为未经引流的气胸或纵隔气肿会因为正压通气使肺脏破口无法闭合,已闭合的破口也可能因为正压通气重新破裂,从而使得气胸进一步加重,肺组织受压更加明显,甚至造成医源性张力性气胸。对于高危患者,一旦出现低氧等临床表现,应尽早排除气压伤。

3.大咯血或严重误吸引起窒息

因大咯血或严重误吸造成气道阻塞,在气道未通畅前,原则上不宜立即进行机械通气,否则机械通气会将血块或误吸物压入小气道引起阻塞性肺不张;此时应尽早通畅气道,吸出血液或误吸物。注意,在保持气道通畅的同时应密切评估患者呼吸衰竭是否能够纠正,否则应行机械通气治疗。

4.低血容量性休克未纠正

因正压通气可造成回心血量的减少,当低血容量性休克出现血流动力学不稳定时,进行机械通气可进一步加重休克,此时应尽快补足血容量。但值得注意的是,在休克未纠正前患者已经出现了呼吸衰竭乃至危及生命时,也应尽早进行机械通气治疗,同时尽快纠正休克。

5.支气管-胸膜瘘

存在支气管-胸膜瘘的患者进行正压通气时,气体会在支气管-胸膜瘘处进出,若瘘口已与周围胸膜组织粘连,气体不能进入胸膜腔造成肺组织受压;但若瘘口尚未与周围胸膜组织粘连,正压通气的气体可能造成医源性气胸,从而不能达到满意的临床疗效。因此,必须进行机械通气的支气管-胸膜瘘的患者,应尽早针对病因进行治疗,与此同时,根据病情及时调整呼吸机参数,通常可选择高频通气的方式帮助瘘口修复。

6.严重活动性肺结核

当活动性肺结核病灶范围不大时可进行机械通气治疗,如合并大咯血、肺大疱或气胸时应慎用,具体原因可见前述。同时,应做好医院感染的防护,使用密闭式吸痰管及细菌过滤器有助于控制院内感染。

7.急性心肌梗死并心源性休克

以往认为,心肌梗死造成血流动力学不稳定使用机械通气会进一步加重休克,因此将心肌梗死列为有创正压通气的禁忌证。但近年来的观点认为,当心肌梗死合并严重呼吸衰竭时,应尽早进行呼吸机治疗。但此时应密切监测血流动力学,积极针对原发病进行治疗,改善心功能,降低病死率。

8.临床医师对呼吸机性能不了解

当临床医师缺乏应用呼吸机治疗的基本知识或对呼吸机性能不了解时,可能存在不合理使用呼吸机,造成医源性肺损伤。因此,应在有经验的医师指导下进行机械通气,减少对患者的危害。

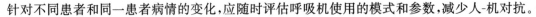

针对不同患者和同一患者病情的变化,应随时评估呼吸机使用的模式和参数,减少人-机对抗。

(三)通气支持方式分类

根据呼吸机通气的机制,可将呼吸机的基本的通气支持方式分为4类:指令(控制)、辅助、支持、自主呼吸。

1.指令通气(MV),亦称控制通气(CV)

呼吸机以预设频率定时触发,按照预设的呼吸频率、吸气时间、潮气量或气道压送气,在达到预设时间时切换为呼气。这种模式下,呼吸机完全代替患者的自主呼吸,因此能最大限度缓解呼吸肌疲劳、降低氧耗。持续指令通气(CMV)模式下,患者在呼吸机预设频率以外的自主呼吸不能触发呼吸机通气,因此,当患者有强烈的吸气动作时,会因不能触发呼吸机通气而引起严重的人-机不同步,所以CMV模式只适合用于自主呼吸完全停止或极其微弱者,如全麻、中枢神经系统疾病、镇静药物中毒等。CMV模式是完全的呼吸机控制通气,患者不能调节自主吸气时间,不能调节自主吸气量。若参数设置不当则会出现过度通气或通气不足,长时间应用该模式也易引起呼吸肌萎缩和呼吸机依赖。

2.辅助通气(AV)

患者存在自主呼吸,通过吸气用力时压力触发或流量触发而触发呼吸机按预设潮气量(或吸气压力)、吸气时间送气,在预设时间切换为呼气。该模式适合于有自主呼吸但通气不足者。该模式人-机同步性高,因此可减少镇静药物应用,锻炼呼吸肌,可作为撤机前准备。该模式缺点:分钟通气量受自主呼吸频率影响,若自主呼吸不稳定将影响通气的稳定性。

3.支持通气(SV)

患者存在自主呼吸,通过吸气用力时压力触发或流量触发而触发呼吸机送气,达到预设的气道压力或潮气量;当患者自主吸气流速下降到设定的呼气灵敏度的流速时,呼吸机停止送气,切换为呼气。该通气方式允许患者自主呼吸,可协助患者克服吸气阻力和扩张气道,减轻患者呼吸做功;该模式由患者自己决定吸气时间、呼气时间、流速、呼吸深度,因此人-机协调性好;亦有利于呼吸功能锻炼。由于吸气动作完全由患者触发,因此该模式适合用于有自主呼吸能力、通气阻力相对较低而需辅助通气的患者,或存在呼吸机疲劳的患者,可以作为撤机模式,但对于呼吸中枢、呼吸运动、呼吸功能不稳定的患者不适合单独应用该通气模式。

4.自主呼吸

与支持通气相类似,该通气模式是由患者自主吸气触发呼吸机送气,但吸气时间、潮气量、吸气与呼气切换则完全由患者自身情况决定。该模式不提供通气辅助,不能用于无自主呼吸或呼吸中枢功能、呼吸肌功能低下的患者。

将上述呼吸机不同的通气目标、通气机制、基本通气支持方式进行相应的组合,成为常见的呼吸机通气模式。由于常用通气模式属于固定的潮气量或压力通气,通气过程中未能自动根据患者呼吸系统的动态性变化引起的气道压或潮气量变化及时调整变化,因此人-机同步性及患者舒适性欠佳,且容易导致气道峰压或平台压升高。新型呼吸机通气模式则能根据所监测的呼吸系统顺应性自动调整合适的送气量,属于智能模式,譬如容量控制压力支持通气、压力调节容量控制通气等。

(四)常用的通气模式

1.指令(控制)、指令(控制)+辅助模式

(1)压力控制通气(PCV)模式:工作原理是呼吸机快速送气升高气道压直至达预设水平,之

后送气速度减慢以维持预设压力直至预设吸气时间结束。由于该通气模式的吸气峰压是预设的,且存在较长的压力平台时间,因此气体分布均匀,不容易发生气压伤。但是为维持恒定的气道压,潮气量会随胸、肺顺应性和气道阻力变化而变化。

(2)容量控制通气(VCV):工作原理是呼吸机在预设吸气时间内送气直至达预设潮气量。该模式能保证潮气量,但气道压力可变,因此容易造成气压伤,对心血管系统影响大。如吸气峰流速不足、触发灵敏度低,患者总呼吸功增加。

由于控制通气模式下,送气完全由呼吸机触发,与自主呼吸无关,患者在呼吸机预设频率以外的自主呼吸不能触发呼吸机通气,容易造成严重人-机不同步,因此现在的呼吸机并无单独的控制通气模式,而是将控制通气与允许自主呼吸的辅助通气相结合,如 A/C 模式,间歇指令通气模式等。

(3)A/C 模式:控制通气(CV)和辅助通气(AV)相结合的通气模式,即呼吸机既可以按预设频率定时触发,也可以由患者自主呼吸触发呼吸机送气,呼吸机按预设潮气量(或吸气压力)、吸气时间送气,在预设时间切换为呼气。如果患者无自主呼吸或者自主呼吸未能触发呼吸机送气,则通气方式为 CV;如果患者存在自主呼吸,且自主呼吸触发的通气频率超过预设频率时,通气方式为 AV;如果自主呼吸触发的呼吸频率低于预设频率时,则通气方式为 A/C。该模式既保证通气的安全性,也提高了人-机同步性。但该模式仍具有与 CV 或 AV 模式相类似的缺点,即假如参数设置不当,可导致通气不足或通气过度。

部分呼吸机在定容型 A/C 模式中增加 auto-flow 功能:在送气过程中,呼吸机根据患者的吸气用力程度,在一定限度内调节送气气流,使吸气流速与患者用力相适应,提高人-机同步性;潮气量增大,压力变为方波;适合用于高碳酸血症患者。

(4)间歇指令通气(IMV):控制通气(CV)与自主呼吸相结合的通气模式。呼吸机以预设频率定时触发,按照预设的呼吸频率、吸气时间、潮气量或气道压送气,在预设时间切换为呼气;在相邻两次正压通气之间允许患者自主呼吸,并且不受呼吸机预设参数影响。若呼吸机送气与自主呼吸同步,则为同步间歇指令通气(SIMV)。IMV 与 SIMV 的不同之处在于后者存在触发时间窗,当患者自主呼吸触发时间点落在触发时间窗以内,则呼吸机按照预设的呼吸频率、吸气时间、潮气量或气道压送气,在预设时间切换为呼气,即辅助通气;当患者自主呼吸触发时间点落在触发时间窗以外,则为自主呼吸。触发时间窗是呼吸机预设的,不同呼吸机品牌的触发时间窗的位置及时间长度不同,多数设置为指令通气呼吸周期 25%。譬如,倘若呼吸机的触发时间窗位于呼吸周期的前 1/4 的时间段内,当设置呼吸频率为 10 次/分,即呼吸机送气的时间间隔为 6 秒,触发时间窗则位于前该呼吸周期的前 1.5 秒,在这 1.5 秒内,如患者有自主呼吸触发,则呼吸机按照预设参数送气,如没有自主呼吸触发,则在 1.5 秒后,呼吸机将给予一次指令通气。在下一次指令通气及触发时间窗前,如患者有自主呼吸触发,则仅为自主呼吸模式,吸气时间及潮气量等不受呼吸机影响。由于自主呼吸必须通过呼吸机进行,阻力、无效腔增加,会增加患者呼吸做功,因此,该模式常常与压力支持通气相结合,即 SIMVPSV 模式。理论上来说,由于 SIMV 模式具有同步性,可提高患者的舒适度,但是也依然存在人-机不同步的情况。

(5)压力限制通气(PLV):一种压力限制的定容通气模式。先由操作者测定平台压,将平台压+3 cmH$_2$O 设为最大通气压力(限制值),当气道压达到设置的最大通气压力后,呼吸机自动减慢吸气流速,在预设的吸气时间内缓慢地输送剩余的潮气量。对于气道-肺阻力增大者,该模式对气道峰压进行限制,但也容易导致平台压升高;若将压力限制较低,则不能达到期望的潮气量。

2.支持通气

(1)压力支持通气(PSV):预设压力为目标的支持通气模式,压力为方波,流量为递减波,流量转换。压力支持水平和患者自主呼吸的强度决定潮气量,当患者气道阻力增加或肺顺应性降低时,如不及时增加支持的压力水平,则不能保证足够潮气量。单独应用压力支持通气模式时,压力支持水平通常不建议超过 2.0 kPa(20 cmH₂O),若患者需要超过 2.0 kPa(20 cmH₂O)压力支持水平才能获得足够潮气量,说明患者自主呼吸能力不足,应更换为辅助或控制通气模式。当压力支持水平下调<0.8 kPa(8 cmH₂O),则给予的支持压力仅有克服人工呼吸回路阻力的作用。PSV 模式可作为撤机模式,但也常与 SIMV 模式联合应用。

(2)指令频率通气(MRV):属于自主呼吸模式。工作原理为预设目标呼吸频率后,呼吸机持续监测 4 个周期患者的呼吸频率,然后呼吸机自动调整压力支持水平,以维持患者的实际呼吸率与目标呼吸频率一致。如果患者的实际呼吸频率超过目标呼吸频率 3 次/分,则压力支持水平自动增加 0.1 kPa(1 cmH₂O)。若患者的实际呼吸频率低于目标呼吸频率 3 次/分,则压力支持水平自动降低 0.1 kPa(1 cmH₂O)。该模式目前主要应用于撤机过程。

3.自主呼吸

持续气道正压(CPAP)指自主呼吸的吸气或呼气期间均保持气道正压。优点是使陷闭的肺泡开放,增加肺泡内压和功能残气量,改善通气/血流比例失调,增加氧合。

(五)呼吸机参数设置

呼吸机常规通气参数包括潮气量(Vt)、呼吸频率(f)、吸气时间(Ti)或吸呼比(I/E)、吸气流速、触发敏感度、FiO₂、呼吸末正压(PEEP)、报警范围、湿化器。

1.潮气量的设置

潮气量(Vt)的设定是机械通气时首先要考虑的问题。潮气量调节由一只针状气体流量调节阀控制,顺时针方向调节流量增加,反之则减少。容量控制通气时,潮气量设置的目标是保证足够的气体交换及患者的舒适性,成人潮气量一般为 6~8 mL/kg。潮气量大小的设定应考虑以下因素:胸肺顺应性、气道阻力、呼吸机管道的可压缩容积、氧合状态、通气功能和发生气压伤的危险性。潮气量设置过程中,为防止发生气压伤,一般要求气道平台压力不超过 3.9 kPa(40 cmH₂O)。此外,还要考虑呼吸机的类型,当应用对管路的可压缩容量能自动代偿的呼吸机时,比应用不能自动代偿的呼吸机潮气量要减小,因为此时设置的潮气量就是实际输送给患者的潮气量。潮气量过大,可导致气道压过高和肺泡过度扩张,诱发呼吸机相关性肺损伤,这在ARDS 患者尤易发生。潮气量过小,易引起通气不足。特殊状况下,如有肺大疱、可疑气胸、血容量减少尚未纠正、血压下降等,先将潮气量设置在较低水平,以预防通气不足;对于脑出血或缺血、脑外伤等中枢系统疾病引起急性呼吸衰竭,在纠正缺氧的前提下,保持轻度过度通气,有助于减轻脑血管扩张,降低颅内压,潮气量可设置为 8~10 mL/kg。对于压力控制通气,潮气量的大小主要由预设的压力水平、吸气时间、呼吸系统的阻力及顺应性决定;最终应根据动脉血气分析进行调整。

2.呼吸频率的设置

呼吸频率(f)的设置应考虑通气模式、潮气量的大小、PaCO₂目标水平和患者自主呼吸能力等因素。一般新生儿为 40~50 次/分,婴儿为 30~40 次/分,成人通常设定为 12~20 次/分,急/慢性限制性肺疾病如 ARDS、胸廓畸形、肺间质纤维化和大量胸腔积液等也可根据分钟通气

量和目标 $PaCO_2$ 水平超过 20 次/分,机械通气 15~30 分钟后,应根据 PaO_2、$PaCO_2$ 和 pH 进一步调整机械通气频率。另外,机械通气频率的设置不宜过快,以避免肺内气体闭陷、产生内源性 PEEP。一旦产生内源性 PEEP,将影响肺通气/血流,增加患者呼吸功,并使气压伤的危险性增加。假如自主呼吸频率快(>28 次/分)时,初始呼吸频率不易设置过低,否则易出现呼吸机对抗,随着引起自主呼吸频率增快原因的去除,再将呼吸频率逐减下调。

3.吸气时间(Ti)或吸呼比(I/E)的设置

机械通气时呼吸机吸呼比的设定应考虑机械通气对患者血流动力学的影响、氧合状态、自主呼吸水平等因素,适当的设置能保持良好的人-机同步性。正常的呼吸方式吸气时间长,呼气时间短,I:E 通常设置为1:(1.5~2.5),平均1:2。存在自主呼吸的患者,呼吸机送气应与患者吸气相配合,以保证两者同步。一般吸气需要 0.8~1.2 秒,吸呼比为 1:(1.5~2)。吸气时间有助于吸入气分布,呼气时间有助于二氧化碳排出。对于控制通气的患者,一般吸气时间较长、吸呼比稍高可提高平均气道压力,改善氧合。但延长吸气时间,减少呼气时间,可导致气体陷闭和内源性 PEEP,应注意监测患者血流动力学的改变。而且,吸气时间过长,患者不易耐受,可能导致人-机对抗,往往需要使用镇静剂,甚至肌松剂,临床应用中需注意。通常对于限制性疾病吸呼比可设置为 1:(1~1.5),阻塞性通气障碍可适当延长呼气时间,调至 1:(2.5~3),心功能不全为 1:1.5,ARDS 可适当延长吸气时间,甚至反比呼吸。容量控制通气模式可以设定吸气暂停时间,吸气暂停时间一般计入吸气时间内。

4.吸气流速的设置

许多呼吸机需要设定吸气流速,吸气峰流速一般情况下以使气流满足患者吸气努力为目标。容量控制模式下,根据患者吸气力量的大小和分钟通气量,临床上常用的吸气流速,成人为 40~100 L/min,平均约 60 L/min;婴儿为 4~10 L/min。流速与送气时间的乘积即为潮气量,在潮气量设定的条件下,调节吸气流速就是调节吸气时间,吸气流速越高,吸气时间越短;这种情况下潮气量、流速、吸气时间是相互关联的。吸气流速可影响:①气体在肺内的分布;②二氧化碳排出量;③无效腔与潮气量比值和静动脉分流占血流量比值,因此也影响 PaO_2。由于吸气流速的大小将直接影响患者的呼吸功和人-机配合,应引起临床医师重视。流速波形在临床常用减速波或方波。压力控制通气时,吸气峰值流率是由预设压力水平和患者吸气力量共同决定的,还需要设置吸气触发后达到目标压力所需的时间,这一参数在有些呼吸机上为压力上升时间,通常设为 0.05~0.1 秒,在有些呼吸机上为压力上升的斜率,通常设为 75% 左右,一般以使吸气流速恰好满足患者吸气努力为目标。

5.触发灵敏度的设置

此类参数的作用在于决定呼吸机何时向患者送气,合适的触发灵敏度设置将明显使患者更舒适,促进人-机协调。按触发信号的来源可分为由呼吸机触发和患者触发。呼吸机触发一般是指时间触发,参数为呼吸频率,呼吸机按照预设的呼吸频率定时给患者送气。此种触发方式多用于患者自主呼吸较弱或无自主呼吸时,如昏迷状态、全麻术后恢复期患者等。患者触发需要患者存在自主呼吸,触发信号为患者吸气动作导致的管路内流速或压力的变化。这种变化在呼吸机上体现为触发灵敏度,相应的有流速触发灵敏度和压力触发灵敏度。由于呼吸机和人工气道可产生附加阻力,为减少患者的额外做功,应将触发灵敏度设置在较为敏感的水平上,但又不至于引起与患者用力无关的自发切换。一般情况下,压力触发灵敏度通常设为 -0.05~-0.20 kPa(-0.5~-2 cmH₂O)。气管插管管径过小或狭窄、气道阻塞、肺实质僵硬等均可增加触发系统的不敏感性。流速触发灵敏度通常设为 $1\sim3$ L/min。上述两种触发方式可以单独使用,亦可联合应用。值得注意的是,触发灵敏度设置过于敏感时,气道内微小的压力和流量改变即可引起自动触发,反而令患者不适。

6.吸入氧浓度的设置

FiO_2 指呼吸机送入气体中氧气所占的百分比,此参数的调节以能维持患者的血氧饱和度正常为目的。选择 FiO_2 需要考虑患者氧合状况、PaO_2 目标值、PEEP 和血流动力学状态。机械通气初始阶段可应用较高 $FiO_2(>60\%)$ 以迅速纠正严重缺氧,以后通常设为能维持血氧饱和度 $>90\%$ 前提下的最低氧浓度,由于吸入高浓度氧可产生氧中毒性肺损伤,一般要求吸入氧浓度 $<60\%$。低氧血症未得完全纠正时,不能以一直提高 FiO_2 的方式纠正缺氧,可采用其他方式,如加用 PEEP 等。但如果病情严重,在吸痰前,纤维支气管操作过程中可给予短时间的高浓度氧。

7.呼气末正压的设置

PEEP 指在呼气末维持气道内压为正压,PEEP 具有较为复杂的生理效应,应用 PEEP 可增加肺泡内压和功能残气量,在整个呼吸周期维持肺泡的开放,使萎陷的肺泡复张,增加肺的顺应性;能对肺水的分布产生影响,改善通气/血流比例;还可减少由于内源性 PEEP 造成的吸气功增加等。应用 PEEP 不当可导致气道压增加;胸腔内压升高,回心血量减少,心排血量降低;增加中心静脉压和颅内压。

8.报警设置

呼吸机上所有报警都应该正确予以设置。容量(Vt 或 MV)报警,其临床意义是预防漏气和脱机。高水平设置与 Vt 或 MV 相同;低水平能维持生命的最低 Vt 或 MV 水平;压力报警分上、下限,用于对气道压力的监测。一般情况下,高压限设定在正常气道峰压上 $0.5\sim1$ kPa($5\sim10$ cmH$_2$O),低压下限设定在能保持吸气的最低压力水平。低压报警装置是对脱机的另一种保护措施,高压报警多提示咳嗽、分泌物堵塞、管道扭曲、自主呼吸与机械通气拮抗或不协调等。窒息报警用来监控强制性或自主呼吸。呼吸机停机或患者无呼吸时报警,窒息设置为患者提供完全的通气支持,一般窒息报警多设定 >15 秒。FiO_2 报警一般高于或低于实际设置的 FiO_2 $10\%\sim20\%$。

9.湿化问题

有创通气患者均应进行气道湿化。进行主动湿化时,建议湿度水平在 $33\sim44$ mgH$_2$O/L,Y 型接头处气体温度在 $34\sim41$ ℃,相对湿度达 100%。高温的报警高限应该是不高于 41 ℃,低温报警值应该以不低于 Y 型管接头处温度 2 ℃为宜。有创通气患者进行被动湿化时,建议热湿交换器提供的吸入气湿度至少达到 30 mgH$_2$O/L。

三、无创正压通气

(一)无创正压通气的概念与范畴

无创通气(NIV)是指无须建立人工气道(气管插管等)的机械通气方法,包括气道内正压通气、胸外负压通气、腹部正压带、植入型膈肌起搏、摇动床等。无创正压通气(NPPV 或 NIPPV)是通过多种类型的接口器连接患者与呼吸机的正压通气方法。双水平正压通气[BiPAP——压力支持(PSV)或压力控制(PCV)+呼气末正压(PEEP)]和持续气道内正压(CPAP)是目前最常用的通气模式。随着无创通气技术的不断发展和临床研究的深入,NPPV 的应用日益普遍,几乎取代了其他几种无创通气的方法。因此,现在狭义的无创通气通常是指 NPPV。因此,后续的叙述主要是针对 NPPV 的临床应用等问题。

(二)NPPV 的总体应用指征

总的来说,与有创通气相似,无创正压通气通过提供有效的呼吸支持,改善患者的通气及气体交换,并降低患者呼吸做功。因此其应用的指征是各种疾病导致的急性呼吸衰竭和慢性呼吸衰竭。

1.患者的病情严重程度

即是否有需要辅助通气的指标:①中至重度的呼吸困难,表现为呼吸急促(COPD 患者的呼吸频率>24 次/分,充血性心衰患者的呼吸频率>30 次/分);动用辅助呼吸肌或胸腹矛盾运动;②血气异常[pH<7.35,$PaCO_2$>6.0 kPa(45 mmHg),或氧合指数(OI)<26.7 kPa(200 mmHg)]。

2.对 NPPV 治疗的反应性

症状和血气改善,基础疾病控制;症状和血气保持稳定,基础疾病有所进展,但无紧急插管的指征;符合以上条件者均可继续应用无创正压通气治疗。

3.暂时无应用 NPPV 的禁忌证

对于慢性呼吸衰竭患者,NPPV 应用的参考指征如下。①疲劳、晨起头痛、嗜睡、夜梦、遗尿、呼吸困难等症状。②肺心病体征。③气体交换障碍:对于限制性肺病和中枢性低通气患者,白天 $PaCO_2$>6.0 kPa(45 mmHg)或夜间 SaO_2<90%并持续 5 分钟以上或>10%的总监测时间。对于稳定期 COPD 患者,$PaCO_2$≥7.3 kPa(55 mmHg)或 6.7 kPa(50 mmHg)<$PaCO_2$≤7.2 kPa(54 mmHg)伴 SaO_2<88%持续时间>10%总监测时间。④急性呼吸衰竭缓解后仍持续较长时间的二氧化碳潴留。⑤因急性呼吸衰竭反复住院。⑥无应用 NPPV 的禁忌证。

(冯栋盛)

第四节　深静脉穿刺术

深静脉穿刺术常用的穿刺部位有颈内静脉、锁骨下静脉及股静脉。近年来,彩超引导下的深静脉穿刺术得到越来越广泛的应用,其优点为操作简易,定位准确,尤其是对困难中心静脉置管,可减少徒手穿刺操作中深度与角度的困难把握,很大程度上降低了损伤,增加了操作的成功率和有创操作的安全性。

一、适应证

(1)监测中心静脉压(CVP)。

(2)快速补液、输血或给血管活性药物。

(3)需长期静脉输注高渗或有刺激性可导致周围静脉硬化的液体及实施胃肠外营养。

(4)特殊用途如插入肺动脉导管、心导管检查、安装心脏起搏器等。

(5)进行血液净化如血液透析、滤过或血浆置换。

(6)需长期多次静脉取血化验及临床研究。

(7)无法穿刺外周静脉以建立静脉通路。

二、禁忌证

(1)出血倾向(禁忌行锁骨下静脉穿刺)。

(2)穿刺常用部位局部皮肤外伤或感染。

三、操作前准备

(一)患者准备

置管前应明确适应证,检查患者的出、凝血功能,签署知情同意书。充分暴露穿刺部位,锁骨下静脉穿刺及颈内静脉穿刺时垫肩,头偏向对侧;股静脉穿刺时下肢外旋、外展。向患者解释,缓解其紧张情绪。

(二)材料准备

(1)准备好除颤器及有关的急救药品,床旁 B 超定位及引导可提高穿刺成功率,减少试穿损伤。

(2)准备穿刺器具,包括消毒物品、深静脉穿刺手术包、穿刺针、引导丝、扩张管、深静脉导管(单腔、双腔或三腔)、缝合针线等,以及肝素生理盐水(生理盐水 100 mL+肝素 6 250 U)和局部麻醉药品(1%利多卡因或 1%普鲁卡因)。

(三)操作者准备

无菌手套、无菌手术衣、帽子、口罩。

四、操作步骤

(一)颈内静脉穿刺术

乙状窦穿颅底颈内静脉孔后成为颈内静脉的上段,伴随颈内动脉下降,起初在该动脉之背侧,后达其外侧,向下与颈总动脉(偏内)、迷走神经(偏后)共同位于颈动脉鞘内,颈内静脉在胸锁关节后方与锁骨下静脉汇合成头臂静脉。

1.体位

患者取去枕仰卧位,最好头低 15°~30°(头低脚高体位),以保持静脉充盈和减少空气栓塞的危险性,头转向对侧,肩背垫高。

2.颈部皮肤消毒及检查器械

术者穿无菌手术衣及戴无菌手套,铺无菌单。显露患者胸骨上切迹、锁骨、胸锁乳突肌侧缘和下颌骨下缘。检查导管完好性和各腔通透性。

3.确定穿刺点及穿刺路径

根据穿刺点与胸锁乳突肌的关系可分为前路、中路、后路法,常采用中路法。

(1)中路法:胸锁乳突肌的胸骨头、锁骨头及锁骨组成的三角形称胸锁乳突肌三角,在其顶端处(距锁骨上缘 2~3 横指)进针,针体与皮肤(冠状面)呈 30°,针尖指向同侧乳头方向,针体与胸锁乳突肌锁骨头内侧缘平行,通常在针尖进入皮肤 2~3 mm 后可回抽出暗红色静脉血。

(2)前路法:在胸锁乳头肌前缘中点(距中线约 3 cm),术者左手食、中指向内推开颈总动脉后进针,针体与皮肤呈 30°~50°,针尖指向锁骨中、内 1/3 交界处或同侧乳头,亦可在甲状软骨上缘水平颈总动脉搏动处外侧 0.5~1.0 cm 处进针,针体与皮肤呈 30°~40°,针尖指向胸锁乳突肌三角,与颈内静脉走向一致方向穿刺。但此点易误伤颈总动脉。

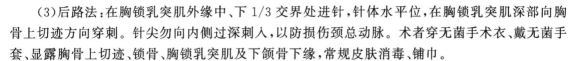

（3）后路法：在胸锁乳突肌外缘中、下 1/3 交界处进针，针体水平位，在胸锁乳突肌深部向胸骨上切迹方向穿刺。针尖勿向内侧过深刺入，以防损伤颈总动脉。术者穿无菌手术衣、戴无菌手套、显露胸骨上切迹、锁骨、胸锁乳突肌及下颌骨下缘，常规皮肤消毒、铺巾。

4.局部麻醉及试穿

确认穿刺点，局部浸润麻醉后用局麻针按上述相应进针方向及角度试穿，进针过程中持续轻回抽注射器至见暗红色回血后记住进针方向、角度及深度后拔针。

5.穿刺及置管

（1）静脉穿刺：在选定的穿刺点，沿穿刺方向进针，进针过程中略带负压缓缓进针见回血后，固定穿刺针，防止针尖移动。

（2）置入导丝：将导丝从注射器尾部送入血管内之后退出穿刺针及注射器。

（3）置入扩张器：置入扩张器时应撑紧穿刺部位的皮肤，沿导丝将扩张器旋转进入皮肤、皮下组织，退出扩张器，检查导丝深度。

（4）置入导管：将导管沿导丝置入静脉，置入导管时，导管进入血管后调整导管深度（成人置管深度一般为 13～15 cm 为宜），将导丝拉出。

（5）冲洗导管：从导管内回抽血证实导管在血管内，立即用含有肝素的生理盐水冲洗各管腔以防止血栓形成，拧上肝素帽。

6.固定

将静脉导管与皮肤固定、缝合，无菌敷料覆盖。

7.确认导管的位置

摄 X 线胸片以明确不透 X 线的导管位置，并排除气胸。导管尖端正确位置应处于上腔静脉与右心房交界处。确定导管尖端未扭曲和未贴在上腔静脉管壁上。

（二）锁骨下静脉穿刺置管

锁骨下静脉是腋静脉的延续，长为 3～4 cm，直径为 1～2 cm，由第 1 肋外缘行至胸锁关节，在此与颈内静脉汇合成头臂静脉，锁骨下静脉的前上方为锁骨及锁骨下肌，后上方为锁骨下动脉，动静脉之间由前斜角肌隔开，后内方为胸膜顶，下方为第 1 肋骨上表面。

1.体位

患者去枕仰卧位，肩后垫高，头低 15°～30°，使静脉充盈，减少空气栓塞发生的机会，头转向穿刺点对侧。

2.消毒

锁骨中下部皮肤消毒。术者穿无菌手术衣及戴无菌手套，铺无菌单。检查导管完好性，用肝素生理盐水冲洗各腔检查通透性并封闭。

3.确定穿刺点及麻醉

常用锁骨下径路。锁骨下径路穿刺点定位于锁骨中、内 1/3 端交界处下方1.0～1.5 cm 处，针头朝向胸骨上切迹，确定穿刺点后局部浸润麻醉锁骨中下方皮肤及深部组织，因深度较深，麻醉针一般试穿不到。

4.穿刺

右手持针，针体与胸壁皮肤的夹角＜15°，左手示指放在胸骨上凹处定向，穿刺针进入皮肤后保持负压，针尖指向内侧稍上方，确定穿刺针触及锁骨骨膜后，保持穿刺针紧贴在锁骨后，对准胸骨柄上切迹进针，直至回抽出静脉血，一般进针深度为 3～5 cm。如果以此方向进针已达4～

5 cm仍无回血时,不可再向前推进,以免损伤锁骨下动脉。此时应徐徐向后退针并边退边抽,往往在撤针过程中抽到回血,说明已穿透锁骨下静脉。在撤针过程中仍无回血,可将针尖撤到皮下而后改变方向(针尖在深部时不可改变方向,以免扩大血管的损伤),使针尖指向甲状软骨,以同样方法徐徐前进,往往可以成功。

5.置管

步骤同颈内静脉穿刺置管步骤。

(三)股静脉穿刺置管

股静脉为髂外静脉的延续,股静脉上段位于股三角内,上界为腹股沟韧带,内侧界为长收肌内侧缘,外侧界为缝匠肌的内侧缘。股三角的血管、神经排列关系分别为股动脉居中,外侧为神经,内侧为股静脉。

1.体位

患者下肢轻度外旋、外展,膝盖稍弯曲。

2.消毒

腹股沟韧带上、下部皮肤消毒,术者穿无菌手术衣及戴无菌手套,铺无菌单。检查导管完好性,注入肝素生理盐水检查各腔通透性并封闭。

3.确定穿刺点及麻醉

穿刺点定位在腹股沟韧带中点下方 2~3 cm,股动脉搏动的内侧 0.5~1.0 cm。确定穿刺点后,局部浸润麻醉腹股沟下股动脉搏动内侧皮肤及深部组织,可用麻醉针试穿刺,确定穿刺方向。

4.穿刺

穿刺针体与皮肤呈 30°~45°,针尖对准对侧耳进针,穿刺方向与股动脉平行,进入皮肤后穿刺针保持负压,直至回抽出静脉血。

5.置管

步骤同颈内静脉穿刺置管步骤。

五、注意事项

(1)在抗凝治疗或有凝血障碍的患者中,因锁骨下出血后压迫止血困难,因此,此时行锁骨下静脉穿刺置管应视为禁忌。

(2)颅内高压或充血性心力衰竭患者不应采取头低脚高体位。

(3)颈内静脉穿刺进针深度一般为 3.5~4.5 cm,以不超过锁骨为度。

(4)锁骨下静脉穿刺进针过程中应保持针尖紧贴于锁骨后缘以避免气胸。

(5)股静脉穿刺时,切不可盲目用穿刺针向腹部方向无限制地进针,以免将穿刺针穿入腹腔引起并发症。

(6)注意判断动静脉。①穿刺过程中需注意回血的颜色,一般情况下静脉血为暗红色,动脉为鲜红色。②观察连接穿刺针的注射器内有无搏动性血流,如有搏动性血流考虑误入动脉;如不能正确判定,可通过连接换能器观察压力及波形,判断是否为动脉。③可通过同时抽取动脉血标本比较血氧分压和血氧饱和度来判断。④误穿动脉需退针压迫 5~10 分钟,若系导管损伤动脉应予加压包扎。

(7)"J"形引导丝的弯曲方向必须和预计的导管走向一致,并保证引导丝置入过程顺畅,否则会出现引导丝打折或导管异位的情况。有时可能出现血管瘪陷使引导丝不能置入,则可选用套管针穿刺,见到回血后,先将套管顺入血管,再经套管下引导丝。

(8)置入导管时必须首先将引导丝自导管的尾端拉出,以防引导丝随导管一起被送入血管引起严重后果。

(9)颈内或锁骨下静脉导管插入困难时,可行 Valsalva 手法(将口鼻闭住,关闭声门,强行呼气,以增加胸膜腔内压,从而减少静脉回流),以增大静脉口径。

(10)置管后各导管尾部均要回抽见血以证实开口在血管内。

六、并发症

(一)感染

常见原因:穿刺过程中无菌操作不严格;术后护理不当,导管留置过久。可根据具体原因做相应处理。多因导丝置入过深,因此在颈内静脉及锁骨下静脉穿刺过程中需常规行心电监护,一旦发生需回撤导丝,停止操作。

(二)心律失常

多因导丝插入过深所致,最好在放置导丝时行心电监测,如有心律失常及时回撤。如心律失常持续则停止操作并进行相应处理。

(三)出血和血肿

针对有出血倾向的患者操作时,尽量先纠正出、凝血障碍,如必须紧急放置导管则尽量减少反复穿刺。如有血管损伤应及时压迫,压迫时间要充分。

(四)气胸

锁骨下进路穿刺时针体与皮肤进针角度过大易误伤锁骨下动脉,应立即退针并从胸骨上压迫止血,严重致血胸者需开胸缝合止血。颈内静脉穿刺损伤动脉者应及时退针局部压迫5～10分钟。

(五)空气栓塞

导管太硬且置导丝太深易穿破心房壁致心脏压塞,需心脏直视手术切开心包。因此不能使用劣质导丝及导管,置管不宜过深。

(六)血胸

穿刺时未使患者处于头低位,穿刺成功后,一旦撤离注射器后静脉与大气相通,由于心脏的舒张作用,空气易进入血管致气栓。因此穿刺时需取头低位,穿刺成功后保持肺在吸气状态下置导丝,这样可减小胸腔负压,预防空气栓塞的发生。

(七)神经及淋巴管损伤

大多由导管留置时间过长或导管扭曲所致,应减少导管留置时间,合适浓度的肝素盐水封管。

(八)血栓形成和栓塞

可由于凝血功能障碍导致血栓形成,大多是导管留置时间过长或导管扭曲导致,应减少导管留置时间,及时应用肝素盐水冲洗,封管液肝素浓度要合适。

(九)乳糜胸

左侧行锁骨下静脉穿刺可以导致乳糜胸,应尽量减少反复穿刺,尽量不要穿刺过深。

(十)胸腔积液

无论是颈内静脉还是锁骨下静脉穿刺时,在送管时如穿透静脉而送入胸腔内,此时液体都输入胸腔内。其表现有以下几点：①从此路给药(麻醉药、肌松药等)均无效；②测量中心静脉压时出现负压；③此路输液通畅但抽不出回血。若出现上述现象应确诊导管在胸腔内，不应再使用此通路，应另行穿刺置管。

（冯栋盛）

第五节　主动脉内球囊反搏

主动脉内球囊反搏(Intra-aortic balloon pump，IABP)是常见的一种机械循环辅助的方法，通过动脉系统植入一根带气囊的导管到降主动脉内左锁骨下动脉开口的远端，在心脏舒张期气囊充气，在收缩前气囊排气，提高主动脉内舒张压，增加冠状动脉供血和改善心肌功能，起到辅助心脏的作用。已广泛应用于心功能不全等危重病患者的抢救和治疗。

一、原理

将球囊置于锁骨下动脉下 $2\sim3$ cm(胸骨角处)与肾动脉开口之间的主动脉内；左心室舒张期球囊充盈，突然阻滞降主动脉内血流，使主动脉内舒张期血压升高，大于或等于收缩期血压，大于辅助前舒张压 $0.7\sim1.3$ kPa($5\sim10$ mmHg)，增加冠状动脉的供血，此时冠状动脉灌注量几乎占心排量的 10%；左心室等容收缩期球囊突然排空，主动脉内压力骤然下降，降低收缩压 $0.7\sim1.3$ kPa($5\sim10$ mmHg)，降低左心室射血阻力，减轻左心室的后负荷，缩短等容收缩期，减少左心室室壁张力及左心室做功和耗氧。IABP 可最大减少心肌做功 25%，增加前向血流，增加组织灌注。

二、适应证

(1)急性心肌梗死并发心源性休克、室间隔穿孔、二尖瓣反流。
(2)药物难以控制的心绞痛。
(3)顽固性严重心律失常。
(4)心脏术后脱离体外循环困难和/或心脏术后药物难以控制的低心排血量综合征。
(5)高危患者冠状动脉造影、PTCA、冠状动脉溶栓及非心脏外科手术前后的辅助治疗。
(6)急性病毒性心肌炎导致心肌功能损伤。
(7)心脏移植或心室机械辅助装置置入前后的辅助治疗。
(8)体外循环手术中产生搏动性血流。

三、禁忌证

(1)明显的主动脉瓣关闭不全。
(2)主动脉病变或创伤：主动脉夹层、主动脉瘤和主动脉外伤。
(3)心脏停搏、心室颤动。
(4)严重出血倾向和出血性疾病。
(5)主动脉、髂动脉严重梗阻性病变。

(6)不可逆的脑损害。

四、应用指征

(1)多巴胺用量>10 $\mu g/(kg \cdot min)$,并用2种升压药,血压仍呈下降趋势。

(2)心脏排血指数<2.0 $L/(m^2 \cdot min)$。

(3)平均动脉压<6.7 kPa(50 mmHg)。

(4)左心房压>2.7 kPa(20 mmHg)。

(5)中心静脉压>1.5 kPa(15 cmH_2O)。

(6)尿量<0.5 $mL/(kg \cdot h)$。

(7)外周循环差,手足凉。

(8)精神萎靡,组织供氧不足,动脉或静脉血氧饱和度低。

五、术前准备

(一)选择气囊导管

根据患者的情况选择管径、容积大小合适的气囊导管。气囊导管末端连着气囊,原则上宁小勿大,容积应大于每搏心排量的50%,成人一般选用8.5~9.0 F,容积40~60 mL的导管,小儿根据体重而定。

(二)反搏机器

包括压力驱动系统、电源、气源贮备系统和监测设备。现临床上常用具备自动选择触发方式,可自动选择反搏时相、自动监测漏气、自动补气、提示故障和监测项目等功能。

六、导管植入

导管置入方法主要有经皮股动脉穿刺法、股动脉切开法和经胸升主动脉插管法。其中,经皮股动脉穿刺最为简便、安全、常用,步骤介绍如下。

(1)选取股动脉搏动明显侧腹股沟区,消毒、铺巾。

(2)在腹股沟韧带下方2~3 cm处局麻后,将穿刺针穿入股动脉。

(3)经穿刺针送入引导钢丝,拔出穿刺针,注意在送入钢丝遇阻力时勿强行送入,可退出再试或换对侧重新穿刺。

(4)在引导钢丝入皮肤处,用尖刀稍许挑开皮肤入口,再先后以小号及大号血管扩张器扩大血管入口。

(5)以针筒抽尽球囊内气体,用盐水浸湿球囊导管,用肝素盐水冲洗导管中心测压管腔,测量穿刺点至胸骨角距离估计导管置入深度。

(6)取出大号扩张器,沿引导钢丝送入球囊导管至预计深度,体外固定导管。

(7)将导管中气体管路及测压管路与主机连接开始反搏,压力换能器应置于心脏水平位置校零后固定。

七、反搏机的操作及调节

(一)床旁定位

球囊导管植入固定后可行床边摄片检查导管位置,球囊顶端不透X线标记应距左锁骨下动脉 1～2 cm 处,位置不当可调整后重新固定。

(二)检查触发效果

检查心电触发效果,选用 R 波高尖、T 波低平之导联,如触发不满意可改用压力触发模式。

(三)调整

调整球囊充、放气时相,一般选择 1∶2 比例反搏时进行调整,经调整后应使球囊在相当于动脉重搏波切迹处充气,使反搏压高于自身收缩压,在收缩前放气,使舒张末压降低。正常反搏时的压力波形特点:①反搏压力波起于动脉压力波下降支上的重波切迹,反搏辅助的动脉舒张末压波较未辅助的动脉舒张末压波深、陡;②舒张期反搏压力峰值高于收缩压峰值;③辅助的动脉舒张末压低于未辅助的动脉舒张末压;④辅助的收缩压低于未辅助的收缩压。

八、撤机指征

指征如下:①血流动力学状态稳定,心排血量指数>2.5 L/(m² · min),平均动脉压>10.7 kPa (80 mmHg);②神志清楚,外周循环良好,尿量>1 mL/(kg · h);③多巴胺用量<5 μg/(kg · min);④心电图无心律失常或心肌缺血的表现;⑤已撤除呼吸机,血气正常。

九、注意事项

(一)术后处理

1.抗凝治疗

导管置入后应根据情况适时开始抗凝。常用抗凝药物为肝素,可持续静脉输入,或每 6～8 小时重复静脉滴注,维持激活全血凝固时间(ACT)在 150～180 秒。肝素有禁忌证者,可用右旋糖酐静脉滴注。长期球囊反搏可用华法林,维持凝血酶原时间在 16～20 秒。

2.其他治疗

监测心功能和心律失常,以免影响球囊反搏效果;防止机器停搏。维持血流动力学稳定。应用广谱抗生素预防感染;补充血容量,维持水、电解质平衡。

(二)密切观察

(1)监测和观察导管置入深度有无移位。

(2)术口有无出血及血肿,术侧下肢有无缺血及神经压迫表现。

(3)IABP 需抗凝并会对血小板造成破坏,应监测凝血功能及血色素、血小板。

(三)报警处理

熟悉和了解主动脉内球囊反搏(IABP)的操作与预警系统,包括触发、漏气、导管位置、驱动装置、低反搏压、气源(氦气)不足及系统报警等。监测 IABP 机工作状态是否正常。

十、并发症

(一)穿刺导致血管损伤

导管可以损伤动脉形成夹层动脉瘤,髂、股动脉损伤或穿孔,可导致腹膜后出血。预防方法为经皮穿刺置管时,注意穿刺针回抽血液通畅,放置导引钢丝顺畅无阻,通入导管时要轻柔,遇到阻力时不可用力插入。

(二)感染

感染多表现在插管处局部及全身反应(发热、菌血症)。预防措施为严格无菌操作、预防使用抗生素、加强插管部位的无菌管理。

(三)气囊破裂

表现为气体管腔内出现血液;同时机器会出现连续的报警并停搏。预防手段为避免气囊与尖锐物或粗糙物接触。一旦确认气囊破裂应立即停止反搏并拔除导管。

(四)气囊嵌夹

气囊导管撤除过程中遇到过大的阻力,应考虑到气囊被嵌夹。应及时请血管外科医师会诊,必要时通过外科手术取出。

(五)动脉栓塞

血栓或粥样硬化斑块栓子脱落阻塞全身各脏器的动脉。预防方法为选择合适型号的导管、无鞘置入、有效的抗凝治疗、保证 IABP 连续性和使用合适的频率。注意在拔除气囊导管后,观察下肢血运及动脉搏动情况。

(六)血小板减少症

血栓或粥样硬化斑块栓子脱落阻塞全身各脏器的动脉。预防方法为选择合适型号的导管、无鞘置入、有效的抗凝治疗、保证 IABP 连续性和使用合适的频率。注意在拔除气囊导管后,观察下肢血运及动脉搏动情况。

(冯栋盛)

第六节 血流动力学监测

血流动力学监测对指导临床救治危重患者十分重要,尤其在严重休克、严重心力衰竭、急性心肌梗死、急性呼吸衰竭、肺栓塞及心脏直视术后患者的血流动力学状态及指导补液和使用血管活性药物时具有重要价值。血流动力学监测主要通过经皮穿刺深静脉,将 Swan-Ganz 导管(气囊漂浮导管)经上腔或下腔静脉、右心房、右心室置入肺动脉,并嵌顿在肺动脉较小分支内,经换能器监测右房压(RAP)、右室压(RVP)、肺动脉压(PAP)、肺毛细血管楔压(PCWP),并通过导管上的热敏电极用温度稀释法检测心排血量(CO)。根据上述参数,按公式还可计算出心脏指数(CI)、肺血管阻力(PVR)、周围血管阻力(SVR)等指标。血流动力学监测的主要目的是辅助诊断和指导治疗。

一、采用 Swan-Ganz 导管监测

(一)适应证

1.心力衰竭

各种原因所导致的心力衰竭,如心肌梗死、心肌病、心肌炎、先天性心脏病、风湿性心脏病等,可在血流动力学监测下进行治疗,包括开胸手术治疗。

2.肺水肿

可用血流动力学监测的方法鉴别心源性肺水肿和渗透性肺水肿(如 ARDS)等。

3.围术期的应用

大手术、危重症患者的手术均可在血流动力学监测下进行。

4.其他

各种类型的休克;应用血管活性药物治疗时,指导用量和评价效果。

(二)临床意义

1.血流动力学监测的正常值

见表 2-1。

表 2-1 血流动力学监测的正常值

参数	计算方法	正常值
平均动脉压(MAP)	直接测量	10.9～13.5 kPa(82～102 mmHg)
中心静脉压(CVP)	直接测量	0.8～1.6 kPa(6～12 mmHg)
平均肺动脉压(MPAP)	直接测量	1.5～2.1 kPa(11～16 mmHg)
肺动脉楔压(PAWP)	直接测量	0.8～1.6 kPa(6～12 mmHg)
心率(HR)	直接测量	60～100 BPM
心排血量(CO)	直接测量	4～6 L/min
心脏指数(CI)	CO/BSA	2.8～3.6 L/(min • m²)
体循环阻力指数(SVRI)	80(MAP-CVP)/CI	1 760～2 600 dyne • s/(cm⁵ • cm²)
肺循环阻力指数(PVRI)	80(MPAP-PAWP)/CI	45～255 dyne • s/(cm⁵ • cm²)

2.压力参数的意义

(1)右心房压力:与中心静脉压的意义相同,反映静脉血容量、静脉血管的张力,与右心室充盈和排空情况及右心室的顺应性有关。血容量增多、右心衰竭或右心室功能受损,右心舒张压升高或三尖瓣重病变时可致右房压力增高。

(2)右心室压力:反映右心室的收缩功能、右心室的后负荷。

(3)肺动脉压力:可反映患者血管阻力情况,如肺梗死或左心功能不全时,肺动脉压力升高。

(4)肺毛细血管楔压:可间接反映肺静脉压和左心房的压力,在左心室舒张末期,二尖瓣开放,肺静脉、左心房与左心室呈共同腔室,因此肺毛细血管楔压与左心室舒张末压(LVEDP)近似,可作为反映 LVEDP 的指标,无二尖瓣狭窄时,肺毛细血管楔压是了解左心室功能的确切指标。

(三)并发症

1.心律失常

导管顶端可触及心内膜而诱发房性或室性心律失常。故导管的气囊应充气充足,可明显减少心律失常的发生率。若出现持续性心律失常,可将导管退出心室并经导管注射利多卡因后再行置管。

2.气囊破裂

导管多次使用、留管时间过长或频繁过量充气,就会引起气囊破裂。当发现向气囊内注气阻力消失,放松注射器的内栓,不能自动弹回,常提示气囊已破。当发现气囊破裂后不应再向气囊内注气并严密监测有无气栓的发生。

3.肺动脉破裂和出血

气囊充气膨胀直接损伤小动脉引起破裂出血,多见于肺动脉高压的患者。主要的预防方法

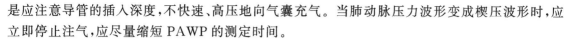

是应注意导管的插入深度,不快速、高压地向气囊充气。当肺动脉压力波形变成楔压波形时,应立即停止注气,应尽量缩短 PAWP 的测定时间。

4.其他并发症

如感染、肺栓塞、导管打结等。应严格掌握适应证,遵守操作规则。

二、心排血量监测

心排血量(CO)是指一侧心室每分钟射出的总血量,正常人左、右心室的排血量基本相等。CO 是反映心泵功能的重要指标,其受心肌收缩性、前负荷、后负荷、心率等因素的影响,因此 CO 的监测,对于评价患者的心功能具有重要的意义。同时,根据 Startling 曲线,CO 对于补液、输血和心血管药物治疗有指导意义,也可通过 CO 计算其他血流动力学参数,如心脏指数、每搏量等。测量 CO 的方法有温度稀释法(即热稀释法)、心阻抗血流图和食管、气管多普勒技术等。

(一)温度稀释法

温度稀释法为临床常用的测量 CO 的方法,能方便、迅速地得到 CO 的数值。通过 Swan-Ganz 导管,向右心房注射冷生理盐水,其随血液的流动而被稀释并吸收血液的热量,温度逐渐升高到血温一致。这一温度稀释过程由导管前段的热敏电阻感应,通过记录就可得知温度-时间稀释曲线。

(二)连续心排血量测定(CCO)

连续心排血量测定亦称连续温度稀释法心排血量测定,该方法应用与 Swan-Ganz 导管相似的导管置于肺动脉内,在心房及心室这一段导管表面有一加温系统,间断性使周围血液温度升高,导管尖端的热敏电阻可测定血温变化,故可获得温度-时间曲线来测定心排血量。

(三)心阻抗血流图

心阻抗血流图(ICG)是研究每个心动周期胸部电阻抗的变化,其改变与心脏、大血管血流的容积密切相关,通过公式计算便能得出 CO 的数值。ICG 是一项无创性的方法,操作简单、安全。同计算机相连可动态监测 CO 及与其有关的血流动力学参数,术中应用并不普遍。

(四)多普勒心排血量监测

基本原理是采用多普勒超声测量胸动脉血流而发展为无创性、连续性的 CO 监测方法。分为胸骨上、经食管和经气管 3 种途径。

三、周围循环监测

周围循环能够反映人体外周组织的灌流状态。动脉压与体循环阻力(SVR)是周围循环监测的重要指标,其他常用的监测方法主要有以下几种。

(一)毛细血管充盈时间

毛细血管充盈时间主要观察甲襞下血液循环,可进行毛细血管充盈试验。方法:压迫甲床后立即放松,记录颜色由白转红的时间,正常为 2~3 秒。若充盈时间延长,同时有口唇和牙床青紫,口及肢体发冷和苍白,提示周围血管收缩、微循环供血不足和血流淤滞,常见于休克和心力衰竭的患者。

(二)体温

正常时中心温度(如肛温)与足趾温度的差值<2 ℃,若>3 ℃,表示外周血管极度收缩。严重休克的患者,CO 减少和微循环障碍,足趾温度降低,温差明显增加。但测量时应注意环境温度的影响。

(三)尿量

若肾功能无异常,持续监测尿量是反映血容量、心排血量和组织灌注的简单可靠指标。低血容量、休克、CO 减少和周围组织灌流不足,则尿量减少,而尿量增加常提示心功能和周围血流灌注良好。

(冯栋盛)

第三章

呼吸系统疾病

第一节　急性上呼吸道感染

急性上呼吸道感染是指鼻腔、咽或喉部急性炎症的概称。患者不分年龄、性别、职业和地区。全年皆可发病,冬春季节多发,可通过含有病毒的飞沫或被污染的用具传播,多数为散发性,但常在气候突变时流行。由于病毒的类型较多,人体对各种病毒感染后产生的免疫力较弱且短暂,并且无交叉免疫,同时在健康人群中有病毒携带者,故一个人一年内可有多次发病。

急性上呼吸道感染 70％～80％由病毒引起,主要有流感病毒(甲、乙、丙型)、副流感病毒、呼吸道合胞病毒、腺病毒、鼻病毒、埃可病毒、柯萨奇病毒、麻疹病毒、风疹病毒等。细菌感染可直接或继病毒感染之后发生,以溶血性链球菌为多见,其次为流感嗜血杆菌、肺炎链球菌和葡萄球菌等。偶见革兰阴性杆菌。其感染的主要表现为鼻炎、咽喉炎或扁桃体炎。

当有受凉、淋雨、过度疲劳等诱发因素,使全身或呼吸道局部防御功能降低时,原已存在于上呼吸道或从外界侵入的病毒或细菌可迅速繁殖,引起本病,尤其是老幼体弱或有慢性呼吸道疾病,如鼻旁窦炎、扁桃体炎、慢性阻塞性肺疾病患者更易罹患。

本病不仅具有较强的传染性,而且可引起严重并发症,应积极防治。

一、诊断标准

根据病史、流行情况、鼻咽部发生的症状和体征,结合周围血常规和胸部 X 线检查可做出临床诊断。进行细菌培养和病毒分离,或病毒血清学检查、免疫荧光法、酶联免疫吸附法、血凝抑制试验等,可能确定病因诊断。

(一)临床表现

根据病因不同,临床表现可有不同的类型。

1.普通感冒

普通感冒俗称"伤风",又称急性鼻炎或上呼吸道卡他,以鼻咽部卡他症状为主要表现。成人多为鼻病毒引起,其次为副流感病毒、呼吸道合胞病毒、埃可病毒、柯萨奇病毒等。起病较急,初期有咽干、咽痒或烧灼感,发病同时或数小时后,可有喷嚏、鼻塞、流清水样鼻涕,2～3 天后变稠。可伴咽痛,有时由于耳咽管炎使听力减退,也可出现流泪、味觉迟钝、呼吸不畅、声嘶、轻微咳嗽等。一般无发热及全身症状,或仅有低热、不适、轻度畏寒和头痛。检查可见鼻腔黏膜充血、水

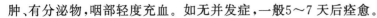

肿、有分泌物,咽部轻度充血。如无并发症,一般5~7天后痊愈。

2.流行性感冒

流行性感冒简称"流感",是由流行性感冒病毒引起。潜伏期1~2天,最短数小时,最长3天。起病多急骤,症状变化很多,主要以全身中毒症状为主,呼吸道症状轻微或不明显。临床表现和轻重程度差异颇大。

(1)单纯型:最为常见,先有畏寒或寒战、发热,继之全身不适,腰背发酸、四肢疼痛,头昏、头痛。部分患者可出现食欲缺乏、恶心、便秘等消化道症状。发热可高达39~40 ℃,一般持续2~3天。大部分患者有轻重不同的打喷嚏、鼻塞、流涕、咽痛、干咳或伴有少量黏液痰,有时有胸骨后烧灼感、紧压感或疼痛。年老体弱的患者,症状消失后体力恢复慢,常感软弱无力、多汗,咳嗽可持续1~2周或更长。体格检查可见患者呈重病容,衰弱无力,面部潮红,皮肤上偶有类似麻疹、猩红热、荨麻疹样皮疹,软腭上有时有点状红斑,鼻咽部充血水肿。本型中轻者,全身和呼吸道症状均不显著,病程仅1~2天,颇似一般感冒,单从临床表现颇难确诊。

(2)肺炎型:本型常发生在2岁以下的小儿,或原有慢性基础疾病,如二尖瓣狭窄、肺源性心脏病、免疫力低下及孕妇、年老体弱者。其特点是在发病后24小时内可出现高热、烦躁、呼吸困难、咯血痰和明显发绀。全肺可有呼吸音减低、湿啰音或哮鸣音,但无肺实变体征。X线检查可见双肺广泛小结节性浸润,近肺门较多,肺周围较少。上述症状可进行性加重,抗生素无效。病程1周至1个月余,大部分患者可逐渐恢复,也可因呼吸循环衰竭在5~10天死亡。

(3)中毒型:较少见。肺部体征不明显,具有全身血管系统和神经系统损害,有时可有脑炎或脑膜炎表现。临床表现为高热不退、神志昏迷,成人常有谵妄,儿童可发生抽搐。少数患者由于血管神经系统紊乱或肾上腺出血,导致血压下降或休克。

(4)胃肠型:主要表现为恶心、呕吐和严重腹泻,病程2~3天,恢复迅速。

3.以咽炎为主要表现的感染

(1)病毒性咽炎和喉炎:由鼻病毒、腺病毒、流感病毒、副流感病毒及肠病毒、呼吸道合胞病毒等引起。临床特征为咽部发痒和灼热感,疼痛不持久,也不突出。当有吞咽疼痛时,常提示有链球菌感染,咳嗽少见。急性喉炎多为流感病毒、副流感病毒及腺病毒等引起,临床特征为声嘶、讲话困难、咳嗽时疼痛,常有发热、咽炎或咳嗽。体检可见喉部水肿、充血,局部淋巴结轻度肿大和触痛,可闻及喘鸣音。

(2)疱疹性咽峡炎:常由柯萨奇病毒A引起,表现为明显咽痛、发热,病程约为1周。检查可见咽充血,软腭、悬雍垂、咽及扁桃体表面有灰白色疱疹及浅表溃疡,周围有红晕。多于夏季发病,多见于儿童,偶见于成人。

(3)咽结膜热:主要由腺病毒、柯萨奇病毒等引起。临床表现有发热、咽痛、畏光、流泪、咽及结膜明显充血。病程4~6天,常发生于夏季,游泳中传播。儿童多见。

(4)细菌性咽-扁桃体炎:多由溶血性链球菌引起,次为流感嗜血杆菌、肺炎链球菌、葡萄球菌等引起。起病急,明显咽痛、畏寒、发热、体温可达39 ℃以上。检查可见咽部明显充血,扁桃体肿大、充血,表面有黄色点状渗出物,颌下淋巴结肿大、压痛,肺部无异常体征。

(二)实验室检查

1.血常规

病毒性感染,白细胞计数多为正常或偏低,淋巴细胞比例升高。细菌感染者白细胞计数和中性粒细胞增多及核左移。

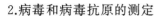

2.病毒和病毒抗原的测定

视需要可用免疫荧光法、酶联免疫吸附法、血清学诊断和病毒分离鉴定,以判断病毒的类型,区别病毒和细菌感染。细菌培养可判断细菌类型和进行药物敏感试验。

3.血清 PCT 测定

有条件的单位可检测血清 PCT,有助于鉴别病毒性和细菌性感染。

二、治疗原则

上呼吸道病毒感染目前尚无特殊抗病毒药物,通常以对症处理、休息、忌烟、多饮水、保持室内空气流通、防治继发细菌感染为主。

(一)对症治疗

可选用含有解热镇痛、减少鼻咽充血和分泌物、镇咳的抗感冒复合剂或中成药,如对乙酰氨基酚、双酚伪麻片、美扑伪麻片、银翘解毒片等。儿童忌用阿司匹林或含阿司匹林药物及其他水杨酸制剂,因为此类药物与流感的肝脏和神经系统并发症(Reye 综合征)相关,偶可致死。

(二)支持治疗

休息、多饮水、注意营养,饮食要易于消化,特别在儿童和老年患者更应重视。密切观察和监测并发症,抗生素仅在明确或有充分证据提示继发细菌感染时有应用指征。

(三)抗流感病毒药物治疗

现有抗流感病毒药物有两类:即离子通道 M_2 阻滞剂和神经氨酸酶抑制剂。其中 M_2 阻滞剂只对甲型流感病毒有效,治疗患者中约有 30% 可分离到耐药毒株,而神经氨酸酶抑制剂对甲、乙型流感病毒均有很好作用,耐药发生率低。

1.离子通道 M_2 阻滞剂

金刚烷胺和金刚乙胺。

(1)用法和剂量:见表 3-1。

表 3-1 金刚烷胺和金刚乙胺用法和剂量

药名	年龄(岁)			
	1~9	10~12	13~16	≥65
金刚烷胺	5 mg/(kg·d)(最高 150 mg/d),分 2 次	100 mg,每天 2 次	100 mg,每天 2 次	≤100 mg/d
金刚乙胺	不推荐使用	不推荐使用	100 mg,每天 2 次	100 mg 或 200 mg/d

(2)不良反应:金刚烷胺和金刚乙胺可引起中枢神经系统和胃肠不良反应。中枢神经系统不良反应有神经质、焦虑、注意力不集中和轻微头痛等,其中金刚烷胺较金刚乙胺的发生率高。胃肠道反应主要表现为恶心和呕吐,这些不良反应一般较轻,停药后大多可迅速消失。

(3)肾功能不全患者的剂量调整:金刚烷胺的剂量在肌酐清除率≤50 mL/min 时酌情减少,并密切观察其不良反应,必要时可停药,血透对金刚烷胺清除的影响不大。肌酐清除率<10 mL/min 时,金刚乙胺推荐减为 100 mg/d。

2.神经氨酸酶抑制剂

目前有 2 个品种,即奥司他韦和扎那米韦。我国目前只有奥司他韦被批准临床使用。

(1)用法和剂量:①奥司他韦,成人 75 mg,每天 2 次,连服 5 天,应在症状出现 2 天内开始用药。儿童用法见表 3-2,1 岁以内不推荐使用。②扎那米韦,6 岁以上儿童及成人剂量均为每次吸入10 mg,每天2次,连用5天,应在症状出现2天内开始用药。6岁以下儿童不推荐作用。

表3-2　儿童奥司他韦用量(mg)

药名	体重(kg)			
	≤15	16~23	24~40	>40
奥司他韦	30	45	60	75

(2)不良反应:奥司他韦不良反应少,一般为恶心、呕吐等消化道症状,也有腹痛、头痛、头晕、失眠、咳嗽、乏力等不良反应的报道。扎那米韦吸入后最常见的不良反应有头痛、恶心、咽部不适、眩晕、鼻出血等。个别哮喘和慢性阻塞性肺疾病(COPD)患者使用后可出现支气管痉挛和肺功能恶化。

(3)肾功能不全的患者无须调整扎那米韦的吸入剂量。对肌酐清除率＜30 mL/min的患者,奥司他韦减量至75 mg,每天1次。

(四)抗生素治疗

通常不需要抗生素治疗。如有细菌感染,可根据病原菌选用敏感的抗生素。经验用药,常选青霉素、第一代和第二代头孢菌素、大环内酯类抗生素或氟喹诺酮类抗生素。

(孙连彬)

第二节　急性气管-支气管炎

急性气管-支气管炎是由生物、物理、化学刺激或过敏等因素引起的急性气管-支气管黏膜炎症。常发生于寒冷季节或气候突变时,也可由急性上呼吸道感染迁延不愈所致。

一、病因

(一)微生物

病原体与上呼吸道感染类似。

(二)物理、化学因素

冷空气、粉尘、刺激性气体或烟雾。

(三)变态反应

常见的吸入致敏源包括化粉、有机粉尘、真菌孢子、动物毛皮排泄物;或对细菌蛋白质的过敏,钩虫、蛔虫的幼虫在肺内的移行均可引起气管-支气管急性炎症反应。

二、诊断

(一)症状

咳嗽、咳痰,先为干咳或少量黏液性痰,随后转为黏液脓性,痰量增多,咳嗽加剧,偶有痰中带血。伴有支气管痉挛时可有气促、胸骨后发紧感。可有发热(38 ℃左右)与全身不适等症状,但有自限性,3~5天后消退。

（二）体征

粗糙的干啰音,局限性或散在湿啰音,常于咳痰后发生变化。

（三）实验室检查

(1)血常规检查:一般白细胞计数正常,细菌性感染较重时白细胞总数升高或中性粒细胞计数增多。

(2)痰涂片或培养可发现致病菌。

(3)胸部 X 线检查大多正常或肺纹理增粗。

（四）鉴别诊断

(1)流行性感冒:流行性感冒可引起咳嗽,但全身症状重,发热、头痛和全身酸痛明显,血白细胞数量减少。根据流行病史、补体结合试验和病毒分离可鉴别。

(2)急性上呼吸道感染:鼻咽部症状明显,咳嗽轻微,一般无痰。肺部无异常体征。胸部 X 线正常。

(3)其他:如支气管肺炎、肺结核、肺癌、肺脓肿等,可表现为类似的咳嗽咳痰的多种疾病表现,应详细检查,以资鉴别。

三、治疗

（一）对症治疗

干咳无痰者可选用喷托维林(咳必清),25 mg,每天 3 次,或右美沙芬,15～30 mg,每天 3 次,或可待因,15～30 mg,每天 3 次,或用含中枢性镇咳药的合剂,如联邦止咳露、止咳糖浆,10 mL,每天 3 次。其他中成药如咳特灵、克咳胶囊等均可选用,痰多不易咳出者可选用祛痰药,如溴己新(必嗽平),16 mg,每天 3 次,或用盐酸氨溴索(沐舒坦),30 mg,每天 3 次,或桃金娘油提取物化痰,也可雾化帮助祛痰有支气管痉挛或气道反应性高的患者可选用茶碱类药物,如氨茶碱,100 mg,每天 3 次,或长效茶碱舒氟美 200 mg,每天 2 次,或多索茶碱 0.2 g,每天 2 次或雾化吸入异丙托品,或口服特布他林,1.25～2.50 mg,每天 3 次。头痛、发热时可加用解热镇痛药,如阿司匹林 0.3～0.6 g,每 6～8 小时 1 次。

（二）有细菌感染时选用合适的抗生素

痰培养阳性,按致病菌及药敏试验选用抗菌药。在未得到病原菌阳性结果之前,可选用大环内酯类,如罗红霉素成人每天 2 次,每次 150 mg,或 β-内酰胺类,如头孢拉定成人 1～4 g/d,分 4 次服,头孢克洛成人 2～4 g/d,分 4 次口服。

四、疗效标准与预后

症状体征消失,化验结果正常为痊愈。

（颜廷权）

第三节 慢性支气管炎

慢性支气管炎是由于感染或非感染因素引起气管、支气管黏膜及其周围组织的慢性非特异性炎症。临床上以慢性咳嗽、咳痰或气喘为主要症状。疾病不断进展,可并发阻塞性肺气肿、肺源性心脏病,严重影响劳动和健康。

一、病因和发病机制

病因尚未完全清楚,一般认为是多种因素长期相互作用的结果,这些因素可分为外因和内因两个方面。

(一)吸烟

大量研究证明吸烟与慢性支气管炎的发生有密切关系。吸烟时间越长,量越多,患病率也越高。戒烟可使症状减轻或消失,病情缓解,甚至痊愈。

(二)理化因素

包括刺激性烟雾、粉尘、大气污染(如二氧化硫、二氧化氮、氯气、臭氧等)的慢性刺激。这些有害气体的接触者慢性支气管炎患病率远较不接触者为高。

(三)感染因素

感染是慢性支气管炎发生、发展的重要因素,病毒感染以鼻病毒、黏液病毒、腺病毒和呼吸道合胞病毒为多见。细菌感染常继发于病毒感染之后,如肺炎链球菌、流感嗜血杆菌等。这些感染因素造成气管、支气管黏膜的损伤和慢性炎症。感染虽与慢性支气管炎的发病有密切关系,但目前尚无足够证据说明为首发病因。只认为是慢性支气管炎的继发感染和加剧病变发展的重要因素。

(四)气候

慢性支气管炎发病及急性加重常见于冬天寒冷季节,尤其是在气候突然变化时。寒冷空气可以刺激腺体,增加黏液分泌,使纤毛运动减弱,黏膜血管收缩,有利于继发感染。

(五)过敏因素

主要与喘息性支气管炎的发生有关。在患者痰液中嗜酸性粒细胞数量与组胺含量都有增高倾向,说明部分患者与过敏因素有关。尘埃、尘螨、细菌、真菌、寄生虫、花粉及化学气体等,都可以成为过敏因素而致病。

(六)呼吸道局部免疫功能减低及自主神经功能失调

其为慢性支气管炎发病提供内在的条件。老年人常因呼吸道的免疫功能减退,免疫球蛋白的减少,呼吸道防御功能退化等导致患病率较高。副交感神经反应增高时,微弱刺激即可引起支气管收缩痉挛,分泌物增多,而产生咳嗽、咳痰、气喘等症状。

综上所述,当机体抵抗力减弱时,呼吸道在不同程度易感性的基础上,有一种或多种外因的存在,长期反复作用,可发展成为慢性支气管炎。如长期吸烟损害呼吸道黏膜,加上微生物的反复感染,可发生慢性支气管炎。

二、病理

由于炎症反复发作,引起上皮细胞变性、坏死和鳞状上皮化生,纤毛变短,参差不齐或稀疏脱落。黏液腺泡明显增多,腺管扩张,杯状细胞也明显增生。支气管壁有各种炎性细胞浸润、充血、水肿和纤维增生。支气管黏膜发生溃疡,肉芽组织增生,严重者支气管平滑肌和弹性纤维也遭破坏以致机化,引起管腔狭窄。

三、临床表现

(一)症状

起病缓慢,病程长,常反复急性发作而逐渐加重。主要表现为慢性咳嗽、咳痰、喘息。开始症状轻微,气候变冷或感冒时,则引起急性发作,这时患者咳嗽、咳痰、喘息等症状加重。

1.咳嗽

主要由支气管黏膜充血、水肿或分泌物积聚于支气管腔内而引起咳嗽。咳嗽严重程度视病情而定,一般晨间和晚间睡前咳嗽较重,有阵咳或排痰,白天则较轻。

2.咳痰

痰液一般为白色黏液或浆液泡沫性,偶可带血。起床后或体位变动可刺激排痰,因此,常以清晨排痰较多。急性发作伴有细菌感染时,则变为黏液脓性,咳嗽和痰量也随之增加。

3.喘息或气急

喘息性慢性支气管炎可有喘息,常伴有哮鸣音。早期无气急。反复发作数年,并发阻塞性肺气肿时,可伴有轻重程度不等的气急,严重时生活难以自理。

(二)体征

早期可无任何异常体征。急性发作期可有散在的干、湿啰音,多在背部及肺底部,咳嗽后可减少或消失。喘息型可听到哮鸣音及呼气延长,而且不易完全消失。并发肺气肿时有肺气肿体征。

四、实验室和其他检查

(一)X线检查

早期可无异常。病变反复发作,可见两肺纹理增粗、紊乱,呈网状或条索状、斑点状阴影,以下肺野较明显。

(二)呼吸功能检查

早期常无异常。如有小呼吸道阻塞时,最大呼气流速-容积曲线在75%和50%肺容量时,流量明显降低,它比第1秒用力呼气容积更为敏感。发展到呼吸道狭窄或有阻塞时,常有阻塞性通气功能障碍的肺功能表现,如第1秒用力呼气量占用力肺活量的比值减少(<70%),最大通气量减少(低于预计值的80%);流速-容量曲线减低更为明显。

(三)血液检查

慢性支气管炎急性发作期或并发肺部感染时,可见白细胞及中性粒细胞计数增多。喘息型者嗜酸性粒细胞计数可增多。缓解期多无变化。

(四)痰液检查

涂片或培养可见致病菌。涂片中可见大量中性粒细胞,已破坏的杯状细胞,喘息型者常见较多的嗜酸性粒细胞。

五、诊断和鉴别诊断

(一)诊断标准

根据咳嗽、咳痰或伴喘息,每年发病持续3个月,连续2年或以上,并排除其他引起慢性咳嗽的心、肺疾病,可做出诊断。如每年发病持续不足3个月,而有明确的客观检查依据(如胸部X线

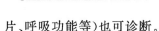

片、呼吸功能等)也可诊断。

(二)分型、分期

1.分型

可分为单纯型和喘息型两型。单纯型的主要表现为咳嗽、咳痰;喘息型者除有咳嗽、咳痰外尚有喘息,伴有哮鸣音,喘鸣在阵咳时加剧,睡眠时明显。

2.分期

按病情进展可分为 3 期。急性发作期是指"咳""痰""喘"等症状任何一项明显加剧,痰量明显增加并出现脓性或黏液脓性痰,或伴有发热等炎症表现 1 周之内。慢性迁延期是指有不同程度的"咳""痰""喘"症状迁延 1 个月以上者。临床缓解期是指经治疗或临床缓解,症状基本消失或偶有轻微咳嗽少量痰液,保持 2 个月以上者。

(三)鉴别诊断

慢性支气管炎需与下列疾病相鉴别。

1.支气管哮喘

常于幼年或青年突然起病,一般无慢性咳嗽、咳痰史,以发作性、呼气性呼吸困难为特征。发作时两肺布满哮鸣音,缓解后可无症状。常有个人或家族过敏性疾病史。喘息型慢性支气管炎多见于中老年患者,一般以咳嗽、咳痰伴发喘息及哮鸣音为主要症状,感染控制后症状多可缓解,但肺部可听到哮鸣音。典型病例不难区别,但哮喘并发慢性支气管炎和/或肺气肿则难以区别。

2.咳嗽变异性哮喘

以刺激性咳嗽为特征,常由受到灰尘、油烟、冷空气等刺激而诱发,多有家族史或过敏史。抗生素治疗无效,支气管激发试验阳性。

3.支气管扩张

具有咳嗽、咳痰反复发作的特点,合并感染时有大量脓痰,或反复咯血。肺部以湿啰音为主,可有杵状指/趾。X 线检查常见下肺纹理粗乱或呈卷发状。支气管造影或 CT 检查可以鉴别。

4.肺结核

多有发热、乏力、盗汗、消瘦等结核中毒症状,咳嗽、咯血及局部症状等。经 X 线检查和痰结核菌检查可以明确诊断。

5.肺癌

患者年龄常在 40 岁以上,特别是有多年吸烟史,发生刺激性咳嗽,常有反复发生或持续的血痰,或者慢性咳嗽性质发生改变。X 线检查可发现有块状阴影或结节状影或阻塞性肺炎。用抗生素治疗,未能完全消散,应考虑肺癌的可能,痰脱落细胞检查或经纤维支气管镜活检一般可明确诊断。

6.肺尘埃沉着病

有粉尘等职业接触史。X 线检查肺部可见硅结节,肺门阴影扩大及网状纹理增多,可做出诊断。

六、治疗

在急性发作期和慢性迁延期应以控制感染和祛痰、镇咳为主。伴发喘息时,应予以解痉平喘治疗。对临床缓解期宜加强锻炼,增强体质,提高机体抵抗力,预防复发为主。

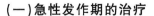

（一）急性发作期的治疗

1.控制感染

根据致病菌和感染严重程度或药敏试验选择抗生素。轻者可口服，较重患者用肌内注射或静脉滴注抗生素。常用的有喹诺酮类、头孢菌素类、大环内酯类、β内酰胺类或磺胺类抗生素口服，如左氧氟沙星0.4 g，1次/天；罗红霉素0.3 g，2次/天；阿莫西林2～4 g/d，分2～4次口服；头孢呋辛1.0 g/d，分2次口服；复方磺胺甲噁唑2片，2次/天。能单独应用窄谱抗生素应尽量避免使用广谱抗生素，以免二重感染或产生耐药菌株。

2.祛痰、镇咳

可改善患者症状，迁延期仍应坚持用药。可选用氯化铵合剂10 mL，每天3次；也可加用溴己新8～16 mg，每天3次；盐酸氨溴索30 mg，每天3次。干咳则可选用镇咳药，如右美沙芬、那可丁等。中成药镇咳也有一定效果。对年老体弱无力咳痰者或痰量较多者，更应以祛痰为主，协助排痰，畅通呼吸道。应避免应用强的镇咳药，如可待因等，以免抑制中枢，加重呼吸道阻塞和炎症，导致病情恶化。

3.解痉、平喘

主要用于喘息明显的患者，常选用氨茶碱0.1 g，每天3次，或用茶碱控释药；也可用特布他林、沙丁胺醇等β$_2$激动药加糖皮质激素吸入。

4.气雾疗法

对于痰液黏稠不易咳出的患者，雾化吸入可稀释气管内的分泌物，有利排痰。目前主要用超声雾化吸入，吸入液中可加入抗生素及痰液稀释药。

（二）缓解期治疗

（1）加强锻炼，增强体质，提高免疫功能，加强个人卫生，注意预防呼吸道感染，如感冒流行季节避免到拥挤的公共场所，出门戴口罩等。

（2）避免各种诱发因素的接触和吸入，如戒烟、脱离接触有害气体的工作岗位等。

（3）反复呼吸道感染者可试用免疫调节药或中医中药治疗，如卡介苗、多糖核酸、胸腺肽等。

（孙连彬）

第四节　支气管扩张

支气管扩张是支气管慢性异常扩张的疾病，直径＞2 mm中等大小近端支气管及其周围组织慢性炎症及支气管阻塞，引起支气管组织结构较严重的病理性破坏所致。儿童及青少年多见，常继发于麻疹、百日咳后的支气管炎，迁延不愈的支气管肺炎等。主要症状为慢性咳嗽、咳大量脓痰和/或反复咯血。

一、病因和发病机制

（一）支气管-肺组织感染

婴幼儿时期支气管肺组织感染是支气管扩张最常见的病因。由于婴幼儿支气管较细，且支气管壁发育尚未完善，管壁薄弱，易于阻塞和遭受破坏。反复感染破坏支气管壁各层组织，尤其是肌层组织及弹性组织的破坏,减弱了对管壁的支撑作用。支气管炎使支气管黏膜充血、水肿、分泌物堵塞引流不畅,从而加重感染。左下叶支气管细长且位置低,受心脏影响,感染后引流不畅,故发病率高。左舌叶支气管开口与左下叶背段支气管开口相邻,易被左下叶背段感染累及,因此两叶支气管同时扩张也常见。

支气管内膜结核引起管腔狭窄、阻塞、引流不畅,导致支气管扩张。肺结核纤维组织增生、牵拉收缩,也导致支气管变形扩张,因肺结核多发于上叶,引流好,痰量不多或无痰,所以称之为"干性"支气管扩张。其他如吸入腐蚀性气体、支气管曲霉菌感染、胸膜粘连等可损伤或牵拉支气管壁,反复继发感染,引起支气管扩张。

(二)支气管阻塞

肿瘤、支气管异物和感染均引起支气管腔内阻塞,支气管周围肿大淋巴结或肿瘤的外压可致支气管阻塞。支气管阻塞导致肺不张,失去肺泡弹性组织缓冲,胸腔负压直接牵拉支气管壁引起支气管扩张。右肺中叶支气管细长,有三组淋巴结围绕,因非特异性或结核性淋巴结炎而肿大,从而压迫支气管,引起右肺中叶肺不张和反复感染,又称"中叶综合征"。

(三)支气管先天性发育障碍和遗传因素

支气管先天发育障碍,如巨大气管-支气管症,可能是先天性结缔组织异常、管壁薄弱所致的扩张。因软骨发育不全或弹性纤维不足,导致局部管壁薄弱或弹性较差所致支气管扩张,常伴有鼻旁窦炎及内脏转位(右位心),称为 Kartagener 综合征。与遗传因素有关的肺囊性纤维化,由于支气管黏液腺分泌大量黏稠黏液,分泌物潴留在支气管内引起阻塞、肺不张和反复继发感染,可发生支气管扩张。遗传性α_1-抗胰蛋白酶缺乏症也伴有支气管扩张。

(四)全身性疾病

近年来发现类风湿关节炎、克罗恩病、溃疡性结肠炎、系统性红斑狼疮、支气管哮喘和泛细支气管炎等疾病可同时伴有支气管扩张。一些不明原因的支气管扩张,其体液和细胞免疫功能有不同程度的异常,提示支气管扩张可能与机体免疫功能失调有关。

二、病理

发生支气管扩张的主要原因是炎症。支气管壁弹力组织、肌层及软骨均遭到破坏,由纤维组织取代,使管腔逐渐扩张。支气管扩张的形状可为柱状或囊状,也常混合存在呈囊柱状。典型的病理改变为支气管壁全层均有破坏,黏膜表面常有溃疡及急、慢性炎症,纤毛柱状上皮细胞鳞状化生、萎缩,杯状细胞和黏液腺增生,管腔变形、扭曲、扩张,腔内含有多量分泌物。常伴毛细血管扩张,或支气管动脉和肺动脉的终末支扩张与吻合,进而形成血管瘤,破裂可出现反复大量咯血。支气管扩张发生反复感染,病变范围扩大蔓延,逐渐发展影响肺通气功能及肺弥散功能,导致肺动脉高压,引起肺心病、右心衰竭。

三、临床表现

本病多起病于小儿或青年,呈慢性经过,多数患者在童年期有麻疹、百日咳或支气管肺炎迁延不愈的病史。早期常无症状,随病情发展可出现典型临床症状。

(一)症状

(1)慢性咳嗽、大量脓痰:与体位改变有关,每天痰量可达 100~400 mL,支气管扩张分泌物积聚,体位变动时分泌物刺激支气管黏膜,引起咳嗽和排痰。痰液静置后分 3 层,上层为泡沫,中层为黏液或脓性黏液,底层为坏死组织沉淀物。合并厌氧菌混合感染时,则痰有臭味,常见病原体为铜绿假单胞菌、金黄色葡萄球菌、流感嗜血杆菌、肺炎链球菌和卡他莫拉菌。

(2)反复咯血:50%～70%的患者有不同程度的咯血史,从痰中带血至大量咯血,咯血量与病情严重程度、病变范围不一定成比例。部分患者以反复咯血为唯一症状,平时无咳嗽、咳脓痰等症状,称为干性支气管扩张,病变多位于引流良好的上叶支气管。

(3)反复肺部感染:特点为同一肺段反复发生肺炎并迁延不愈,此由于扩张的支气管清除分泌物的功能丧失,引流差,易于反复发生感染。

(4)慢性感染中毒症状:反复感染可引起发热、乏力、头痛、食欲减退等,病程较长者可有消瘦、贫血,儿童可影响生长发育。

(二)体征

早期或干性支气管扩张可无异常肺部体征。典型者在下胸部、背部可闻及固定、持久的局限性粗湿啰音,有时可闻及哮鸣音。部分慢性患者伴有杵状指/趾,病程长者可有贫血和营养不良,出现肺炎、肺脓肿、肺气肿、肺心病等并发症时可有相应体征。

四、实验室检查及辅助检查

(一)实验室检查

白细胞总数与分类一般正常,急性感染时白细胞总数及中性粒细胞比例可增高,贫血患者血红蛋白含量下降,血沉可增快。

(二)X线检查

早期轻症患者胸部平片可无特殊发现,典型X线表现为一侧或双侧下肺纹理增粗紊乱,其中有多个不规则的透亮阴影,或沿支气管分布的蜂窝状、卷发状阴影,急性感染时阴影内可出现小液平面。柱状支气管扩张的X线表现是"轨道征",是增厚的支气管壁影。胸部CT显示支气管管壁增厚的柱状扩张,并延伸至肺周边,或成串、成簇的囊状改变,可含气液平面。支气管造影可确诊此病,并明确支气管扩张的部位、形态、范围和病变严重程度,为手术治疗提供资料。高分辨CT较常规CT具有更高的空间和密度分辨力,能够显示以次级肺小叶为基本单位的肺内细微结构,已基本取代支气管造影(图3-1)。

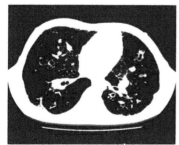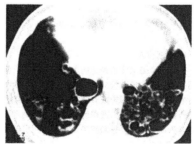

图3-1 支气管扩张胸部CT

(三)支气管镜检

可发现出血、扩张或阻塞部位及原因,可进行局部灌洗、清除阻塞,局部止血,取灌洗液行细菌学、细胞学检查,有助于诊断、鉴别诊断与治疗。

五、诊断

根据慢性咳嗽、咳大量脓痰、反复咯血和肺同一肺段反复感染等病史,查体于下胸部及背部可闻及固定而持久的粗湿啰音、结合童年期有诱发支气管扩张的呼吸道感染病史,X线显示局部肺纹理增粗、紊乱或呈蜂窝状、卷发状阴影,可做出初步临床诊断,支气管造影或高分辨CT可明确诊断。

六、鉴别诊断

(一)慢性支气管炎

多发生于中老年吸烟者,于气候多变的冬春季节咳嗽、咳痰明显,多为白色黏液痰,感染急性发作时出现脓性痰,反复咯血症状不多见,两肺底散在的干湿啰音,咳嗽后可消失。胸部X线片肺纹理紊乱,或有肺气肿改变。

(二)肺脓肿

起病急,全身中毒症状重,有高热、咳嗽、大量脓臭痰,X线检查可见局部浓密炎症阴影,其中有空洞伴气液平面,有效抗生素治疗炎症可完全吸收。慢性肺脓肿则以往有急性肺脓肿的病史。支气管扩张和肺脓肿可以并存。

(三)肺结核

常有低热、盗汗、乏力等结核中毒症状,干、湿啰音多位于上肺部,胸部X线片和痰结核菌检查可做出诊断。结核可合并支气管扩张,部位多见于双肺上叶及下叶背段支气管。

(四)先天性肺囊肿

该病是一种先天性疾病,无感染时可无症状,X线检查可见多个薄壁的圆形或椭圆形阴影,边界纤细,周围肺组织无炎症浸润,胸部CT检查和支气管造影有助于诊断。

(五)弥漫性泛细支气管炎

慢性咳嗽、咳痰,活动时呼吸困难,合并慢性鼻旁窦炎,胸部X线片与胸CT有弥漫分布的边界不太清楚的小结节影。类风湿因子、抗核抗体、冷凝集试验可呈阳性,需病理学确诊。大环内酯类的抗生素治疗2个月以上有效。

七、治疗

支气管扩张的治疗原则是防治呼吸道反复感染,保持呼吸道引流通畅,必要时手术治疗。

(一)控制感染

控制感染是急性感染期的主要治疗措施。应根据病情参考细菌培养及药物敏感试验结果选用抗菌药物。轻者可选用氨苄西林或阿莫西林0.5 g,一天4次,或用第一、二代头孢菌素;也可用氟喹诺酮类或磺胺类药物。重症患者需静脉联合用药;如三代头孢菌素加氨基糖苷类药物有协同作用。假单胞菌属细菌感染者可选用头孢他啶、头孢吡肟和亚胺培南等。若痰有臭味,多伴有厌氧菌感染,则可加用甲硝唑0.5 g静脉滴注,一天2~3次;或替硝唑0.4~0.8 g静脉滴注,一天2次。其他抗菌药物如大环内酯类、四环素类可酌情应用。经治疗后如体温正常,脓痰明显减少,则1周左右考虑停药。缓解期不必常规使用抗菌药物,应适当锻炼,增强体质。

(二)清除痰液

清除痰液是控制感染和减轻全身中毒症状的关键。

（1）祛痰剂：口服氯化铵 0.3～0.6 g，或溴己新 8～16 mg，每天 3 次。

（2）支气管舒张剂：由于支气管痉挛，部分患者痰液排出困难，在无咳血的情况下，可口服氨茶碱0.1～0.2 g，一天 3～4 次或其他缓解气道痉挛的药物，也可加用 β_2 受体激动剂或异丙托溴铵吸入。

（3）体位引流：体位引流是根据病变部位采取不同的体位，原则上使患处处于高位，引流支气管的开口朝下，以利于痰液排入大气道咳出，对于痰量多、不易咳出者更重要。每天 2～4 次，每次 15～30 分钟。引流前可行雾化吸入，体位引流时轻拍病变部位以提高引流效果。

（4）纤维支气管镜吸痰：若体位引流痰液难以排出，可行纤维支气管镜吸痰，清除阻塞。可用生理盐水冲洗稀释痰液，并局部应用抗生素治疗，效果明显。

（三）咯血的处理

大咯血最重要的环节是防止窒息。若经内科治疗未能控制，可行支气管动脉造影，对出血的小动脉定位后注入吸收性明胶海绵或聚乙烯醇栓，或导入钢圈进行栓塞止血。

（四）手术治疗

适用于心肺功能良好，反复呼吸道感染或大咯血内科治疗无效，病变范围局限于一叶或一侧肺组织者。危及生命的大咯血，明确出血部位时部分病患需急诊手术。

八、预防及预后

积极防治婴幼儿麻疹、百日咳、支气管肺炎及肺结核等慢性呼吸道疾病，增强机体免疫及抗病能力，防止异物及尘埃误吸，预防呼吸道感染。

病变较轻者及病灶局限内科治疗无效手术切除者预后好；病灶广泛，后期并发肺心病者预后差。

（夏洪燕）

第五节　支气管哮喘

一、病因和发病机制

（一）病因

哮喘的病因还不十分清楚，大多认为是与多基因遗传有关的疾病，同时受遗传因素和环境因素的双重影响。

许多调查资料表明，哮喘的亲属患病率高于群体患病率，并且亲缘关系越近，患病率越高。哮喘患儿双亲大多存在不同程度气道反应性增高。目前，哮喘的相关基因尚未完全明确，但有研究表明存在有与气道高反应性、IgE 调节和特应性反应相关的基因，这些基因在哮喘的发病中起着重要的作用。

环境因素中主要包括某些激发因素，包括吸入物，如尘螨、花粉、真菌、动物毛屑、二氧化硫、氨气等各种特异和非特异性吸入物；感染，如细菌、病毒、原虫、寄生虫等；食物，如鱼、虾、蟹、蛋类、牛奶等；药物，如普萘洛尔、阿司匹林等；气候变化、运动、妊娠等都可能是哮喘的激发因素。

(二)发病机制

哮喘的发病机制尚不完全清楚。多数人认为哮喘与变态反应、气道炎症、气道反应性增高及神经机制等因素相互作用有关。

1.变态反应

当变应原进入具有特应性体质的机体后,可刺激机体通过 T 细胞的传递,由 B 细胞合成特异性 IgE,并结合于肥大细胞和嗜碱性粒细胞表面的高亲和性的 IgE 受体($FceR_1$);IgE 也能结合于某些 B 细胞、巨噬细胞、单核细胞、嗜酸性粒细胞、NK 细胞及血小板表面的低亲和性 Fca 受体($FceR_2$),但是 $FceR_2$ 与 IgE 的亲和力比 $FceR_1$ 低 10～100 倍。若变应原再次进入体内,可与结合在 FceR 上的 IgE 交联,使该细胞合成并释放多种活性介质导致平滑肌收缩、黏液分泌增加、血管通透性增高和炎症细胞浸润等。炎症细胞在介质的作用下又可分泌多种介质,使气道病变加重,炎症反应增加,产生哮喘的临床症状。根据变应原吸入后哮喘发生的时间,可分为速发型哮喘反应(IAR)、迟发型哮喘反应(LAR)和双相型哮喘反应(OAR)。IAR 几乎在吸入变应原的同时立即发生反应,15～30 分钟达高峰,2 小时后逐渐恢复正常。LAR 6 小时左右发病,持续时间长,可达数天。而且临床症状重,常呈持续性哮喘表现,肺功能损害严重而持久。LAR 的发病机制较复杂,不仅与 IgE 介导的肥大细胞脱颗粒有关,而且主要是气道炎症所致。现在认为哮喘是一种涉及多种炎症细胞和结构细胞相互作用,许多介质和细胞因子参与的一种慢性炎症疾病。LAR 是由于慢性炎症反应的结果。

2.气道炎症

气道慢性炎症被认为是哮喘的本质。表现为多种炎症细胞特别是肥大细胞、嗜酸性粒细胞和 T 细胞等多种炎症细胞在气道的浸润和聚集。这些细胞相互作用可以分泌出多种炎症介质和细胞因子,这些介质、细胞因子与炎症细胞和结构细胞相互作用构成复杂的网络,使气道反应性增高,气道收缩,黏液分泌增加,血管渗出增多。已知肥大细胞、嗜酸性粒细胞、中性粒细胞、上皮细胞、巨噬细胞和内皮细胞都可产生炎症介质。

3.气道高反应性(AHR)

表现为气道对各种刺激因子出现过强或过早的收缩反应,是哮喘患者发生和发展的另外一个重要因素。目前普遍认为气道炎症是导致气道高反应性的重要机制之一,当气道受到变应原或其他刺激后,由于多种炎症细胞、炎症介质和细胞因子的参与,气道上皮和上皮内神经的损害等而导致气道高反应性。AHR 常有家族倾向,受遗传因素的影响,AHR 为支气管哮喘患者的共同病理生理特征,然而出现 AHR 者并非都是支气管哮喘,如长期吸烟、接触臭氧、病毒性上呼吸道感染、慢性阻塞性肺疾病(COPD)等也可出现 AHR。

4.神经机制

神经因素也被认为是哮喘发病的重要环节。支气管受复杂的自主神经支配。除胆碱能神经、肾上腺素能神经外,还有非肾上腺素能非胆碱能(NANC)神经系统。支气管哮喘与 β 肾上腺素受体功能低下和迷走神经张力亢进有关,并可能存在有 α 肾上腺素神经的反应性增加。NANC 能释放舒张支气管平滑肌的神经介质如血管活性肠肽(VIP)、一氧化氮(NO),以及收缩支气管平滑肌的介质如 P 物质、神经激肽,两者平衡失调,则可引起支气管平滑肌收缩。

二、病理

显微镜下可见纤毛上皮剥离、气道上皮下有肥大细胞、嗜酸性粒细胞、淋巴细胞与中性粒细

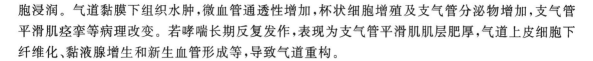

胞浸润。气道黏膜下组织水肿,微血管通透性增加,杯状细胞增殖及支气管分泌物增加,支气管平滑肌痉挛等病理改变。若哮喘长期反复发作,表现为支气管平滑肌肌层肥厚,气道上皮细胞下纤维化、黏液腺增生和新生血管形成等,导致气道重构。

三、临床表现

几乎所有的支气管哮喘患者都有长期性和反复发作性的特点,哮喘的发作与季节、周围环境、饮食、职业、精神心理因素、运动和服用某种药物有密切关系。

(一)主要临床表现

1.前驱症状

在变应原引起的急性哮喘发作前往往有打喷嚏、流鼻涕、眼痒、流泪、干咳或胸闷等前驱症状。

2.喘息和呼吸困难

其是哮喘的典型症状,喘息的发作往往较突然。呼吸困难呈呼气性,表现为吸气时间短,呼气时间长,患者感到呼气费力,但有些患者感到呼气和吸气都费力。当呼吸肌收缩克服气道狭窄产生的过高支气管阻力负荷时,患者即可感到呼吸困难。一般来说,呼吸困难的严重程度和气道阻力增高的程度呈正比。但有 15% 的患者当 FEV_1 下降到正常值的 50% 时仍然察觉不到气流受限,表明这部分患者产生了颈动脉窦的适应,即对持续的刺激反应性降低。这说明单纯依靠症状的严重程度来评估病情有低估的危险,需要结合其他的客观检查手段来正确评价哮喘病情的严重程度。

3.咳嗽、咳痰

咳嗽是哮喘的常见症状,由于气道的炎症和支气管痉挛引起。干咳常是哮喘的前兆,哮喘发作时,咳嗽、咳痰症状反而减轻,以喘息为主。哮喘发作接近尾声时,支气管痉挛和气道狭窄减轻,大量气道分泌物需要排出时,咳嗽、咳痰可能加重,咳出大量的白色泡沫痰。有一部分哮喘患者,以刺激性干咳为主要表现,无明显的喘息症状,这部分哮喘称为咳嗽变异性哮喘(CVA)。

4.胸闷和胸痛

哮喘发作时,患者可有胸闷和胸部发紧的感觉。如果哮喘发作较重,可能与呼吸肌过度疲劳和拉伤有关。突发的胸痛要考虑自发性气胸的可能。

5.体征

哮喘的体征与哮喘的发作有密切的关系,在哮喘缓解期可无任何阳性体征。在哮喘发作期,根据病情严重程度的不同可有不同的体征。哮喘发作时支气管和细支气管进行性的气流受限可引起肺部动力学、气体交换和心血管系统一系列的变化。为了维持气道的正常功能,肺出现膨胀,伴有残气容积和肺总量的明显增加。由于肺的过度膨胀使肺内压力增加,产生胸腔内负压所需要的呼吸肌收缩力也明显增加。呼吸肌负荷增加的体征是呼吸困难、呼吸加快和辅助呼吸肌运动。在呼气时,肺弹性回缩压降低和气道炎症可引起显著的气道狭窄,在临床上可观察到喘息、呼气延长和呼气流速减慢。这些临床表现一般和第 1 秒用力呼气容积(FEV_1)和呼气流量峰值(PEF)的降低相关。由于哮喘患者气流受限并不均匀,通气的分布也不均匀,可引起肺通气/血流比值的失调,发生低氧血症,出现发绀等缺氧表现。在吸气期间肺过度膨胀和胸腔负压的增加对心血管系统有很大的影响。右心室受胸腔负压的牵拉使静脉回流增加,可引起肺动脉高压和室间隔的偏移。在这种情况下,受压的左心室需要将血液从负压明显增高的胸腔射到体循环,产生吸气期间的收缩压下降,称为奇脉。

(1)一般体征:哮喘患者在发作时,精神一般比较紧张,呼吸加快、端坐呼吸,严重时可出现口唇和指/趾发绀。

(2)呼气延长和双肺哮鸣音:在胸部听诊时可听到呼气时间延长而吸气时间缩短,伴有双肺如笛声的高音调,称为哮鸣音。这是小气道梗阻的特征。两肺满布的哮鸣音在呼气时较明显,称呼气性哮鸣音。很多哮喘患者在吸气和呼气都可闻及哮鸣音。单侧哮鸣音突然消失要考虑发生自发性气胸的可能。在哮喘严重发作,支气管发生极度狭窄,出现呼吸肌疲劳时,喘鸣音反而消失,称为寂静肺,是病情危重的表现。

(3)肺过度膨胀体征:即肺气肿体征。表现为胸腔的前后径扩大,肋间隙增宽,叩诊呈过清音,肺肝浊音界下降,心浊音界缩小。长期哮喘的患者可有桶状胸,儿童可有鸡胸。

(4)奇脉:重症哮喘患者发生奇脉是吸气期间收缩压下降幅度(一般不超过 1.3 kPa,即 10 mmHg)增大的结果。这种吸气期收缩压下降的程度和气流受限的程度相关,它反映呼吸肌对胸腔压波动的影响的程度明显增加。呼吸肌疲劳的患者不再产生较大的胸腔压波动,奇脉消失。严重的奇脉(收缩压≥3.3 kPa)是重症哮喘的可靠指征。

(5)呼吸肌疲劳的表现:表现为呼吸肌的动用,肋间肌和胸锁乳突肌的收缩,还表现为反常呼吸,即吸气时下胸壁和腹壁向内收。

(6)重症哮喘的体征:随着气流受限的加重,患者变得更窘迫,说话不连贯,皮肤潮湿,呼吸和心率增加。并出现奇脉和呼吸肌疲劳表现。呼吸频率≥25 次/分,心率≥110 次/分,收缩压≥3.3 kPa是重症哮喘的指征。患者垂危状态时可出现寂静肺或呼吸乏力、发绀、心动过缓、意识恍惚或昏迷等表现。

(二)重症哮喘的表现

1.哮喘持续状态

哮喘持续状态指哮喘严重发作并持续 24 小时以上,通常被称为"哮喘持续状态"。这是指发作的情况而言,并不代表该患者的基本病情,但这种情况往往发生于重症的哮喘患者,而且与预后有关,是哮喘本身的一种最常见的急症。许多危重哮喘病例的病情常常在一段时间内逐渐加剧,所有重症哮喘患者在某种因素的激发下都有随时发生严重致命性急性发作的可能,而无特定的时间因素。其中一部分患者可能在哮喘急性发作过程中,虽经一段时间的治疗,但病情仍然逐渐加重。

2.哮喘猝死

有一部分哮喘患者在经过一段相对缓解的时期后,突然出现严重急性发作,如果救治不及时,可在数分钟到数小时内死亡,称为哮喘猝死。哮喘猝死的定义为哮喘突然急性严重发作、患者在 2 小时内死亡。哮喘猝死的原因可能与哮喘突然发作或加重,引起严重气流受限或其他心肺并发症导致心跳和呼吸骤停有关。

3.潜在性致死性哮喘

包括以下几种情况:①长期口服糖皮质激素类药物治疗;②以往曾因严重哮喘发作住院抢救治疗;③曾因哮喘严重发作而行气管切开、机械通气治疗;④既往曾有气胸或纵隔气肿病史;⑤本次发病过程中需不断超常规剂量使用支气管扩张药,但效果不明显。在哮喘发作过程中,还有一些征象值得高度警惕,如喘息症状频发,持续甚至迅速加重,气促(呼吸频率超过 30 次/分),心率超过140 次/分,体力活动和言语受限,夜间呼吸困难显著,取前倾位,极度焦虑、烦躁、大汗淋漓,甚至出现嗜睡和意识障碍,口唇、指甲发绀等。患者的肺部一般可以听到广泛哮鸣音,但若哮鸣音减弱,甚至消失,而全身情况不见好转,呼吸浅快,甚至神志淡漠和嗜睡,则意味着病情危重,随时可能发生心跳和呼吸骤停。此时的血气分析对病情和预后判断有重要参考价值。若动脉血氧分压(PaO_2)低于 8.0 kPa(60 mmHg)和/或动脉二氧化碳分压($PaCO_2$)高于 6.0 kPa(45 mmHg),动脉血氧饱和度(SaO_2)低于 90%,pH<7.35,则意味患者处于危险状态,应加强监护和治疗。

4.脆性哮喘(BA)

正常人的支气管舒缩状态呈现轻度生理性波动,FEV_1 和 PEF 在晨间降至最低(波谷),午后达最大值(波峰)。哮喘患者这种变化尤其明显。有一类哮喘患者 FEV_1 和 PEF 在治疗前后或一段时间内大幅度地波动,称为"脆性哮喘"。Ayres 在综合各种观点的基础上提出 BA 的定义和分型如下。

(1)Ⅰ型 BA:尽管采取了正规、有力的治疗措施,包括吸入糖皮质激素(如吸入二丙酸倍氯米松 1 500 μg/d 以上),或口服相当剂量糖皮质激素,同时联合吸入支气管舒张药,连续观察至少 150 天,半数以上观察日的 PEF 变异率超过 40%。

(2)Ⅱ型 BA:在基础肺功能正常或良好控制的背景下,无明显诱因突然急性发作的支气管痉挛,3 小时内哮喘严重发作伴高碳酸血症,可危及生命,常需机械通气治疗。月经期前发作的哮喘往往属于此类。

(三)特殊类型的哮喘

1.运动诱发性哮喘(EIA)

EIA 也称为运动性哮喘,是指达到一定的运动量后,出现支气管痉挛而产生的哮喘。其发作大多是急性的、短暂的,而且大多能自行缓解。运动性哮喘并非说明运动即可引起哮喘,实际上短暂的运动可兴奋呼吸,使支气管有短暂的舒张,其后随着运动时间的延长,强度增加,支气管发生收缩。运动性哮喘特点:①发病均发生在运动后;②有明显的自限性,发作后经一定时间的休息后即可逐渐恢复正常;③一般无过敏性因素参与,特异性变应原皮试阴性,血清 IgE 水平不高。

但有些学者认为,运动性哮喘常与过敏性哮喘共存,说明两者之间存在一些联系。临床上可进行运动诱发性试验来判断是否存在运动性哮喘。如果运动后 FEV_1 下降 20%~40%,即可诊断为轻度运动性哮喘;FEV_1 下降 40%~65%,即可诊断为中度运动性哮喘;FEV_1 下降 65% 以上可诊断为重度运动性哮喘。有严重心肺或其他影响运动疾病的患者不宜进行运动诱发性试验。

2.药物性哮喘

由于使用某种药物导致的哮喘发作。常见的可能引起哮喘发作的药物有阿司匹林、β 受体阻滞剂、血管紧张素转换酶抑制剂(ACEI)、局部麻醉药、添加剂(如酒石黄)、医用气雾剂中的杀菌复合物等。个别患者吸入支气管舒张药时,偶尔也可引起支气管收缩,可能与其中的氟利昂或表面活性剂有关。免疫血清、含碘造影剂也可引起哮喘发作。这些药物通常是以抗原、半抗原或佐剂的形式参与机体的变态反应过程,但并非所有的药物性哮喘都是机体直接对药物产生变态反应引起。如 β 受体阻滞剂,它是通过阻断 β 受体,使 β_2 受体激动剂不能在支气管平滑肌的效应器上起作用,从而导致支气管痉挛。

阿司匹林是诱发药物性哮喘最常见的药物,某些患者可在服用阿司匹林或其他非甾体抗炎药数分钟或数小时内发生剧烈支气管痉挛。此类哮喘多发生于中年人,在临床上可分为药物作用相和非药物作用相。药物作用相指服用阿司匹林等解热镇痛药后引起哮喘持续发作的一段时间,潜伏期可为 5 分钟至 2 小时,患者的症状一般很重,常见明显的呼吸困难和发绀,甚至意识丧失,血压下降,休克等。药物作用相的持续时间不等,从 2~3 小时至 1~2 天。非药物作用相阿司匹林性哮喘指药物作用时间之外的时间,患者可因各种不同的原因发作哮喘。阿司匹林性哮喘的发病可能与其抑制呼吸道花生四烯酸的环氧酶途径,使花生四烯酸的脂氧酶代谢途径增强,产生过多的白三烯有关。白三烯具有很强的支气管平滑肌收缩能力。近年来研制的白三烯受体阻滞剂,如扎鲁斯特和孟鲁斯特可以很好地抑制口服阿司匹林导致的哮喘发作。

3.职业性哮喘

从广义上讲,凡是由职业性致喘物引起的哮喘统称为"职业性哮喘"。但从职业病学的角度,职业性哮喘应该有严格的定义和范围。

我国在 20 世纪 80 年代末制订了职业性哮喘诊断标准,致喘物规定为:异氰酸酯类、苯酐类、多胺类固化剂、铂复合盐、剑麻和青霉素。职业性哮喘的发生率往往与工业的发展水平有关,发达的工业国家,职业性哮喘的发病率较高,美国的职业性哮喘的发病率估计为 15％ 左右。

职业性哮喘的病史有如下特点:①有明确的职业史,本病只限于与致喘物直接接触的劳动者;②既往(从事该职业前)无哮喘史;③自开始从事该职业至哮喘首次发作的"潜伏期"最少半年以上;④哮喘发作与致喘物的接触关系非常密切,接触则发病,脱离则缓解。

还有一些患者在吸入氯气、二氧化硫等刺激性气体时,出现急性刺激性干咳症状、咳黏痰、气急等症状,称为反应性气道功能不全综合征,可持续 3 个月以上。

四、实验室和其他检查

(一)血液学检查

发作时可有嗜酸性粒细胞增高,但多不明显,如并发感染可有白细胞计数增高,分类中性粒细胞比例增高。

(二)痰液检查

涂片在显微镜下可见较多嗜酸性粒细胞,可见嗜酸性粒细胞退化形成的尖棱结晶(Charcort-Leyden 结晶体),黏液栓(Curschmann 螺旋体)和透明的哮喘珠(Laennec 珠)。如合并呼吸道细菌感染,痰涂片革兰染色、细菌培养及药物敏感试验有助于病原菌诊断及指导治疗。

(三)呼吸功能检查

在哮喘发作时有关呼气流量的全部指标均显著下降,FEV_1、第 1 秒用力呼气容积占用力肺活量比值($FEV_1/FVC\%$)、最大呼气中期流量(MMEF)、25％ 与 50％ 肺活量时的最大呼气流量($MEF_{25}\%$、$MEF_{50}\%$)及 PEF 均减少。缓解期可逐渐恢复。有效支气管舒张药可使上述指标好转。在发作时可有用力肺活量减少、残气容积增加、功能残气量和肺总量增加,残气容积占肺总量百分比增高。

(四)动脉血气分析

哮喘严重发作时可有缺氧,PaO_2 降低,由于过度通气可使 $PaCO_2$ 下降,pH 上升,表现为呼吸性碱中毒。如重症哮喘,病情进一步发展,气道阻塞严重,可有缺氧及二氧化碳潴留,$PaCO_2$ 上升,表现呼吸性酸中毒。如缺氧明显,可合并代谢性酸中毒。

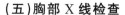

（五）胸部 X 线检查

早期在哮喘发作时可见两肺透亮度增加，呈过度充气状态；在缓解期多无明显异常。如并发呼吸道感染，可见肺纹理增加及炎性浸润阴影。同时要注意肺不张、气胸或纵隔气肿等并发症的存在。

（六）支气管激发试验

支气管激发试验用于测定气道反应性。哮喘患者的气道处于一种异常敏感状态，对某些刺激表现出一种过强和/或过早的反应，称为气道高反应性（AHR）。如果患者就诊时 FEV_1 或 PEF 测定值在正常范围内，无其他禁忌证时，可以谨慎地试行支气管激发试验。吸入激发剂后，FEV_1 或 PEF 的下降超过 20%，即可确定为支气管激发试验阳性。此种检查主要价值见于以下几个方面。

1.辅助诊断哮喘

对于轻度、缓解期的支气管哮喘患者或患有变应性鼻炎而哮喘处于潜伏期的患者，气道高反应性可能是唯一的临床特征和诊断依据。早期发现气道高反应性对于哮喘的预防和早期治疗具有重要的指导价值，对于有职业刺激原反复接触史且怀疑职业性哮喘者，采用特异性支气管激发试验可以鉴别该刺激物是否会诱发支气管收缩，明确职业性哮喘的诊断很有意义。

2.评估哮喘严重程度和预后

气道反应性的高低可直接反映哮喘的严重程度，并对支气管哮喘的预后提供重要的参考资料。

3.判断治疗效果

气道反应轻者表示病情较轻，可较少用药，重者则提示应积极治疗。哮喘患者经长期治疗，气道高反应性减轻，可指导临床减药或停药，有学者提出将消除 AHR 作为哮喘治疗的最终目标。

（七）支气管舒张试验

测定气流受限的可逆性。对于一些已有支气管痉挛、狭窄的患者，采用一定剂量的支气管舒张药使狭窄的支气管舒张，以测定其舒张程度的肺功能试验，称为支气管舒张试验。若患者吸入支气管舒张药后，FEV_1 或 PEF 改善率超过或等于 15% 可诊断支气管舒张试验阳性。此项检查的应用价值在于以下几个方面。

1.辅助诊断哮喘

支气管哮喘的特征之一是支气管平滑肌的痉挛具有可逆性，故在支气管舒张试验时，表现出狭窄的支气管舒张。对一些无明显气流受限症状的哮喘患者或哮喘的非急性发作期，当其肺功能不正常时，经吸入支气管舒张药后肺功能指标有明显的改善，也可作为诊断支气管哮喘的辅助方法。对有些肺功能较差，如 $FEV_1 < 60\%$ 预计值的患者，不宜做支气管激发试验时，可采用本试验。

2.指导用药

可通过本试验了解或比较某种支气管舒张药的疗效。有不少患者自述使用 β_2 受体激动剂后效果不佳，但如果舒张试验阳性，表示气道痉挛可逆，仍可据此向患者耐心解释，指导正确用药。

（八）PEF 的测定和监测

PEF 是反映哮喘患者气流受限程度的一项客观指标。通过测定大气道的阻塞情况，对于支气管哮喘诊断和治疗具有辅助价值。由于方便、经济、实用、灵活等优点,可以随时进行测定,在指导偶发性和夜间哮喘治疗方面更有价值。哮喘患者 PEF 值的变化规律是凌晨最低,午后或晚上最高,昼夜变异率不低于 20% 则提示哮喘的诊断。在相同气流受限程度下,不同患者对呼吸困难的感知能力不同,许多患者感觉较迟钝,往往直至 PEF 降至很低时才感到呼吸困难,往往延误治疗。对这部分患者,定期监测 PEF 可以早期诊断和预示哮喘病情的恶化。

(九)特异性变应原检测

变应原是一种抗原物质,能诱发机体产生 IgE 抗体。变应原检测可分为体内试验(变应原皮试)、体外特异性 IgE 抗体检测、嗜碱性粒细胞释放能力检测、嗜酸性粒细胞阳离子蛋白(ECP)检测等。目前常用前两种方法。变应原皮肤试验简单易行,但皮肤试验结果与抗原吸入气道反应并不一致,不能作为确定变应原的依据,必须结合临床发作情况或进行抗原特异性 IgE 测定加以评价。特异性 IgE 抗体(SIgE)是体外检测变应原的重要手段,灵敏度和特异性都很高,根据SIgE 含量可确定患者变应原种类,可评价患者过敏状态,对哮喘的诊断和鉴别诊断都有一定的意义。

五、诊断

(一)诊断标准

(1)反复发作喘息、气急、胸闷或咳嗽,多与接触变应原、冷空气、物理、化学性刺激,以及病毒性上呼吸道感染、运动等有关。

(2)发作时在双肺可闻及散在或弥漫性、以呼气相为主的哮鸣音,呼气相延长。

(3)上述症状和体征可经治疗缓解或自行缓解。

(4)除外其他疾病所引起的喘息、气急、胸闷和咳嗽。

(5)临床表现不典型者(如无明显喘息或体征),应至少具备以下 1 项试验阳性:①支气管激发试验或运动激发试验阳性;②支气管舒张试验阳性 FEV_1 增加超过 12%,且 FEV_1 增加绝对值不低于 200 mL;③呼气流量峰值(PEF)日内(或 2 周)变异率不低于 20%。

符合前 4 项或后 2 项者,可以诊断为哮喘。

(二)分期

根据临床表现支气管哮喘可分为急性发作期、慢性持续期和临床缓解期。慢性持续期是指每周均不同频度和/或不同程度地出现症状(喘息、气急、胸闷、咳嗽等);临床缓解期是指经过治疗或未经治疗症状、体征消失,肺功能恢复到急性发作前水平,并维持 3 个月以上。

(三)病情严重程度分级

1.病情严重程度的分级

主要用于治疗前或初始治疗时严重程度的判断,在临床研究中更有其应用价值(表3-3)。

表3-3 哮喘病情严重程度的分级

分级	临床特点
间歇状态(第 1 级)	症状不足每周 1 次
	短暂出现
	夜间哮喘症状不超过每个月 2 次
	FEV_1 占预计值% 达到 80% 或 PEF 达到 80% 个人最佳值,PEF 或 FEV_1 变异率<20%

续表

分级	临床特点
轻度持续（第2级）	症状达到每周1次，但不到每天1次
	可能影响活动和睡眠
	夜间哮喘症状每个月超过2次，但每周低于1次
	FEV_1占预计值%达到80%或PEF达到80%个人最佳值，PEF或FEV_1变异率20%～30%
中度持续（第3级）	每天有症状
	影响活动和睡眠
	夜间哮喘症状达到每周1次
	FEV_1占预计值%60%～79%或PEF60%～79%个人最佳值，PEF或FEV_1变异率>30%
重度持续（第4级）	每天有症状
	频繁出现
	经常出现夜间哮喘症状
	体力活动受限
	FEV_1占预计值%<60%或PEF<60%个人最佳值，PEF或FEV_1变异率>30%

2.控制水平的分级

这种分级方法更容易被临床医师掌握，有助于指导临床治疗，以取得更好的哮喘控制（表3-4）。

表3-4　哮喘控制水平分级

依据	完全控制 （满足以下所有条件）	部分控制（在任何1周内 出现以下1～2项特征）	未控制 （在任何1周内）
白天症状	无（或不超过2次/周）	超过2次/周	
活动受限	无	有	
夜间症状/憋醒	无	有	出现不低于3项部分控制特征
需要使用缓解药的次数	无（或不超过2次/周）	超过2次/周	
肺功能（PEF或FEV_1）	正常或不低于正常预计值/本人最佳值的80%	小于正常预计值（或本人最佳值）的80%	
急性发作	无	达到每年1次	在任何1周内出现1次

3.哮喘急性发作时的分级

哮喘急性发作是指喘息、气促、咳嗽、胸闷等症状突然发生，或原有症状急剧加重，常有呼吸困难，以呼气流量降低为其特征，常因接触变应原、刺激物或呼吸道感染诱发。其程度轻重不一，病情加重，可在数小时或数天内出现，偶尔可在数分钟内即危及生命，故应对病情作出正确评估，以便给予及时有效的紧急治疗。哮喘急性发作时病情严重程度的分级，见表3-5。

表3-5　哮喘急性发作时病情严重程度的分级

临床特点	轻度	中度	重度	危重
气短	步行、上楼时	稍事活动	休息时	
体位	可平卧	喜坐位	端坐呼吸	

续表

临床特点	轻度	中度	重度	危重
讲话方式	连续成句	单词	单字	不能讲话
精神状态	可有焦虑,尚安静	时有焦虑或烦躁	常有焦虑、烦躁	嗜睡或意识模糊
出汗	无	有	大汗淋漓	
呼吸频率	轻度增加	增加	常超过30次/分	
辅助呼吸肌活动及三凹征	常无	可有	常有	胸腹矛盾运动
哮鸣音	散在,呼吸末期	响亮、弥漫	响亮、弥漫	减弱乃至无
脉率(次/分)	<100	100～120	>120	脉率变慢或不规则
奇脉	无,<1.3 kPa(10 mmHg)	可有,1.3～3.3 kPa(10～25 mmHg)	常有,>3.3 kPa(25 mmHg)(成人)	无,提示呼吸肌疲劳
最初支气管扩张药治疗后 PEF 占预计值或个人最佳值%	>80%	60%～80%	<60%或<100 L/min或作用持续时间<2 小时	
PaO_2(吸空气)	正常	不低于 8.0 kPa(60 mmHg)	<8.0 kPa(60 mmHg)	<8.0 kPa(60 mmHg)
$PaCO_2$	<6.0 kPa(45 mmHg)	不超过 6.0 kPa(45 mmHg)	>6.0 kPa(45 mmHg)	
SaO_2	>95%	91～95%	不超过 90%	不超过 90%
pH				降低

只要符合某一严重程度的某些指标,而不需满足全部指标,以及可提示为该级别的急性发作。

六、鉴别诊断

(一)心源性哮喘

心源性哮喘常见于左心衰竭,发作时的症状与哮喘相似,但心源性哮喘多有高血压、冠状动脉粥样硬化性心脏病、风湿性心脏病和二尖瓣狭窄等病史和体征。阵发性咳嗽,常咳出粉红色泡沫痰,两肺可闻及广泛的湿啰音和哮鸣音,左心界扩大,心率增快,心尖部可闻及奔马律。病情许可行胸部 X 线检查时,可见心脏增大,肺淤血征,有助于鉴别。若一时难以鉴别,可雾化吸入 $β_2$ 肾上腺素受体激动剂或静脉注射氨茶碱缓解症状后,进一步检查,忌用肾上腺素或咖啡,以免造成危险。

(二)喘息型慢性支气管炎

实际上为慢支合并哮喘,多见于中老年人,有慢性咳嗽史,喘息长年存在,有加重期。有肺气肿体征,两肺可闻及湿啰音。

(三)支气管肺癌

中央型肺癌由于肿瘤压迫导致支气管狭窄或伴发感染时,可出现喘鸣音或类似哮喘样呼吸困难、肺部可闻及哮鸣音。但肺癌的呼吸困难及喘鸣症状进行性加重,常无诱因,咳嗽可有血痰,

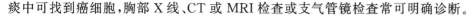

痰中可找到癌细胞,胸部 X 线、CT 或 MRI 检查或支气管镜检查常可明确诊断。

(四)肺嗜酸性粒细胞浸润症

其见于热带性嗜酸性粒细胞增多症、肺嗜酸性粒细胞增多性浸润、外源性变态反应性肺泡炎等。致病原为寄生虫、花粉、化学药品、职业粉尘等,多有接触史,症状较轻,患者常有发热,胸部 X 线检查可见多发性、此起彼伏的淡薄斑片浸润阴影,可自行消失或再发。肺组织活检也有助于鉴别。

(五)变态反应性支气管肺曲菌病

本病是一种由烟曲菌等致病真菌在具有特应性个体中引起的一种变态反应性疾病。其与哮喘的鉴别要点如下:①典型者咳出棕褐色痰块,内含多量嗜酸性粒细胞;②胸部 X 线片呈现游走性或固定性浸润病灶;③支气管造影可以显示出近端支气管呈囊状或柱状扩张;④痰镜检或培养发现烟曲菌;⑤曲菌抗原皮试呈速发反应阳性;⑥曲菌抗原特异性沉淀抗体(IgG)测定阳性;⑦烟曲菌抗原皮试出现局部变态反应;⑧烟曲菌特异性 IgE 水平增高。

(六)气管、支气管软化及复发性多软骨炎

由于气管支气管软骨软化,气道不能维持原来正常状态,患者呼气或咳嗽时胸膜腔内压升高,可引起气道狭窄,甚至闭塞,临床表现为呼气性喘息,其特点:①剧烈持续性、甚至犬吠样咳嗽;②气道断层摄影或 CT 显示气管、大气管狭窄;③支气管镜检查时可见气道呈扁平状,呼气或咳嗽时气道狭窄。

(七)变应性肉芽肿性血管炎(又称 Churg-Strauss 综合征)

本病主要侵犯小动脉和小静脉,常侵犯细小动脉,主要累及多器官和脏器,以肺部浸润和周围血管嗜酸性粒细胞浸润增多为特征,本病患者绝大多数可出现喘息症状,其与哮喘的鉴别要点如下:①除喘息症状外,常伴有副鼻旁窦炎(88%)、变应性鼻炎(69%)、多发性神经炎(66%~98%);②病理检查特征有嗜酸性粒细胞浸润、肉芽肿病变、坏死性血管炎。

七、治疗

(一)脱离变应原

部分患者能找到引起哮喘发作的变应原或其他非特异刺激因素,应立即使患者脱离变应原的接触。

(二)药物治疗

治疗哮喘的药物可以分为控制药物和缓解药物。①控制药物:是指需要长期每天使用的药物。这些药物主要通过抗炎作用使哮喘维持临床控制,其中包括吸入糖皮质激素(简称激素)、全身用激素、白三烯调节药、长效 β_2 受体激动剂(LABA,须与吸入激素联合应用)、缓释茶碱、色甘酸钠、抗 IgE 抗体及其他有助于减少全身激素剂量的药物等。②缓解药物:是指按需使用的药物。这些药物通过迅速解除支气管痉挛从而缓解哮喘症状,其中包括速效吸入 β_2 受体激动剂、全身用激素、吸入性抗胆碱能药物、短效茶碱及短效口服 β_2 受体激动剂等。

1.激素

激素是最有效的控制气道炎症的药物。给药途径包括吸入、口服和静脉应用等,吸入为首选途径。

(1)吸入给药:吸入激素的局部抗炎作用强;通过吸气过程给药,药物直接作用于呼吸道,所需剂量较小。通过消化道和呼吸道进入血液药物的大部分被肝灭活,因此全身性不良反应较少。

研究结果证明吸入激素可以有效减轻哮喘症状、提高生命质量、改善肺功能、降低气道高反应性、控制气道炎症,减少哮喘发作的频率和减轻发作的严重程度,降低病死率。当使用不同的吸入装置时,可能产生不同的治疗效果。多数成人哮喘患者吸入小剂量激素即可较好地控制哮喘。过多增加吸入激素剂量对控制哮喘的获益较小而不良反应增加。由于吸烟可以降低激素的效果,故吸烟患者须戒烟并给予较高剂量的吸入激素。吸入激素的剂量与预防哮喘严重急性发作的作用之间有非常明确的关系,所以,严重哮喘患者长期大剂量吸入激素是有益的。

吸入激素在口咽部局部的不良反应包括声音嘶哑、咽部不适和念珠菌感染。吸药后及时用清水含漱口咽部,选用干粉吸入剂或加用储雾器可减少上述不良反应。吸入激素的全身不良反应的大小与药物剂量、药物的生物利用度、在肠道的吸收、肝首关代谢率及全身吸收药物的半衰期等因素有关。已上市的吸入激素中丙酸氟替卡松和布地奈德的全身不良反应较少。目前有证据表明成人哮喘患者每天吸入低至中剂量激素,不会出现明显的全身不良反应。长期高剂量吸入激素后可能出现的全身不良反应包括皮肤瘀斑、肾上腺功能抑制和骨密度降低等。已有研究证据表明吸入激素可能与白内障和青光眼的发生有关,但前瞻性研究没有证据表明与后囊下白内障的发生有明确关系。目前没有证据表明吸入激素可以增加肺部感染(包括肺结核)的发生率,因此伴有活动性肺结核的哮喘患者可以在抗结核治疗的同时给予吸入激素治疗。

气雾剂给药:临床上常用的吸入激素有 4 种(表 3-6)。包括二丙酸倍氯米松、布地奈德、丙酸氟替卡松等。一般而言,使用干粉吸入装置比普通定量气雾剂方便,吸入下呼吸道的药物量较多。

表 3-6　常用吸入型糖皮质激素的每天剂量与互换关系

药物	低剂量(μg)	中剂量(μg)	高剂量(μg)
二丙酸倍氯米松	200~500	500~1 000	1 000~2 000
布地奈德	200~400	400~800	800~1 600
丙酸氟替卡松	100~250	250~500	500~1 000
环索奈德	80~160	160~320	320~1 280

溶液给药:布地奈德溶液经以压缩空气为动力的射流装置雾化吸入,对患者吸气配合的要求不高,起效较快,适用于轻中度哮喘急性发作时的治疗。

吸入激素是长期治疗哮喘的首选药物。国际上推荐的每天吸入激素剂量,见表 3-6。我国哮喘患者所需吸入激素剂量比该表中推荐的剂量要小一些。

(2)口服给药:适用于中度哮喘发作、慢性持续哮喘吸入大剂量激素联合治疗无效的患者和作为静脉应用激素治疗后的序贯治疗。一般使用半衰期较短的激素(如泼尼松、泼尼松龙或甲泼尼龙等)。对于激素依赖型哮喘,可采用每天或隔天清晨顿服给药的方式,以减少外源性激素对下丘脑-垂体-肾上腺轴的抑制作用。泼尼松的维持剂量最好每天不超过 10 mg。

长期口服激素可以引起骨质疏松症、高血压、糖尿病、下丘脑-垂体-肾上腺轴的抑制、肥胖症、白内障、青光眼、皮肤菲薄导致皮纹和瘀斑、肌无力。对于伴有结核病、寄生虫感染、骨质疏松、青光眼、糖尿病、严重忧郁或消化性溃疡的哮喘患者,全身给予激素治疗时应慎重并应密切随访。长期甚至短期全身使用激素的哮喘患者可感染致命的疱疹病毒应引起重视,尽量避免这些患者暴露于疱疹病毒是必要的。尽管全身使用激素不是一种经常使用的缓解哮喘症状的方法,但是对于严重的急性哮喘是需要的,因为它可以预防哮喘的恶化、减少因哮喘而急诊或住院的机会、预防早期复发、降低病死率。推荐剂量:泼尼松龙 30~50 mg/d,5~10 天。具体使用要根据病情的严重程度,当症状缓解或其肺功能已经达到个人最佳值,可以考虑停药或减量。地塞米松因对垂体-肾上腺的抑制作用大,不推荐长期使用。

(3)静脉给药:严重急性哮喘发作时,应经静脉及时给予琥珀酸氢化可的松(400~1 000 mg/d)或甲泼尼龙(80~160 mg/d)。无激素依赖倾向者,可在短期(3~5 天)内停药;有激素依赖倾向者应延长给药时间,控制哮喘症状后改为口服给药,并逐步减少激素用量。

2.β_2 受体激动剂

本药通过对气道平滑肌和肥大细胞等细胞膜表面的 β_2 受体的作用,舒张气道平滑肌、减少肥大细胞和嗜碱性粒细胞脱颗粒和介质的释放、降低微血管的通透性、增加气道上皮纤毛的摆动等,缓解哮喘症状。此类药物较多,可分为短效(作用维持 4~6 小时)和长效(维持 12 小时)β_2 受体激动剂。后者又可分为速效(数分钟起效)和缓慢起效(30 分钟起效)两种(表 3-7)。

表 3-7 β_2 受体激动剂的分类

起效时间	作用维持时间	
	短效	长效
速效	沙丁胺醇吸入剂	福莫特罗吸入剂
	特他林吸入剂	
	非诺特罗吸入剂	
慢效	沙丁胺醇口服剂	沙美特罗吸入剂
	特布他林口服剂	

(1)短效 β_2 受体激动剂(简称 SABA):常用的药物如沙丁胺醇和特布他林等。

1)吸入给药:可供吸入的短效 β_2 受体激动剂包括气雾剂、干粉剂和溶液等。这类药物松弛气道平滑肌作用强,通常在数分钟内起效,疗效可维持数小时,是缓解轻至中度急性哮喘症状的首选药物,也可用于运动性哮喘。如每次吸入 100~200 μg 沙丁胺醇或 250~500 μg 特布他林,必要时每 20 分钟重复 1 次。1 小时后疗效不满意者应向医师咨询或去急诊。这类药物应按需间歇使用,不宜长期、单一使用,也不宜过量应用,否则可引起骨骼肌震颤、低血钾、心律失常等不良反应。压力型定量手控气雾剂(pMDI)和干粉吸入装置吸入短效 β_2 受体激动剂不适用于重度哮喘发作;其溶液(如沙丁胺醇、特布他林、非诺特罗及其复方制剂)经雾化泵吸入适用于轻至重度哮喘发作。

2)口服给药:如沙丁胺醇、特布他林、丙卡特罗片等,通常在服药后 15~30 分钟起效,疗效维持 4~6 小时。如沙丁胺醇 2~4 mg,特布他林 1.25~2.50 mg,每天 3 次;丙卡特罗 25~50 μg,每天 2 次。使用虽较方便,但心悸、骨骼肌震颤等不良反应比吸入给药时明显。缓释剂型和控释剂型的平喘作用维持时间可达 8~12 小时,特布他林的前体药班布特罗的作用可维持 24 小时,可减少用药次数,适用于夜间哮喘患者的预防和治疗。长期、单一应用 β_2 受体激动剂可造成细胞膜β_2 受体的向下调节,表现为临床耐药现象,故应予避免。

3)注射给药:虽然平喘作用较为迅速,但因全身不良反应的发生率较高,国内较少使用。

4)贴剂给药:为透皮吸收剂型。现有产品有妥洛特罗,分为 0.5 mg、1 mg、2 mg 3 种剂量。由于采用结晶储存系统来控制药物的释放,药物经过皮肤吸收,因此可以减轻全身不良反应,每天只需贴敷 1 次,效果可维持 24 小时。对预防晨降有效,使用方法简单。

（2）长效 β$_2$ 受体激动剂（简称 LABA）：这类 β$_2$ 受体激动剂的分子结构中具有较长的侧链，舒张支气管平滑肌的作用可维持 12 小时以上。目前，在我国临床使用的吸入型 LABA 有 2 种。沙美特罗，经气雾剂或碟剂装置给药，给药后 30 分钟起效，平喘作用维持 12 小时以上。推荐剂量 50 μg，每天 2 次吸入。福莫特罗，经吸入装置给药，给药后 3～5 分钟起效，平喘作用维持 8～12 小时以上。平喘作用具有一定的剂量依赖性，推荐剂量 4.5～9.0 μg，每天 2 次吸入。吸入 LABA 适用于哮喘（尤其是夜间哮喘和运动诱发哮喘）的预防和治疗。福莫特罗因起效相对较快，也可按需用于哮喘急性发作时的治疗。

近年来推荐联合吸入激素和 LABA 治疗哮喘。这两者具有协同的抗炎和平喘作用，可获得相当于（或优于）应用加倍剂量吸入激素时的疗效，并可增加患者的依从性、减少较大剂量吸入激素引起的不良反应，尤其适合于中至重度持续哮喘患者的长期治疗。不推荐长期单独使用 LABA，应该在医师指导下与吸入激素联合使用。

3.白三烯调节药

本类药包括半胱氨酰白三烯受体阻滞剂和 5-脂氧化酶抑制药。除吸入激素外，是唯一可单独应用的长效控制药，可作为轻度哮喘的替代治疗药物和中重度哮喘的联合治疗用药。目前在国内应用主要是半胱氨酰白三烯受体阻滞剂，通过对气道平滑肌和其他细胞表面白三烯受体的拮抗抑制肥大细胞和嗜酸粒细胞释放出的半胱氨酰白三烯的致喘和致炎作用，产生轻度支气管舒张和减轻变应原、运动和二氧化硫（SO$_2$）诱发的支气管痉挛等作用，并具有一定程度的抗炎作用。本品可减轻哮喘症状、改善肺功能、减少哮喘的恶化。但其作用不如吸入激素，也不能取代激素。作为联合治疗中的一种药物，本品可减少中至重度哮喘患者每天吸入激素的剂量，并可提高吸入激素治疗的临床疗效，联用本品与吸入激素的疗效比联用吸入 LABA 与吸入激素的疗效稍差。但本品服用方便。尤适用于阿司匹林哮喘、运动性哮喘和伴有过敏性鼻炎哮喘患者的治疗。本品使用较为安全。虽然有文献报道接受这类药物治疗的患者可出现 Churg-Strauss 综合征，但其与白三烯调节剂的因果关系尚未肯定，可能与减少全身应用激素的剂量有关。5-脂氧化酶抑制药齐留通可能引起肝损害，需监测肝功能。通常口服给药。白三烯受体阻滞剂扎鲁司特 20 mg，每天 2 次；孟鲁司特 10 mg，每天 1 次；异丁司特 10 mg，每天 2 次。

4.茶碱

茶碱具有舒张支气管平滑肌作用，并具有强心、利尿、扩张冠状动脉、兴奋呼吸中枢和呼吸肌等作用。有研究资料显示，低浓度茶碱具有抗炎和免疫调节作用。作为症状缓解药，尽管现在临床上在治疗重症哮喘时仍然静脉使用茶碱，但短效茶碱治疗哮喘发作或恶化还存在争议，因为它在舒张支气管，与足量使用的快速 β$_2$ 受体激动剂对比，没有任何优势，但是它可能改善呼吸驱动力。不推荐已经长期服用缓释型茶碱的患者使用短效茶碱，除非该患者的血清中茶碱浓度较低或者可以进行血清茶碱浓度监测时。

（1）口服给药：包括氨茶碱和控（缓）释型茶碱。用于轻至中度哮喘发作和维持治疗。一般剂量为每天 6～10 mg/kg。口服控（缓）释型茶碱后昼夜血药浓度平稳，平喘作用可维持 12～24 小时，尤其适用于夜间哮喘症状的控制。联合应用茶碱、激素和抗胆碱药物具有协同作用。但本品与 β$_2$ 受体激动剂联合应用时，易出现心率增快和心律失常，应慎用并适当减少剂量。

（2）静脉给药：氨茶碱加入葡萄糖溶液中，缓慢静脉注射[注射速度不宜超过 0.25 mg/（kg·min）]或静脉滴注，适用于哮喘急性发作且近 24 小时内未用过茶碱类药物的患者。负荷剂量为 4～6 mg/kg，维持剂量为 0.6～0.8 mg/（kg·h）。由于茶碱的"治疗窗"窄，以及茶碱代谢存在较大

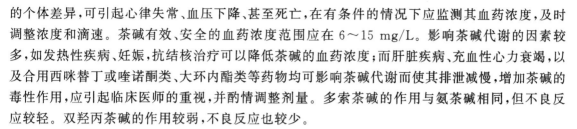

的个体差异,可引起心律失常、血压下降、甚至死亡,在有条件的情况下应监测其血药浓度,及时调整浓度和滴速。茶碱有效、安全的血药浓度范围应在 6～15 mg/L。影响茶碱代谢的因素较多,如发热性疾病、妊娠、抗结核治疗可以降低茶碱的血药浓度;而肝脏疾病、充血性心力衰竭,以及合用西咪替丁或喹诺酮类、大环内酯类等药物均可影响茶碱代谢而使其排泄减慢,增加茶碱的毒性作用,应引起临床医师的重视,并酌情调整剂量。多索茶碱的作用与氨茶碱相同,但不良反应较轻。双羟丙茶碱的作用较弱,不良反应也较少。

5.抗胆碱药物

吸入抗胆碱药物如溴化异丙托品、溴化氧托品和溴化泰乌托品等,可阻断节后迷走神经传出支,通过降低迷走神经张力而舒张支气管。其舒张支气管的作用比 β₂ 受体激动剂弱,起效也较慢,但长期应用不易产生耐药,对老年人的疗效不低于年轻人。

本品有气雾剂和雾化溶液两种剂型。经 pMDI 吸入溴化异丙托品气雾剂,常用剂量为,每天 3～4 次;经雾化泵吸入溴化异丙托品溶液的常用剂量为 50～125 μg,每天 3～4 次。溴化泰乌托品是新近上市的长效抗胆碱药物,对 M_1 和 M_3 受体具有选择性抑制作用,仅需每天 1 次吸入给药。本品与 β₂ 受体激动剂联合应用具有协同、互补作用。本品对有吸烟史的老年哮喘患者较为适宜,但对妊娠早期妇女和患有青光眼或前列腺肥大的患者应慎用。尽管溴化异丙托品被用在一些因不能耐受 β₂ 受体激动剂的哮喘患者上,但是到目前为止尚没有证据表明它对哮喘长期管理方面有显著效果。

6.抗 IgE 治疗

抗 IgE 单克隆抗体可应用于血清 IgE 水平增高的哮喘患者。目前它主要用于经过吸入糖皮质激素和 LABA 联合治疗后症状仍未控制的严重哮喘患者。目前,在 11～50 岁的哮喘患者的治疗研究中尚没有发现抗 IgE 治疗有明显不良反应,但因该药临床使用的时间尚短,其远期疗效与安全性有待进一步观察。价格高也使其临床应用受到限制。

7.变应原特异性免疫疗法(SIT)

通过皮下给予常见吸入变应原提取液(如尘螨、猫毛、豚草等),可减轻哮喘症状和降低气道高反应性,适用于变应原明确但难以避免的哮喘患者。其远期疗效和安全性尚待进一步研究与评价。变应原制备的标准化也有待加强。哮喘患者应用此疗法应严格在医师指导下进行。目前已试用舌下给药的变应原免疫疗法。SIT 应该是在严格的环境隔离和药物干预无效(包括吸入激素)情况下考虑的治疗方法。现在没有研究比较其和药物干预的疗效差异。现在还没有证据支持使用复合变应原进行免疫治疗的价值。

8.其他治疗哮喘药物

(1)抗组胺药物:口服第二代抗组胺药物(H_1 受体阻滞剂)如酮替芬、氯雷他定、阿司咪唑、氮草司丁、特非那定等具有抗变态反应作用,在哮喘治疗中的作用较弱。可用于伴有变应性鼻炎哮喘患者的治疗。这类药物的不良反应主要是嗜睡。阿司咪唑和特非那定可引起严重的心血管不良反应,应谨慎使用。

(2)其他口服抗变态反应药物:如曲尼司特、瑞吡司特等可应用于轻至中度哮喘的治疗。其主要不良反应是嗜睡。

(3)可能减少口服糖皮质激素剂量的药物:包括口服免疫调节药(甲氨蝶呤、环孢素、金制剂等)、某些大环内酯类抗生素和静脉应用免疫球蛋白等。其疗效尚待进一步研究。

(4)中医中药:采用辨证施治,有助于慢性缓解期哮喘的治疗。有必要对临床疗效较为确切

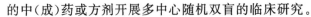

的中(成)药或方剂开展多中心随机双盲的临床研究。

（三）急性发作期的治疗

哮喘急性发作的治疗取决于发作的严重程度及对治疗的反应。治疗的目的在于尽快缓解症状、解除气流受限和低氧血症，同时还需要制订长期治疗方案以预防再次急性发作。

对于具有哮喘相关死亡高危因素的患者，需要给予高度重视，这些患者应当尽早到医疗机构就诊。高危患者包括：①曾经有过气管插管和机械通气的濒于致死性哮喘的病史；②在过去1年中因为哮喘而住院或看急诊；③正在使用或最近刚刚停用口服激素；④目前未使用吸入激素；⑤过分依赖速效 β_2 受体激动剂，特别是每月使用沙丁胺醇(或等效药物)超过1支的患者；⑥有心理疾病或社会心理问题，包括使用镇静药；⑦有对哮喘治疗计划不依从的历史。

轻度和部分中度急性发作可以在家庭中或社区中治疗。家庭或社区中的治疗措施主要为重复吸入速效 β_2 受体激动剂，在第1小时每20分钟吸入2～4喷。随后根据治疗反应，轻度急性发作可调整为每3～4小时2～4喷，中度急性发作每1～2小时6～10喷。如果对吸入性 β_2 受体激动剂反应良好(呼吸困难显著缓解，PEF占预计值＞80%或个人最佳值，且疗效维持3～4小时)，通常不需要使用其他的药物。如果治疗反应不完全，尤其是在控制性治疗的基础上发生的急性发作，应尽早口服激素(泼尼松龙0.5～1.0 mg/kg或等效剂量的其他激素)，必要时到医院就诊。

部分中度和所有重度急性发作均应到急诊室或医院治疗。除氧疗外，应重复使用速效 β_2 受体激动剂，可通过压力定量气雾剂的储雾器给药，也可通过射流雾化装置给药。推荐在初始治疗时连续雾化给药，随后根据需要间断给药(每4小时1次)。目前尚无证据支持常规静脉使用 β_2 受体激动剂。联合使用 β_2 受体激动药和抗胆碱能制剂(如异丙托溴铵)能够取得更好的支气管舒张作用。茶碱的支气管舒张作用弱于SABA，不良反应较大应谨慎使用。对规则服用茶碱缓释制剂的患者，静脉使用茶碱应尽可能监测茶碱血药浓度。中重度哮喘急性发作应尽早使用全身激素，特别是对速效 β_2 受体激动剂初始治疗反应不完全或疗效不能维持，以及在口服激素基础上仍然出现急性发作的患者。口服激素与静脉给药疗效相当，不良反应小。

推荐用法：泼尼松龙30～50 mg或等效的其他激素，每天单次给药。严重的急性发作或口服激素不能耐受时，可采用静脉注射或滴注，如甲基泼尼松龙80～160 mg，或氢化可的松400～1 000 mg分次给药。地塞米松因半衰期较长，对肾上腺皮质功能抑制作用较强，一般不推荐使用。静脉给药和口服给药的序贯疗法有可能减少激素用量和不良反应，如静脉使用激素2～3天，继之以口服激素3～5天。不推荐常规使用镁制剂，可用于重度急性发作(FEV_1 25%～30%)或对初始治疗反应不良者。

重度和危重哮喘急性发作经过上述药物治疗，临床症状和肺功能无改善甚至继续恶化者，应及时给予机械通气治疗，其指征主要包括：意识改变、呼吸肌疲劳、$PaCO_2$ 不低于6.0 kPa(45 mmHg)等。可先采用经鼻(面)罩无创机械通气，若无效应及早行气管插管机械通气。哮喘急性发作机械通气需要较高的吸气压，可使用适当水平的呼气末正压(PEEP)治疗。如果需要过高的气道峰压和平台压才能维持正常通气容积，可试用允许性高碳酸血症通气策略以减少呼吸机相关肺损伤。

初始治疗症状显著改善，PEF或 FEV_1 占预计值的百分比恢复到或个人最佳值60%者以上可回家继续治疗，PEF或 FEV_1 为40%～60%者应在监护下回到家庭或社区继续治疗，治疗前PEF或 FEV_1 低于25%或治疗后低于40%者应入院治疗。在出院时或近期的随访时，应当为患者制订一个详细的行动计划,审核患者是否正确使用药物、吸入装置和峰流速仪,找到急性发作的诱因并制订避免接触的措施,调整控制性治疗方案。严重的哮喘急性发作意味着哮喘管理的失败,这些患者应当给予密切监护、长期随访,并进行长期哮喘教育。

大多数哮喘急性发作并非由细菌感染引起,应严格控制抗菌药物的使用指征,除非有细菌感染的证据,或属于重度或危重哮喘急性发作。

(四)慢性持续期的治疗

哮喘的治疗应以患者的病情严重程度为基础,根据其控制水平类别选择适当的治疗方案。哮喘药物的选择既要考虑药物的疗效及其安全性,也要考虑患者的实际状况,如经济收入和当地的医疗资源等。要为每个初诊患者制订哮喘防治计划,定期随访、监测,改善患者的依从性,并根据患者病情变化及时修订治疗方案。哮喘患者长期治疗方案分为 5 级(表3-8)。

表 3-8　根据哮喘病情控制分级制订治疗方案

第 1 级	第 2 级	第 3 级	第 4 级	第 5 级
哮喘教育、环境控制				
按需使用短效 β_2 受体激动剂	按需使用短效 β_2 受体激动剂			
控制性药物	选用 1 种	选用 1 种	加用 1 种或以上	加用 1 种或 2 种
	低剂量 ICS	低剂量的 ICS 加 LABA	中高剂量的 ICS 加 LABA	口服最小剂量的糖皮质激素
	白三烯调节药	中高剂量的 ICS	白三烯调节药	抗 IgE 治疗
		低剂量的 ICS 加白三烯调节药	缓释茶碱	
		低剂量的 ICS 加缓释茶碱		

ICS:吸入糖皮质激素。

对以往未经规范治疗的初诊哮喘患者可选择第 2 级治疗方案,哮喘患者症状明显,应直接选择第 3 级治疗方案。从第 2 级到第 5 级的治疗方案中都有不同的哮喘控制药物可供选择。而在每一级中都应按需使用缓解药物,以迅速缓解哮喘症状。如果使用含有福莫特罗和布地奈德单一吸入装置进行联合治疗时,可作为控制和缓解药物应用。

如果使用该分级治疗方案不能够使哮喘得到控制,治疗方案应该升级直至达到哮喘控制为止。当哮喘控制并维持至少 3 个月后,治疗方案可考虑降级。建议减量方案:①单独使用中至高剂量吸入激素的患者,将吸入激素剂量减少 50%。②单独使用低剂量激素的患者,可改为每天 1 次用药。③联合吸入激素和 LABA 的患者,将吸入激素剂量减少约 50%,仍继续使用 LABA 联合治疗。当达到低剂量联合治疗时,可选择改为每天 1 次联合用药或停用 LABA,单用吸入激素治疗。若患者使用最低剂量控制药物达到哮喘控制 1 年,并且哮喘症状不再发作,可考虑停用药物治疗。上述减量方案尚待进一步验证。通常情况下,患者在初诊后 2～4 周回访,以后每1～3 个月随访 1 次。出现哮喘发作时应及时就诊,哮喘发作后 2 周至 1 个月内进行回访。

对于我国贫困地区或低经济收入的哮喘患者,视其病情严重度不同,长期控制哮喘的药物推荐使用:①吸入低剂量激素;②口服缓释茶碱;③吸入激素联合口服缓释茶碱;④口服激素和缓释茶碱。这些治疗方案的疗效与安全性需要进一步临床研究,尤其要监测长期口服激素可能引起的全身不良反应。

八、教育与管理

尽管哮喘尚不能根治,但通过有效的哮喘管理,通常可以实现哮喘控制。成功的哮喘管理目标:①达到并维持症状的控制;②维持正常活动,包括运动能力;③维持肺功能水平尽量接近正常;④预防哮喘急性加重;⑤避免因哮喘药物治疗导致的不良反应;⑥预防哮喘导致的死亡。

建立医患之间的合作关系是实现有效的哮喘管理的首要措施。其目的是指导患者自我管理,对治疗目标达成共识,制订个体化的书面管理计划,包括自我监测、对治疗方案和哮喘控制水平周期性评估、在症状和/或PEF提示哮喘控制水平变化的情况下,针对控制水平及时调整治疗以达到并维持哮喘控制。其中对患者进行哮喘教育是最基本的环节。

(一)哮喘教育

哮喘教育必须成为医患之间所有互助关系中的组成部分。对医院、社区、专科医师、全科医师及其他医务人员进行继续教育,通过培训哮喘管理知识,提高与患者沟通技巧,做好患者及家属教育。患者教育的目标是增加理解、增强技能、增加满意度、增强自信心、增加依从性和自我管理能力,增进健康减少卫生保健资源使用。

1.教育内容

(1)通过长期规范治疗能够有效控制哮喘。

(2)避免触发、诱发因素方法。

(3)哮喘的本质、发病机制。

(4)哮喘长期治疗方法。

(5)药物吸入装置及使用方法。

(6)自我监测,即如何测定、记录、解释哮喘日记内容、症状评分、应用药物、PEF,哮喘控制测试(ACT)变化。

(7)哮喘先兆、哮喘发作征象和相应自我处理方法,如何、何时就医。

(8)哮喘防治药物知识。

(9)如何根据自我监测结果判定控制水平,选择治疗。

(10)心理因素在哮喘发病中的作用。

2.教育方式

(1)初诊教育:是最重要的基础教育和启蒙教育,是医患合作关系起始的个体化教育,首先应提供患者诊断信息,了解患者对哮喘治疗的期望和可实现的程度,并至少进行以上内容教育,预约复诊时间,提供教育材料。

(2)随访教育和评价:是长期管理方法,随访时应回答患者的疑问、评估最初疗效。定期评价、纠正吸入技术和监测技术,评价书面管理计划,理解实施程度,反复提供更新教育材料。

(3)集中教育:定期开办哮喘学校、学习班、俱乐部、联谊会进行大课教育和集中答疑。

(4)自学教育:通过阅读报纸、杂志、文章、看电视节目、听广播进行。

(5)网络教育:通过中国哮喘联盟网、全球哮喘防治创议网GINA等或互动多媒体技术传播防治信息。

(6)互助学习:举办患者防治哮喘经验交流会。

(7)定点教育:与社区卫生单位合作,有计划开展社区、患者、公众教育。

(8)调动全社会各阶层力量宣传普及哮喘防治知识。

哮喘教育是一个长期、持续过程,需要经常教育,反复强化,不断更新,持之以恒。

(二)哮喘管理

1.确定并减少危险因素接触

尽管对已确诊的哮喘患者应用药物干预,对控制症状和改善生活质量非常有效,但仍应尽可能避免或减少接触危险因素,以预防哮喘发病和症状加重。

许多危险因素可引起哮喘急性加重,被称为"触发因素",包括变应原、病毒感染、污染物、烟草烟雾、药物。减少患者对危险因素的接触,可改善哮喘控制并减少治疗药物需求量。早期确定职业性致敏因素,并防止患者进一步接触,是职业性哮喘管理的重要组成部分。

2.评估、治疗和监测

哮喘治疗的目标是达到并维持哮喘控制。大多数患者或家属通过医患合作制订的药物干预策略,能够达到这一目标,患者的起始治疗及调整是以患者的哮喘控制水平为依据,包括评估哮喘控制、治疗以达到控制,以及监测以维持控制这样一个持续循环过程(图3-2)。

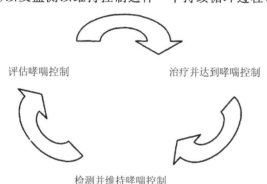

评估哮喘控制　　治疗并达到哮喘控制

检测并维持哮喘控制

图3-2 哮喘长期管理的循环模拟图

一些经过临床验证的哮喘控制评估工具如哮喘控制测试(ACT)、哮喘控制问卷(ACQ)、哮喘治疗评估问卷(ATAQ)等,也可用于评估哮喘控制水平。经国内多中心验证表明哮喘评估工具ACT不仅易学易用且适合中国国情。ACT仅通过回答有关哮喘症状和生活质量的5个问题的评分进行综合判定,25分为控制、20~24分为部分控制、20分以下为未控制,并不需要患者检查肺功能。这些问卷不仅用于临床研究,还可以在临床工作中评估患者的哮喘控制水平,通过长期连续检测维持哮喘控制,尤其适合在基层医疗机构推广,作为肺功能的补充,既适用于医师,也适用于患者自我评估哮喘控制,患者可以在家庭或医院,就诊前或就诊期间完成哮喘控制水平的自我评估。这些问卷有助于改进哮喘控制的评估方法并增进医患双向交流,提供了反复使用的客观指标,以便长期监测(表3-9)。

表3-9 哮喘控制测试(ACT)

问题1	在过去4周内,在工作、学习或家庭中,有多少时候哮喘妨碍您进行日常活动					
	所有时间 1	大多数时间 2	有些时候 3	很少时候 4	没有 5	得分
问题2	在过去4周内,您有多少次呼吸困难?					
	每天不止1次 1	每天1次 2	每周3至6次 3	每周1至2次 4	完全没有 5	得分
问题3	在过去4周内,因为哮喘症状(喘息、咳嗽、呼吸困难、胸闷或疼痛),您有多少次在夜间醒来或早上比平时早醒					
	每周4晚或更多 1	每周2至3晚 2	每周1次 3	1至2次 4	没有 5	得分

问题1	在过去4周内,在工作、学习或家庭中,有多少时候哮喘妨碍您进行日常活动					
	所有时间 1	大多数时间 2	有些时候 3	很少时候 4	没有 5	得分
问题4	在过去4周内,您有多少次使用急救药物治疗(如沙丁胺醇)?					
	每天3次以上 1	每天1至2次 2	每周2至3次 3	每周1次或更少 4	没有 5	得分
问题5	您如何评价过去4周内,您的哮喘控制情况?					
	没有控制 1	控制很差 2	有所控制 3	控制很好 4	完全控制 5	得分

第1步:请将每个问题的得分写在右侧的框中。请尽可能如实回答,这样有助于与医师讨论您的哮喘;第2步:把每一题的分数相加得出总分;第3步:寻找总分的含义。25分:完全控制;20～24分:部分控制;低于20分:未得到控制。

在哮喘长期管理治疗过程中,必须采用评估哮喘控制方法,连续监测提供可重复的客观指标,从而调整治疗,确定维持哮喘控制所需的最低治疗级别,以便维持哮喘控制,降低医疗成本。

(夏洪燕)

第六节　肺　　炎

肺炎是指肺实质的炎症,病因以感染最常见,其他尚有理化因子、免疫损伤等。一般而言,肺炎凡未表明特定病因者均指感染性的,并常与肺部感染一词混用。但是肺部感染仅是一种分类上的表达,尚包括气道等部位的感染,不用作疾病诊断。

一、分类

(一)按解剖学或影像学分类

1.大叶性肺炎

病变起始于肺泡,经肺泡间孔蔓延至邻近肺泡,直至整个肺叶或肺段。影像学表现为肺渗出性阴影,通常不累及细支气管。当大量肺泡或肺腺泡充满炎性渗出物变得密实无气时,唯含气支气管清晰可见,称为支气管充气征。典型的大叶性肺炎呈整叶肺实变。由于抗菌药物广泛应用,典型大叶性肺炎已少见,而多数仅表现肺段或亚肺段的渗出和实变。

2.小叶性肺炎

小叶性肺炎也称支气管肺炎。基本病变亦为炎症渗出,但病变常起于支气管或细支气管,继而累及肺腺泡或肺泡。影像学特征是沿肺纹理分布的小片状或斑片阴影,密度不均匀,边缘淡薄而模糊,以两下肺、内中带多见。病灶亦可融合成片状或大片状,密度深浅不一,且不受肺叶或肺段限制,区别于大叶性肺炎。

3.间质性肺炎

病变位于肺泡壁及其支持组织,影像学上表现为弥漫性不规则条索状及网织状阴影,其间可散布有密度增高的小点状阴影。

(二)按病程分类

通常分为急性、亚急性和慢性,因其时间界定并不很明确,故应用较少。但慢性肺炎在临床上每有涉及,乃指预期病变吸收时间内,影像学上病变持续存在,且临床症状体征没有消退。其重要性在于必须进一步进行病原(因)学诊断,需要警惕某些特殊病原体或酷似感染性肺炎的非感染性肺疾病。

(三)按病原体分类

在抗感染治疗时代,病原学诊断对于肺炎的治疗具有决定性意义。所以在分类上更强调按病原学分类。根据病原生物学的通常分类将肺炎分为以下几种。

1.细菌性肺炎

常见细菌有肺炎链球菌、流感嗜血杆菌、卡他莫拉菌、金黄色葡萄球菌、肺炎克雷伯杆菌、铜绿假单胞菌等。此外,分类学上不属于细菌,但某些特征类似于细菌的肺炎支原体、肺炎衣原体,以及分类学上属于细菌的细胞内病原体军团菌,常被统称作"非典型病原体",也是肺炎的常见病原体。结核分枝杆菌所致肺结核病虽然有时被称作为结核性肺炎,但通常作为特殊类型独立分出,不列入细菌性肺炎。

2.病毒性肺炎

以儿童最常见,主要有腺病毒、呼吸道合胞病毒、麻疹病毒等。流感病毒和副流感病毒可以引起肺炎,但更常见者为继发细菌性肺炎。免疫抑制宿主易罹患巨细胞病毒和其他疱疹病毒肺炎。1993年在美国出现的汉坦病毒肺炎(肺出血综合征)和2002年在我国出现的严重急性呼吸综合征冠状病毒(severe acute respiratory syndrom coronavirus,SARS-Co)肺炎是两种新的、可引起流行的、病死率极高的病毒性肺炎。禽流感病毒偶尔也引起人类致病,其所致肺炎病情亦十分严重。

3.真菌性肺炎

在我国很少出现地方性致病性真菌,大多为条件致病性真菌。引起肺炎的真菌主要有念珠菌、曲霉菌、隐球菌和毛霉菌。真菌性肺炎大多为继发性的,如免疫抑制、长期应用广谱抗生素及其他重危患者,偶尔也可在无真菌感染危险因素的健康人见到上述真菌的原发性肺部感染。卡氏肺孢子虫现在倾向于归类在真菌中,是免疫抑制宿主肺炎的常见病原体之一。

4.寄生虫性肺炎(肺寄生虫病)

阿米巴原虫、弓形虫、肺吸虫和棘球绦虫、血吸虫等均可以引起或主要引起肺部感染。某些寄生虫病如肺吸虫病、绦虫病具有地域性(疫区)特点,但现在人口流动性增加,在非疫区也应予以警惕。

(四)按发病场所和宿主状态分类

虽然按病原学诊断是一种理想的分类,但是迄今肺炎的病原学诊断仍有很多技术及其实施上的困难,而在不同环境或场所,以及不同宿主所发生的肺炎其病原学分布和临床表现等方面各有特点,临床处理和预后亦多差异。因此近年来关于肺炎分类倾向于按发病场所和宿主状态进行划分。

1.社区获得性肺炎

社区获得性肺炎(community acquired pneumonia,CAP)最为常见。临床病情轻重不一。80%的患者可以在门诊治疗;20%的患者需要住院治疗,其中占总数1%～2%的患者为重症肺炎,需要入住重症监护病房(ICU)治疗。

2.医院获得性肺炎

医院获得性肺炎(hospital acquired pneumonia,HAP):患病人数与CAP相比约为1∶4。

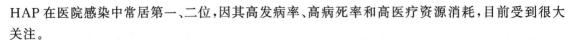

HAP在医院感染中常居第一、二位,因其高发病率、高病死率和高医疗资源消耗,目前受到很大关注。

3.护理院获得性肺炎

近20年来社会老年人口迅速增加,在发达国家老年护理院及慢性病护理院大批建立。在护理院生活者是一组特殊人群,肺炎易感性增高,其临床特征和病原学分布介于CAP和HAP之间,常被单列为一型即护理院获得性肺炎(nursing home acquired pneumonia,NHAP)或称健康护理相关肺炎(health-care associated pneumonia,HCAP)。目前我国护理院尚少,暂无必要单独分出NHAP,可按HAP处理。

4.免疫低下宿主肺炎

免疫低下宿主肺炎(immunocompromised host pneumonia,ICHP)由于HIV/ADIS流行,肿瘤放射治疗(放疗)、化学药物治疗(化疗)及器官移植或其他疾病而接受免疫抑制剂治疗者增多,在社会人口中不断增加的免疫低下宿主作为一组特殊人群对病原微生物极度易感,肺是最常见的感染靶器官。免疫低下宿主肺炎既可以是HAP,亦可以是CAP,但因其诊治特殊性,有必要单独列为一种类型。

其他尚可根据年龄分出老年人肺炎、儿童肺炎等类型。

二、诊断

(一)病史和体格检查

与任何疾病一样,详细采集病史和体检是诊断肺炎的临床基础。病史必须回答"5W":Who、When、Where、Why和How。"Who"就是要了解患者的基本情况,如年龄、职业、嗜好(吸烟、酗酒、吸毒)、免疫状态、性生活史(多个性伴侣或同性恋)和职业或不良环境接触史。"When"即暴露和发病时间,是否处于某种疾病的流行期。"Where"首先要区分社区感染还是医院感染,有无疫区居留或旅游史。"Why"和"How"则要求询问患者可能的发病原因和发病方式、自觉症状及其特征。体检必须全面、细致,除详细胸部体检外,要特别注意全身状况和肺外体征,当怀疑血源性感染或对于免疫低下患者更不能忽略系统性检查。

(二)影像学检查

X线检查是诊断肺炎的重要依据。临床表现为发热和咳嗽、咳痰,X线检查如果未显示肺实质炎症浸润,仅能诊断急性气管-支气管炎,多数为病毒感染,没有使用抗菌药物的指征。X线上病变范围是病情严重程度评价的重要参考指标。形态特征(叶段实变、斑片状浸润、从粟粒至大小不等的结节影、空洞形成、间质性病变等)虽然对病原学诊断并无特异性,但结合病史对推测病原(因)诊断仍有重要参考意义,可以提供进一步检查的大致方向,缩小鉴别诊断的范围。CT对揭示病变性质、隐匿部位病变和其他伴随改变(胸腔积液、纵隔和肺内淋巴结肿大)很有帮助,适用于需要鉴别诊断时。B超用于探测胸腔积液和贴近胸壁的肺实质病灶,并可指导穿刺抽液和经胸壁穿刺活检。

(三)病原学检查

镜检与培养是传统的、但迄今仍是最基本和最重要的病原学诊断技术。痰或下呼吸道采样标本涂片革兰染色镜检适用于普通细菌的检查,而特殊病原体常需借助特种染色(如姜-尼抗酸染色、吉姆萨染色等)。培养需按不同病原体(如病毒、细菌、真菌)采用相应培养技术。细菌培养根据形态和生化反应等特征可将其鉴定至种,并可进行抗菌药物敏感性测定。

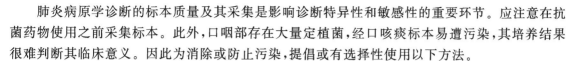

肺炎病原学诊断的标本质量及其采集是影响诊断特异性和敏感性的重要环节。应注意在抗菌药物使用之前采集标本。此外,口咽部存在大量定植菌,经口咳痰标本易遭污染,其培养结果很难判断其临床意义。因此为消除或防止污染,提倡或有选择性使用以下方法。

1.痰标本

(1)细胞学筛选:必须指导或辅助患者深咳痰和及时运送至实验室。接种前应确定痰标本质量合格与否。来自下呼吸道感染患者的合格痰标本应是含脓细胞和支气管状柱上皮细胞较多,而受唾液严重污染的不合格标本则有较多来自颊黏膜的扁平鳞状上皮细胞。通用的标准是直接涂片镜检每低倍视野白细胞>25 个,或鳞状上皮细胞<10 个,或鳞状上皮细胞∶白细胞<1∶2.5,为合格标本。仅有合格才做接种培养,可减少培养结果解释上的混乱。丢弃不合格标本,并要求临床重送。

(2)定量或半定量培养:感染性体液或渗出液(包括痰液)细菌浓度高于污染菌。痰定量培养每毫升分离的致病菌或条件致病菌浓度$\geqslant 10^7$菌落形成单位(cfu/mL)或半定量培养(4 区划线法)4＋可以认为是肺炎的致病菌,$\leqslant 10^4$ cfu/mL(或 1＋)为污染菌,介于上述浓度之间则应重复培养,如连续两次分离到相同细菌,浓度达到$10^5 \sim 10^6$ cfu/mL(或 3＋)亦认为有临床意义。

2.下呼吸道标本直接采样

环甲膜穿刺经气管吸引(transtracheal aspiration,TTA)、经人工气道内吸引(endotracheal aspiration,ETA)、防污染样本毛刷(protected specimen brush,PSB)、支气管肺泡灌洗(bronchial alveolar lavage,BAL)、经胸壁穿刺肺吸引(lung aspiration,LA)等方法,属创伤性技术,仅在重症疑难及免疫低下合并肺部感染患者选择性采用,目前比较推荐的是经纤支镜或盲式的 BAL 和 PSB 采样技术,并结合定量培养。

3.血和胸液培养

部分肺炎患者合并菌血症或胸腔积液,而血液和胸液属无污染体液标本,虽然培养阳性率不高,但特异性很高。凡住院 CAP 和 HAP 均应同时自两处静脉抽取血培养,有胸腔积液者尽可能做诊断性胸腔抽液以培养。

4.免疫学检测

用已知抗原或抗体与待测标本的抗体或抗原发生反应,借助肉眼、荧光或核素标记技术进行定性或定量测定。优点是快速、简便、不受抗菌治疗的影响。测定感染微生物的特异性抗体目前应用较多,IgM 抗体通常在感染后 7～10 天达到高峰,有一定临床诊断参考价值,而 IgG 抗体于感染后 4～6 周才达到高峰,仅适用于回顾性诊断和流行病学调查。测定特定病原体的特异性抗原是一种理想的诊断技术,但目前多数尚处于研究阶段。

5.分子生物学技术

分子生物学技术又称基因诊断,有 DNA 探针和体外扩增法。前者操作复杂、费用高,后者常用聚合酶链反应(PCR)法,适合临床实验室使用,但其敏感性、特异性和污染问题等不少技术问题尚待解决。

除体液和分泌物标本外,在有指征的肺炎患者尚可采集肺或肺外组织活检标本同时做病理组织学和微生物学检查,适用于某些特殊病原体感染。

三、治疗

(一)抗微生物化学治疗的一般原则和合理应用

1.抗菌药物经验性治疗和靶向治疗的统一

根据病原微生物学诊断选择相应抗微生物化学治疗,是肺炎现代治疗的原则。但是微生物学诊断包括从标本采集到病原体的分离鉴定需要时间,而且诊断的敏感性和特异性不高,为等待病原学诊断延迟初始抗微生物化疗会贻误治疗时机,明显影响预后。另一方面肺炎以细菌性感染最为常见,抗菌药物的发展使抗菌治疗足以覆盖可能的病原菌,获得治疗成功。有鉴于此,在细菌性肺炎应在获得病原学诊断前尽早(4~8小时内)开始经验性抗菌治疗。经验性治疗不是凭个人的狭隘经验,而应当参考不同类型肺炎病原谱的流行病学资料,结合具体患者的临床与影像特征,估计最可能的病原菌,依据抗菌药物的基本理论知识,并尽量寻找和参考不同抗菌治疗方案的循证医学证据,从而选择药物和制订治疗方案。在48~72小时后对病情再次评价。根据治疗反应和病原学检查结果,如果病原学检查结果无肯定临床意义,而初始治疗有效则继续原方案治疗。倘若获得特异性病原学诊断结果,而初始经验治疗方案明显不足或有错,或者治疗无反应,则应根据病原学诊断结合药敏测试结果,选择敏感抗菌药物,重新拟定治疗方案,此即靶向(目标)治疗。所以经验性治疗与靶向治疗是整个治疗过程的两个阶段,是有机的统一。不应片面强调靶向治疗贻误时机;而经验性治疗也应在治疗前留取诊断标本,尽可能获取特异性病原学诊断并转为特异性病原学治疗,不应仅仅停留在经验性水平。肺炎凡治疗反应不佳的患者都应该努力确立特异性病原(因)学诊断,而不是凭经验频繁更换抗菌药物。

2.熟悉和掌握抗菌药物的基本药理学知识是合理抗菌治疗的基础

每种抗菌药物的抗菌谱、抗菌活性、药动学和药效学参数、组织穿透力及其在肺泡上皮衬液,以及呼吸道分泌物中浓度、不良反应,以及药物经济学评价是正确选择药物和安排治疗方案的基础,必须熟悉和准确掌握。近年来关于药动学/药效学(PK/PD)的理论对于抗菌药物的临床合理应用有重要指导意义。β-内酰胺类和大环内酯类(除外阿奇霉素)抗菌药物属时间依赖性杀菌作用,要求血药浓度高于最低抑菌浓度的时间占给药间歇时间(T>MIC%)至少达到40%,此类药物大多半衰期较短,且抗生素后效应时间很短或没有,因此必须按半衰期所折算的给药间歇时间每天多次规则给药,不能任意减少给药次数。氨基糖苷类和喹诺酮类药物则属浓度依赖性杀菌作用,要求血药峰值浓度与最低抑菌浓度之比(C_{max}/MIC)达到8~10倍,或药时曲线下面积(AUC)与最低抑菌浓度之比(AUC/MIC,即AUIC)在革兰阳性球菌(如肺炎链球菌)达到30、革兰阴性杆菌达100以上,才能取得预期临床疗效,并避免耐药性产生。因此目前主张将过去常用的氨基苷类一天两次给药方案改为两次剂量集中一天一次使用;喹诺酮药物(如环丙沙星)治疗革兰阴性杆菌或铜绿假单胞菌肺部感染至少400 mg,分两次口服给药。

3.参考指南、结合本地区耐药情况选择药物

目前许多国家包括中国都制订和颁布了社区和医院肺炎诊治指南,提供了初始经验性治疗的抗菌药物推荐意见。不少推荐意见都有循证医学的支持证据,是肺炎抗菌治疗的基本参考。但各国或一国之内各地区细菌耐药情况不同,故肺炎经验性抗菌治疗的药物选择还应当结合本国或本地区的耐药监测资料,仔细斟酌,认真选择。

(二)问题和展望

(1)肺炎的病原学诊断十分重要,但目前技术水平远远不能满足临床需求。迫切需要研究和

发展新技术(包括采样和实验室处理),以提高临床抗微生物化学治疗的针对性。

(2)细菌耐药是抗菌药物治疗的重大难题,甚至是一场灾难。耐药问题需要综合治理,而合理用药是减少耐药的关键,临床医师负有重大责任。在美国抗生素处方中 3/4 是用于呼吸系统感染,其中大约一半属不合理用药。在我国则有过之而无不及。需要从教育和管理多方面入手,加强治理。

(3)新的病原微生物所致肺炎如 SARS 给中国和世界不小的震惊和足够深刻的教训,也给医学研究提出了许多重大课题,需要加强公共卫生体系建设,增加科学研究的投入与推动。

(4)特殊人群如老年人和免疫低下患者肺炎的患病率和病死率很高,基础和临床研究亟待加强。

(夏洪燕)

第四章

心血管系统疾病

第一节　原发性高血压

原发性高血压是以体循环动脉血压升高为主要临床表现,引起心、脑、肾、血管等器官结构、功能异常并导致心脑血管事件或死亡的心血管综合征,占高血压的绝大多数,通常简称为"高血压"。

一、流行病学

高血压是最常见的慢性病,就全球范围来看,高血压患病率和发病率在不同国家、地区或种族之间有差别;发达国家较发展中国家高;无论男女,随着年龄增长,高血压患病率日益上升;男女之间患病率差别不大,青年期男性稍高于女性,中年后女性稍高于男性。

根据调查数据,我国18岁以上成人高血压患病率为18.8%,估计目前我国有2亿多高血压患者,每年新增高血压患者约1 000万人。高血压患病率北方高于南方,华北及东北属于高发地区;沿海高于内地;城市高于农村;高原少数民族地区患病率较高。近年来,经过全社会的共同努力,高血压知晓率、治疗率及控制率有所提高,但仍很低。

二、病因

(一)遗传因素

60%的高血压患者有阳性家族史,患病率在具有亲缘关系的个体中较非亲缘关系的个体高,同卵双生子较异卵双生子高,而在同一家庭环境下具有血缘关系的兄妹较无血缘关系的兄妹高;大部分研究提示,遗传因素占高血压发病机制35%～50%;已有研究报告过多种罕见的单基因型高血压。可能存在主要基因显性遗传和多基因关联遗传两种方式;高血压多数是多基因功能异常,其中每个基因对血压都有一小部分作用(微效基因),这些微效基因的综合作用最终导致了血压的升高。动物试验研究已成功地建立了遗传性高血压大鼠模型,繁殖几代后几乎100%发生高血压。不同个体的血压在高盐膳食和低盐膳食中也表现出一定的差异性,这也提示可能有遗传因素的影响。

(二)非遗传因素

近年来,非遗传因素的作用越来越受到重视,在大多数原发性高血压患者中,很容易发现环境(行为)对血压的影响。重要的非遗传因素如下。

1.膳食因素

日常饮食习惯明显影响高血压患病风险。高钠、低钾膳食是大多数高血压患者发病最主要的危险因素。人群中,钠盐摄入量与血压水平和高血压患病率呈正相关,而钾盐摄入量与血压水平呈负相关。我国人群研究表明,膳食钠盐摄入量平均每天增加 2 g,收缩压和舒张压分别增高 0.3 kPa(2 mmHg)和 0.1 kPa(1.2 mmHg)。进食较少新鲜蔬菜水果会增加高血压患病风险,可能与钾盐及柠檬酸的低摄入量有关。重度饮酒人群中高血压风险升高;咖啡因可引起瞬时血压升高。

2.超重和肥胖

体重指数(BMI)及腰围是反映超重及肥胖的常用临床指标。人群中体重指数与血压水平呈正相关:体重指数每增加 3 kg/m^2,高血压风险在男性增加 50%,女性增加 57%。身体脂肪的分布与高血压发生也相关:腰围男性≥90 cm 或女性≥85 cm,发生高血压的风险是腰围正常者的4 倍以上。目前认为超过 50%的高血压患者可能是肥胖所致。

3.其他

长期精神过度紧张、缺乏体育运动、睡眠呼吸暂停及服用避孕药物等也是高血压发病的重要危险因素。

三、发病机制

遗传因素与非遗传因素通过什么途径和环节升高血压,尚不完全清楚。已知影响动脉血压形成的因素包括心脏射血功能、循环系统内的血液充盈及外周动脉血管阻力。目前主要从以下几个方面阐述高血压的机制。

(一)交感神经系统活性亢进

各种因素使大脑皮质下神经中枢功能发生变化,各种神经递质浓度异常,最终导致交感神经系统活性亢进,血浆儿茶酚胺浓度升高。交感神经系统活性亢进可能通过多种途径升高血压,如儿茶酚胺单独的作用与儿茶酚胺对肾素释放刺激的协同作用,最终导致心排血量增加或改变正常的肾脏压力-容积关系。另外,交感神经系统分布异常在高血压发病机制方面也有重要作用,这些现象在年轻患者中更明显,越来越多的证据表明,交感神经系统亢进与心脑血管病发病率和病死率呈正相关。它可能导致了高血压患者在晨间的血压增高,引起了晨间心血管病事件的升高。

(二)肾素-血管紧张素-醛固酮系统

肾素-血管紧张素-醛固酮系统(RAAS)在调节血管张力、水与电解质平衡和心血管重塑等方面都起着重要的作用。经典的 RAAS 肾小球入球动脉的球旁细胞分泌肾素,激活从肝脏产生的血管紧张素原,生成血管紧张Ⅰ(AngⅠ),然后经过血管紧张素转换酶(ACE)生成血管紧张素Ⅱ(AngⅡ)。AngⅡ是 RAAS 的主要效应物质,可以作用于血管紧张素Ⅱ受体,使小动脉收缩;并可刺激醛固酮的分泌,而醛固酮分泌增加可导致水钠潴留。另外,还可以通过交感神经末梢突触前膜的正反馈使去甲肾上腺素分泌增加。这些作用均可导致血压升高,从而参与了高血压的发病及维持。目前,针对该系统研制的降压药在高血压的治疗中发挥着重要作用。此外,该系统除上述作用外,还可能与动脉粥样硬化、心肌肥厚、血管中层硬化、细胞凋亡及心力衰竭等密切相关。

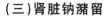

（三）肾脏钠潴留

相当多的详细证据支持钠盐在高血压发生中的作用。目前研究表明，血压随年龄升高直接与钠盐摄入水平的增加有关。给某些人短期内大量钠负荷，血管阻力和血压会上升，而限钠至100 mmol/d，多数人血压会下降，而利尿剂的降压作用需要一个初始的排钠过程。在大多数高血压患者中，血管组织和血细胞内钠浓度升高；对有遗传倾向的动物给予钠负荷，会出现高血压。

过多的钠盐必须在肾脏被重吸收后才能引起高血压，因此肾脏在调节钠盐方面起着重要作用，研究表明老年高血压患者中盐敏感性增加，推测可能与肾小球滤钠作用下降及肾小管重吸收钠异常增高有关。另外，其他一些原因也可干扰肾单位对过多钠盐的代偿能力，进而可导致血压升高，如获得性钠泵抑制剂或其他影响钠盐转运物质的失调；一部分人群由于各种原因导致入球小动脉收缩或腔内固有狭窄而导致肾单位缺血，这些肾单位分泌的肾素明显增多，增多的肾素干扰了正常肾单位对过多钠盐的代偿能力，从而扰乱了整个血压的自身稳定性。

（四）高胰岛素血症和/或胰岛素抵抗

高血压与高胰岛素血症之间的关系已被认识了很多年，高血压患者中约有一半存在不同程度的胰岛素抵抗（IR），尤其是伴有肥胖者。近年来的一些观点认为胰岛素抵抗是 2 型糖尿病和高血压发生的共同病理生理基础。大多观点认为血压的升高继发于高胰岛素血症。高胰岛素血症导致的升压效应机制：一方面导致交感神经活性的增加、血管壁增厚和肾脏钠盐重吸收增加等；另一方面高胰岛素血症也可导致一氧化氮扩血管作用的缺陷，从而升高血压。

（五）其他可能的机制

（1）内皮细胞功能失调：血管内皮细胞可以产生多种调节血管收缩舒张的递质，如一氧化氮、前列环素、内皮素-1 及内皮依赖性收缩因子等。当这些介质分泌失调时，可能导致血管的收缩舒张功能异常，如高血压患者对不同刺激引起的一氧化氮释放减少而导致的舒血管反应减弱；内皮素-1，可引起强烈而持久的血管收缩，阻滞其受体后则引起血管舒张，但内皮素在高血压中的作用仍然需要更多研究。

（2）细胞间离子转运失调及多种血管降压激素缺陷等也可能影响血压。

四、病理

高血压的主要病理改变是小动脉的病变和靶器官损害。长期高血压引起全身小动脉病变，主要表现为小动脉中层平滑肌细胞增生和纤维化，管壁增厚和管腔狭窄，导致心、脑、肾等重要靶器官缺血及相关的结构和功能改变。长期高血压可促进大、中动脉粥样硬化的发生和发展。

（一）心脏

左心室肥厚是高血压所致心脏特征性的改变。长期压力超负荷和神经内分泌异常，可导致心肌细胞肥大、心肌结构异常、间质增生、左心室体积和重量增加。早期左心室以向心性肥厚为主，长期病变时心肌出现退行性改变，心肌细胞萎缩伴间质纤维化，心室壁可由厚变薄，左心室腔扩大。左心室肥厚将引起一系列功能失调，包括冠状动脉血管舒张储备功能降低、左心室壁机械力减弱及左心室舒张充盈方式异常等；随着血流动力学变化，早期可出现舒张功能变化，晚期可演变为舒张或收缩功能障碍，发展为不同类型的充血性心力衰竭。高血压在导致心脏肥厚或扩大的同时，常可合并冠状动脉粥样硬化和微血管病变，最终可导致心力衰竭或严重心律失常，甚至猝死。

（二）肾

长期持续性高血压可导致肾动脉硬化及肾小球囊内压升高,造成肾实质缺血、肾小球纤维化及肾小管萎缩,并有间质纤维化;相对正常的肾单位可代偿性肥大。早期患者肾脏外观无改变,病变进展到一定程度时肾表面呈颗粒状,肾体积可随病情的发展逐渐萎缩变小,最终导致肾衰竭。

（三）脑

高血压可造成脑血管从痉挛到硬化的一系列改变,但脑血管结构较薄弱,发生硬化后更为脆弱,加之长期高血压时脑小动脉易形成微动脉瘤,易在血管痉挛、血管腔内压力波动时破裂出血;高血压易促使脑动脉粥样硬化、粥样斑块破裂可并发脑血栓形成。高血压的脑血管病变特别容易发生在大脑中动脉的豆纹动脉、基底动脉的旁正中动脉和小脑齿状核动脉,这些血管直接来自压力较高的大动脉,血管细长而且垂直穿透,容易形成微动脉瘤或闭塞性病变。此外,颅内外动脉粥样硬化的粥样斑块脱落可造成脑栓塞。

（四）视网膜

视网膜小动脉在本病初期发生痉挛,以后逐渐出现硬化,严重时发生视网膜出血和渗出及视神经盘水肿。高血压视网膜病变分为4期(图4-1)：Ⅰ期和Ⅱ期是视网膜病变早期,Ⅲ和Ⅳ期是严重高血压视网膜病变,对心血管病死率有很高的预测价值。

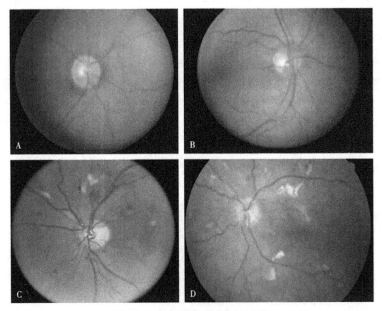

图 4-1　高血压视网膜病变分期

A.Ⅰ期(小动脉局灶性或普遍性狭窄);B.Ⅱ期(动静脉缩窄);C.Ⅲ期(出血、严重渗出);D.Ⅳ期(视盘水肿)

五、临床表现

（一）症状

高血压被称作沉默杀手,大多数高血压患者起病隐匿、缓慢,缺乏特殊的临床表现。有的仅在健康体检或因其他疾病就医或在发生明显的心、脑、肾等靶器官损害时才被发现。临床常见症状有头痛、头晕、头胀、失眠、健忘、注意力不集中、易怒及颈项僵直等,症状与血压升高程度可不

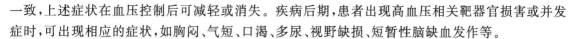

一致,上述症状在血压控制后可减轻或消失。疾病后期,患者出现高血压相关靶器官损害或并发症时,可出现相应的症状,如胸闷、气短、口渴、多尿、视野缺损、短暂性脑缺血发作等。

(二)体征

高血压体征较少,除血压升高外,体格检查听诊可有主动脉瓣区第二心音亢进、收缩期杂音或收缩早期喀喇音等。有些体征常提示继发性高血压可能:若触诊肾脏增大,同时有家族史,提示多囊肾可能;腹部听诊收缩性杂音,向腹两侧传导,提示肾动脉狭窄;心律失常、严重低钾及肌无力的患者,常考虑原发性醛固酮增多症。

(三)并发症

1.心力衰竭

长期持续性高血压使左心室超负荷,发生左心室肥厚。早期心功能改变是舒张功能降低,压力负荷增大,可演变为收缩和/或舒张功能障碍,出现不同类型的心力衰竭。同时高血压可加速动脉粥样硬化的发展,增大了心肌缺血的可能性,使高血压患者心肌梗死、猝死及心律失常发生率较高。

2.脑血管疾病

脑血管并发症是我国高血压患者最常见的并发症,也是最主要死因;主要包括短暂性脑缺血发作(TIA)、脑血栓形成、高血压脑病、脑出血及脑梗死等。高血压占脑卒中病因的50%以上,是导致脑卒中和痴呆的主要危险因素。在中老年高血压患者中,磁共振成像(MRI)上无症状脑白质病变(白质高密度)提示脑萎缩和血管性痴呆。

3.大血管疾病

高血压患者可合并主动脉夹层(远端多于近端)、腹主动脉瘤和外周血管疾病等;其中,大多数腹主动脉瘤起源肾动脉分支以下。

4.慢性肾脏疾病

高血压可引起肾功能下降和/或尿白蛋白排泄增加。血清肌酐浓度升高或估算的肾小球滤过率(eGFR)降低表明肾脏功能减退;尿白蛋白和尿白蛋白排泄率增加则意味着肾小球滤过屏障的紊乱。高血压合并肾脏损害大大增加了心血管事件的风险。大多数高血压相关性慢性肾脏病患者在肾脏功能全面恶化需要透析前,常死于心脏病发作或者脑卒中。

六、诊断与鉴别诊断

高血压患者的诊断:①确定高血压的诊断;②排除继发性高血压的原因;③根据患者心血管危险因素、靶器官损害和伴随的临床情况评估患者的心血管风险。需要正确测量血压、仔细询问病史(包括家族史)及体格检查,安排必要的实验室检查。

(1)目前高血压的定义:在未使用降压药物的情况下,非同日3次测量血压,收缩压(SBP)≥18.7 kPa(140 mmHg)和/或舒张压(DBP)≥12.0 kPa(90 mmHg)[SBP≥18.7 kPa(140 mmHg)和DBP<12.0 kPa(90 mmHg)为单纯性收缩期高血压];患者既往有高血压,目前正在使用降压药物,血压虽然低于18.7/12.0 kPa(140/90 mmHg),也应诊断为高血压。根据血压升高水平,又进一步将高血压分为1级、2级和3级(表4-1)。

(2)心血管疾病风险分层的指标:血压水平、心血管疾病危险因素、靶器官损害、临床并发症和糖尿病,根据这些指标,可以将患者进一步分为低危、中危、高危和很高危4个层次,它有助于确定启动降压治疗的时机,确立合适的血压控制目标,采用适宜的降压治疗方案,实施危险因素的综合管理等。表 4-2 为高血压患者心血管疾病风险分层标准。

表 4-1　血压水平分类和分级

分类	收缩压（mmHg）	舒张压（mmHg）
正常血压	＜120	＜80
正常高值血压	120～139	80～89
高血压	≥140	≥90
1 级高血压	140～159	90～99
2 级高血压	160～179	100～109
3 级高血压	≥180	≥110
单纯收缩期高血压	≥140	＜90

注：当收缩压和舒张压分属于不同级别时，以较高的分级为准。

表 4-2　高血压患者心血管疾病风险分层

其他危险因素和病史	高血压		
	1 级	2 级	3 级
无	低危	中危	高危
1～2 个其他危险因素	中危	中危	很高危
≥3 个其他危险因素，或靶器官损伤	高危	高危	很高危
临床并发症或合并糖尿病	很高危	很高危	很高危

七、实验室检查

（一）血压测量

1.诊室血压测量

诊室血压是指由医护人员在标准状态下测量得到的血压，是目前诊断、治疗、评估高血压常用的标准方法，准确性好。正确的诊室血压测量规范如下：测定前患者应坐位休息 3～5 分钟；至少测定 2 次，间隔 1～2 分钟，如果 2 次测量数值相差很大，应增加测量次数；合并心律失常，尤其是心房颤动的患者，应重复测量以改善精确度；使用标准气囊（宽 12～13 cm，长 35 cm），上臂围＞32 cm 应使用大号袖带，上臂较瘦的应使用小号的袖带；无论患者体位如何，袖带应与心脏同水平；采用听诊法时，使用柯氏第 Ⅰ 音和第 Ⅴ 音（消失音）分别作为收缩压和舒张压。第 1 次应测量双侧上臂血压以发现不同，以后测量血压较高一侧；在老年人、合并糖尿病或其他可能易发生直立性低血压者第 1 次测量血压时，应测定站立后 1 分钟和 3 分钟的血压。

2.诊室外血压测量

诊室外血压通常指动态血压监测或家庭自测血压。诊室外血压是传统诊室血压的重要补充，最大的优势在于提供大量医疗环境以外的血压值，较诊室血压代表更真实的血压。

（1）家庭自测血压：可监测常态下白天血压，获得短期和长期血压信息，用于评估血压变化和降压疗效。适用于老年人、妊娠妇女、糖尿病、可疑白大衣性高血压、隐蔽性高血压和难治性高血压等；有助于提高患者治疗的依从性。

测量方法：目前推荐国际标准认证的上臂式电子血压计，一般不推荐指式、手腕式电子血压计,肥胖患者或寒冷地区可用手腕式电子血压计。测量方法为每天早晨和晚上检测血压,测量后马上将结果记录在标准的日记上,至少连续 3～4 天,最好连续监测 7 天,在医师的指导下,剔除第 1 天监测的血压值后,取其他读数的平均值解读结果。

(2)24 小时动态血压:可监测日常生活状态下全天血压,获得多个血压参数,不仅可用于评估血压升高程度、血压晨峰、短时血压变异和昼夜节律,还有助于评估降压疗效鉴别白大衣性高血压和隐蔽性高血压,识别真性或假性顽固性高血压等。患者可通过佩戴动态血压计进行动态血压监测,通常佩戴在非优势臂上,持续 24～25 小时,以获得白天活动时和夜间睡眠时的血压值。医师指导患者动态血压测量方法及注意事项,设置定时测量,日间一般每 15～30 分钟测1 次,夜间睡眠时 30～60 分钟测 1 次。袖带充气时,患者尽量保持安静,尤其佩带袖带的上肢。嘱咐患者提供日常活动的日记,除了服药时间,还包括饮食及夜间睡眠的时间和质量。表 4-3 为不同血压测量方法对于高血压的参考定义。

表 4-3 不同血压测量方法对于高血压的定义

分类	收缩压(mmHg)	舒张压(mmHg)
诊室血压	≥140	≥90
动态血压		
白昼血压	≥135	≥85
夜间血压	≥120	≥70
全天血压	≥130	≥80
家测血压	≥135	≥85

(二)心电图(ECG)

可诊断高血压患者是否合并左心室肥厚、左心房负荷过重及心律失常等。心电图诊断左心室肥厚的敏感性不如超声心动图,但对评估预后有帮助。心电图提示有左心室肥厚的患者病死率较对照组增高 2 倍以上;左心室肥厚并伴有复极异常图形者心血管病死率和病残率更高。心电图上出现左心房负荷过重亦提示左心受累,还可作为左心室舒张顺应性降低的间接证据。

(三)X 线胸片

心胸比率>0.5 提示心脏受累,多由于左心室肥厚和扩大,胸片上可显示为靴型心。主动脉夹层、胸主动脉及腹主动脉缩窄亦可从 X 线胸片中找到线索。

(四)超声心动图

超声心动图(UCG)能评估左右心房室结构及心脏收缩舒张功能。更为可靠地诊断左心室肥厚,其敏感性较心电图高。测定计算所得的左心室质量指数(LVMI),是一项反映左心室肥厚及其程度的较为准确的指标,与病理解剖的符合率和相关性好。如疑有颈动脉、股动脉、其他外周动脉和主动脉病变,应做血管超声检查;疑有肾脏疾病者,应做肾脏超声。

(五)脉搏波传导速度

大动脉变硬及波反射现象已被确认为是单纯收缩性高血压和老龄化脉压增加的最重要病理生理影响因素。颈动脉-股动脉脉搏波传导速度(PWV)是检查主动脉僵硬度的"金标准",主动脉僵硬对高血压患者中的致死性和非致死性心血管事件具有独立预测价值。

(六)踝肱指数

踝肱指数(ABI)可采用自动化设备或连续波多普勒超声和血压测量计测量。踝肱指数低

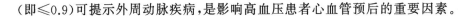

（即≤0.9）可提示外周动脉疾病,是影响高血压患者心血管预后的重要因素。

八、治疗

(一)治疗目的

大量的临床研究证据表明,抗高血压治疗可降低高血压患者心脑血管事件,尤其在高危患者中获益更大。高血压患者发生心脑血管并发症往往与血压严重程度有密切关系,因此降压治疗应该确立控制的血压目标值,同时高血压患者合并的多种危险因素也需要给予综合干预措施降低心血管风险。高血压治疗的最终目的是降低高血压患者心、脑血管事件的发生率和病死率。

(二)治疗原则

(1)治疗前应全面评估患者的总体心血管风险,并在风险分层的基础上做出治疗决策。①低危患者:对患者进行数月的治疗性生活方式改变观察,测量血压不能达标者,决定是否开始药物治疗。②中危患者:进行数周治疗性生活方式的改变观察,然后决定是否开始药物治疗。③高危、很高危患者:立即开始对高血压及并存的危险因素和临床情况进行药物治疗。

(2)降压治疗应该确立控制的血压目标值,通常在<60岁的一般人群中,包括糖尿病或慢性肾脏病合并高血压患者,血压控制目标值<18.7/12.0 kPa(140/90 mmHg);≥60岁人群中血压控制目标水平<20.0/12.0 kPa(150/90 mmHg),80岁以下老年人如果能够耐受血压可进一步降至18.7/12.0 kPa(140/90 mmHg)以下。

(3)大多数患者需长期、甚至终生坚持治疗。所有的高血压患者都需要非药物治疗,在非药物治疗基础上若血压未达标可进一步药物治疗,大多数患者需要药物治疗才能达标。

(三)高血压治疗方法

1.非药物治疗

非药物治疗主要指治疗性生活方式干预,即去除不利于身体和心理健康的行为和习惯。它不仅可以预防或延迟高血压的发生,而且还可以降低血压,提高降压药物的疗效及患者依从性,从而降低心血管风险。

(1)限盐:钠盐可显著升高血压及高血压的发病风险,所有高血压患者应尽可能减少钠盐的摄入量,建议摄盐<6 g/d。主要措施:尽可能减少烹调用盐;减少味精、酱油等含钠盐的调味品用量;少食或不食含钠盐量较高的各类加工食品。

(2)增加钙和钾盐的摄入:多食用蔬菜、低乳制品和可溶性纤维、全谷类剂植物源性蛋白(减少饱和脂肪酸和胆固醇),同时也推荐摄入水果,因为其中含有大量钙及钾盐。

(3)控制体重:超重和肥胖是导致血压升高的重要原因之一。最有效的减重措施是控制能量摄入和增加体力活动。在饮食方面要遵循平衡膳食的原则,控制高热量食物的摄入,适当控制主食用量;在运动方面,规律的、中等强度的有氧运动是控制体重的有效方法。

(4)戒烟:吸烟可引起血压和心率的骤升,血浆儿茶酚胺和血压同步改变,以及压力感受器受损都与吸烟有关。长期吸烟还可导致血管内皮损害,显著增加高血压患者发生动脉粥样硬化性疾病的风险。因此,除了对血压值的影响外,吸烟还是一个动脉粥样硬化性心血管疾病重要危险因素,戒烟是预防心脑血管疾病(包括卒中、心肌梗死和外周血管疾病)有效措施;戒烟的益处十分肯定,而且任何年龄戒烟均能获益。

(5)限制饮酒:饮酒、血压水平和高血压患病率之间呈线性相关。长期大量饮酒可导致血压升高,限制饮酒量则可显著降低高血压的发病风险。每天酒精摄入量男性不应超过25 g;女性不

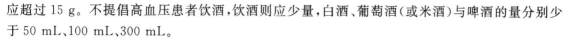

应超过 15 g。不提倡高血压患者饮酒，饮酒则应少量，白酒、葡萄酒（或米酒）与啤酒的量分别少于 50 mL、100 mL、300 mL。

（6）体育锻炼：定期的体育锻炼可产生重要的治疗作用，可降低血压及改善糖代谢等。因此，建议进行规律的体育锻炼，即每周多于 4 天且每天至少 30 分钟的中等强度有氧锻炼，如步行、慢跑、骑车、游泳、做健美操、跳舞和非比赛性划船等。

2.药物治疗

（1）常用降压药物的种类和作用特点：常用降压药物包括钙通道阻滞剂（CCB）、血管紧张素转换酶抑制剂（ACEI）、血管紧张素Ⅱ受体阻滞剂（ARB）、β受体阻滞剂及利尿剂 5 类，以及由上述药物组成的固定配比复方制剂。5 类降压药物及其固定复方制剂均可作为降压治疗的初始用药或长期维持用药。

1）钙通道阻滞剂（CCB）：主要包括二氢吡啶类及非二氢吡啶类，临床上常用于降压的 CCB 主要是二氢吡啶类。二氢吡啶类钙通道阻滞剂有明显的周围血管舒张作用，而对心脏自律性、传导或收缩性几乎没有影响。根据药物作用持续时间，该类药物又可分为短效和长效。长效包括长半衰期药物，如氨氯地平、左旋氨氯地平；脂溶性膜控型药物，如拉西地平和乐卡地平；缓释或控释制剂，如非洛地平缓释片、硝苯地平控释片。已发现该类药物对老年高血压患者卒中的预防特别有效，在延缓颈动脉粥样硬化和降低左心室肥厚方面优于β受体阻滞剂，但心动过速与心力衰竭患者应慎用。常见不良反应包括血管扩张导致头疼、面部潮红及脚踝部水肿等。

非二氢吡啶类钙通道阻滞剂主要有维拉帕米和地尔硫䓬，主要影响心肌收缩和传导功能，不宜在心力衰竭、窦房结传导功能低下或心脏传导阻滞患者中使用，同样是有效的抗高血压药物，它们很少引起与血管扩张有关的不良反应，如潮红和踝部水肿。

2）血管紧张素转化酶抑制剂（ACEI）：作用机制是抑制血管紧张素转化酶从而阻断肾素血管紧张素系统发挥降压作用。尤其适用于伴慢性心力衰竭、冠状动脉缺血、糖尿病或非糖尿病肾病、蛋白尿或微量白蛋白尿患者。干咳是其中一个主要不良反应，可在中断 ACEI 数周后仍存在，可用 ARB 取代；皮疹、味觉异常和白细胞减少等罕见。肾功能不全或服用钾或保钾制剂的患者有可能发生高钾血症。禁忌证为双侧肾动脉狭窄、高钾血症及妊娠妇女等。

3）血管紧张素Ⅱ受体抑制剂（ARB）：作用机制是阻断血管紧张素Ⅱ（1 型）受体与血管紧张素受体（T_1）结合，发挥降压作用。尤其适用于应该接受 ACEI，但通常因为干咳不能耐受的患者。禁忌证同 ACEI。

4）β受体阻滞剂：该类药物可抑制过度激活的交感活性，尤其适用于伴快速性心律失常、冠心病（尤其是心肌梗死后）、慢性心力衰竭、交感神经活性增高及高动力状态的高血压患者。常见的不良反应是疲乏，可能增加糖尿病发病率并常伴有脂代谢紊乱。β受体阻滞剂预防卒中的效果略差，可能归因于其降低中心收缩压和脉压能力较小。老年、慢性阻塞性肺疾病、运动员、周围血管病或糖耐量异常者慎用；高度心脏传导阻滞、哮喘为禁忌证，长期应用者突然停药可发生反跳现象。$β_1$ 受体阻滞剂具有高心脏选择性，且脂类和糖类代谢紊乱较小及患者治疗依从性较好。

5）利尿剂：主要有噻嗪类利尿剂、袢利尿剂和保钾利尿剂等。起始降压均通过增加尿钠的排泄，并通过降低血浆容量、细胞外液容量和心排血量而发挥降压作用。低剂量的噻嗪类利尿剂对于大多数高血压患者应是药物治疗的初始选择之一。噻嗪类利尿剂常和保钾利尿剂联用，保钾利尿剂中醛固酮受体拮抗剂是比较理想的选择，后者主要用于原发性醛固酮增多症、难治性高血压。袢利尿剂用于肾功能不全或难治性高血压患者，其不良反应与剂量密切相关，故通常应采用小剂量。此外,噻嗪类利尿剂可引起尿酸升高,痛风及高尿酸血症患者慎用。

6)其他类型降压药物:包括交感神经抑制剂,如利血平、可乐定;直接血管扩张剂,如肼屈嗪;α₁受体阻滞剂,如哌唑嗪、特拉唑嗪;中药制剂等。这些药物一般情况下不作为降压治疗的首选,但在某些复方制剂或特殊情况下可以使用。

(2)降压药物选择:应根据药物作用机制及适应证,并结合患者具体情况选药。推荐参照以下原则对降压药物进行优先考虑。

1)一般人群(包括糖尿病患者):初始降压治疗可选择噻嗪类利尿剂、CCB、ACEI 或 ARB。

2)一般黑人(包括糖尿病患者):初始降压治疗包括噻嗪类利尿剂或 CCB。

3)≥18 岁的慢性肾脏疾病患者(无论其人种及是否伴糖尿病):初始(或增加)降压治疗应包括 ACEI 或 ARB,以改善肾脏预后。

4)高血压合并稳定性心绞痛患者:首选 β 受体阻滞剂,也可选用长效 CCB;急性冠状动脉综合征的患者,应优先使用 β 受体阻滞剂和 ACEI;陈旧性心肌梗死患者,推荐使用 ACEI、β 受体阻滞剂和醛固酮拮抗剂。

5)无症状但有心功能不全的患者:建议使用 ACEI 和 β 受体阻滞剂。

(3)药物滴定方法及联合用药推荐:药物滴定方法。以下 3 种药物治疗策略均可考虑。①在初始治疗高血压时,先选用一种降压药物,逐渐增加至最大剂量,如果血压仍不能达标则加用第二种药物。②在初始治疗高血压时,先选用一种降压药物,血压不达标时不增加该种降压药物的剂量,而是联合应用第 2 种降压药物。③若基线血压≥21.3/13.3 kPa(160/100 mmHg),或患者血压超过目标 2.7/1.3 kPa(20/10 mmHg),可直接启用两种药物联合治疗(自由处方联合或单片固定剂量复方制剂)。

若经上述治疗血压未能达标,应指导患者继续强化生活方式改善,同时视患者情况尝试增加药物剂量或种类(仅限于噻嗪类利尿剂、ACEI、ARB 和 CCB 4 种药物,但不建议 ACEI 与 ARB 联合应用)。经上述调整血压仍不达标时,可考虑增加其他药物(如 β 受体阻滞剂、醛固酮受体拮抗剂等)。

1)联合用药的意义:采用单一药物的明显优点是能够将疗效和不良反应都归因于那种药物。但任何两类高血压药物的联用可增加血压的降低幅度,并远大于增加一种药物剂量所降压的幅度。初始联合疗法的优点是,对血压值较高的患者实现目标血压的可能性更大,以及因多种治疗改变而影响患者依从性的可能性较低,其他优点包括不同种类的药物间具有生理学和药理学的协同作用,不仅有较大的血压降幅,还可能不良反应更少,并且可能提供大于单一药物所提供的益处。

2)利尿剂加 ACEI 或 ARB:长期使用利尿剂会可能导致交感神经系统及 RAAS 激活,联合使用 ACEI 或 ARB 后可抵消这种不良反应,增强降压效果。此外,ACEI 和 ARB 由于可使血钾水平稍上升,从而能防止利尿剂长期应用所致的电解质紊乱,尤其低血钾等不良反应。

3)CCB 加 ACEI 或 ARB:前者具有直接扩张动脉的作用,后者通过阻断 RAAS 和降低交感活性,既扩张动脉,又扩张静脉,故两药在扩张血管上有协调降压作用;二氢吡啶类 CCB 常见产生的踝部水肿可被 ACEI 或 ARB 消除;两药在心肾和血管保护,在抗增殖和减少蛋白尿上亦有协同作用。此外,ACEI 或 ARB 可阻断 CCB 所致反射性交感神经张力增加和心率加快的不良反应。

4)CCB 加 β 受体阻滞剂:前者具有扩张血管和轻度增加心排血量作用,正好抵消 β 受体阻滞

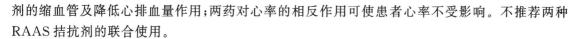

剂的缩血管及降低心排血量作用;两药对心率的相反作用可使患者心率不受影响。不推荐两种 RAAS 拮抗剂的联合使用。

(解连昌)

第二节 继发性高血压

继发性高血压是病因明确的高血压,当查出病因并有效去除或控制病因后,作为继发症状的高血压可被治愈或明显缓解。其在高血压人群中占 5%~10%。临床常见病因为肾性、内分泌性、主动脉缩窄、阻塞性睡眠呼吸暂停低通气综合征及药物性等,由于精神心理问题而引发的高血压也时常可以见到。提高对继发性高血压的认识,及时明确病因并积极针对病因治疗将会大大降低因高血压及并发症造成的高致死及致残率。

一、肾性高血压

(一)肾实质性

肾实质性疾病是继发性高血压常见的病因,占 2%~5%。由于慢性肾小球肾炎已不太常见,高血压性肾硬化和糖尿病肾病已成为慢性肾病中最常见的原因。病因为原发或继发性肾脏实质病变,是最常见的继发性高血压之一。常见的肾脏实质性疾病包括急慢性肾小球肾炎、多囊肾、慢性肾小管间质病变、痛风性肾病、糖尿病肾病及狼疮性肾炎等;也少见于遗传性肾脏疾病(Liddle 综合征)、肾脏肿瘤等。

临床有时鉴别肾实质性高血压与高血压引起的肾脏损害较为困难。一般情况下,前者肾脏病变的发生常先于高血压或与其同时出现,血压水平较高且较难控制,易进展为恶性高血压,蛋白尿/血尿发生早、程度重、肾脏功能受损明显。常用的实验室检查:血尿常规、血电解质、肌酐、尿酸、血糖、血脂的测定,24 小时尿蛋白定量或尿白蛋白/肌酐比值、12 小时尿沉渣检查,肾脏 B 超:了解肾脏大小、形态及有无肿瘤,如发现肾脏体积及形态异常,或发现肿物,则需进一步做肾脏计算机断层/磁共振以确诊并查病因;必要时应在有条件的医院行肾脏穿刺及病理学检查,这是诊断肾实质性疾病的"金标准"。

肾实质性高血压应低盐饮食(<6 g/d);大量蛋白尿及肾功能不全者,宜选择摄入高生物效价蛋白;在针对原发病进行有效的治疗同时,积极控制血压在<18.7/12.0 kPa(140/90 mmHg),有蛋白尿的患者应首选 ACEI 或 ARB 作为降压药物,必要时联合其他药物。透析及肾移植用于终末期肾病。

(二)肾血管性

肾血管性高血压是继发性高血压最常见的病因。引起肾动脉狭窄的主要原因包括动脉粥样硬化(90%),主要是出现了其他系统性动脉硬化相关临床症状的老年患者;肌纤维发育不良(不到 10%)(图 4-2),主要是健康状况较好的年轻女性,常有吸烟史;还有比较少见的多发性大动脉炎。单侧肾动脉狭窄时,患侧肾分泌肾素,激活 RAAS,导致水钠潴留。另外,健侧肾高灌注,产生压力性利尿,进一步导致 RAAS 激活,形成肾素依赖性高血压的恶性循环。双侧肾动脉狭窄时,同样存在 RAAS 激活,但无压力性利尿,因而血容量扩张使得肾素分泌抑制,因此产生容量依赖性高血压。当血容量减少时,容量依赖性高血压可再转变为肾素依赖性高血压,比如使用利尿剂治疗后容量减少,肾素再次分泌增多,可导致利尿剂抵抗性高血压。

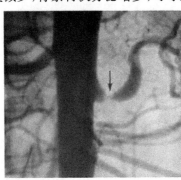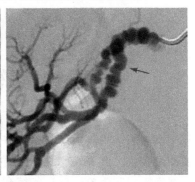

图 4-2　肾血管狭窄

左侧为动脉粥样硬化(箭头所示);右侧为肌纤维发育不良(箭头所示)

以下临床证据有助于肾血管性高血压的诊断:所有需要住院治疗的急性高血压;反复发作的"瞬时"肺水肿;腹部或肋脊角处闻及血管杂音;血压长期控制良好的高血压患者病情在近期加重;年轻患者或 50 岁以后出现的恶性高血压;不明原因低钾血症;使用 ACEI 或 ARB 类药物后产生的急进性肾衰竭;左右肾脏大小不等;全身性动脉粥样硬化疾病。

彩色多普勒超声检查是一种无创检查,为诊断肾动脉狭窄的首选方法。造影剂增强性计算机断层 X 线照相术(CTA)及磁共振血管造影(MRA)亦常用于肾动脉狭窄的检查。肌纤维发育异常产生的肾动脉狭窄往往会在肾动脉中部形成一个"串珠样"改变;而动脉硬化导致的肾动脉狭窄其病变一般在动脉近端,且不连续。侵入性肾血管造影是肾动脉狭窄诊断的金标准。

治疗方法包括药物治疗、介入治疗和手术治疗,应根据病因来选择。肌纤维发育不良性肾动脉狭窄常选用球囊血管成形术(PTCA),总体来说预后较好。对于动脉硬化性肾动脉狭窄来说,控制血压及相关动脉硬化危险因素是首选治疗手段,推荐 AECI/ARB 作为首选,但双侧肾动脉狭窄,肾功能已受损或非狭窄侧肾功能较差者禁用,此外 CCB、β 受体阻滞剂及噻嗪类利尿剂等也能用于治疗。目前,进行球囊血管成形术的指征仅包括真性药物抵抗性高血压及进行性肾衰竭(缺血性肾病)。大多数动脉硬化造成的肾血管损伤并不会导致高血压或进行性肾衰竭,而肾脏血运重建(球囊血管成形术或支架术)对于多数患者来说并无益处,反而存在一些潜在的并发症风险。

二、内分泌性高血压

内分泌组织增生或肿瘤所致的多种内分泌疾病,由于其相应激素如醛固酮、儿茶酚胺及皮质醇等分泌过度增多,导致机体血流动力学改变而使血压升高。这种由内分泌激素分泌增多而致的高血压称为内分泌性高血压,也是较常见的继发性高血压,如能切除肿瘤,去除病因,高血压可被治愈或缓解。临床常见继发性高血压如下(表 4-4)。

(一)原发性醛固酮增多症

原发性醛固酮增多症(PHA),通常简称原醛症,是由于肾上腺自主分泌过多醛固酮,而导致水钠潴留、高血压、低血钾和血浆肾素活性受抑制的临床综合征,常见原因是肾上腺腺瘤、单侧或双侧肾上腺增生,少见原因为腺癌和糖皮质激素可调节性醛固酮增多症。近年的报告显示该病在高血压中占5%~15%,在难治性高血压中接近20%。

表 4-4 常见内分泌性高血压鉴别

病因	病史	查体	实验室检查	筛查	确诊试验
库欣综合征	快速的体重增加,多尿、多饮、心理障碍	典型的身体特征:向心性肥胖、满月脸、水牛背、多毛症、紫纹	高胆固醇血症、高血糖	24小时尿游离皮质醇	小剂量地塞米松抑制试验
嗜铬细胞瘤	阵发性高血压或持续性高血压,头痛、出汗、心悸和面色苍白,嗜铬细胞瘤的阳性家族史	多发性纤维瘤可出现皮肤红斑	偶然发现肾上腺肿块	尿分离测量肾上腺素类物质或血浆游离肾上腺素类物质	腹、盆部CT和MRI、^{123}I标记的间碘苄胍,突变基因筛查
原发性醛固酮增多症	肌无力,有早发性高血压和早发脑血管事件(<40岁)的家族史	心律失常(严重低钾血症时发生)	低钾血症(自发或利尿剂引起),偶然发现的肾上腺肿块	醛固酮/肾素比(纠正低钾血症,停用影像RAA系统的药物)	定性试验(盐负荷试验、地塞米松抑制试验)肾上腺CT,肾上腺静脉取血

诊断原发性醛固酮增多症的步骤分3步:筛查、盐负荷试验及肾上腺静脉取血(图4-3)。筛查包括测量血浆肾素和醛固酮水平。尽管用醛固酮/肾素比率测定法来筛选所有高血压患者的前景乐观,但这种方法的应用还是有很多局限性,比率升高完全可能仅由低肾素引起。阳性结果应该基于血浆醛固酮水平升高(>15 ng/dL)和被抑制的低肾素水平。因此,筛查仅被推荐用于以下高度可能患有原发性醛固酮增多症的高血压患者:①没有原因的难以解释的低血钾;②由利尿剂引发的严重的低钾血症,但对保钾药有抵抗;③有原发性醛固酮增多症的家族史;④对合适的治疗有抵抗,而这种抵抗又难以解释;⑤高血压患者中偶然发现的肾上腺腺瘤。

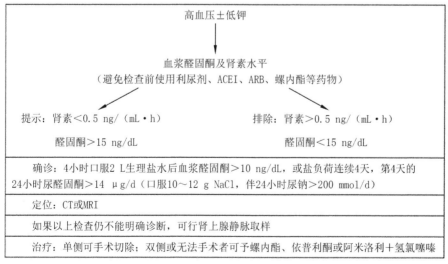

图 4-3 原发性醛固酮增多症患者的诊断及治疗流程

如果需检测血浆醛固酮和肾素水平的话,无论是口服还是静脉都应进行盐抑制试验以明确自主性醛固酮增多症。如果存在,则应行肾上腺静脉取样,区分单侧性的腺瘤和双侧增生,并确定需经腹腔镜手术切除的腺体。CT 或 MRI 影像学可以帮助鉴别肾上腺腺瘤和双侧肾上腺增生症(图 4-4)。

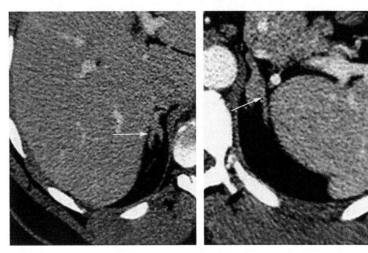

图 4-4　CT 提示的肾上腺肿块

CT 显示的左肾上腺肿块(右侧图片箭头处)与右侧肾上腺对比(左侧图片箭头处)

一旦诊断原发性醛固酮增多症并确立病理类型,治疗方法的选择就相当明确:单发腺瘤应通过腹腔镜行肿瘤切除术;双侧肾上腺增生的患者可予以醛固酮受体拮抗剂治疗,螺内酯或依普利酮,必要时还可给予噻嗪类利尿剂和其他降压药。腺瘤切除后,约有半数患者血压会恢复正常,而另一些尽管有所改善但仍是高血压状态,这可能与原来就存在的原发性高血压或长期继发性高血压损害引起的肾脏有关。

(二)库欣综合征

库欣综合征又称皮质醇增多症,是由于多种病因引起肾上腺皮质长期分泌过量皮质醇所产生的一组综合征(表 4-5)。80% 的库欣综合征患者均有高血压,如不治疗,可引起左心室肥厚和充血性心力衰竭等,其存在时间越长,即使病因去除后血压恢复正常的可能性也越小。

表 4-5　库欣综合征的病因分类及相对患病率

病因分类	患病率
一、内源性库欣综合征	
1.ACTH 依赖性库欣综合征	
垂体性库欣综合征(库欣病)	60%～70%
异位 ACTH 综合征	15%～20%
异位 CRH 综合征	罕见
2.ACTH 非依赖性库欣综合征	
肾上腺皮质腺瘤	10%～20%
肾上腺皮质腺癌	2%～3%
ACTH 非依赖性大结节增生	2%～3%
原发性色素结节性肾上腺病	罕见

续表

病因分类	患病率
二、外源性库欣综合征	
1.假库欣综合征	
大量饮酒	
抑郁症	
肥胖症	
2.药物源性库欣综合征	

ACTH：促肾上腺皮质激素；CRH：促皮质素释放激素。

推荐对以下人群进行库欣综合征的筛查：①年轻患者出现骨质疏松、高血压等与年龄不相称的临床表现；②具有库欣综合征的临床表现，且进行性加重，特别是有典型的症状如肌病、多血质、紫纹、瘀斑和皮肤变薄的患者；③体重增加而身高百分位下降，生长停滞的肥胖儿童；④肾上腺意外瘤患者。如果临床特点符合，则通过测定 24 小时尿游离皮质醇或血清皮质醇昼夜节律检测进行筛查。当初步检测结果异常时，则应行小剂量地塞米松抑制试验进行确诊。当存在有异常筛查结果时，多数学者建议行另一项额外的大剂量地塞米松抑制试验，即每 6 小时口服 2 mg 地塞米松共服 2 天，然后测定尿液中游离皮质醇和血浆皮质醇水平。如果库欣综合征是由垂体 ACTH 过度分泌所致双侧肾上腺增生，那么尿游离皮质醇与对照组 2 mg 剂量相对比将被抑制到 50% 以下，而异位 ACTH 综合征对此负反馈机制不敏感。血浆 ACTH 测定有助于区分 ACTH 依赖性和 ACTH 非依赖性库欣综合征。肾上腺影像学包括 B 超、CT、MRI 检查。推荐首选双侧肾上腺 CT 薄层(2～3 mm)增强扫描。对促皮质激素释放激素的反应及下颞骨岩下窦取样可用来确定库欣综合征的垂体病因。治疗主要采用手术、放疗及药物方法治疗基础疾病，降压治疗可采用利尿剂或与其他降压药物联用。

(三)嗜铬细胞瘤

嗜铬细胞瘤是一种少见的由肾上腺嗜铬细胞组成的分泌儿茶酚胺的肿瘤，副神经节瘤是更加罕见的发生于交感神经和迷走神经神经节细胞的一种肾上腺外肿瘤。在临床上，嗜铬细胞瘤泛指分泌儿茶酚胺的肿瘤，包括了肾上腺嗜铬细胞瘤和功能性的肾上腺外的副神经节瘤。嗜铬细胞瘤大部分是良性肿瘤。嗜铬细胞瘤可发生在所有年龄段，主要沿交感神经链分布，较少发生在迷走区域。约 15% 的嗜铬细胞瘤是肾上腺外的，即副神经节瘤。

剧烈的血压波动及发作性的临床症状，常提示嗜铬细胞瘤的可能。然而在 50% 的患者中，高血压可能是持续性的。高血压可能合并头痛、出汗、心悸等症状。在以分泌肾上腺素为主的嗜铬细胞瘤患者中，由于血容量的下降和交感反射减弱易发生直立性低血压。如果在弯腰、运动、腹部触诊、吸烟或深吸气时引起血压反复骤升并在数分钟内骤降，应高度怀疑嗜铬细胞瘤。在发作期间可测定血或尿儿茶酚胺或血、尿间羟肾上腺素类似物，主要包括血浆甲氧基肾上腺素、血浆甲氧基去甲肾上腺素和尿甲氧基肾上腺素、尿甲氧基去甲肾上腺素。应用 CT 或 MRI 进行肿瘤定位。

嗜铬细胞瘤多数为良性肿瘤，约 10% 的嗜铬细胞瘤为恶性。手术切除效果较好，手术前应使用 α 受体阻滞剂，手术后血压多能恢复正常。手术前或恶性病变已多处转移无法手术者，可选用 α 和 β 受体阻滞剂联合治疗。

三、主动脉缩窄

主动脉缩窄多数为先天性,少数由多发性大动脉炎所致。先天性主动脉缩窄可发生在胸主动脉或腹主动脉,常起源于左锁骨下动脉起始段远端或动脉导管韧带的远端。主动脉缩窄的典型特征有上臂高血压、股动脉搏动微弱或消失、背部有响亮杂音。二维超声可检测到病变,诊断需依靠主动脉造影(图4-5)。治疗主要为介入扩张支架置入或血管手术。病变纠正后患者可能仍然有高血压,应该仔细监测并治疗。

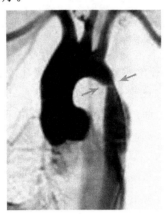

图 4-5　主动脉造影提示降主动脉缩窄

降主动脉缩窄(箭头示)

四、妊娠期高血压

妊娠合并高血压的患病率占孕妇的 5%～10%,妊娠合并高血压分为慢性高血压、妊娠期高血压和先兆子痫/子痫 3 类。慢性高血压指的是妊娠前即证实存在或在妊娠的前 20 周即出现的高血压;妊娠期高血压为妊娠 20 周以后发生的高血压,不伴有明显蛋白尿,妊娠结束后血压可以恢复正常;先兆子痫定义为发生在妊娠 20 周后首次出现高血压和蛋白尿,常伴有水肿与高尿酸血症,可分为轻、重度,如出现抽搐可诊断为子痫。对于妊娠高血压,非药物措施(限盐、富钾饮食、适当活动、情绪放松)是安全有效的,应作为药物治疗的基础。由于所有降压药物对胎儿的安全性均缺乏严格的临床验证,而且动物试验中发现一些药物具有致畸作用,因此,药物选择和应用受到限制。妊娠期间的降压用药不宜过于积极,治疗的主要目的是保证母子安全和妊娠的顺利进行。必要时谨慎使用降压药,常用的静脉降压药物有甲基多巴、拉贝洛尔和硫酸镁等;口服药物包括 β 受体阻滞剂或钙通道阻滞剂。妊娠期间禁用 ACEI 或 ARB。

五、神经源性高血压

神经系统与血压调控密切相关。多种中枢和周围神经系统病变可以导致高血压。其机制主要与颅内压增高使血管舒缩中心的交感神经系统冲动增加及自主神经功能障碍有关。当今世界,社会压力大,精神心理疾病患病率大大提高,而精神心理异常可通过多种渠道导致血压升高,成为双心医学探讨的主要内容。

(一)颅内压增高与高血压

正常成人颅腔是由颅底骨和颅盖骨组成的腔体,有容纳和保护其内容物的作用。除了出入颅腔的血管系统(特别是颈静脉)及颅底孔(特别是枕骨大孔)与颅外相通外,可以把颅腔看作一个完全密闭的容器,而且由于组成颅腔的颅骨坚硬而不能扩张,所以每个人的颅腔容积是恒定的。

1.病因

(1)脑血管疾病:包括脑出血、蛛网膜下腔出血、大面积脑血栓形成、脑栓塞和颅内静脉窦血栓形成等。

(2)颅内感染性疾病:如病毒、细菌、结核、真菌等引起的脑膜炎、脑炎、脑脓肿等。

(3)颅脑损伤:如脑挫裂伤、颅内血肿、手术创伤、广泛性颅骨骨折、颅脑火器伤、外伤性蛛网膜下腔出血等。

(4)颅内占位性病变:包括各种癌瘤、脓肿、血肿、肉芽肿、囊肿、脑寄生虫等。

(5)各种原因引起的交通性和非交通性脑积水。

(6)各种原因引起的缺血缺氧代谢性脑病:如呼吸道梗阻、窒息、心搏骤停、肝性脑病、酸中毒、一氧化碳中毒、铅中毒、急性水中毒和低血糖等。

(7)未得到有效控制的癫痫持续状态。

(8)良性颅内压增高。

(9)先天性异常:如导水管的发育畸形、颅底凹陷和先天性小脑扁桃体下疝畸形等,可以造成脑脊液回流受阻,从而继发脑积水和颅内压增高狭颅症,由于颅腔狭小,限制了脑的正常发育,也常发生颅内压增高。

2.临床表现

(1)头痛:是因为颅内有痛觉的组织(如脑膜、血管和神经)受到压力的牵张所引起。颅内压增高引起的头痛的特点如下。头痛常是持续性的,伴有阵发性的加剧,常因咳嗽或打喷嚏等用力动作而加重。头痛的部位以额、颞、枕部明显;头痛的性质呈胀痛或搏动性疼痛;急性颅内压增高的患者,头痛常非常剧烈,伴烦躁不安,并常进入昏迷状态。儿童及老年人的头痛相对较成年人为少。

(2)呕吐:呕吐是头痛的伴发症状,典型表现为喷射性呕吐,一般与饮食无关,但较易发生于进食后,因此患者常常拒食,可导致失水和体重锐减。也可见非喷射性呕吐。恶心、呕吐可因肿瘤直接压迫迷走神经核或第四脑室底部而引起。有人认为是因为迷走神经核团或其神经根受到刺激所引起。脑干肿瘤起源于迷走神经核团附近者,呕吐有时是其早期唯一的症状,可造成诊断上的困难,有时可误诊为"功能性呕吐"。

(3)视盘水肿:视盘水肿是颅内压增高的特征性体征之一。它是因颅内压增高使眼底静脉回流受阻所致。与颅内压增高发生发展的时间、速度和程度有关。颅内压增高早期或急性颅内压增高时,视盘水肿可不明显,对视力影响不大。而慢性颅内压增高的患者,70%以上均有视盘水肿,如视盘边界模糊,生理凹陷不清,静脉充盈、迂曲,视盘周围火焰状出血等。此时,视力减退。随着视盘水肿的加重,可继发视神经萎缩,常伴不可逆视力减退甚至失明。

(4)意识障碍:意识障碍的病理解剖学基础是颅内压增高导致的全脑严重缺血缺氧和脑干网状结构功能受累。患者可呈谵妄、呆木、昏沉甚至昏迷。

(5)库欣反应:是指在严重颅内压增高时出现的血压上升、心率缓慢和呼吸减慢等现象。其结果是确保一定的脑灌注压,使肺泡氧和二氧化碳充分交换,增加脑供氧,是机体总动员和积极代偿的表现。

(6)复视:因展神经在颅底走行较长,极易受到颅内压增高的损伤,出现单侧或双侧展神经麻痹,早期表现为复视。颅内压增高持续较久的病例,眼球外展受限,甚至使眼球完全内斜。

(7)抽搐及去大脑强直:抽搐及去大脑强直多系脑干受压所致,表现为突然意识丧失、四肢强直、颈和背部后屈,呈角弓反张状。

(8)视野缺损:系后颅窝病变引起的脑室积水,第三脑室扩大压迫视交叉后部并引起蝶鞍的扩大所致。常可误诊为垂体瘤。

(9)脑疝的表现:颅内压升高到一定程度,部分脑组织发生移位,挤入硬脑膜的裂隙或枕骨大孔,压迫附近的神经、血管和脑干,产生一系列症状和体征。幕上的脑组织(颞叶的海马回、钩回)通过小脑幕切迹被挤向幕下,称为小脑幕切迹疝或颞叶钩回疝或海马沟回疝。幕下的小脑扁桃体及延髓经枕骨大孔被挤向椎管内,称为枕骨大孔疝或小脑扁桃体疝。一侧大脑半球的扣带回经镰下孔被挤入对侧分腔,称为大脑镰下疝或扣带回疝。

小脑幕切迹疝(颞叶钩回疝)。同侧动眼神经麻痹,表现为眼睑下垂,瞳孔扩大,对光反射迟钝或消失,不同程度的意识障碍,生命体征变化,对侧肢体瘫痪和出现病理反射。小脑幕切迹疝的临床表现如下。①颅内压增高:表现为头痛加重,呕吐频繁,躁动不安,提示病情加重。②意识障碍:患者逐渐出现意识障碍,由嗜睡、蒙眬到浅昏迷、昏迷,对外界的刺激反应迟钝或消失,系脑干网状结构上行激活系统受累的结果。③瞳孔变化:最初可有时间短暂的患侧瞳孔缩小,但多不易被发现。以后该侧瞳孔逐渐散大,对光发射迟钝、消失,说明动眼神经背侧部的副交感神经纤维已受损。晚期则双侧瞳孔散大,对光反射消失,眼球固定不动。④锥体束征:由于患侧大脑脚受压,出现对侧肢体力弱或瘫痪,肌张力增高,腱反射亢进,病理反射阳性。有时由于脑干被推向对侧,使对侧大脑脚与小脑幕游离缘相挤,造成脑疝同侧的锥体束征,需注意分析,以免导致病变定侧的错误。⑤生命体征改变:表现为血压升高,脉缓有力,呼吸深慢,体温上升。到晚期,生命中枢逐渐衰竭,出现潮式或叹息样呼吸,脉频弱,血压和体温下降;最后呼吸停止,继而心跳亦停止。

枕骨大孔疝(小脑扁桃体疝)。①枕下疼痛、项强或强迫头位:疝出组织压迫颈上部神经根,或因枕骨大孔区脑膜或血管壁的敏感神经末梢受牵拉,可引起枕下疼痛。为避免延髓受压加重,机体发生保护性或反射性颈肌痉挛,患者头部维持在适当位置。②颅内压增高:表现为头痛剧烈,呕吐频繁,慢性脑疝患者多有视盘水肿。③后组脑神经受累:由于脑干下移,后组脑神经受牵拉,或因脑干受压,出现眩晕、听力减退等症状。④生命体征改变:慢性疝出者生命体征变化不明显;急性疝出者生命体征改变显著,迅速发生呼吸和循环障碍,先呼吸减慢,脉搏细速,血压下降,很快出现潮式呼吸和呼吸停止,如不采取措施,不久心跳也停止。与小脑幕切迹疝相比枕骨大孔疝患者生命体征变化出现较早,瞳孔改变和意识障碍出现较晚。

大脑镰下疝:引起病侧大脑半球内侧面受压部的脑组织软化坏死,出现对侧下肢轻瘫、排尿障碍等症状。一般活体不易诊断。

(10)与颅内原发病变相关的症状体征:主要是与病变部位相关的神经功能刺激症状或局灶体征,如癫痫、失语、智能障碍、运动障碍、感觉障碍和自主神经功能障碍等。

(11)心血管舒缩中枢障碍症状体征:可表现为血压忽高忽低,最高可在 29.3/18.7 kPa (220/140 mmHg)以上,最低在 12.0/8.0 kPa(90/60 mmHg)以下;伴心动过速、心动过缓或心律不齐。心率或心律、血压具有波动幅度大、不稳定及对药物干预敏感等特点。

(12)与血压增高相关的症状体征:头痛、头晕、心悸、气短、耳鸣、乏力等,甚至出现高血压所致的心、脑、肾、眼等靶器官损害的表现。

3.治疗

颅内原发疾病的治疗是解除颅内压增高所致高血压的根本,而降低颅内压治疗是降低血压的直接手段,如手术清除颅内血肿、脓肿、肉芽肿、肿瘤等颅内占位病变;脑室穿刺引流或脑脊液分流,改善脑脊液循环;脑静脉血栓局部溶栓,促进脑静脉回流等。多数情况下,随着颅内压的下降,血压恢复或接近正常。所以对血压的调控应持谨慎的态度,不能盲目地予以降压药物干预。降颅内压治疗应当是一个平衡的、逐步的过程。从简单的措施开始,降颅内压治疗需同步监测颅内压和血压,以维持脑灌注压>9.3 kPa(70 mmHg)。具体措施如下。

(1)抬高头位:床头抬高30°,可减少脑血流容积,增加颈静脉回流,降低脑静脉压和颅内压,且安全有效。理想的头位角度应依据患者ICP监测的个体反应而定,枕部过高或颈部过紧可导致ICP增加,应予以避免。

(2)止痛和镇静:当颅内压顺应性降低时,躁动、对抗束缚、行气管插管或其他侵入性操作等均可使胸腔内压和颈静脉压增高,颅内压增高;另焦虑或恐惧使交感神经系统功能亢进,导致心动过速,血压增高,脑代谢率增高,脑血流增加,颅内压增高。因此,积极进行镇静治疗尤为重要。胃肠外镇静剂有呼吸抑制和血压降低的危险,所以必须先行气管插管和动脉血压监测,然后再用药。异丙酚是一种理想的静脉注射镇静药,其半衰期很短,且不影响患者的神经系统临床评估,还有抗癫痫及清除自由基作用,通常剂量为0.3～4 mg/(kg·h)。应避免使用麻痹性神经肌肉阻滞剂,因其影响神经系统功能的正确评估。

(3)补液:颅内压增高患者只能输注等渗液如0.9%生理盐水,禁用低渗液如5%右旋糖酐或0.45%盐水。应积极纠正机体低渗状态(<280 mOsm/L),轻度高渗状态(>300 mOsm/L)对病情是有利的。CPP降低可使ICP反射性增加,可输注等渗液纠正低血容量。不应使用5%或10%葡萄糖溶液,禁忌使用50%高渗葡萄糖溶液。因为会增加脑组织内乳酸堆积,加重脑水肿和神经元损害。当然,临床医师应根据患者血糖和血浆电解质含量动态监测及时调整补液种类和补液量。

(4)降颅内压。①渗透性利尿剂:如甘露醇、甘油、高渗盐水等;②人血清蛋白:应用人血清蛋白可明显地增加血浆胶体渗透压,使组织间水分向血管中转移,从而减轻脑水肿,降低颅内压,尤其适用于血容量不足、低蛋白血症的颅内高压、脑水肿患者;③髓襻利尿剂:主要为呋塞米,作用于髓襻升支髓质部腔面的细胞膜,抑制Na^+和Cl^-重吸收;④糖皮质激素:主要是利用糖皮质激素具有稳定膜结构的作用减少了因自由基引发的脂质过氧化反应,从而降低脑血管通透性、恢复血管屏障功能、增加损伤区血流量及改善Na^+-K^+-ATP酶的功能,使脑水肿得到改善。

(5)巴比妥类药物:巴比妥类药物具有收缩脑血管、降低脑代谢率、抑制脑脊液分泌、减低脑耗氧量和脑血流量及抑制自由基介导的脂质过氧化作用。大剂量巴比妥可使颅内压降低。临床试验证实,输入戊巴比妥负荷剂量5～20 mg/kg,维持量1～4 mg/(kg·h),可改善难治性颅内压增高。美国和欧洲脑卒中治疗指南推荐可用大剂量巴比妥类药物治疗顽固性高颅内压,但心血管疾病患者不宜使用。

(6)过度通气:过度换气可使肺泡和血中的二氧化碳分压降低,导致低碳酸血症,低碳酸血症使脑阻力血管收缩和脑血流减少,从而缩小脑容积和降低颅内压。也有认为是增加呼吸的负压使中心静脉压下降,脑静脉血易于回流至心脏。因而使脑血容量减少。但当$PaCO_2$低于4.0 kPa(30 mmHg)时,会引起脑血管痉挛,导致脑缺血缺氧,加重颅内高压。以往认为采用短时程(<24小时)轻度过度通气[$PaCO_2$4.0～4.7 kPa(30～35 mmHg)],这样不但可以降低颅内压,而

且不会导致和加重脑缺血。近年来随着脑组织氧含量直接测定技术的问世,研究发现短时程轻度过度通气亦不能提高脑组织氧含量,相反会降低脑组织氧含量。所以,国内外学者已不主张采用任何形式过度通气治疗颅内高压,而采用正常辅助呼吸,维持动脉血 $PaCO_2$ 在正常范围为宜。

(7)亚低温治疗:动物试验证实,温度升高使脑的氧代谢率增加,脑血流量增加,颅内压增高,尤其是缺血缺氧性损伤恶化。通常每降低 1 ℃,脑耗氧量与血流量即下降 6.7%,有资料表明当体温降至 30 ℃时,脑耗氧量为正常时的 50%～55%,脑脊液压力较降温前低 56%。因此,首先应对体温增高的患者进行降温治疗(应用对乙酰氨基酚、降温毯、吲哚美辛等)。近年来,随着现代重症监护技术的发展,亚低温降颅内压治疗的研究发展很快。无论是一般性颅内压增高还是难治性颅内压增高,亚低温治疗都是有效的,且全身降温比孤立的头部降温更有效。降温深度依病情而定,以 32～34 ℃为宜,过高达不到降温目的,过低有发生心室颤动的危险。降温过程中切忌发生寒战、冻伤及水与电解质失调,一般持续 3～5 天即可停止物理降温,使患者自然复温,逐渐减少用药乃至停药。在欧洲、美国、日本等国家已推广使用。但由于亚低温治疗需要使用肌松剂和持续使用呼吸机,目前国内中小医院尚难以开展此项技术。

(8)减少脑脊液,以迅速降低颅内压,缓解病情。也是常用的颅脑手术前的辅助性抢救措施之一。①脑脊液外引流:是抢救脑疝危象患者的重要措施。控制性持续性闭式脑室引流,既可使脑脊液缓慢流出以将颅内压控制在正常范围,从而避免突然压力下降而导致脑室塌陷、小脑上疝、脑充血、脑水肿加重或颅内压动力学平衡的紊乱,而且有利于保持引流的通畅。关闭式引流有利于预防感染。②脑脊液分流术:不论何种原因引起的阻塞性或交通性脑积水,凡不能除去病因者均可行脑脊液分流术。根据阻塞的不同部位,可使脑脊液绕过阻塞处到达大脑表面,再经过蛛网膜颗粒吸收,以达到降低颅内压的目的。或将脑脊液引流到右心房或腹腔等部位而被吸收。若分流术成功,效果是比较肯定的。常用的脑脊液分流方法有侧脑室-枕大池分流术、侧脑室-右心房分流术、侧脑室-腹腔引流术、腰椎蛛网膜下腔-腹腔分流术。目前临床最常用的是侧脑室-腹腔引流术。③乙酰唑胺:一种碳酸酐酶抑制剂,它能使脑脊液产生减少 50%,从而降低颅内压。常用剂量是每次 0.25 g,每天 3 次。

(9)颅内占位病变:如肿瘤、脑脓肿等颅内占位性病变应手术切除,若不能切除可考虑脑室引流或行颅骨切开去骨瓣减压,可迅速降低颅内压。有学者认为,通过各种降颅压措施,如脱水、过度换气、巴比妥昏迷、亚低温等治疗不能控制的颅内高压,应考虑标准大骨瓣开颅术。

(10)去大骨瓣减压术:能使脑组织向减压窗方向膨出,减轻颅内高压对重要脑结构的压迫,尤其是脑干和下丘脑,以挽救患者生命。但越来越多的临床实践证明去大骨瓣减压术不但没有降低重型颅脑伤患者死残率,而且可能增加重型颅脑伤患者残死率,原因如下。①去大骨瓣减压术会导致膨出的脑组织在减压窗处嵌顿、嵌出的脑组织静脉回流受阻、脑组织缺血水肿坏死,久之形成脑穿通畸形;②去大骨瓣减压术不缝合硬脑膜会增加术后癫痫发作;③去大骨瓣减压术会导致脑室脑脊液向减压窗方向流动,形成间质性脑水肿;④去骨瓣减压术不缝合硬脑膜,使手术创面渗血进入脑池和脑室系统,容易引起脑积水;⑤去大骨瓣减压术不缝合硬脑膜会导致脑在颅腔内不稳定,会引起再损伤;⑥去大骨瓣减压术不缝合硬脑膜会增加颅内感染、切口裂开机会等。

(11)预防性抗癫痫治疗:越来越多的临床研究表明使用预防性抗癫痫药不但不会降低颅脑损伤后癫痫发生率,而且会加重脑损害和引起严重毒副作用。严重脑挫裂伤脑内血肿清除术后是否常规服用预防性抗癫痫治疗仍有争议,也无任何大规模临床研究证据。国外学者不提倡预防性抗癫痫治疗。但若颅脑损伤患者一旦发生癫痫,则应该正规使用抗癫痫药。

（12）高压氧治疗：当动脉二氧化碳分压正常而氧分压增高时，也可使脑血管收缩，脑体积缩小，从而达到降颅内压的目的。在两个大气压下吸氧，可使动脉氧分压增加到 133.3 kPa（1 000 mmHg）以上，使增高的颅内压下降 30％，然而这种治疗作用只是在氧分压维持时才存在。如血管已处于麻痹状态，高压氧则不能起作用。有文献报道高压氧吸入后因肺泡与肺静脉氧分压差的增大，血氧弥散量可增加近 20 倍，从而大大提高组织氧含量，可中断因为脑缺血缺氧导致的脑水肿，可促进昏迷患者的觉醒，减少住院天数，能显著改善脑损伤患者的认知功能障碍，有利于机体功能的恢复，对抢救生命和提高生存质量有较好的疗效。绝对禁忌证为未经处理的气胸、纵隔气肿，肺大疱，活动性内出血及出血性疾病，结核性空洞形成并咯血，心脏二度以上房室传导阻滞。相对禁忌证为重症上呼吸道感染，重症肺气肿，支气管扩张症，重度鼻窦炎，血压高于 21.3/13.3 kPa（160/100 mmHg），心动过缓＜50 次/分，未做处理的恶性肿瘤，视网膜脱离，早期妊娠（3 个月内）。

（13）调控血压：调控血压时应考虑系统动脉血压与颅内压和脑灌注压的关系。尤其是脑卒中急性期的血压管理，脑卒中急性期降压治疗目前仍无定论。由于病灶周边脑组织的充分血液供应对挽救缺血半暗带区濒危脑细胞至关重要，而这时 CBF 自我调节机制受损，CPP 严重依赖 MAP，但血压过高也会引起血-脑屏障破坏及其他相关脏器功能损伤。大量研究结果表明，75％以上的脑卒中患者急性期血压升高，尤其是那些既往有高血压病史的患者。在脑卒中发生后的 1 周内、血压有自行下降的趋势、有些患者数小时内即可看到血压明显降低。因此，对脑卒中急性期的血压，要持慎重的态度，而非简单的降低血压。

（二）自主神经功能障碍与高血压

自主神经主要分布于内脏、心血管和腺体。由于内脏反射通常是不能随意控制，故名自主神经。自主神经系统的功能在于调节心肌、平滑肌和腺体的活动，交感和副交感神经对内脏的调节具有对立统一作用。血管运动中枢位于脑干，它通过胸腰段交感神经元及第 Ⅸ、Ⅹ 对脑神经（副交感神经）对主动脉弓、窦房结、颈动脉压力感受器的控制，调节和维持交感神经和副交感神经的相对平衡，保持心血管系统的稳定性。因此，凡累及自主神经系统的病变大多可引起血压的变化。

1.脊髓损伤后自主神经反射不良

自主神经反射不良（AD）或称自主神经反射亢进，是指脊髓 T_6 或以上平面的脊髓损伤（SCI）而引发的以血压阵发性骤然升高为特征的一组临床综合征。常见的 SCI 的病因有外伤、肿痛、感染等。

2.致死性家族性失眠症

致死性家族性失眠症（FFI）是罕见的家族性人类朊蛋白（PrP）疾病，是常染色体显性遗传性疾病，也是近年来备受关注的人类可传播性海绵样脑病（TSH）之一。1986 年，意大利 Bologna 大学医学院 Lugaresi 等首先报道并详细描述了本病的第一个病例，以进行性睡眠障碍和自主神经失调为主要表现，尸检证实丘脑神经细胞大量脱失，命名为致死性家族性失眠症。随着基因监测技术的发展和对朊蛋白疾病认识的深入，全世界 FFI 散发病例及家系报道逐渐增多。因 FFI 是罕见病，目前为止尚无流行病学资料。FFI 由于自主神经失调可表现出高血压征象；同时可因严重睡眠障碍导致血压昼夜节律异常。

3.吉兰-巴雷综合征与高血压

吉兰-巴雷综合征（GBS）是一类免疫介导的急性炎性周围神经病。临床特征为急性起病，症状多在 2 周左右达到高峰,主要表现为多发神经根及周围神经损害,常有脑脊液蛋白-细胞分离现象,多呈单时相自限性病程,静脉注射免疫球蛋白和血浆置换治疗有效。该病还包括急性炎性脱髓鞘性多发神经根神经病(AIDP)、急性运动轴索性神经病(AMAN)、急性运动感觉轴索性神经病(AMSAN)、Miller Fisher 综合征(MFS)、急性泛自主神经病(ASN)等亚型。其中 AIDP 和 ASN 常损害自主神经,引起包括血压波动在内的诸多自主神经功能障碍的症状体征。国外报道 GBS 自主神经损害发生率 65%,国内杨清成报道 54%,鹿寒冰等报道 39.4%,略低于国外。因自主神经的损害与 GBS 预后直接相关,临床上应引起足够的重视。

4.自主神经性癫痫

自主神经性癫痫又称间脑癫痫、内脏性癫痫等。间脑位于中脑之上,尾状核和内囊的内侧,可分为五个部分,即丘脑、丘脑上部、丘脑底部、丘脑后部、丘脑下部,后者是自主神经中枢。间脑癫痫是指这个部位病变引起的发作性症状,实际上病变并非累及整个间脑。但由于这一名称应用已久,所以至今仍被临床上沿用。1925 年 Heko 报道首例间脑癫痫,至 1929 年 Penfield 提出间脑性癫痫的概念。这是一种不同病因引起的下丘脑病变导致的周期性发作性自主神经功能紊乱综合征。同其他自主神经病变一样,此类癫痫可致阵发性血压的升高,临床表现复杂多样,且缺乏特异性,易误诊。

(解连昌)

第三节　急性心力衰竭

急性心力衰竭(AHF)是临床医师面临的最常见的心脏急症之一。许多国家随着人口老龄化及急性心肌梗死患者存活率的升高,慢性心衰患者的数量快速增长,同时也增加了心功能失代偿患者的数量。AHF 60%～70% 是由冠心病所致,尤其是在老年人。在年轻患者,AHF 的原因更多见于扩张型心肌病、心律失常、先天性或瓣膜性心脏病、心肌炎等。

AHF 患者预后不良。急性心肌梗死伴有严重心力衰竭患者病死率非常高,12 个月的病死率 30%。据报道,急性肺水肿院内病死率为 12%,1 年病死率 40%。

2008 年欧洲心脏病学会更新了急性和慢性心力衰竭指南。2010 年中华医学会心血管病分会公布了我国急性心力衰竭诊断和治疗指南。

一、急性心力衰竭的临床表现

AHF 是指由于心脏功能异常而出现的急性临床发作。无论既往有无心脏病病史,均可发生。心功能异常可以是收缩功能异常,亦可为舒张功能异常,还可以是心律失常或心脏前负荷和后负荷失调。它通常是致命的,需要紧急治疗。

急性心力衰竭可以在既往没有心功能异常者首次发病,也可以是慢性心力衰竭(CHF)的急性失代偿。急性心力衰竭患者的临床表现如下。

(一)基础心血管疾病的病史和表现

大多数患者有各种心脏病的病史,存在引起急性心衰的各种病因。老年人中的主要病因为冠心病、高血压和老年性退行性心瓣膜病,而在年轻人中多由风湿性心瓣膜病、扩张型心肌病、急

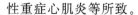

性重症心肌炎等所致。

(二)诱发因素

常见的诱因：①慢性心衰药物治疗缺乏依从性；②心脏容量超负荷；③严重感染，尤其肺炎和败血症；④严重颅脑损害或剧烈的精神心理紧张与波动；⑤大手术后；⑥肾功能减退；⑦急性心律失常如室性心动过速（室速）、心室颤动（室颤）、心房颤动（房颤）或心房扑动（房扑）伴快速心室率、室上性心动过速及严重的心动过缓等；⑧支气管哮喘发作；⑨肺栓塞；⑩高心排血量综合征，如甲状腺功能亢进危象、严重贫血等；⑪应用负性肌力药物如维拉帕米、地尔硫䓬、β受体阻滞剂等；⑫应用非甾体抗炎药；⑬心肌缺血；⑭老年急性舒张功能减退；⑮吸毒；⑯酗酒；⑰嗜铬细胞瘤。这些诱因使心功能原来尚可代偿的患者骤发心衰，或者使已有心衰的患者病情加重。

(三)早期表现

原来心功能正常的患者出现急性失代偿的心衰（首发或慢性心力衰竭急性失代偿）伴有急性心衰的症状和体征，出现原因不明的疲乏或运动耐力明显降低及心率增加 $15\sim20$ 次/分，可能是左心功能降低的最早期征兆。继续发展可出现劳力性呼吸困难、夜间阵发性呼吸困难、睡觉需用枕头抬高头部等，检查可发现左心室增大、闻及舒张早期或中期奔马律、肺动脉第二心音亢进、两肺尤其肺底部有细湿啰音，还可有干啰音和哮鸣音，提示已有左心功能障碍。

(四)急性肺水肿

起病急骤，病情可迅速发展至危重状态。突发的严重呼吸困难、端坐呼吸、喘息不止、烦躁不安并有恐惧感，呼吸频率可达 $30\sim50$ 次/分；频繁咳嗽并咯出大量粉红色泡沫样血痰；听诊心率快，心尖部常可闻及奔马律；双肺满布湿啰音和哮鸣音。

(五)心源性休克

主要表现如下。

(1)持续低血压，收缩压降至 12.0 kPa(90 mmHg)以下，或原有高血压的患者收缩压降幅 $\geqslant8.0$ kPa(60 mmHg)，且持续 30 分钟以上。

(2)组织低灌注状态，可有：①皮肤湿冷、苍白和发绀，出现紫色条纹；②心动过速>110 次/分；③尿量显著减少(<20 mL/h)，甚至无尿；④意识障碍，常有烦躁不安、激动焦虑、恐惧和濒死感；收缩压低于 9.3 kPa(70 mmHg)，可出现抑制症状如神志恍惚、表情淡漠、反应迟钝，逐渐发展至意识模糊甚至昏迷。

(3)血流动力学障碍：肺毛细血管楔压(PCWP)$\geqslant2.4$ kPa(18 mmHg)，心排血指数(CI)$\leqslant36.7$ mL/(s·m^2)[$\leqslant2.2$ L/(min·m^2)]。

(4)低氧血症和代谢性酸中毒。

二、急性心力衰竭严重程度分级

主要分级有 Killip 法（表 4-6）、Forrester 法（表 4-7）和临床程度分级（表 4-8）3 种。Killip 法主要用于急性心肌梗死患者，分级依据临床表现和胸部 X 线的结果。

表 4-6 急性心肌梗死的 Killip 法分级

分级	症状与体征
Ⅰ级	无心力衰竭
Ⅱ级	有心力衰竭，两肺中下部有湿啰音，占肺野下 1/2，可闻及奔马律。胸部 X 线片显示有肺淤血

续表

分级	症状与体征
Ⅲ级	严重心力衰竭,有肺水肿,细湿啰音遍布两肺(超过肺野下 1/2)
Ⅳ级	心源性休克、低血压[收缩压<12.0 kPa(90 mmHg)]、发绀、出汗、少尿

注:1 mmHg=0.133 kPa。

表 4-7 急性心力衰竭的 Forrester 法分级

分级	PCWP(mmHg)	CI[mL/(s·m²)]	组织灌注状态
Ⅰ级	≤18	>36.7	无肺淤血,无组织灌注不良
Ⅱ级	>18	>36.7	有肺淤血
Ⅲ级	<18	≤36.7	无肺淤血,有组织灌注不良
Ⅳ级	>18	≤36.7	有肺淤血,有组织灌注不良

注:PCWP,肺毛细血管楔压;CI,心排血指数,其法定单位[mL/(s·m²)]与旧制单位[L/(min·m²)]的换算因数为 16.67。
1 mmHg=0.133 kPa。

表 4-8 急性心力衰竭的临床程度分级

分级	皮肤	肺部啰音
Ⅰ级	干、暖	无
Ⅱ级	湿、暖	有
Ⅲ级	干、冷	无/有
Ⅳ级	湿、冷	有

Forrester 分级依据临床表现和血流动力学指标,可用于急性心肌梗死后 AHF,最适用于首次发作的急性心力衰竭。临床程度的分类法适用于心肌病患者,它主要依据临床发现,最适用于慢性失代偿性心力衰竭。

三、急性心力衰竭的诊断

AHF 的诊断主要依据症状和临床表现,同时辅以相应的实验室检查,如 ECG、胸片、生化标志物、多普勒超声心动图等,诊断的流程如图 4-6 所示。

在急性心力衰竭患者,需要系统地评估外周循环、静脉充盈、肢端体温。

在心力衰竭失代偿时,右心室充盈压通常可通过中心静脉压评估。AHF 时中心静脉压升高应谨慎分析,因为在静脉顺应性下降合并右心室顺应性下降时,即便右心室充盈压很低也会出现中心静脉压的升高。

左心室充盈压可通过肺部听诊评估,肺部存在湿啰音常提示左心室充盈压升高。进一步的确诊、严重程度的分级及随后可出现的肺淤血、胸腔积液应进行胸片检查。左心室充盈压的临床评估常被迅速变化的临床征象所误导。应进行心脏的触诊和听诊,了解有无室性和房性奔马律(S_3、S_4)。

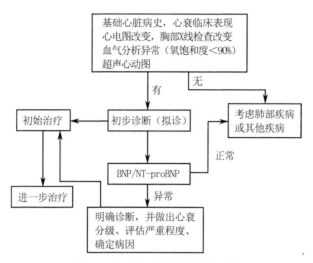

图 4-6　急性心力衰竭的诊断流程

四、实验室检查及辅助检查

(一)心电图(ECG)检查

急性心力衰竭时 ECG 多有异常改变。ECG 可以辨别节律,可以帮助确定 AHF 的病因及了解心室的负荷情况。这在急性冠脉综合征中尤为重要。ECG 还可了解左右心室/心房的劳损情况、有无心包炎及既往存在的病变如左右心室的肥大。心律失常时应分析 12 导联心电图,同时应进行连续的 ECG 监测。

(二)胸片及影像学检查

对于所有 AHF 的患者,胸片和其他影像学检查宜尽早完成,以便及时评估已经存在的肺部和心脏病变(心脏的大小及形状)及肺淤血的程度。它不但可以用于明确诊断,还可用于了解随后的治疗效果。胸片还可用作左心衰竭的鉴别诊断,除外肺部炎症或感染性疾病。胸部 CT 或放射性核素扫描可用于判断肺部疾病和诊断大的肺栓塞。CT、经食管超声心动图可用于诊断主动脉夹层。

(三)实验室检查

AHF 时应进行一些实验室检查。动脉血气分析可以评估氧合情况(氧分压 PaO_2)、通气情况(二氧化碳分压 $PaCO_2$)、酸碱平衡(pH)和碱缺失,在所有严重 AHF 患者应进行此项检查。脉搏血氧测定及潮气末 CO_2 测定等无创性检测方法可以替代动脉血气分析,但不适用于低心排血量及血管收缩性休克状态。静脉血氧饱和度(如颈静脉内)的测定对于评价全身的氧供需平衡很有价值。

血浆脑钠尿肽(B 型钠尿肽,BNP)是在心室室壁张力增加和容量负荷过重时由心室释放的,现在已用于急诊室呼吸困难的患者作为排除或确立心力衰竭诊断的指标。BNP 对于排除心力衰竭有着很高的阴性预测价值。如果心力衰竭的诊断已经明确,升高的血浆 BNP 和 N 末端脑钠尿肽前体(NT-proBNP)可以预测预后。

(四)超声心动图检查

超声心动图对于评价基础心脏病变及与 AHF 相关的心脏结构和功能改变是极其重要的,

同时对急性冠脉综合征也有重要的评估值。

多普勒超声心动图应用于评估左右心室的局部或全心功能改变、瓣膜结构和功能、心包病变、急性心肌梗死的机械性并发症和比较少见的占位性病变。通过多普勒超声心动图测定主动脉或肺动脉的血流时速曲线可以估测心排血量。多普勒超声心动图还可估计肺动脉压力（三尖瓣反流射速），同时可监测左心室前负荷。

（五）其他检查

在涉及与冠状动脉相关的病变，如不稳定型心绞痛或心肌梗死时，血管造影是非常重要的，现已明确血运重建能够改善预后。

五、急性心力衰竭患者的监护

急性心力衰竭患者应在进入急诊室后就尽快地开始监护，同时给予相应的诊断性检查以明确基础病因。

（一）无创性监护

在所有的危重患者，必须监测的项目有血压、体温、心率、呼吸、心电图。有些实验室检查应重复做，例如，电解质、肌酐、血糖及有关感染和代谢障碍的指标。必须纠正低钾或高钾血症。如果患者情况恶化，这些指标的监测频率也应增加。

1.心电监测

在急性失代偿阶段 ECG 的监测是必需的（监测心律失常和 ST 段变化），尤其是心肌缺血或心律失常是导致急性心力衰竭的主要原因时。

2.血压监测

开始治疗时维持正常的血压很重要，其后也应定时测量（如每 5 分钟测量 1 次），直到血管活性药、利尿药、正性肌力药剂量稳定时。在并无强烈的血管收缩和不伴有极快心率时，无创性自动袖带血压测量是可靠的。

3.血氧饱和度监测

脉搏血氧计是测量动脉氧与血红蛋白结合饱和度的无创性装置（SaO_2）。通常从联合血氧计测得的 SaO_2 的误差在 2% 之内，除非患者处于心源性休克状态。

4.心排血量和前负荷

可应用多普勒超声的方法监测。

（二）有创性监测

1.动脉置管

置入动脉导管的指征是因血流动力学不稳定需要连续监测动脉血压或需进行多次动脉血气分析。

2.中心静脉置管

中心静脉置管联通了中心静脉循环，所以可用于输注液体和药物，也可监测中心静脉压（CVP）及静脉氧饱和度（SvO_2）（上腔静脉或右心房处），后者用以评估氧的运输情况。

在分析右房压力时应谨慎，避免过分注重右心房压力，因为右心房压力几乎与左心房压力无关，因此也与 AHF 时的左心室充盈压无关。CVP 也会受到重度三尖瓣关闭不全及呼气末正压通气（PEEP）的影响。

3.肺动脉导管

肺动脉导管(PAC)是一种漂浮导管,用于测量上腔静脉(SVC)、右心房、右心室、肺动脉压力、肺毛细血管楔压及心排血量。现代导管能够半连续性地测量心排血量及混合静脉血氧饱和度、右心室舒张末容积和射血分数。

虽然置入肺动脉导管用于急性左心衰竭的诊断通常不是必需的,但对于伴发有复杂心肺疾病的患者,它可以用来鉴别是心源性机制还是非心源性机制。对于二尖瓣狭窄、主动脉瓣关闭不全、高气道压或左心室僵硬(如左心室肥厚、糖尿病、纤维化、使用正性肌力药、肥胖、缺血)的患者,肺毛细血管楔压并不能真实反映左心室舒张末压。

建议PAC用于对传统治疗未产生预期疗效的血流动力学不稳定的患者,以及合并淤血和低灌注的患者。在这些情况下,置入肺动脉导管以保证左心室最恰当的液体负荷量,并指导血管活性药物和正性肌力药的使用。

六、急性心力衰竭的治疗

(一)临床评估

对患者均应根据上述各种检查方法及病情变化做出临床评估,包括:①基础心血管疾病;②急性心力衰竭发生的诱因;③病情的严重程度和分级,并估计预后;④治疗的效果。此种评估应多次和动态进行,以调整治疗方案。

(二)治疗目标

(1)控制基础病因和矫治引起心力衰竭的诱因:应用静脉和/或口服降压药物以控制高血压;选择有效抗生素控制感染;积极治疗各种影响血流动力学的快速性或缓慢性心律失常;应用硝酸酯类药物改善心肌缺血。糖尿病伴血糖升高者应有效控制血糖水平,又要防止出现低血糖。对血红蛋白含量<60 g/L的严重贫血者,可输注浓缩红细胞悬液或全血。

(2)缓解各种严重症状:①低氧血症和呼吸困难,采用不同方式的吸氧,包括鼻导管吸氧、面罩吸氧及无创或气管插管的呼吸机辅助通气治疗。②胸痛和焦虑,应用吗啡。③呼吸道痉挛,应用支气管解痉药物。④淤血症状,利尿药有助于减轻肺淤血和肺水肿,也可缓解呼吸困难。

(3)稳定血流动力学状态,维持收缩压≥12.0 kPa(90 mmHg),纠正和防止低血压可应用各种正性肌力药物。血压过高者的降压治疗可选择血管扩张药物。

(4)纠正水、电解质紊乱和维持酸碱平衡。

(5)保护重要脏器如肺、肾、肝和大脑,防止功能损害。

(6)降低死亡危险,改善近期和远期预后。

(三)急性心力衰竭的处理流程

急性心力衰竭确诊后,即按图4-7的流程处理。初始治疗后症状未获明显改善或病情严重者应行进一步治疗。

1.急性心力衰竭的一般处理

(1)体位:静息时明显呼吸困难者应半卧位或端坐位,双腿下垂以减少回心血量,降低心脏前负荷。

(2)四肢交换加压:四肢轮流绑扎止血带或血压计袖带,通常同一时间只绑扎三肢,每隔15~20分钟轮流放松一肢。血压计袖带的充气压力应较舒张压低 1.3 kPa(10 mmHg),使动脉血流仍可顺利通过,而静脉血回流受阻。此法可降低前负荷,减轻肺淤血和肺水肿。

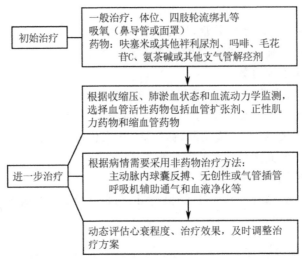

图 4-7 急性心力衰竭的处理流程

（3）吸氧，适用于低氧血症和呼吸困难明显（尤其指端血氧饱和度＜90％）的患者。应尽早采用，使患者 $SaO_2 \geqslant 95\%$（伴 COPD 者 $SaO_2 > 90\%$），可采用不同的方式。①鼻导管吸氧：低氧流量（1～2 L/min）开始，如仅为低氧血症，动脉血气分析未见 CO_2 潴留，可采用高流量给氧 6～8 L/min。酒精吸氧可使肺泡内的泡沫表面张力降低而破裂，改善肺泡的通气。方法是在氧气通过的湿化瓶中加 50％～70％乙醇或有机硅消泡剂，用于肺水肿患者。②面罩吸氧：适用于伴呼吸性碱中毒患者。必要时还可采用无创性或气管插管呼吸机辅助通气治疗。

（4）做好救治的准备工作：至少开放 2 条静脉通道，并保持通畅。必要时可采用深静脉穿刺置管，以随时满足用药的需要。血管活性药物一般应用微量泵泵入，以维持稳定的速度和正确的剂量。固定和维护好漂浮导管、深静脉置管、心电监护的电极和导联线、鼻导管或面罩、导尿管及指端无创血氧仪测定电极等。保持室内适宜的温度、湿度，灯光柔和，环境幽静。

（5）饮食：进易消化食物，避免一次大量进食，在总量控制下，可少量多餐（6～8 次/天）。应用祥利尿药情况下不要过分限制钠盐摄入量，以避免低钠血症，导致低血压。利尿药应用时间较长的患者要补充多种维生素和微量元素。

（6）出入量管理：肺淤血、体循环淤血及水肿明显者应严格限制饮水量和静脉输液速度，对无明显低血容量因素（大出血、严重脱水、大汗淋漓等）者的每天摄入液体量一般宜在 1 500 mL 以内，不要超过 2 000 mL。保持每天水出入量负平衡约 500 mL/d，严重肺水肿者的水负平衡为 1 000～2 000 mL/d，甚至可达 3 000～5 000 mL/d，以减少水钠潴留和缓解症状。3～5 天后，如淤血、水肿明显消退，应减少水负平衡量，逐渐过渡到出入水量大体平衡。在水负平衡下应注意防止发生低血容量、低血钾和低血钠等。

2.药物治疗

（1）AHF 时吗啡及其类似物的使用：吗啡一般用于严重 AHF 的早期阶段，特别是患者不安和呼吸困难时。吗啡能够使静脉扩张，也能使动脉轻度扩张，并降低心率。应密切观察疗效和呼吸抑制的不良反应。伴明显和持续低血压、休克、意识障碍、COPD 等患者禁忌使用。老年患者慎用或减量。也可应用哌替啶 50～100 mg 肌内注射。

（2）AHF 治疗中血管扩张药的使用：对大多数 AHF 患者，血管扩张药常作为一线药，它可以用来开放外周循环,降低前及或后负荷。

1)硝酸酯类药物:急性心力衰竭时此类药在不减少每搏心排血量和不增加心肌氧耗情况下能减轻肺淤血,特别适用于急性冠状动脉综合征伴心力衰竭的患者。临床研究已证实,硝酸酯类静脉制剂与呋塞米合用治疗急性心力衰竭有效;应用大剂量硝酸酯类药物联合小剂量呋塞米的疗效优于单纯大剂量的利尿药。静脉应用硝酸酯类药物应十分小心滴定剂量,经常测量血压,防止血压过度下降。硝酸甘油静脉滴注起始剂量 $5\sim10\ \mu g/min$,每$5\sim10$ 分钟递增 $5\sim10\ \mu g/min$,最大剂量$100\sim200\ \mu g/min$;亦可每 $10\sim15$ 分钟喷雾一次($400\ \mu g$),或舌下含服,每次 $0.3\sim0.6$ mg。硝酸异山梨酯静脉滴注剂量 $5\sim10$ mg/h,亦可舌下含服,每次2.5 mg。

2)硝普钠(SNP):适用于严重心力衰竭。临床应用宜从小剂量 $10\ \mu g/min$ 开始,可酌情逐渐增加剂量至$50\sim250\ \mu g/min$。由于其强效降压作用,应用过程中要密切监测血压,根据血压调整合适的维持剂量。长期使用时其代谢产物(硫代氰化物和氰化物)会产生毒性反应,特别是在严重肝肾衰竭的患者应避免使用。减量时,硝普钠应该缓慢减量,并加用口服血管扩张药,以避免反跳。AHF 时硝普钠的使用尚缺乏对照试验,而且在 AMI 时使用,病死率增高。在急性冠脉综合征所致的心力衰竭患者,因为 SNP 可引起冠脉窃血,故在此类患者中硝酸酯类的使用优于硝普钠。

3)奈西立肽:这是一类新的血管扩张药肽类,近期被用以治疗 AHF。它是人脑钠尿肽(BNP)的重组体,是一种内源性激素物质。它能够扩张静脉、动脉、冠状动脉,由此降低前负荷和后负荷,在无直接正性肌力的情况下增加心排血量。慢性心力衰竭患者输注奈西立肽对血流动力学产生有益的作用,可以增加钠排泄,抑制肾素-血管紧张素-醛固酮和交感神经系统。它和静脉使用硝酸甘油相比,能更有效地促进血流动力学改善,并且不良反应更少。该药临床试验的结果尚不一致。近期的两项研究(VMAC 和 PROACTION)表明,该药的应用可以带来临床和血流动力学的改善,推荐应用于急性失代偿性心力衰竭。国内一项Ⅱ期临床研究提示,该药较硝酸甘油静脉制剂能够更显著降低 PCWP,缓解患者的呼吸困难。先给予负荷剂量 $1.500\ \mu g/kg$,静脉缓慢推注,继以 $0.007\ 5\sim0.015\ 0\ \mu g/(kg\cdot min)$静脉滴注;也可不用负荷剂量而直接静脉滴注。疗程一般 3 天,不建议超过 7 天。

4)乌拉地尔:该药具有外周和中枢双重扩血管作用,可有效降低血管阻力,降低后负荷,增加心排血量,但不影响心率,从而减少心肌耗氧量。适用于高血压心脏病、缺血性心肌病(包括急性心肌梗死)和扩张型心肌病引起的急性左心衰竭;可用于 CO 降低、PCWP>2.4 kPa(18 mmHg)的患者。通常静脉滴注 $100\sim400\ \mu g/min$,可逐渐增加剂量,并根据血压和临床状况予以调整。伴严重高血压者可缓慢静脉注射$12.5\sim25.0$ mg。

应用血管扩张药的注意事项:下列情况下禁用血管扩张药物。①收缩压<12.0 kPa(90 mmHg),或持续低血压并伴症状尤其有肾功能不全的患者,以避免重要脏器灌注减少;②严重阻塞性心瓣膜疾病患者,例如,主动脉瓣狭窄、二尖瓣狭窄患者,有可能出现显著的低血压,应慎用;③梗阻性肥厚型心肌病。

(3)急性心力衰竭时血管紧张素转化酶抑制剂(ACEI)的使用:ACEI 在急性心力衰竭中的应用仍存在诸多争议。急性心力衰竭的急性期、病情尚未稳定的患者不宜应用。急性心肌梗死后的急性心力衰竭可以试用,但须避免静脉应用,口服起始剂量宜小。在急性期病情稳定 48 小时后逐渐加量,疗程至少 6 周,不能耐受 ACEI 者可以应用 ARB。

在心排血量处于边缘状况时,ACE 抑制剂应谨慎使用,因为它可以明显降低肾小球滤过率。

当联合使用非甾体抗炎药,以及出现双侧肾动脉狭窄时,不能耐受 ACE 抑制剂的风险增加。

(4)利尿药使用注意事项如下。

1)适应证:AHF 和失代偿心力衰竭的急性发作,伴有液体潴留的情况是应用利尿药的指征。利尿药缓解症状的益处及其在临床上被广泛认可,无须再进行大规模的随机临床试验来评估。

2)作用效应:静脉使用袢利尿药也有扩张血管效应,在使用早期(5～30 分钟)它降低肺阻抗的同时也降低右房压和肺毛细血管楔压。如果快速静脉注射大剂量(>1 mg/kg)时,就有反射性血管收缩的可能。它与慢性心力衰竭时使用利尿药不同,在严重失代偿性心力衰竭使用利尿药能使容量负荷恢复正常,可以在短期内减少神经内分泌系统的激活。特别是在急性冠脉综合征的患者,应使用低剂量的利尿药,最好已给予扩血管治疗。

3)实际应用:静脉使用袢利尿药(呋塞米、托拉塞米),它有强效快速的利尿效果,在 AHF 患者优先考虑使用。在入院以前就可安全使用,应根据利尿效果和淤血症状的缓解情况来选择剂量。开始使用负荷剂量,然后继续静脉滴注呋塞米或托拉塞米,静脉滴注比一次性静脉注射更有效。噻嗪类和螺内酯可以联合袢利尿药使用,低剂量联合使用比高剂量使用一种药更有效,而且继发反应也更少。将袢利尿药和多巴酚丁胺、多巴胺或硝酸盐联合使用也是一种治疗方法,它比仅仅增加利尿药更有效,不良反应也更少。

4)不良反应、药物的相互作用:虽然利尿药可安全地用于大多数患者,但它的不良反应也很常见,甚至可威胁生命,包括神经内分泌系统的激活,特别是肾素-血管紧张素-醛固酮系统和交感神经系统的激活;低血钾、低血镁和低氯性碱中毒可能导致严重的心律失常;可以产生肾毒性及加剧肾衰竭。过度利尿可过分降低静脉压、肺毛细血管楔压及舒张期灌注,由此导致每搏输出量和心排血量下降,特别见于严重心力衰竭和以舒张功能不全为主的心力衰竭或缺血所致的右心室功能障碍。

(5)β受体阻滞剂使用注意事项如下。

1)适应证和基本原理:目前尚无应用β受体阻滞剂治疗 AHF,改善症状的研究。相反,在 AHF 时是禁止使用β受体阻滞剂的。急性心肌梗死后早期肺部啰音超过基底部的患者,以及低血压患者均被排除在应用β受体阻滞剂的临床试验之外。急性心肌梗死患者没有明显心力衰竭或低血压,使用β受体阻滞剂能限制心肌梗死范围,减少致命性心律失常,并缓解疼痛。

2)当患者出现缺血性胸痛对阿片制剂无效、反复发生缺血、高血压、心动过速或心律失常时,可考虑静脉使用β受体阻滞剂。在 Gothenburg 美托洛尔研究中,急性心肌梗死后早期静脉使用美托洛尔或安慰剂,接着口服治疗 3 个月。美托洛尔组发展为心力衰竭的患者明显减少。如果患者有肺底部啰音的肺淤血征象,联合使用呋塞米,美托洛尔治疗可产生更好的疗效,降低病死率和并发症。

实际应用:当患者伴有明显急性心力衰竭,肺部啰音超过基底部时,应慎用β受体阻滞剂。对出现进行性心肌缺血和心动过速的患者,可以考虑静脉使用美托洛尔。

但是,对急性心肌梗死伴发急性心力衰竭患者,病情稳定后,应早期使用β受体阻滞剂。对于慢性心力衰竭患者,在急性发作稳定后(通常 4 天后),应早期使用β受体阻滞剂。

在大规模临床试验中,比索洛尔、卡维地洛或美托洛尔的初始剂量很小,然后逐渐缓慢增加到目标剂量。应个体化增加剂量。β受体阻滞剂可能过度降低血压,减慢心率。一般原则是,在服用β受体阻滞剂的患者由于心力衰竭加重而住院,除非必须用正性肌力药物维持,否则应继续服用β受体阻滞剂。但如果疑为β受体阻滞剂剂量过大(如有心动过缓和低血压)时,可减量继续用药。

(6)正性肌力药:此类药物适用于低心排血量综合征,如伴症状性低血压或 CO 降低伴有循环淤血的患者,可缓解组织低灌注所致的症状,保证重要脏器的血液供应。血压较低和对血管扩张药物及利尿药不耐受或反应不佳的患者尤其有效。使用正性肌力药有潜在的危害性,因为它能增加耗氧量、增加钙负荷,所以应谨慎使用。

对于失代偿的慢性心力衰竭患者,其症状、临床过程和预后很大程度上取决于血流动力学。所以,改善血流动力学参数成为治疗的目的。在这种情况下,正性肌力药可能有效,甚至挽救生命。但它改善血流动力学参数的益处,部分被它增加心律失常的危险抵消了。而且在某些病例,由于过度增加能量消耗引起心肌缺血和心力衰竭的慢性进展。但正性肌力药的利弊比率,不同的药并不相同。对于那些兴奋 β_1 受体的药物,可以增加心肌细胞细胞内钙的浓度,可能有更高的危险性。有关正性肌力药用于急性心力衰竭治疗的对照试验研究较少,特别对预后的远期效应的评估更少。

1)洋地黄类:此类药物能轻度增加 CO 和降低左心室充盈压;对急性左心衰竭患者的治疗有一定帮助。一般应用毛花苷 C 0.2～0.4 mg 缓慢静脉注射,2～4 小时后可以再用 0.2 mg,伴快速心室率的房颤患者可酌情适当增加剂量。

2)多巴胺:小剂量<2 $\mu g/(kg \cdot min)$ 的多巴胺仅作用于外周多巴胺受体,直接或间接降低外周阻力。在此剂量下,对于肾脏低灌注和肾衰竭的患者,它能增加肾血流量、肾小球滤过率、利尿和增加钠的排泄,并增强对利尿药的反应。大剂量>2 $\mu g/(kg \cdot min)$ 的多巴胺直接或间接刺激 β 受体,增加心肌的收缩力和心排血量。当剂量>5 $\mu g/(kg \cdot min)$ 时,它作用于 α 受体,增加外周血管阻力。此时,虽然它对低血压患者很有效,但它对 AHF 患者可能有害,因为它增加左心室后负荷,增加肺动脉压和肺阻力。

多巴胺可以作为正性肌力药[>2 $\mu g/(kg \cdot min)$]用于 AHF 伴有低血压的患者。当静脉滴注低剂量≤2～3 $\mu g/(kg \cdot min)$ 时,它可以使失代偿性心力衰竭伴有低血压和尿量减少的患者增加肾血流量,增加尿量。但如果无反应,则应停止使用。

3)多巴酚丁胺:多巴酚丁胺的主要作用在于通过刺激 β_1 受体和 β_2 受体产生剂量依赖性的正性变时、正性变力作用,并反射性地降低交感张力和血管阻力,其最终结果依个体而不同。小剂量时,多巴酚丁胺能产生轻度的血管扩张反应,通过降低后负荷而增加射血量。大剂量时,它可以引起血管收缩。心率通常呈剂量依赖性增加,但增加的程度弱于其他儿茶酚胺类药物。但在房颤的患者,心率可能增加到难以预料的水平,因为它可以加速房室传导。全身收缩压通常轻度增加,但也可能不变或降低。心力衰竭患者静脉滴注多巴酚丁胺后,观察到尿量增多,这可能是它提高心排血量而增加肾血流量的结果。

多巴酚丁胺用于外周低灌注(低血压,肾功能下降)伴或不伴有淤血或肺水肿、使用最佳剂量的利尿药和扩血管剂无效时。

多巴酚丁胺常用来增加心排血量。它的起始静脉滴注速度为 2～3 $\mu g/(kg \cdot min)$,可以逐渐增加到 20 $\mu g/(kg \cdot min)$。无须负荷量。静脉滴注速度根据症状、尿量反应或血流动力学监测结果来调整。它的血流动力学作用和剂量成正比,在静脉滴注停止后,它的清除也很快。

在接受 β 受体阻滞剂治疗的患者,需要增加多巴酚丁胺的剂量,才能恢复它的正性肌力作用。

单从血流动力学看,多巴酚丁胺的正性肌力作用增加了磷酸二酯酶抑制剂(PDEI)作用。

PDEI 和多巴酚丁胺的联合使用能产生比单一用药更强的正性肌力作用。

长时间地持续静脉滴注多巴酚丁胺(24~48 小时以上)会出现耐药,部分血流动力学效应消失。长时间应用应逐渐减量。

静脉滴注多巴酚丁胺常伴有心律失常发生率的增加,可来源于心室和心房。这种影响呈剂量依赖性,可能比使用 PDEI 时更明显。在使用利尿药时应及时补钾。心动过速时使用多巴酚丁胺要慎重,多巴酚丁胺静脉滴注可以促发冠心病患者的胸痛。现在还没有关于 AHF 患者使用多巴酚丁胺的对照试验,一些试验显示它增加不利的心血管事件。

4)磷酸二酯酶抑制剂:米力农和依诺昔酮是两种临床上使用的 Ⅲ 型磷酸二酯酶抑制剂(PDEI)。在 AHF 时,它们能产生明显的正性肌力、松弛性及外周扩血管效应,由此增加心排血量和搏出量,同时伴随有肺动脉压、肺毛细血管楔压的下降,全身和肺血管阻力下降。它在血流动力学方面,介于纯粹的扩血管剂(如硝普钠)和正性肌力药(如多巴酚丁胺)之间。因为它们的作用部位远离 β 受体,所以在使用 β 受体阻滞剂的同时,PDEI 仍能够保留其效应。

Ⅲ 型 PDEI 用于低灌注伴或不伴有淤血,使用最佳剂量的利尿药和扩血管剂无效时应用。

当患者在使用 β 受体阻滞剂时,和/或对多巴酚丁胺没有足够的反应时,Ⅲ 型 PDEIs 可能优于多巴酚丁胺。

由于其过度的外周扩血管效应可引起的低血压,静脉推注较静脉滴注时更常见。有关 PDEI 治疗对 AHF 患者的远期疗效目前数据尚不充分,但人们已提高了对其安全性的重视,特别是在缺血性心脏病心力衰竭患者。

5)左西孟旦:这是一种钙增敏剂,通过结合于心肌细胞上的肌钙蛋白 C 促进心肌收缩,还通过介导 ATP 敏感的钾通道而发挥血管舒张作用和轻度抑制磷酸二酯酶的效应。其正性肌力作用独立于 β 肾上腺素能刺激,可用于正接受 β 受体阻滞剂治疗的患者。左西孟旦的乙酰化代谢产物,仍然具有药理活性,半衰期约 80 小时,停药后作用可持续 48 小时。

临床研究表明,急性心力衰竭患者应用本药静脉滴注可明显增加 CO 和每搏输出量,降低 PCWP、全身血管阻力和肺血管阻力;冠心病患者不会增加病死率。用法:首剂 12~24 $\mu g/kg$ 静脉注射(>10 分钟),继以 0.1 $\mu g/(kg \cdot min)$ 静脉滴注,可酌情减半或加倍。对于收缩压 <13.3 kPa(100 mmHg)的患者,不需要负荷剂量,可直接用维持剂量,以防止发生低血压。

在比较左西孟旦和多巴酚丁胺的随机对照试验中,已显示左西孟旦能改善呼吸困难和疲劳等症状,并产生很好的结果。不同于多巴酚丁胺的是,当联合使用 β 受体阻滞剂时,左西孟旦的血流动力学效应不会减弱,甚至会更强。

在大剂量使用左西孟旦静脉滴注时,可能会出现心动过速、低血压,对收缩压 <11.3 kPa(85 mmHg)的患者不推荐使用。在与其他安慰剂或多巴酚丁胺比较的对照试验中显示,左西孟旦并没有增加恶性心律失常的发生率。

3.非药物治疗

(1)IABP:临床研究表明,这是一种有效改善心肌灌注同时又降低心肌耗氧量和增加 CO 的治疗手段。

IABP 的适应证:①急性心肌梗死或严重心肌缺血并发心源性休克,且不能由药物治疗纠正;②伴血流动力学障碍的严重冠心病(如急性心肌梗死伴机械并发症);③心肌缺血伴顽固性肺水肿。

IABP 的禁忌证:①存在严重的外周血管疾病;②主动脉瘤;③主动脉瓣关闭不全;④活动性

出血或其他抗凝禁忌证;⑤严重血小板缺乏。

(2)机械通气。急性心力衰竭患者行机械通气的指征:①出现心跳呼吸骤停而进行心肺复苏时;②合并Ⅰ型或Ⅱ型呼吸衰竭。机械通气的方式有下列两种。

1)无创呼吸机辅助通气:这是一种无须气管插管、经口/鼻面罩给患者供氧、由患者自主呼吸触发的机械通气治疗。分为持续气道正压通气(CPAP)和双相间歇气道正压通气(BiPAP)两种模式。

作用机制:通过气道正压通气可改善患者的通气状况,减轻肺水肿,纠正缺氧和 CO_2 潴留,从而缓解Ⅰ型或Ⅱ型呼吸衰竭。

适用对象:Ⅰ型或Ⅱ型呼吸衰竭患者经常规吸氧和药物治疗仍不能纠正时应及早应用。主要用于呼吸频率≤25 次/分、能配合呼吸机通气的早期呼吸衰竭患者。在下列情况下应用受限:不能耐受和合作的患者、有严重认知障碍和焦虑的患者、呼吸急促(频率>25 次/分)、呼吸微弱和呼吸道分泌物多的患者。

2)气道插管和人工机械通气:应用指征为心肺复苏时、严重呼吸衰竭经常规治疗不能改善者,尤其是出现明显的呼吸性和代谢性酸中毒并影响到意识状态的患者。

(3)血液净化治疗要点如下。

1)机制:此法不仅可维持水、电解质和酸碱平衡,稳定内环境,还可清除尿毒症毒素(肌酐、尿素、尿酸等)、细胞因子、炎症介质及心脏抑制因子等。治疗中的物质交换可通过血液滤过(超滤)、血液透析、连续血液净化和血液灌流等来完成。

2)适应证:本法对急性心力衰竭有益,但并非常规应用的手段。出现下列情况之一时可以考虑采用。①高容量负荷如肺水肿或严重的外周组织水肿,且对袢利尿药和噻嗪类利尿药抵抗;②低钠血症(血钠<110 mmol/L)且有相应的临床症状,如神志障碍、肌张力减退、腱反射减弱或消失、呕吐及肺水肿等,在上述两种情况应用单纯血液滤过即可;③肾功能进行性减退,血肌酐>500 μmol/L或符合急性血液透析指征的其他情况。

3)不良反应和处理:建立体外循环的血液净化均存在与体外循环相关的不良反应,如生物不相容、出血、凝血、血管通路相关并发症、感染、机器相关并发症等。应避免出现新的内环境紊乱,连续血液净化治疗时应注意热量及蛋白的丢失。

(4)心室机械辅助装置:急性心力衰竭经常规药物治疗无明显改善时,有条件的可应用此种技术。此类装置有体外膜式氧合(ECMO)、心室辅助泵(如可置入式电动左心辅助泵、全人工心脏)。根据急性心力衰竭的不同类型,可选择应用心室辅助装置,在积极纠治基础心脏病的前提下,短期辅助心脏功能,可作为心脏移植或心肺移植的过渡。ECMO 可以部分或全部代替心肺功能。临床研究表明,短期循环呼吸支持(如应用 ECMO)可以明显改善预后。

(冯栋盛)

第四节　慢性心肌缺血综合征

慢性心肌缺血综合征主要包括慢性稳定型心绞痛、隐匿型冠心病和缺血性心肌病在内的慢性心肌缺血所致的临床类型。其中最具代表性的是稳定型心绞痛。

一、稳定型心绞痛

心绞痛是因冠状动脉供血不足,心肌发生急剧的、暂时的缺血与缺氧所引起的临床综合征,可伴心功能障碍,但没有心肌坏死。其特点为阵发性的前胸压榨性或窒息样疼痛感觉,主要位于胸骨后,可放射至心前区与左上肢尺侧面,也可放射至右臂和两臂的外侧面或颈与下颌部,持续数分钟,往往经休息或舌下含化硝酸甘油后迅速消失。

(一)分类

Braunwald 根据发作状况和机制将心绞痛分为稳定型心绞痛、不稳定型心绞痛和变异型心绞痛 3 种,而 WHO 根据心绞痛的发作性质进行如下分型。

1.劳力性心绞痛

劳力性心绞痛是由运动或其他心肌需氧量增加情况所诱发的心绞痛,包括 3 种类型。

(1)稳定型劳力性心绞痛,1～3 个月内心绞痛的发作频率、持续时间、诱发胸痛的劳力程度及含服硝酸酯类后症状缓解的时间保持稳定。

(2)初发型劳力性心绞痛,1～2 个月内初发。

(3)恶化型劳力性心绞痛,一段时间内心绞痛的发作频率增加,症状持续时间延长,含服硝酸甘油后症状缓解所需时间延长或需要更多的药物,或诱发症状的活动量降低。

2.自发性心绞痛

与劳力性心绞痛相比,疼痛持续时间一般较长,程度较重,且不易为硝酸甘油所缓解,包括 4 种类型:①卧位型心绞痛;②变异型心绞痛;③中间综合征;④梗死后心绞痛。

3.混合性心绞痛

劳力性和自发性心绞痛同时并存。

一般临床上所指的稳定型心绞痛即指稳定型劳力性心绞痛,常发生于劳力或情绪激动时,持续数分钟,休息或用硝酸酯制剂后消失。本病多见于男性,多数患者在 40 岁以上,劳力、情绪激动、饱餐、受寒、阴雨天气、急性循环衰竭等为常见诱因。本病多为冠状动脉粥样硬化引起,还可由主动脉瓣狭窄或关闭不全、梅毒性主动脉炎、风湿性冠状动脉炎、肥厚型心肌病、先天性冠状动脉畸形、心肌桥等引起。

(二)发病机制

对心脏予以机械性刺激并不引起疼痛,但心肌缺血、缺氧则引起疼痛。当冠状动脉的供血和供氧与心肌的需氧之间发生矛盾,冠状动脉血流量不能满足心肌代谢的需要,引起心肌急剧的、暂时的缺血缺氧时,即产生心绞痛。

心肌耗氧量的多少由心肌张力、心肌收缩力和心率所决定,故常用"心率×收缩压"(即二重乘积)作为估计心肌耗氧的指标。心肌能量的产生要求大量的氧供,心肌细胞摄取血液氧含量的 65%～75%,而身体其他组织则摄取 10%～25%。因此心肌平时对血液中氧的摄取比例已接近于最大,需氧量再增大时,只能依靠增加冠状动脉的血流量来提供。在正常情况下,冠状循环有很大的储备力量,其血流量可随身体的生理情况而有显著的变化:在剧烈体力活动时,冠状动脉适当地扩张,血流量可增加到休息时的 6～7 倍;缺氧时,冠状动脉也扩张,能使血流量增加 4～5 倍;动脉粥样硬化而致冠状动脉狭窄或部分分支闭塞时,其扩张性能减弱、血流量减少,且对心肌的供血量相对比较固定。心肌的血液供应减低但尚能应付心脏平时的需要,则休息时可无症状。一旦心脏负荷突然增加,如劳力、激动、左心衰竭等,使心肌张力增加(心腔容积增加、心室舒张末期压力增高)、心肌收缩力增加(收缩压增高、心室压力曲线的最大压力随时间变化率增加)和心率增快等致心肌耗氧量增加时,心肌对血液的需求增加;或当冠状动脉发生痉挛(吸烟过度或神经体液调节障碍,如肾上腺素能神经兴奋、TXA_2 或内皮素增多)或因暂时性血小板聚集、一过性血栓形成等,使冠状动脉血流量进一步减少或突然发生循环血流量减少(如休克、极度心动过速等),冠状动脉血流灌注量突降,心肌血液供求之间矛盾加深,心肌血液供给不足,遂引起心绞痛。严重贫血的患者,在心肌供血量虽未减少的情况下,可因血液携氧量不足而引起心绞痛。慢性稳定型心绞痛心肌缺血的主要发生机制是在心肌因冠状动脉狭窄而供血固定性减少的情况下发生耗氧量的增加。

在多数情况下,劳力诱发的心绞痛常在同一"心率×收缩压"的水平上发生。产生疼痛感觉的直接因素,可能是在缺血缺氧的情况下,心肌内积聚过多的代谢产物如乳酸、丙酮酸、磷酸等酸性物质,或类似激肽的多肽类物质,刺激心脏内自主神经的传入纤维末梢,经 1～5 胸交感神经节和相应的脊髓段,传至大脑,产生疼痛感觉。这种痛觉反映在与自主神经进入水平相同脊髓段的脊神经所分布的区域,即胸骨后及两臂的前内侧与小指,尤其是在左侧,而多不在心脏部位。有人认为,在缺血区内富有神经供应的冠状血管的异常牵拉或收缩,可以直接产生疼痛冲动。

(三)病理和病理生理

一般来说,至少一支冠状动脉狭窄程度＞70％才会导致心肌缺血。稳定型心绞痛的患者,造影显示有 1、2 或 3 支冠状动脉狭窄＞70％的病变者,分别各有 25％左右、5％～10％有左冠状动脉主干狭窄,其余约 15％的患者无显著狭窄,可因微血管功能不全或严重的心肌桥所致的压迫导致心肌缺血。

1.心肌缺血、缺氧时的代谢与心肌改变

(1)对能量产生的影响:缺血引起的心肌代谢异常主要是缺氧的结果。在缺氧状态下,有氧代谢受限,从三磷酸腺苷(ATP)、肌酸磷酸(CP)或无氧糖酵解产生的高能磷酸键减少,导致依赖能源活动的心肌收缩和膜内外离子平衡发生障碍。缺氧时无氧糖酵解增强,除了产生的 ATP 明显减少外,乳酸和丙酮酸不能进入三羧酸循环进行氧化,生成增加,冠状静脉窦乳酸含量增高;而乳酸在短期内骤增,可限制无氧糖酵解的进行,使心肌能源的产生进一步减少,乳酸及其他酸性代谢产物积聚,可导致乳酸性酸中毒,降低心肌收缩力。

(2)心肌细胞离子转运的改变及其对心肌收缩性的影响:正常心肌细胞受激动而除极时,细胞质内释出钙离子,钙离子与原肌凝蛋白上的肌钙蛋白 TnC 结合后,解除了对肌钙蛋白 TnI 的抑制作用,促使肌动蛋白和肌浆球蛋白合成肌动球蛋白,引起心肌收缩,这就是所谓兴奋-收缩耦联作用。当心肌细胞受缺血、缺氧损害时,细胞膜对钠离子的渗透性异常增高,钠离子在细胞内积聚过多;加上酸度(氢离子)的增加,减少钙离子从肌浆网释放,使细胞内钙离子浓度降低并可妨碍钙离子对肌钙蛋白的结合作用,使心肌收缩功能发生障碍,因而心肌缺血后可迅速出现收缩力减退。缺氧也使心肌松弛发生障碍,可能因细胞膜上钠-钙离子交换系统的功能障碍及部分肌浆网钙泵对钙离子的主动摄取减少,室壁变得比较僵硬,左心室顺应性减低,充盈的阻力增加。

(3)心肌电生理的改变:心肌细胞在缺血性损伤时,细胞膜上的钠-钾离子泵功能受影响,钠离子在细胞内积聚而钾离子向细胞外漏出,使细胞膜在静止期处于低极化(或部分除极化)状态,在激动时又不能完全除极,产生所谓损伤电流。在体表心电图(ECG)上表现为 ST 段的偏移。心室壁内的收缩期压力在靠心内膜的内半层最高,而同时由于冠状动脉的分支从心外膜向心内膜深入,心肌血流量在室壁的内层较外层为低。因此,在血流供不应求的情况下,心内膜下层的心肌容易发生急性缺血。受到急性缺血性损伤的心内膜下心肌,其电位在心室肌静止期较外层为高(低极化),而在心肌除极后其电位则较低(除极受阻)。因此,左心室表面所记录的 ECG 出现 ST 段压低。在少数病例,心绞痛发作时急性缺血可累及心外膜下心肌,则 ECG 上可见相反的 ST 段抬高。

2.左心室功能及血流动力学改变

由于粥样硬化狭窄性病变在各个冠状动脉分支的分布并不均匀,因此,心肌的缺血性代谢改变及其所引起的收缩功能障碍也常为区域性的。缺血部位心室壁的收缩功能,尤其在心绞痛发作时,可以明显减弱甚至暂时完全丧失,以致呈现收缩期膨出,正常心肌代偿性收缩增强。如涉及范围较大,可影响整个左心室的排血功能,心室充盈阻力也增加。心室的收缩及舒张障碍都可导致左心室舒张期终末压增高,最后出现肺淤血症状。

以上各种心肌代谢和功能障碍常为暂时性和可逆性的,随着血液供应平衡的恢复,可以减轻或者消失。有时严重的暂时性缺血虽不引起心肌坏死,但可造成心肌顿抑,心功能障碍可持续1周以上,心肌收缩、高能磷酸键储备及超微结构均异常。

(四)临床表现

1.症状

心绞痛以发作性胸痛为主要临床表现,疼痛的特点如下。

(1)部位:主要在胸骨体上段或中段之后,可波及心前区,有手掌大小范围,甚至横贯前胸,界限不很清楚。常放射至左肩、左臂内侧达无名指和小指,或至颈、咽或下颌部(图 4-8)。

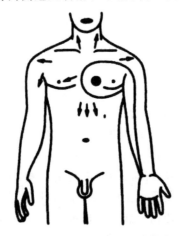

图 4-8　心绞痛发作时的疼痛放射范围

(2)性质:胸痛常为压迫、发闷或紧缩感,也可有烧灼感,但不尖锐,不像针刺或刀扎样痛,偶伴濒死的恐惧感。发作时,患者往往不自觉地停止原来的活动,直至症状缓解。

(3)诱因:发作常由体力劳动或情绪激动(如愤怒、焦急、过度兴奋等)所激发,饱食、寒冷、吸烟、心动过速、休克等亦可诱发。疼痛发生于劳力或激动的当时,而不是在一天劳累之后。典型的稳定型心绞痛常在相似的条件下发生。但有时同样的劳力只在早晨而不是在下午引起心绞痛,提示与晨间痛阈较低有关。

(4)持续时间和缓解方式:疼痛出现后常逐步加重,然后在 3~5 分钟逐渐消失,一般在停止原来诱发症状的活动后即缓解。舌下含用硝酸甘油也能在几分钟内使之缓解。可数天或数星期发作一次,亦可一天内发作多次。稳定型劳力性心绞痛发作的性质在 1~3 个月并无改变,即每天和每周疼痛发作次数大致相同,诱发疼痛的劳力和情绪激动程度相同,每次发作疼痛的性质和部位无改变,疼痛时限相仿(3~5 分钟),用硝酸甘油后,也在相同时间内缓解。根据心绞痛的严重程度及其对体力活动的影响,加拿大心血管学会(CCS)将稳定型心绞痛分为 4 级(表 4-9)。

表 4-9 稳定型心绞痛的加拿大心血管学会(CCS)分级

分级	心绞痛的严重程度及其对体力活动的影响
Ⅰ	一般体力活动如步行或上楼不引起心绞痛,但可发生于费力或长时间用力后
Ⅱ	体力活动轻度受限。心绞痛发生于快速步行或上楼,或者在寒冷、顶风逆行、情绪激动时。平地行走两个街区(200~400 m),或以常速上相当于 3 楼以上的高度时,能诱发心绞痛
Ⅲ	日常体力活动明显受限。可发生于平地行走 1~2 个街区,或以常速上 3 楼以下
Ⅳ	任何体力活动或休息时均可出现心绞痛

2.体征

胸痛发作间隙期体检通常无特殊异常发现,但仔细体检能提供有用的诊断线索,可排除某些引起心绞痛的非冠状动脉疾病如瓣膜病、心肌病等,并确定患者的冠心病危险因素。胸痛发作期间体检,能帮助发现有无因心肌缺血而产生的暂时性左心室功能障碍,心绞痛发作时常见心率增快、血压升高、表情焦虑、皮肤冷或出汗,有时出现第四心音或第三心音奔马律。缺血发作时,可有暂时性心尖部收缩期杂音,由乳头肌缺血、功能失调引起二尖瓣关闭不全所致;可有第二心音逆分裂或出现交替脉;部分患者可出现肺部啰音。

(五)辅助检查

1.心电图

ECG 是发现心肌缺血、诊断心绞痛最常用的检查方法。

(1)静息 ECG 检查:稳定型心绞痛患者静息 ECG 一般是正常的,所以静息 ECG 正常并不能除外严重的冠心病。最常见的 ECG 异常是 ST-T 改变,包括 ST 段压低(水平型或下斜型)、T 波低平或倒置,ST 段改变更具特异性。少数可伴有陈旧性心肌梗死的表现,可有多种传导障碍,最常见的是左束支传导阻滞和左前分支传导阻滞。不过,静息 ECG 上 ST-T 改变在普通人群常见,在 Framingham 心脏研究中,8.5% 的男性和 7.7% 的女性有 ECG 上 ST-T 改变,并且检出率随年龄而增加;在高血压、糖尿病、吸烟者和女性中,ST-T 改变的检出率也增加。其他可造成 ST-T 异常的疾病包括左心室肥大和扩张、电解质异常、神经因素和抗心律失常药物等。然而在冠心病患者中,出现静息 ECG 的 ST-T 异常可能与基础心脏病的严重程度有关,包括病变血管的支数和左心室功能障碍。另外,各种心律失常的出现也增加患冠心病的可能。

(2)心绞痛发作时 ECG 检查:据估计,将近 95% 的病例心绞痛发作时出现明显的、有相当特征的 ECG 改变,主要为暂时性心肌缺血所引起的 ST 段移位。心内膜下心肌容易缺血,故常见 ST 段压低 0.1 mV 以上,有时出现 T 波倒置,症状缓解后 ST-T 改变可恢复正常,动态变化的 ST-T 对诊断心绞痛的参考价值较大。静息 ECG 上 ST 段压低(水平型或下斜型)或 T 波倒置的患者,发作时可变为无压低或直立的所谓"假性正常化",也支持心肌缺血的诊断。T 波改变虽然对反映心肌缺血的特异性不如 ST 段,但如与平时 ECG 比较有动态变化,也有助于诊断。

(3)ECG 负荷试验:ECG 负荷试验是对疑有冠心病的患者给心脏增加负荷(运动或药物)而

激发心肌缺血的 ECG 检查。EGG 负荷试验的指征为:临床上怀疑冠心病,对有冠心病危险因素患者的筛选,冠状动脉搭桥及心脏介入治疗前后的评价,陈旧性心肌梗死患者对非梗死部位心肌缺血的监测。禁忌证包括急性心肌梗死,急性心肌炎、心包炎,严重高血压,心功能不全,严重主动脉瓣狭窄,肥厚型梗阻性心肌病,静息状态下有严重心律失常,主动脉夹层。静息状态下 ECG 即有明显 ST 段改变的患者如完全性左束支或右束支传导阻滞,或心肌肥厚继发 ST 段压低等也不适合行 ECG 负荷试验。负荷试验终止的指标:ST-T 降低或抬高≥0.2 mV、心绞痛发作、收缩压>29.3 kPa(220 mmHg)、血压较负荷前下降、室性心律失常(多源性、连续 3 个室早和持续性室速)。

(4)动态 ECG:连续记录 24 小时或 24 小时以上的 ECG,可从中发现 ST-T 改变和各种心律失常,可将出现 ECG 改变的时间与患者的活动和症状相对照。ECG 上显示缺血性 ST-T 改变而当时并无心绞痛症状者,称为无痛性心肌缺血。

2.超声心动图

超声心动图可以观察心室腔的大小、心室壁的厚度及心肌舒缩状态。另外,还可以观察到陈旧性心肌梗死时梗死区域的运动消失及室壁瘤形成。稳定型心绞痛患者的静息超声心动图大部分无异常表现,与静息 ECG 一样。负荷超声心动图可以帮助识别心肌缺血的范围和程度,包括药物负荷(多巴酚丁胺常用)、运动负荷、心房调搏负荷及冷加压负荷。

3.放射性核素检查

(1)静息和负荷心肌灌注显像:心肌灌注显像常用^{201}Tl 或^{99m}Tc-MIBI 静脉注射使正常心肌显影而缺血区不显影的"冷点"显像法,结合运动或药物(双嘧达莫、腺苷或多巴酚丁胺)负荷试验,可查出静息时心肌无明显缺血的患者。

(2)放射性核素心腔造影:用放射性核素标记红细胞或清蛋白行心室血池显影有助于了解室壁运动,可测定 LVEF 及显示室壁局部运动障碍。

4.磁共振成像

可同时获得心脏解剖、心肌灌注与代谢、心室功能及冠状动脉成像的信息。

5.心脏 X 线检查

可无异常发现或见主动脉增宽、心影增大、肺淤血等。

6.CT 检查

电子束 CT(EBCT)可用于检测冠状动脉的钙化、预测冠状动脉狭窄的存在。近年发展迅速的多排螺旋 CT 冠状动脉造影,能建立冠状动脉三维成像以显示其主要分支,并可用于显示管壁上的斑块。随硬件设备和软件的进步,诊断的准确性得到很大的提高,已被广泛地用于无创性地诊断冠状动脉病变。

7.左心导管检查

主要包括冠状动脉造影术和左心室造影术,是有创性检查方法。选择性冠状动脉造影术目前仍是诊断冠状动脉病变并指导治疗方案选择尤其是血运重建术方案的最常用方法,常采用穿刺股动脉或桡动脉的方法,选择性地将导管送入左、右冠状动脉口,注射造影剂使冠状动脉主支及其分支显影,可以准确地反映冠状动脉狭窄的程度和部位。而左心室造影术是将导管送入左心室,用高压注射器将 30~40 mL 造影剂以 12~15 mL/s 的速度注入左心室,以评价左心室整体功能及局部室壁运动状况。

8.其他的有创性检查技术

由于冠状动脉造影只是通过造影剂充填的管腔轮廓反映冠状动脉病变,因此在定性和定量判断管壁上的病变方面存在局限性。而 IVUS 成像是将微型超声探头送入冠状动脉,显示血管的横断面,可同时了解管腔的狭窄程度和管壁上的病变情况,根据病变的回声特性了解病变性质。血管内多普勒血流速度测定技术能测定冠状动脉血流速度及血流储备,评价微循环功能。冠状动脉内压力测定技术得到的血流储备分数可评价狭窄病变导致的机械性梗阻程度。上述有创的技术对冠状动脉病变的形态和冠脉循环的功能评价能提供更多有价值的信息。

（六）诊断和鉴别诊断

根据典型的发作特点和体征,休息或含用硝酸甘油后缓解,结合年龄和存在的冠心病危险因素,除外其他疾病所致的心绞痛,即可建立诊断。发作不典型者,诊断要依靠观察硝酸甘油的疗效和发作时 ECG 的变化。未记录到症状发作时 ECG 者,可行 ECG 负荷试验或动态 ECG 监测,如负荷试验出现 ECG 阳性变化或诱发心绞痛时亦有助于诊断。诊断困难者,可行放射性核素检查、冠状动脉 CTA 或选择性冠状动脉造影检查。考虑介入治疗或外科手术者,必须行选择性冠状动脉造影。胸痛患者需考虑多种疾病(表 4-10)。稳定型心绞痛尤其需要与以下疾病进行鉴别。

表 4-10　需与稳定型心绞痛相鉴别的疾病

心源性胸痛	肺部疾病	消化道疾病	神经肌肉疾病	精神性疾病
主动脉夹层	胸膜炎	胃-食管反流	肋间神经痛	焦虑性疾病
心包炎	肺栓塞	食管痉挛	肋骨肋软骨病	情感性疾病(如抑郁症)
心肌病	肺炎	食管失弛缓综合征	带状疱疹	躯体性精神病
重度主动脉瓣狭窄	纵隔肿瘤	食管裂孔疝		思维型精神病
心脏神经症	气胸	消化性溃疡		
心肌梗死		胰腺炎		
		胆囊炎		
		胆囊结石		

1.心脏神经症

本病患者常诉胸痛,但为短暂(几秒钟)的刺痛或持久(几小时)的隐痛,患者常喜欢不时地吸一大口气或做叹息性呼吸。胸痛部位多在左胸乳房下心尖部附近,或经常变动。症状多在疲劳之后出现,而不在疲劳的当时,做轻度体力活动反觉舒适,有时可耐受较重的体力活动而不发生胸痛或胸闷。含用硝酸甘油无效或在 10 多分钟后才"见效",常伴有心悸、疲乏及其他神经衰弱的症状。

2.不稳定型心绞痛和急性心肌梗死

与稳定型劳力性心绞痛不同,不稳定型心绞痛包括初发型心绞痛、恶化型心绞痛及静息型心绞痛,仔细询问病史有助鉴别。急性心肌梗死临床表现更严重,有心肌坏死的证据。

3.其他疾病引起的心绞痛

其他疾病包括主动脉瓣严重狭窄或关闭不全、冠状动脉炎引起的冠状动脉口狭窄或闭塞、肥厚型心肌病、X 综合征等疾病均可引起心绞痛,要根据其他临床表现来鉴别。其中 X 综合征多见于女性,ECG 负荷试验常阳性,但冠状动脉造影阴性且无冠状动脉痉挛,预后良好,与微血管功能不全有关。

4.肋间神经痛

疼痛常累及 1～2 个肋间，但并不一定局限在胸前，为刺痛或灼痛，多为持续性而非发作性，咳嗽、用力呼吸和身体转动可使疼痛加剧，沿神经行经处有压痛，手臂上举活动时局部有牵拉疼痛，故与心绞痛不同。

5.不典型疼痛

还需与包括胃食管反流、食管动力障碍、食管裂孔疝等食管疾病及消化性溃疡、颈椎病等鉴别。

(七)治疗

有两个主要目的：一是预防心肌梗死和猝死，改善预后，延长患者的生存期；二是减少缺血发作和缓解症状，提高生活质量。

1.一般治疗

发作时立刻休息，一般在停止活动后症状即可消除；平时应尽量避免各种已知的诱发因素，如过度的体力活动、情绪激动、饱餐等，冬天注意保暖；调节饮食，一次进食不宜过饱，避免油腻饮食，戒烟限酒；调整日常生活与工作量；减轻精神负担；保持适当的体力活动，以不发生疼痛症状为度；治疗高血压、糖尿病、贫血、甲状腺功能亢进等相关疾病。

2.药物治疗

药物治疗首先考虑预防心肌梗死和死亡，其次是减少缺血、缓解症状及改善生活质量。

(1)抗心绞痛和抗缺血治疗。

1)硝酸酯类药物。能降低心肌需氧，同时增加心肌供氧，从而缓解心绞痛。除扩张冠状动脉、降低阻力、增加冠状循环的血流量外，还通过对周围容量血管的扩张作用，减少静脉回流心脏的血量，降低心室容量、心腔内压和心室壁张力，降低心脏前负荷；对动脉系统有轻度扩张作用，减低心脏后负荷和心脏的需氧。①硝酸甘油：为即刻缓解心绞痛发作，可使用作用较快的硝酸甘油舌下含片，1～2 片(0.5～1.0 mg)，舌下含化，迅速被唾液所溶解而吸收，1～2 分钟即开始起作用，约半小时后作用消失。延迟见效或完全无效者，首先要考虑药物是否过期或未溶解，如属后者可嘱患者轻轻嚼碎后继续含化。服用戊四硝酯片剂，持续而缓慢释放，口服半小时后起作用，持续可达 4～8 小时，每次 2.5 mg。用 2%硝酸甘油油膏或橡皮膏贴片涂或贴在胸前或上臂皮肤而缓慢吸收，适用于预防夜间心绞痛发作。②硝酸异山梨酯(消心痛)：口服3 次/天，每次 5～20 mg，服后半小时起作用，持续 3～5 小时，缓释制剂药效可维持 12 小时，可用 20 mg，2 次/天。本药舌下含化后 2～5 分钟见效，作用维持 2～3 小时，每次可用 5～10 mg。③5-单硝酸异山梨酯：多为长效制剂，每天 20～50 mg，1～2 次。硝酸酯药物长期应用的主要问题是耐药性，其机制尚未明确，可能与巯基利用度下降、RAAS 激活等有关。防止发生耐药的最有效方法是每天保持足够长(8～10 小时)的无药期。硝酸酯药物的不良反应有头晕、头胀痛、头部跳动感、面红、心悸等，偶有血压下降。

2)β 受体阻滞剂。机制是阻断拟交感胺类对心率和心收缩力的刺激作用，减慢心率、降低血压、减低心肌收缩力和氧耗量，从而缓解心绞痛的发作。此外，还减少运动时血流动力的反应，使同一运动量水平上心肌氧耗量减少；使不缺血的心肌区小动脉(阻力血管)缩小，从而使更多的血液通过极度扩张的侧支循环(输送血管)流入缺血区。不良反应有心室射血时间延长和心脏容积增加，这虽然可能使心肌缺血加重或引起心肌收缩力降低，但其使心肌耗氧量减少的作用远超过其不良反应。常用的制剂是美托洛尔 $25\sim100$ mg,$2\sim3$ 次/天,其缓释制剂每天仅需口服 1 次;阿替洛尔 $12.5\sim50$ mg,$1\sim2$ 次/天;比索洛尔 $5\sim10$ mg,1 次/天。本药常与硝酸酯制剂联合应用,比单独应用效果好。但要注意:①本药与硝酸酯制剂有协同作用,因而剂量应偏小,开始剂量尤其要注意减少,以免引起直立性低血压等不良反应;②停用本药时应逐步减量,如突然停用有诱发心肌梗死的可能;③支气管哮喘及心动过缓、高度房室传导阻滞者不用为宜;④我国多数患者对本药比较敏感,可能难以耐受大剂量。

3)钙通道阻滞剂(CCB)。本类药物抑制钙离子进入心肌内,也抑制心肌细胞兴奋-收缩耦联中钙离子的作用。因而抑制心肌收缩,减少心肌氧耗;扩张冠状动脉,解除冠状动脉痉挛,改善心内膜下心肌的供血;扩张周围血管,降低动脉压,减轻心脏负荷;还降低血液黏度,抗血小板聚集,改善心肌的微循环。常用制剂包括以下几种。①二氢吡啶类:硝苯地平 $10\sim20$ mg,3 次/天,亦可舌下含用,其缓释制剂 $20\sim40$ mg,$1\sim2$ 次/天。非洛地平、氨氯地平为新一代具有血管选择性的二氢吡啶类。同类制剂有尼群地平、尼索地平、尼卡地平、尼鲁地平、伊拉地平等。②维拉帕米:$40\sim80$ mg,3 次/天,或缓释剂 $120\sim480$ mg/d,同类制剂有噻帕米等。③地尔硫革:$30\sim90$ mg,3 次/天,其缓释制剂 $45\sim90$ mg,$1\sim2$ 次/天。对于需要长期用药的患者,目前推荐使用控释、缓释或长效剂型。低血压、心功能减退和心力衰竭加重可以发生在长期使用该药期间。该药的不良反应包括周围性水肿和便秘,还有头痛、面色潮红、嗜睡、心动过缓或过速和房室传导阻滞等。CCB 对于减轻心绞痛大体上与 β 受体阻滞剂效果相当。本类药可与硝酸酯联合使用,其中硝苯地平尚可与 β 受体阻滞剂同服,但维拉帕米和地尔硫革与 β 受体阻滞剂合用时则有过度抑制心脏的危险。变异型心绞痛首选 CCB 治疗。

4)代谢类药物。曲美他嗪通过抑制脂肪酸氧化、增加葡萄糖代谢而增加缺氧状态下高能磷酸键的合成,治疗心肌缺血,无血流动力学影响,可与其他药物合用。可作为传统治疗不能耐受或控制不佳时的补充或替代治疗。口服 $40\sim60$ mg/d,每次 20 mg,$2\sim3$ 次/天。

5)窦房结抑制剂——伊伐布雷定。该药是目前唯一的高选择 If 离子通道抑制剂,通过阻断窦房结起搏电流 If 通道、降低心率,发挥抗心绞痛的作用,对房室传导功能无影响。该药适用于对 β 受体阻滞剂和 CCB 不能耐受、无效或禁忌又需要控制窦性心率的患者。

(2)预防心肌梗死和死亡的药物治疗。

1)抗血小板治疗。稳定型心绞痛患者至少需要服用一种抗血小板药物。常用药物如下。①阿司匹林:通过抑制血小板环氧化酶和 TXA_2,抑制血小板在动脉粥样硬化斑块上的聚集,防止血栓形成,同时也通过抑制 TXA_2 导致的血管痉挛,能使稳定型心绞痛的心血管事件的危险性平均降低 33%。在所有急性或慢性缺血性心脏病的患者,无论是否有症状,只要没有禁忌证,就应每天常规应用阿司匹林 $75\sim300$ mg。不良反应主要是胃肠道症状,并与剂量有关,使用肠溶剂或缓释剂、抗酸剂可以减少对胃的不良作用。禁忌证包括过敏、严重未经治疗的高血压、活动性消化性溃疡、局部出血和出血体质。②氯吡格雷和噻氯匹定:通过二磷酸腺苷(ADP)受体抑制血小板内 Ca^{2+} 活性,并抑制血小板之间纤维蛋白原桥的形成。氯吡格雷的剂量为 75 mg,每天1次;噻氯匹定为 250 mg,$1\sim2$ 次/天,由于后者胃肠道不适和过敏发生率高,也可以引起白细胞、中性粒细胞(2.4%)和血小板减少,因此要定期做血常规检查,目前已较少使用。前者粒细胞减少的不良反应小并且起效更快,一般不能耐受阿司匹林者可口服氯吡格雷。③其他的抗血小板制剂:西洛他唑是磷酸二酯酶抑制剂,$50\sim100$ mg,2 次/天。

2)降脂药物。降脂(或称调脂)药物在治疗冠状动脉粥样硬化中起重要作用,胆固醇的降低与冠心病病死率和总病死率降低有明显关系。他汀类药物可以进一步改善内皮细胞的功能,抑制炎症、稳定斑块,使部分动脉粥样硬化斑块消退,显著延缓病变进展。慢性稳定型心绞痛患者即使只是出现轻到中度 LDL-C 升高,也建议采用他汀类治疗,建议目标是将 LDL-C 水平降到<1 g/L。

3)血管紧张素转换酶抑制剂(ACEI)。ACEI 并非控制心绞痛的药物,但可降低缺血性事件的发生。ACEI 能逆转左心室肥厚及血管增厚,延缓动脉粥样硬化进展,能减少斑块破裂和血栓形成,另外有利于心肌氧供/氧耗平衡和心脏血流动力学,并降低交感神经活性。可应用于已知冠心病患者的二级预防,尤其是合并有糖尿病者。对收缩压<12.0 kPa(90 mmHg)、肾衰竭、双侧肾动脉狭窄和过敏者禁用。不良反应主要包括干咳、低血压和罕见的血管性水肿。常用药物包括培哚普利 4~8 mg,1 次/天,福辛普利 10~20 mg,1 次/天,贝那普利 10~20 mg,1 次/天,雷米普利 5~10 mg,1 次/天,赖诺普利 10~20 mg,1 次/天,依那普利 5~10 mg,2 次/天,卡托普利 12.5~25.0 mg,3 次/天。

(3)中医中药治疗:以"活血化瘀"法(常用丹参、红花、川芎、蒲黄、郁金、丹参滴丸或脑心通等)、"芳香温通"法(常用苏合香丸、苏冰滴丸、宽胸丸、保心丸、麝香保心丸等)和"祛痰通络"法(通心络等)最为常用。

3.经皮冠状动脉介入术(PCI)

PCI 已成为冠心病治疗的重要手段,介入治疗的手术数量已超过外科旁路手术,与内科药物保守疗法相比,PCI 能使患者的生活质量明显提高(活动耐量增加),但是总体的心肌梗死发生和病死率无显著差异。随着新技术的出现,尤其是新型支架及新型抗血小板药物的应用,PCI 不仅可以改善生活质量,而且对存在大面积心肌缺血的高危患者可明显降低其心肌梗死的发生率和病死率。PCI 的适应证也从早期的简单单支病变扩展为更复杂的病变,如多支血管病变、慢性完全闭塞病变及左主干病变等。

4.冠状动脉旁路手术(CABG)

使用患者自身的大隐静脉或游离内乳动脉或桡动脉作为旁路移植材料,一端吻合在主动脉,另一端吻合在有病变的冠状动脉段的远端;引主动脉的血流以改善该病变冠状动脉所供肌的血流供应。CABG 术在冠心病发病率高的国家已成为最普通的择期性心脏外科手术,对缓解心绞痛和改善患者的生存有较好效果。最近的微创冠状动脉旁路手术,采用心脏不停跳的方式进行冠状动脉旁路手术,并发症少、患者恢复快。

手术适应证:①冠状动脉多支血管病变,尤其是合并糖尿病的患者;②冠状动脉左主干病变;③不适合行介入治疗的患者;④心肌梗死后合并室壁瘤,需要进行室壁瘤切除的患者;⑤闭塞段的远段管腔通畅,血管供应区有存活心肌。

5.运动锻炼疗法

谨慎安排进度适宜的运动锻炼,有助于促进侧支循环的发展,提高体力活动的耐受量而改善症状。

(八)预后

心绞痛患者大多数能生存很多年,但有发生急性心肌梗死或猝死的危险,有室性心律失常或传导阻滞者预后较差,但决定预后的主要因素为冠状动脉病变范围和心功能。左冠状动脉主干病变最为严重,左主干狭窄患者第一年的生存率为 70%,三支血管病变及心功能减退患者的生存率与左主干狭窄相同,左前降支近段病变较其他两支的病变严重。患者应积极治疗和预防,二级预防的主要措施可总结为所谓的 ABCDE 方案：A 代表阿司匹林和 ACEI；B 代表 β 受体阻滞剂和控制血压；C 代表控制胆固醇和吸烟；D 代表控制饮食和糖尿病；E 代表健康教育和运动。

二、隐匿型冠心病

隐匿型冠心病是无临床症状，但有心肌缺血客观证据（心电活动、心肌血流灌注及心肌代谢等异常）的冠心病，亦称无症状性冠心病。其心肌缺血的 ECG 表现可见于静息时，或在负荷状态下才出现，常为动态 ECG 记录所发现，又称为无症状性心肌缺血。这些患者经过冠状动脉造影或尸检，几乎均证实冠状动脉有明显狭窄病变。

（一）临床表现

隐匿型冠心病有 3 种临床类型：①患者有因冠状动脉狭窄引起心肌缺血的客观证据，但从无心肌缺血的症状。②患者曾患心肌梗死，现有心肌缺血但无心绞痛症状。③患者有心肌缺血发作，但有些有症状，有些则无症状，此类患者临床最多见。

心肌缺血而无症状的发生机制尚不清楚，可能与下列因素有关：①生理情况下，血浆或脑脊液中内源性阿片类物质（内啡肽）水平的变化，可能导致痛阈的改变；②心肌缺血较轻或有较好的侧支循环；③糖尿病性神经病变、冠状动脉旁路移植术后、心肌梗死后感觉传入径路中断所引起的损伤及患者的精神状态等，均可导致痛阈的改变。隐匿型冠心病患者可转为各种有症状的冠心病临床类型，包括心绞痛或心肌梗死，亦可能逐渐演变为缺血性心肌病，个别患者发生猝死。及时发现这类患者，可为他们提供及早治疗的机会。

（二）诊断和鉴别诊断

诊断主要根据静息、动态或负荷试验的 ECG 检查、放射性核素心肌显像，发现患者有心肌缺血的改变，而无其他原因解释，又伴有动脉粥样硬化的危险因素。能确定冠状动脉存在病变的影像学检查（包括多排螺旋 CT 造影、有创性冠状动脉造影或 IVUS 检查），有重要诊断价值。

鉴别诊断要考虑能引起 ST 段和 T 波改变的其他疾病，如各种器质性心脏病，尤其是心肌炎、心肌病、心包炎，电解质失调，内分泌病和药物作用等情况，都可引起 ECG 的 ST 段和 T 波改变，诊断时要注意摒除。但根据这些疾病和情况的临床特点，不难作出鉴别。心脏神经症患者可因肾上腺素能 β 受体兴奋性增高而在 ECG 上出现 ST 段和 T 波变化，应予鉴别。

（三）防治

采用防治动脉粥样硬化的各种措施，硝酸酯类、β 受体阻滞剂和 CCB 可减少或消除无症状性心肌缺血的发作，联合用药效果更好。药物治疗后仍持续有心肌缺血发作者，应行冠状动脉造影以明确病变的严重程度，并考虑进行血运重建手术治疗。

（四）预后

与冠状动脉病变的范围、程度相关，而与有无症状无关。总缺血负荷，即有症状与无症状缺血之和，可作为预测冠心病患者预后的指标。

三、缺血性心肌病

缺血性心肌病为冠状动脉粥样硬化病变使心肌缺血、缺氧而导致心肌细胞减少、坏死、心肌纤维化、心肌瘢痕形成的疾病。其临床特点是心脏变得僵硬、逐渐扩大，发生心律失常和心力衰竭。因此也被称为心律失常和心力衰竭型冠心病或心肌硬化型冠心病。

(一)病理解剖和病理生理

缺血性心肌病主要由冠状动脉粥样硬化性狭窄、闭塞、痉挛和毛细血管网的病变所引起。心肌细胞的减少和坏死可以是心肌梗死的直接后果,也可因长期慢性心肌缺血累积而造成。心肌细胞坏死,残存的心肌细胞肥大、纤维化或瘢痕形成及心肌间质胶原沉积增加等均可发生,可导致室壁张力增加及室壁硬度异常、心脏扩大及心力衰竭等。病变主要累及左心室肌和乳头肌,也累及起搏和传导系统。心室壁上既可以有块状的成片坏死区,也可以有非连续性多发的灶性心肌损害。

(二)临床表现

1.心脏增大

患者有心绞痛或心肌梗死的病史,常伴有高血压。心脏逐渐增大,以左心室增大为主,可先肥厚,以后扩大,后期则两侧心脏均扩大。部分患者可无明显的心绞痛或心肌梗死病史,由隐匿型冠心病发展而来。

2.心力衰竭

心力衰竭的表现多逐渐发生,大多先出现左心衰竭。在心肌肥厚阶段,心脏顺应性降低,引起舒张功能不全。随着病情的发展,收缩功能也衰竭。然后右心也发生衰竭,出现相应的症状和体征。

3.心律失常

可出现各种心律失常,这些心律失常一旦出现常持续存在,其中以期前收缩(室性或房性)、房颤、病态窦房结综合征、房室传导阻滞和束支传导阻滞为多见,阵发性心动过速亦时有发现。有些患者在心脏还未明显增大前已发生心律失常。

(三)诊断和鉴别诊断

诊断主要依靠冠状动脉粥样硬化的证据,并且除外可引起心脏扩大、心力衰竭和心律失常的其他器质性心脏病。ECG 检查除可见心律失常外,还可见到冠状动脉供血不足的变化,包括 ST 段压低、T 波平坦或倒置、Q-T 间期延长、QRS 波电压低等;放射性核素检查见心肌缺血;超声心动图可显示室壁的异常运动。如以往有心绞痛或心肌梗死病史,有助于诊断。冠状动脉造影可确立诊断。

鉴别诊断要考虑与心肌病(特别是特发性扩张型心肌病、克山病等)、心肌炎、高血压性心脏病、内分泌病性心脏病等鉴别。

(四)防治

早期的内科防治甚为重要,有助于推迟充血性心力衰竭的发生发展。积极控制冠心病危险因素,治疗各种形式的心肌缺血,对缺血区域有存活心肌者,血运重建术可显著改善心肌功能。治疗心力衰竭以应用利尿剂和 ACEI(或 ARB)为主。β 受体阻滞剂长期应用可改善心功能、降低病死率。能阻滞 β_1、β_2 和 α_1 受体的新一代 β 受体阻滞剂卡维地洛 $12.5 \sim 100 \text{ mg/d}$,效果较好。正性肌力药可作为辅助治疗,但强心宜选用作用和排泄快速的制剂,如毒毛花苷 K、毛花苷 C、地高辛等。曲美他嗪可改善缺血,解除残留的心绞痛症状并减少对其他辅助治疗的需要。对既往有血栓栓塞史、心脏明显扩大、房颤或超声心动图证实有附壁血栓者应给予抗凝治疗。心律失常中的病态窦房结综合征和房室传导阻滞出现阿-斯综合征发作者,宜及早安置永久性人工心脏起搏器;有房颤的患者,如考虑转复窦性心律,应警惕同时存在病态窦房结综合征的可能,避免转复窦性心律后心率极为缓慢,反而对患者不利。晚期患者常是心脏移植手术的主要对象。近年来,新的治疗技术如自体骨髓干细胞移植、血管内皮生长因子(VEGF)基因治疗已试用于临

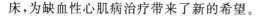

床,为缺血性心肌病治疗带来了新的希望。

(五)预后

本病预后不佳,5 年病死率为 $50\%\sim84\%$。心脏显著扩大特别是进行性心脏增大、严重心律失常和射血分数明显降低,为预后不佳的预测因素。死亡原因主要是进行性充血性心力衰竭、心肌梗死和严重心律失常。

(冯栋盛)

第五节　急性冠状动脉综合征

急性冠状动脉综合征(ACS)指心血管疾病中急性发病的临床类型,包括 ST 段抬高型心肌梗死(STEMI)、非 ST 段抬高型心肌梗死(NSTEMI)和不稳定型心绞痛(UA)。近年又将前者称为 ST 段抬高型 ACS,约占 1/4(包括小部分变异型心绞痛),后两者合称为非 ST 段抬高型 ACS,约占 3/4。它们主要涵盖了以往分类中的 Q 波型急性心肌梗死(AMI)、非 Q 波型 AMI 和不稳定型心绞痛。

一、不稳定型心绞痛和非 ST 段抬高型心肌梗死

UA 指介于稳定型心绞痛和急性心肌梗死之间的临床状态,包括了除稳定型劳力性心绞痛以外的初发型、恶化型劳力性心绞痛和各型自发性心绞痛。它是在粥样硬化病变的基础上,发生了冠状动脉内膜下出血、斑块破裂、破损处血小板与纤维蛋白凝集形成血栓、冠状动脉痉挛及远端小血管栓塞引起的急性或亚急性心肌供氧减少所致。它是 ACS 中的常见类型。若 UA 伴有血清心肌坏死标志物明显升高,此时可确立 NSTEMI 的诊断。

(一)发病机制

ACS 有着共同的病理生理学基础,即在冠状动脉粥样硬化的基础上,粥样斑块松动、裂纹或破裂,使斑块内高度致血栓形成的物质暴露于血流中,引起血小板在受损表面黏附、活化、聚集,形成血栓,导致病变血管完全性或非完全性闭塞。冠状动脉病变的严重程度,主要取决于斑块的稳定性,与斑块的大小无直接关系。不稳定斑块具有如下特征:脂质核较大,纤维帽较薄,含大量的巨噬细胞和 T 淋巴细胞,血管平滑肌细胞含量较少。UA/NSTEMI 的特征是心肌供氧和需氧之间平衡失调,目前发现其最常见病因是心肌血流灌注减少,这是由于粥样硬化斑块破裂发生的非阻塞性血栓导致冠状动脉狭窄所致。血小板聚集和破裂斑块碎片导致的微血管栓塞,使得许多患者的心肌标志物释放。其他原因包括动力性阻塞(冠状动脉痉挛或收缩)、进行性机械性阻塞、炎症和/或感染、继发性 UA 即心肌氧耗增加或氧输送障碍的情况(包括贫血、感染、甲状腺功能亢进、心律失常、血液高黏滞状态或低血压等),实际上这 5 种病因相互关联。

(二)病理解剖

冠状动脉病变或粥样硬化斑块的慢性进展,即使可导致冠状动脉严重狭窄甚至完全闭塞,由于侧支循环的逐渐形成,通常不一定产生心肌梗死。若冠状动脉管腔未完全闭塞,仍有血供,临床上表现为 NSTEMI 即非 Q 波型心肌梗死或 UA,心电图仅出现 ST 段持续压低或 T 波倒置。如果冠状动脉闭塞时间短,累计心肌缺血<20 分钟,组织学上无心肌坏死,也无心肌酶或其他标

志物的释出,心电图呈一过性心肌缺血改变,临床上就表现为 UA;如果冠状动脉严重阻塞时间较长,累计心肌缺血＞20 分钟,组织学上有心肌坏死,血清心肌坏死标志物也会异常升高,心电图上呈持续性心肌缺血改变而无 ST 段抬高和病理性Q 波出现,临床上即可诊断为 NSTEMI 或非 Q 波型心肌梗死。NSTEMI 虽然心肌坏死面积不大,但心肌缺血范围往往不小,临床上依然很高危;这可以是冠状动脉血栓性闭塞已有早期再通,或痉挛性闭塞反复发作,或严重狭窄的基础上急性闭塞后已有充分的侧支循环建立的结果。NSTEMI 时的冠状动脉内附壁血栓多为白血栓;也可能是由斑块成分或血小板血栓向远端栓塞所致。

(三)临床表现

(1)静息时或夜间发生心绞痛常持续 20 分钟以上。

(2)新近发生的心绞痛(病程在 2 个月内)且程度严重。

(3)近期心绞痛逐渐加重(包括发作的频度、持续时间、严重程度和疼痛放射到新的部位)。发作时可有出汗、皮肤苍白湿冷、恶心、呕吐、心动过速、呼吸困难、出现第三心音或第四心音等表现。而原来可以缓解心绞痛的措施此时变得无效或不完全有效。UA 患者中约 20% 发生 NSTEMI,需通过肌钙蛋白和心肌酶检查来判定。UA 和 NSTEMI 患者中很少有严重的左心室功能不全所致的低血压(心源性休克)发生。

(四)危险分层

由于不同的发病机制,造成不同类型 ACS 的近、远期预后有较大的差别,因此正确识别 ACS 的高危人群并给予及时和有效的治疗可明显改善其预后,这具有重要的临床意义。对于 ACS 的危险性评估遵循以下原则:首先是明确诊断,然后进行临床分类和危险分层,最终确定治疗方案。

1.高危非 ST 段抬高型 ACS 患者的评判标准

美国心脏病学会/美国心脏病协会(ACC/AHA)将具有以下临床或心电图情况中的 1 条作为高危非 ST 段抬高型 ACS 患者的评判标准。

(1)缺血症状在 48 小时内恶化。

(2)长时间进行性静息性胸痛(＞20 分钟)。

(3)低血压,新出现杂音或杂音突然变化、心力衰竭,心动过缓或心动过速,年龄＞75 岁。

(4)心电图改变:静息性心绞痛伴一过性 ST 段改变(＞0.05 mV),新出现的束支传导阻滞,持续性室性心动过速。

(5)心肌标志物(TnI、TnT)明显增高(＞0.1 μg/L)。

2.中度危险性 ACS 患者的评判标准

中度危险为无高度危险特征但具备下列中的 1 条。

(1)既往心肌梗死、周围或脑血管疾病,或冠状动脉搭桥,既往使用阿司匹林。

(2)长时间(＞20 分钟)静息性胸痛已缓解,或过去 2 周内新发 CCS 分级Ⅲ级或Ⅳ级心绞痛,但无长时间(＞20 分钟)静息性胸痛,并有高度或中度冠状动脉疾病可能;夜间心绞痛。

(3)年龄＞70 岁。

(4)心电图改变:T 波倒置＞0.2 mV,病理性 Q 波或多个导联静息 ST 段压低＜0.1 mV。

(5)TnI 或 TnT 轻度升高(即＜0.1 μg/L,但＞0.01 μg/L)。

3.低度危险性 ACS 患者的评判标准

低度危险性为无上述高度、中度危险特征,但有下列特征。

(1)心绞痛的频率、程度和持续时间延长,诱发胸痛阈值降低,2 周至 2 个月内新发心绞痛。

（2）胸痛期间心电图正常或无变化。

（3）心脏标志物正常。近年来，在结合上述指标的基础上，将更为敏感和特异的心肌生化标志物用于危险分层，其中最具代表性的是心肌特异性肌钙蛋白、C-反应蛋白、高敏C-反应蛋白（HsCRP）、脑钠肽（BNP）和纤维蛋白原。

（五）实验室检查和辅助检查

1.心电图检查

应在症状出现10分钟内进行。UA发作时心电图有一过性ST段偏移和/或波倒置；如心电图变化持续12小时以上，则提示发生NSTEMI。NSTEMI时不出现病理性Q波，但有持续性ST段压低≥0.1 mV（aVR导联有时还有V$_1$导联则ST段抬高），或伴对称性T波倒置，相应导联的R波电压进行性降低，ST段和T波的这种改变常持续存在。

2.心脏标志物检查

UA时，心脏标志物一般无异常增高；NSTEMI时，血CK-MB或肌钙蛋白常有明显升高。TnT或TnI及C-反应蛋白升高是协助诊断和提示预后较差的指标。

3.其他

需施行各种介入性治疗时，可先行选择性冠状动脉造影，必要时行血管内超声或血管镜检查，明确病变情况。

（六）诊断

对年龄＞30岁的男性和＞40岁的女性（糖尿病患者更年轻）主诉符合上述临床表现的心绞痛时应考虑ACS，但须先与其他原因引起的疼痛相鉴别。随即进行一系列的心电图和心脏标志物的检测，以判别为UA、NSTEMI抑或是STEMI。

（七）鉴别诊断

1.急性心包炎

尤其是急性非特异性心包炎，可有较剧烈而持久的心前区疼痛，心电图有ST段和T波变化。但心包炎患者在疼痛的同时或以前已有发热和血白细胞计数增高，疼痛常于深呼吸和咳嗽时加重，坐位前倾时减轻。体检可发现心包摩擦音。

2.急性肺动脉栓塞

肺动脉大块栓塞常可引起胸痛、咯血、气急和休克，但有右心负荷急剧增加的表现，如发绀、肺动脉瓣区第二心音亢进、三尖瓣区出现收缩期杂音、颈静脉充盈、肝大、下肢水肿等。发热和白细胞增多出现也较早，多在24小时内。心电图示电轴右偏，Ⅰ导联出现S波或原有的S波加深，Ⅲ导联出现Q波和T波倒置，aVR导联出现高R波，胸导联过渡区向左移，右胸导联T波倒置等。血乳酸脱氢酶总值增高，但其同工酶和肌酸磷酸激酶不增高，D-二聚体可升高，其敏感性高但特异性差。肺部X线检查、放射性核素肺通气-灌注扫描、CT和必要时选择性肺动脉造影有助于诊断。

3.急腹症

急性胰腺炎、消化性溃疡穿孔、急性胆囊炎、胆石症等，患者可有上腹部疼痛及休克，可能与ACS患者疼痛波及上腹部者混淆。但仔细询问病史和体格检查，不难作出鉴别。心电图检查和血清肌钙蛋白、心肌酶等测定有助于明确诊断。

4.主动脉夹层分离

以剧烈胸痛起病，颇似ACS。但疼痛一开始即达高峰，常放射到背、肋、腹、腰和下肢，两上

131

肢血压及脉搏可有明显差别,少数有主动脉瓣关闭不全,可有下肢暂时性瘫痪或偏瘫。X线胸片示主动脉增宽,CT或MRI主动脉断层显像及超声心动图探测到主动脉壁夹层内的液体,可确立诊断。

5.其他疾病

急性胸膜炎、自发性气胸、带状疱疹等心脏以外疾病引起的胸痛,依据特异性体征、X线胸片和心电图特征不难鉴别。

(八)治疗

ACS是内科急症,治疗结局主要受是否迅速诊断和治疗的影响,因此应及早发现和及早住院,并加强住院前的就地处理。UA或NSTEMI的治疗目标是稳定斑块、治疗残余心肌缺血、进行长期的二级预防。溶栓治疗不宜用于UA或NSTEMI。

1.一般治疗

UA或NSTEMI患者应住入冠心病监护病室,卧床休息12～24小时,给予持续心电监护。病情稳定或血运重建后症状控制,应鼓励患者早期活动。下肢做被动运动可防止静脉血栓形成。活动量的增加应循序渐进。应尽量对患者进行必要的解释和鼓励,使其能积极配合治疗而又解除焦虑和紧张,可以应用小剂量的镇静剂和抗焦虑药物,使患者得到充分休息和减轻心脏负担。保持大便通畅,便时避免用力,如便秘可给予缓泻剂。有明确低氧血症或存在左心室功能衰竭时才需补充氧气。在最初2～3天,饮食应以流质食物为主,以后随着症状减轻而逐渐增加粥、面条等及其他容易消化的半流质食物,宜少量多餐,钠盐和液体的摄入量应根据汗量、尿量、呕吐量及有无心力衰竭而做适当调节。

2.抗栓治疗

抗栓治疗可预防冠状动脉进一步血栓形成、促进内源性纤溶活性溶解血栓和减少冠状动脉狭窄程度,从而可减少事件进展的风险和预防冠状动脉完全阻塞的进程。

(1)抗血小板治疗:主要药物包括以下几种。

1)环氧化酶抑制剂:阿司匹林可降低ACS患者的短期和长期病死率。若无禁忌证,ACS患者入院时都应接受阿司匹林治疗,起始负荷剂量为160～325 mg(非肠溶制剂),首剂应嚼碎,加快其吸收,以便迅速抑制血小板激活状态,以后改用小剂量维持治疗。除非对阿司匹林过敏或有其他禁忌证外,主张长期服用小剂量75～100 mg/d维持。

2)二磷酸腺苷(ADP)受体拮抗剂:氯吡格雷和噻氯匹定能拮抗血小板ADP受体,从而抑制血小板聚集,可用于对阿司匹林不能耐受患者的长期口服治疗。氯吡格雷起始负荷剂量为300 mg,以后75 mg/d维持;噻氯匹定起效较慢,不良反应较多,已少用。对于非ST段抬高型ACS患者不论是否行介入治疗,阿司匹林加氯吡格雷均为常规治疗,应联合应用12个月,对于放置药物支架的患者这种联合治疗时间应更长。

3)血小板膜糖蛋白Ⅱb/Ⅲa(GPⅡb/Ⅲa)受体拮抗剂:激活的GPⅡb/Ⅲa受体与纤维蛋白原结合,形成在激活血小板之间的桥梁,导致血小板血栓形成。阿昔单抗是直接抑制GPⅡb/Ⅲa受体的单克隆抗体,在血小板激活起重要作用的情况下,特别是患者进行介入治疗时,该药多能有效地与血小板表面的GPⅡb/Ⅲa受体结合,从而抑制血小板的聚集;一般使用方法是先静脉注射冲击量0.25 mg/kg,然后10 μg/(kg·h)静脉滴注12～24小时。合成的该类药物还包括替罗非班和依替巴肽。以上3种GPⅡb/Ⅲa受体拮抗剂静脉制剂均适用于ACS患者急诊PCI(首选阿昔单抗,因目前其安全性证据最多),可明显降低急性和亚急性血栓形成的发生率,如果在PCI前

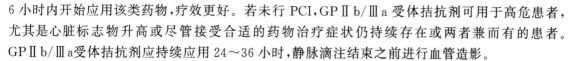

6 小时内开始应用该类药物,疗效更好。若未行 PCI,GPⅡb/Ⅲa 受体拮抗剂可用于高危患者,尤其是心脏标志物升高或尽管接受合适的药物治疗症状仍持续存在或两者兼而有之的患者。GPⅡb/Ⅲa受体拮抗剂应持续应用 24～36 小时,静脉滴注结束之前进行血管造影。

(2)抗凝治疗:除非有禁忌证(如活动性出血或已应用链激酶或复合纤溶酶链激酶),所有患者应在抗血小板治疗的基础上常规接受抗凝治疗,抗凝治疗药物的选择应根据治疗策略及缺血和出血事件的风险。常用抗凝药包括普通肝素、低分子肝素、磺达肝癸钠和比伐芦定。

3.抗心肌缺血治疗

(1)硝酸酯类药物:硝酸酯类药物可选择口服,舌下含服,经皮肤或经静脉给药。硝酸甘油为短效硝酸酯类,对有持续性胸部不适、高血压、急性左心衰竭的患者,在最初 24～48 小时的治疗中,静脉内应用有利于控制心肌缺血发作。先给予舌下含服 0.3～0.6 mg,继以静脉点滴,开始 5～10 μg/min,每 5～10 分钟增加 5～10 μg,直至症状缓解或平均压降低 10% 但收缩压不低于 12.0 kPa(90 mmHg)。目前推荐静脉应用硝酸甘油的患者症状消失 24 小时后,就改用口服制剂或应用皮肤贴剂。药物耐受现象可能在持续静脉应用硝酸甘油 24～48 小时内出现。由于在 NSTEMI 患者中未观察到硝酸酯类药物具有减少病死率的临床益处,因此在长期治疗中此类药物应逐渐减量至停用。

(2)镇痛剂:如硝酸酯类药物不能使疼痛迅速缓解,应立即给予吗啡,10 mg 稀释成 10 mL,每次 2～3 mL静脉注射。哌替啶 50～100 mg 肌内注射,必要时 1～2 小时后再注射 1 次,以后每 4～6 小时可重复应用,注意呼吸功能的抑制。给予吗啡后如出现低血压,可仰卧或静脉滴注生理盐水来维持血压,很少需要用升压药。如出现呼吸抑制,应给予纳洛酮 0.4～0.8 mg。有使用吗啡禁忌证(低血压和既往过敏史)者,可选用哌替啶替代。疼痛较轻者可用罂粟碱,30～60 mg 肌内注射或口服。

(3)β受体阻滞剂:β受体阻滞剂可用于所有无禁忌证(如心动过缓、心脏传导阻滞、低血压或哮喘)的 UA 和 NSTEMI 患者,可减少心肌缺血发作和心肌梗死的发展。使用β受体阻滞剂的方案如下。①首先排除有心力衰竭、低血压[收缩压<12.0 kPa(90 mmHg)]、心动过缓(心率<60 次/分)或有房室传导阻滞(P-R 间期>0.24 秒)的患者;②给予美托洛尔,静脉推注每次5 mg,共 3 次;③每次推注后观察 2～5 分钟,如果心率<60 次/分或收缩压<13.3 kPa(100 mmHg),则停止给药,静脉注射美托洛尔的总量为 15 mg;④如血流动力学稳定,末次静脉注射后 15 分钟,开始改为口服给药,每 6 小时 50 mg,持续 2 天,以后渐增为 100 mg,2 次/天。作用极短的β受体阻滞剂艾司洛尔静脉注射 50～250 μg/(kg·min),安全而有效,甚至可用于左心功能减退的患者,药物作用在停药后 20 分钟内消失,用于有β受体阻滞剂相对禁忌证,而又希望减慢心率的患者。β受体阻滞剂的剂量应调整到患者安静时,心率为 50～60 次/分。

(4)钙通道阻滞剂:钙通道阻滞剂与β受体阻滞剂一样能有效地减轻症状。但所有的大规模临床试验表明,钙通道阻滞剂应用于 UA,不能预防急性心肌梗死的发生或降低病死率,目前仅推荐用于全量硝酸酯和β受体阻滞剂之后仍有持续性心肌缺血的患者或对β受体阻滞剂有禁忌的患者,应选用心率减慢型的非二氢吡啶类钙通道阻滞剂。对心功能不全的患者,应用β受体阻滞剂后再加用钙通道阻滞剂应特别谨慎。

(5)血管紧张素转换酶抑制剂(ACEI):近年来一些临床研究显示,对 UA 和 NSTEMI 患者,短期应用 ACEI 并不能获得更多的临床益处。但长期应用对预防再发缺血事件和死亡有益。因此除非有禁忌证(如低血压、肾衰竭、双侧肾动脉狭窄和已知的过敏),所有 UA 和 NSTEMI 患者都可选用 ACEI。

(6)调脂治疗:所有 ACS 患者应在入院 24 小时之内评估空腹血脂谱。近年的研究表明,他汀类药物可以稳定斑块,改善内皮细胞功能,因此如无禁忌证,无论血基线 LDL-C 水平和饮食控制情况如何,均建议早期应用他汀类药物,使 LDL-C 水平降至<800 g/L。常用的他汀类药物有辛伐他汀 20～40 mg/d、普伐他汀 10～40 mg/d、氟伐他汀 40～80 mg/d、阿托伐他汀 10～80 mg/d或瑞舒伐他汀 10～20 mg/d。

4.血运重建治疗

(1)经皮冠状动脉介入术(PCI):UA 和 NSTEMI 的高危患者,尤其是血流动力学不稳定、心脏标志物显著升高、顽固性或反复发作心绞痛伴有动态 ST 段改变、有心力衰竭或危及生命的心律失常者,应早期行血管造影术和 PCI。PCI 能改善预后,尤其是同时应用 GPⅡb/Ⅲa 受体拮抗剂时。对中危患者及有持续性心肌缺血证据的患者,PCI 可以识别致病的病变、评估其他病变的范围和左心室功能。对中高危患者,PCI 或 CABG 具有明确的潜在益处。但对低危患者,不建议进行常规的介入性检查。

(2)冠状动脉旁路移植术(CABG):对经积极药物治疗而症状控制不满意及高危患者(包括持续 ST 段压低、cTnT 升高等),应尽早(72 小时内)进行冠状动脉造影,根据下列情况选择治疗措施。①严重左冠状动脉主干病变(狭窄>50%),应及时行外科手术治疗。②有多支血管病变,且有左心室功能不全(LVEF<50%)或伴有糖尿病者,应进行 CABG。③有两支血管病变合并左前降支近段严重狭窄和左心室功能不全(LVEF<50%)或无创性检查显示心肌缺血的患者,建议施行 CABG。④对 PCI 效果不佳或强化药物治疗后仍有缺血的患者,建议施行 CABG。⑤弥漫性冠状动脉远端病变的患者,不适合行 PCI 或 CABG。

二、ST 段抬高型心肌梗死

(一)病理解剖

若冠状动脉管腔急性完全闭塞,血供完全停止,导致所供区域心室壁心肌透壁性坏死,临床上表现为典型的 STEMI,即传统的 Q 波型心肌梗死。在冠状动脉闭塞后 20～30 分钟,受其供血的心肌即有少数坏死,开始了 AMI 的病理过程。1～2 小时后绝大部分心肌呈凝固性坏死,心肌间质则充血、水肿,伴多量炎性细胞浸润。以后,坏死的心肌纤维逐渐溶解,形成肌溶灶,随后渐有肉芽组织形成。坏死组织 1～2 周后开始吸收,并逐渐纤维化,在 6～8 周后进入慢性期形成瘢痕而愈合,称为陈旧性或愈合性心肌梗死。瘢痕大者可逐渐向外凸出而形成室壁膨胀瘤。梗死附近心肌的血供随侧支循环的建立而逐渐恢复。病变可波及心包出现反应性心包炎,波及心内膜引起附壁血栓形成。在心腔内压力的作用下,坏死的心壁可破裂(心脏破裂),破裂可发生在心室游离壁、乳头肌或心室间隔处。

心肌梗死时冠状动脉内血栓既有白血栓(富含血小板),又有红血栓(富含纤维蛋白和红细胞)。STEMI 的闭塞性血栓是白、红血栓的混合物,从堵塞处向近端延伸部分为红血栓。

(二)病理生理

1.左心室功能

冠状动脉急性闭塞时相关心肌依次发生 4 种异常收缩形式:①运动同步失调,即相邻心肌节段收缩时相不一致;②收缩减弱,即心肌缩短幅度减小;③无收缩;④反常收缩,即矛盾运动,收缩期膨出。于梗死部位发生功能异常同时,正常心肌在早期出现收缩增强。由于非梗死节段发生

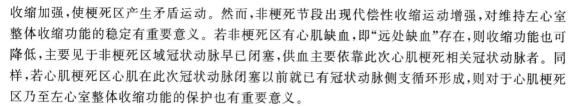

收缩加强,使梗死区产生矛盾运动。然而,非梗死节段出现代偿性收缩运动增强,对维持左心室整体收缩功能的稳定有重要意义。若非梗死区有心肌缺血,即"远处缺血"存在,则收缩功能也可降低,主要见于非梗死区域冠状动脉早已闭塞,供血主要依靠此次心肌梗死相关冠状动脉者。同样,若心肌梗死区心肌在此次冠状动脉闭塞以前就已有冠状动脉侧支循环形成,则对于心肌梗死区乃至左心室整体收缩功能的保护也有重要意义。

2.心室重构

心肌梗死致左心室节段和整体收缩、舒张功能降低的同时,机体启动了交感神经系统兴奋、肾素血管紧张素-醛固酮系统激活和 Frank-Starling 等代偿机制,一方面通过增强非梗死节段的收缩功能、增快心率、代偿性增加已降低的心搏量(SV)和心排血量(CO),并通过左心室壁伸展和肥厚增加左心室舒张末容积(LVEDV)进一步恢复 SV 和 CO,降低升高的左心室舒张末期压(LVEDP);但另一方面,也同时开启了左心室重构的过程。

心肌梗死发生后,左心室腔大小、形态和厚度发生变化,总称为心室重构。重构过程反过来影响左心室功能和患者的预后。重构是左心室扩张和非梗死心肌肥厚等因素的综合结果,使心室变形(球形变)。除了梗死范围以外,另两个影响左心室扩张的重要因素是左心室负荷状态和梗死相关动脉的通畅程度。左心室压力升高有导致室壁张力增加和梗死扩张的危险,而通畅的梗死区相关动脉可加快瘢痕形成,增加梗死区组织的修复,减少梗死的扩展和心室扩张的危险。

(三)临床表现

1.诱发因素

本病在春、冬季发病较多,与气候寒冷、气温变化大有关,常在安静或睡眠时发病,以清晨6时至午间12时发病最多。大约有1/2的患者能查明诱发因素,如剧烈运动、过重的体力劳动、创伤、情绪激动、精神紧张或饱餐、急性失血、出血性或感染性休克,主动脉瓣狭窄、发热、心动过速等引起的心肌耗氧增加、血供减少都可能是心肌梗死的诱因。在变异型心绞痛患者中,反复发作的冠状动脉痉挛也可发展为 AMI。

2.先兆

半数以上患者在发病前数天有乏力、胸部不适,活动时心悸、气急、烦躁、心绞痛等前驱症状,其中以新发生心绞痛(初发型心绞痛)或原有心绞痛加重(恶化型心绞痛)为最突出。心绞痛发作较以往频繁、性质较剧、持续较久、硝酸甘油疗效差、诱发因素不明显;疼痛时伴有恶心、呕吐、大汗和心动过速,或伴有心功能不全、严重心律失常、血压大幅度波动等;同时心电图示 ST 段一过性明显抬高(变异型心绞痛)或压低,T 波倒置或增高,应警惕近期内发生心肌梗死的可能。发现先兆及时积极治疗,有可能使部分患者避免发生心肌梗死。

3.症状

(1)疼痛:是最先出现的症状,疼痛部位和性质与心绞痛相同,但常发生于安静或睡眠时,疼痛程度较重,范围较广,持续时间可长达数小时或数天,休息或含用硝酸甘油片多不能缓解,患者常烦躁不安、出汗、恐惧,有濒死之感。在我国,1/6～1/3的患者疼痛的性质及部位不典型,如位于上腹部,常被误认为胃溃疡穿孔或急性胰腺炎等急腹症;位于下颌或颈部,常被误认为牙病或骨关节病。部分患者无疼痛,多为糖尿病患者或老年人,一开始即表现为休克或急性心力衰竭;少数患者在整个病程中都无疼痛或其他症状,而事后才发现患过 MI。

(2)全身症状:主要是发热,伴有心动过速、白细胞增高和血细胞沉降率增快等,由坏死物质吸收所引起。一般在疼痛发生后24～48小时出现,程度与梗死范围常呈正相关,体温一般在

38 ℃上下,很少超过 39 ℃,持续 1 周左右。

(3)胃肠道症状:约 1/3 有疼痛的患者,在发病早期伴有恶心、呕吐和上腹胀痛,与迷走神经受坏死心肌刺激和心排血量降低组织灌注不足等有关;肠胀气也不少见;重症者可发生呃逆(以下壁心肌梗死多见)。

(4)心律失常:见于 75%～95% 的患者,多发生于起病后 2 周内,尤以24 小时内最多见。各种心律失常中以室性心律失常为最多,尤其是室性期前收缩;如室性期前收缩频发(每分钟5 次以上),成对出现,心电图上表现为多源性或落在前一心搏的易损期时,常预示即将发生室性心动过速或心室颤动。冠状动脉再灌注后可能出现加速性室性自主心律与室性心动过速,多数历时短暂,自行消失。室上性心律失常则较少,阵发性心房颤动比心房扑动和室上性心动过速更多见,多发生在心力衰竭患者中。窦性心动过速的发生率为 30%～40%,发病初期出现的窦性心动过速多为暂时性,持续性窦性心动过速是梗死面积大、心排血量降低或左心功能不全的反映。各种程度的房室传导阻滞和束支传导阻滞也较多,严重者发生完全性房室传导阻滞。发生完全性左束支传导阻滞时 MI 的心电图表现可被掩盖。前壁 MI 易发生室性心律失常。下壁(膈面)MI 易发生房室传导阻滞,其阻滞部位多在房室束以上,预后较好。前壁 MI 而发生房室传导阻滞时,往往是多个束支同时发生传导阻滞的结果,其阻滞部位在房室束以下,且常伴有休克或心力衰竭,预后较差。

(5)低血压和休克:疼痛期血压下降常见,可持续数周后再上升,但常不能恢复以往的水平,未必是休克。如疼痛缓解而收缩压低于 10.7 kPa(80 mmHg),患者烦躁不安、面色苍白、皮肤湿冷、脉细而快、大汗淋漓、尿量减少(<20 mL/h)、神志迟钝,甚至昏厥者,则为休克的表现。休克多在起病后数小时至 1 周内发生,见于 20% 的患者,主要是心源性,为心肌广泛(40% 以上)坏死、心排血量急剧下降所致,神经反射引起的周围血管扩张为次要的因素,有些患者还有血容量不足的因素参与。严重的休克可在数小时内致死,一般持续数小时至数天,可反复出现。

(6)心力衰竭:主要是急性左心衰竭,可在起病最初数天内发生或在疼痛、休克好转阶段出现,为梗死后心脏舒缩力显著减弱或不协调所致,发生率为20%～48%。患者出现呼吸困难、咳嗽、发绀、烦躁等,严重者可发生肺水肿或进而发生右心衰竭的表现,出现颈静脉怒张、肝肿痛和水肿等。右心室 MI 者,一开始即可出现右心衰竭的表现。

4.体征

AMI 时心脏体征可在正常范围内,体征异常者大多数无特征性:心脏可有轻至中度增大;心率增快或减慢;心尖区第一心音减弱,可出现第三心音或第四心音奔马律。前壁心肌梗死的早期,可能在心尖区和胸骨左缘之间扪及迟缓的收缩期膨出,是由心室壁反常运动所致,常在几天至几周内消失。有 10%～20% 的患者在发病后 2～3 天出现心包摩擦音,多在 1～2 天消失,少数持续 1 周以上。发生二尖瓣乳头肌功能失调者,心尖区可出现粗糙的收缩期杂音;发生心室间隔穿孔者,胸骨左下缘出现响亮的收缩期杂音,常伴震颤。右心室梗死较重者可出现颈静脉怒张,深吸气时更为明显。除发病极早期可出现一过性血压增高外,几乎所有患者在病程中都会有血压降低,起病前有高血压者,血压可降至正常;起病前无高血压者,血压可降至正常以下,且可能不再恢复到起病之前的水平。

(四)并发症

并发症可分为机械性、缺血性、栓塞性和炎症性。

1.机械性并发症

(1)心室游离壁破裂:3%的 MI 患者可发生心室游离壁破裂,是心脏破裂最常见的一种,占 MI 患者死亡的 10%。心室游离壁破裂常在发病 1 周内出现,早高峰在 MI 后 24 小时内,晚高峰在 MI 后 3～5 天。早期破裂与胶原沉积前的梗死扩展有关,晚期破裂与梗死相关室壁的扩展有关。心脏破裂多发生在第一次 MI、前壁梗死、老年和女性患者中。其他危险因素包括 MI 急性期的高血压、既往无心绞痛和心肌梗死、缺乏侧支循环、心电图上有 Q 波、应用糖皮质激素或非甾体抗炎药、MI 症状出现后 14 小时以后的溶栓治疗。心室游离壁破裂的典型表现包括持续性心前区疼痛、心电图 ST-T 改变、迅速进展的血流动力学衰竭、急性心包压塞和电-机械分离。心室游离壁破裂也可为亚急性,即心肌梗死区不完全或逐渐破裂,形成包裹性心包积液或假性室壁瘤,患者能存活数月。

(2)室间隔穿孔:比心室游离壁破裂少见,有 0.5%～2% 的 MI 患者会发生室间隔穿孔,常发生于 AMI 后 3～7 天。AMI 后,胸骨左缘突然出现粗糙的全收缩期杂音或可触及收缩期震颤,或伴有心源性休克和心力衰竭,应高度怀疑室间隔穿孔,此时应进一步作 Swan-Ganz 导管检查与超声心动图检查。

(3)乳头肌功能失调或断裂:乳头肌功能失调总发生率可高达 50%,二尖瓣乳头肌因缺血、坏死等使收缩功能发生障碍,造成不同程度的二尖瓣脱垂或关闭不全,心尖区出现收缩中晚期喀喇音和吹风样收缩期杂音,第二心音可不减弱,可引起心力衰竭。轻症者可以恢复,其杂音可以消失。乳头肌断裂极少见,多发生在二尖瓣后内乳头肌,故在下壁 MI 中较为常见。后内乳头肌大多是部分断裂,可导致严重二尖瓣反流伴有明显的心力衰竭;少数完全断裂者则发生急性二尖瓣大量反流,造成严重的急性肺水肿,约 1/3 的患者迅速死亡。

(4)室壁膨胀瘤:或称室壁瘤。绝大多数并发于 STEMI,多累及左心室心尖部,发生率为 5%～20%。为在心室腔内压力影响下,梗死部位的心室壁向外膨出而形成。见于 MI 范围较大的患者,常于起病数周后才被发现。发生较小室壁瘤的患者可无症状与体征;但发生较大室壁瘤的患者,可出现顽固性充血性心力衰竭及复发性、难治的致命性心律失常。体检可发现心浊音界扩大,心脏搏动范围较广泛或心尖抬举样搏动,可有收缩期杂音。

2.缺血性并发症

(1)梗死延展:指同一梗死相关冠状动脉供血部位的 MI 范围的扩大,可表现为心内膜下 MI 转变为透壁性 MI 或 MI 范围扩大到邻近心肌,多有梗死后心绞痛和缺血范围的扩大。梗死延展多发生在 AMI 后的 2～3 周,多数原梗死区相应导联的心电图有新的梗死性改变且 CK 或肌钙蛋白升高时间延长。

(2)再梗死:指 AM 4 周后再次发生的 MI,既可发生在原来梗死的部位,也可发生在任何其他心肌部位。如果再梗死发生在 AMI 后 4 周内,则其心肌坏死区一定受另一支有病变的冠状动脉所支配。通常再梗死发生在与原梗死区不同的部位,诊断多无困难;若再梗死发生在与原梗死区相同的部位,尤其是 NSTEM 的再梗死、反复多次的灶性梗死,常无明显的或特征性的心电图改变,可使诊断发生困难,此时迅速上升且又迅速下降的酶学指标如 CK-MB 比肌钙蛋白更有价值。CK-MB 恢复正常后又升高或超过原先水平的 50% 对再梗死具有重要的诊断价值。

3.栓塞性并发症

MI 并发血栓栓塞主要是指心室附壁血栓或下肢静脉血栓破碎脱落所致的体循环栓塞或肺动脉栓塞。左心室附壁血栓形成在 AMI 患者中较多见,尤其在急性大面积前壁 MI 累及心尖部

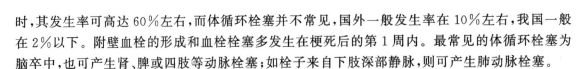
时,其发生率可高达60%左右,而体循环栓塞并不常见,国外一般发生率在10%左右,我国一般在2%以下。附壁血栓的形成和血栓栓塞多发生在梗死后的第1周内。最常见的体循环栓塞为脑卒中,也可产生肾、脾或四肢等动脉栓塞;如栓子来自下肢深部静脉,则可产生肺动脉栓塞。

4.炎症性并发症

(1)早期心包炎:发生于MI后1～4天,发生率约为10%。早期心包炎常发生在透壁性MI患者中,是梗死区域心肌表面心包并发纤维素性炎症所致。临床上可出现一过性的心包摩擦音,伴有进行性加重的胸痛,疼痛随体位而改变。

(2)后期心包炎(心肌梗死后综合征或Dressier综合征)发病率为1%～3%,于MI后数周至数月内出现,并可反复发生。其发病机制迄今尚不明确,推测为自身免疫反应所致;而Dressier认为它是一种变态反应,是肌体对心肌坏死物质所形成的自身抗原的变态反应。临床上可表现为突然起病,发热,胸膜性胸痛,白细胞计数升高和血沉增快,心包或胸膜摩擦音可持续2周以上,超声心动图常可发现心包积液,少数患者可伴有少量胸腔积液或肺部浸润。

(五)实验室和辅助检查

1.心电图检查

(1)特征性改变。在面向透壁心肌坏死区的导联上出现以下特征性改变:①宽而深的Q波(病理性Q波)。②ST段抬高呈弓背向上型。③T波倒置,往往宽而深,两支对称;在背向梗死区的导联上则出现相反的改变,即R波增高,ST段压低,T波直立并增高。

(2)动态性改变:①起病数小时内,可尚无异常,或出现异常高大、两支不对称的T波。②数小时后,ST段明显抬高,弓背向上,与直立的T波连接,形成单向曲线。数小时到2天内出现病理性Q波(又称Q波型MI),同时R波减低,为急性期改变。Q波在3～4天稳定不变,以后70%～80%永久存在。③如不进行治疗干预,ST段抬高持续数天至2周左右,逐渐回到基线水平,T波则变为平坦或倒置,是为亚急性期改变。④数周至数月以后,T波呈V形倒置,两支对称,波谷尖锐,为慢性期改变,T波倒置可永久存在,也可在数月到数年内逐渐恢复。

2.心脏标志物测定

(1)血清酶学检查。以往用于临床诊断MI的血清酶学指标包括肌酸磷酸激酶(CK或CPK)及其同工酶CK-MB、天门冬酸氨基转移酶(AST,曾称GOT)、乳酸脱氢酶(LDH)及其同工酶,但因AST和IDH分布于全身许多器官,对MI的诊断特异性较差,目前临床已不推荐应用。MI发病后,血清酶活性随时相而变化。CK在起病6小时内增高,24小时内达高峰,3～4天恢复正常。

(2)心肌损伤标志物测定:在心肌坏死时,除了血清心肌酶活性的变化外,心肌内含有的一些蛋白质类物质也会从心肌组织内释放出来,并出现在外周循环血液中,因此可作为心肌损伤的判定指标。这些物质主要包括肌钙蛋白和肌红蛋白。肌钙蛋白(Tn)是肌肉组织收缩的调节蛋白,心肌肌钙蛋白(cTn)与骨骼肌中的Tn在分子结构和免疫学上是不同的,因此它是心肌所独有,具有很高的特异性。

3.放射性核素心肌显影

利用坏死心肌细胞中的钙离子能结合放射性锝焦磷酸盐或坏死心肌细胞的肌凝蛋白可与其特异性抗体结合的特点,静脉注射^{99m}Tc-焦磷酸盐或^{111}In-抗肌凝蛋白单克隆抗体进行"热点"显像;利用坏死心肌血供断绝和瘢痕组织中无血管以至^{201}Tl或^{99m}Tc-MIBI不能进入细胞的特点,静脉注射这些放射性核素进行"冷点"显像;均可显示MI的部位和范围。前者主要用于急性期,

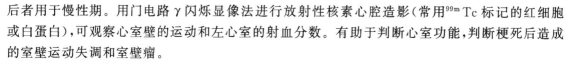

后者用于慢性期。用门电路γ闪烁显像法进行放射性核素心腔造影(常用⁹⁹ᵐTc标记的红细胞或白蛋白),可观察心室壁的运动和左心室的射血分数。有助于判断心室功能,判断梗死后造成的室壁运动失调和室壁瘤。

(六)诊断

WHO的AMI诊断标准依据典型的临床表现、特征性的心电图改变、血清心肌坏死标志物水平动态改变,3项中具备2项特别是后2项即可确诊,一般并不困难。无症状的患者,诊断较困难。凡年老患者突然发生休克、严重心律失常、心力衰竭、上腹胀痛或呕吐等表现而原因未明者,或原有高血压而血压突然降低且无原因可寻者,都应想到AMI的可能。此外有较重而持续较久的胸闷或胸痛者,即使心电图无特征性改变,也应考虑本病的可能,都宜先按AMI处理,并在短期内反复进行心电图观察和血清肌钙蛋白或心肌酶等测定,以确定诊断。当存在左束支传导阻滞图形时,MI的心电图诊断较困难,因它与STEMI的心电图变化相类似,此时,与QRS波同向的ST段抬高和至少2个胸导联ST段抬高>5 mm,强烈提示MI。一般来说,有疑似症状并新出现的左束支传导阻滞应按STEMI来治疗。无病理性Q波的心内膜下MI和小的透壁性或非透壁性或微型MI。

(七)预后

STEMI的预后与梗死范围的大小、侧支循环产生的情况、有无其他疾病并存及治疗是否及时有关。总病死率约为30%,住院病死率约为10%,发生严重心律失常、休克或心力衰竭者病死率尤高,其中休克患者病死率可高达80%。死亡多在第1周内,尤其是在数小时内。出院前或出院6周内进行负荷心电图检查,运动耐量好不伴有心电图异常者预后良好,运动耐量差者预后不良。MI长期预后的影响因素中主要为患者的心功能状况、梗死后心肌缺血及心律失常、梗死的次数和部位及患者的年龄、是否合并高血压和糖尿病等。AMI再灌注治疗后梗死相关冠状动脉再通与否是影响MI急性期良好预后和长期预后的重要独立因素。

(八)治疗

1.再灌注治疗

及早再通闭塞的冠状动脉,使心肌得到再灌注,挽救濒死的心肌或缩小心肌梗死的范围,是一种关键的治疗措施。它还可极有效地解除疼痛。

(1)溶栓治疗:纤维蛋白溶解(纤溶)药物被证明能减小冠状动脉内血栓,早期静脉应用溶栓药物能提高STEAMI患者的生存率,其临床疗效已被公认,故明确诊断后应尽早用药,来院至开始用药时间应<30分钟。而对于非ST段抬高型ACS,溶栓治疗不仅无益反而有增加AMI的倾向,因此标准溶栓治疗目前仅用于STEAMI患者。

(2)介入治疗:直接经皮冠状动脉介入术(PCI)是指AMI的患者未经溶栓治疗直接进行冠状动脉血管成形术,其中支架植入术的效果优于单纯球囊扩张术。近年试用冠状动脉内注射自体干细胞希望有助于心肌的修复。目前直接PCI已被公认为首选的最安全有效的恢复心肌再灌注的治疗手段,梗死相关血管的开通率高于药物溶栓治疗,尽早应用可恢复心肌再灌注,降低近期病死率,预防远期的心力衰竭发生,尤其对来院时发病时间已超过3小时或对溶栓治疗有禁忌的患者。一般要求患者到达医院至球囊扩张时间<90分钟。在适宜于做PCI的患者中,PCI之前应给予抗血小板药和抗凝治疗。

(3)冠状动脉旁路移植术(CABG)。下列患者可考虑进行急诊CABG:①实行了溶栓治疗或PCI后仍有持续的或反复的胸痛;②冠状动脉造影显示高危冠状动脉病变(左冠状动脉主干病变);③有 MI 并发症如室间隔穿孔或乳头肌功能不全所引起的严重二尖瓣反流。

2.其他药物治疗

(1)抗血小板治疗:抗血小板治疗能减少 STEMI 患者的主要心血管事件(死亡、再发致死性或非致死性 MI 和卒中)的发生,因此除非有禁忌证,所有患者应给予本项治疗。

(2)抗凝治疗:除非有禁忌证,所有 STEMI 患者无论是否采用溶栓治疗,都应在抗血小板治疗的基础上常规接受抗凝治疗。抗凝治疗能建立和维持梗死相关动脉的通畅,并能预防深静脉血栓形成、肺动脉栓塞及心室内血栓形成。

(3)硝酸酯类药物:对于有持续性胸部不适、高血压、大面积前壁 MI、急性左心衰竭的患者,在最初24～48 小时的治疗中,静脉内应用硝酸甘油有利于控制心肌缺血发作,缩小梗死面积,降低短期甚至可能长期病死率。

(4)β受体阻滞剂:MI 发生后最初数小时内静脉注射β受体阻滞剂可通过缩小梗死面积、降低再梗死率、降低室颤的发生率和病死率而改善预后。无禁忌证的 STEMI 患者应在 MI 发病的12 小时内开始β受体阻滞剂治疗。

(5)血管紧张素转换酶抑制剂(ACEI):近来大规模临床研究发现,ACEI 如卡托普利、雷米普利、群多普利等有助于改善恢复期心肌的重构,减少 AMI 的病死率,减少充血性心力衰竭的发生,特别是对前壁 MI 或心力衰竭或心动过速的患者。因此,除非有禁忌证,所有 STEMI 患者都可选用 ACEI。

(6)钙通道阻滞剂:非二氢吡啶类钙通道阻滞剂维拉帕米或地尔硫䓬用于急性期 STEMI,除了能控制室上性心律失常,对减少梗死范围或心血管事件并无益处。因此不建议对 STEMI 患者常规应用非二氢吡啶类钙通道阻滞剂。但非二氢吡啶类钙通道阻滞剂可用于硝酸酯和β受体阻滞剂之后仍有持续性心肌缺血或心房颤动伴心室率过快的患者。血流动力学表现在 Killip Ⅱ级以上的 MI 患者应避免应用非二氢吡啶类钙通道阻滞剂。

3.心力衰竭治疗

治疗取决于病情的严重性。病情较轻者,给予袢利尿剂(如静脉注射呋塞米 20～40 mg,每天 1 次或2 次),它可降低左心室充盈压,一般即可见效。病情严重者,可应用血管扩张剂(如静脉注射硝酸甘油)以降低心脏前负荷和后负荷。治疗期间,常通过带球囊的右心导管(Swan-Ganz 导管)监测肺动脉楔压。只要体动脉收缩压持续>13.3 kPa(100 mmHg),即可用 ACEI。开始治疗最好给予小剂量卡托普利 3.125～6.25 mg,每 4～6 小时一次;如能耐受,则逐渐增加剂量。一旦达到最大剂量(卡托普利的最大剂量为 50 mg,每天3 次),即用长效 ACEI(如福辛普利、赖诺普利、雷米普利)取代作为长期应用。如心力衰竭持续在 NYHA 心功能分级Ⅱ级或Ⅱ级以上,应加用醛固酮拮抗剂。

4.并发症治疗

对于有附壁血栓形成者,抗凝治疗可减少栓塞的危险,如无禁忌证,治疗开始即静脉应用足量肝素,随后给予华法林 3～6 个月,使 INR 维持在 2～3。当左心室扩张伴弥漫性收缩活动减弱、存在室壁膨胀瘤或慢性心房颤动时,应长期应用抗凝药和阿司匹林。室壁膨胀瘤形成伴左心室衰竭或心律失常时可行外科切除术。AMI 时 ACEI 的应用可减轻左心室重构和降低室壁膨胀瘤的发生率。并发心室间隔穿孔、急性二尖瓣关闭不全都可导致严重的血流动力改变或心律失常,宜积极采用手术治疗,但手术应延迟至 AMI 后 6 周以上,因此时梗死心肌可得到最大程度的愈合。如血流动力学不稳定持续存在,尽管手术死亡危险很高,也宜早期进行。急性的心室游离壁破裂外科手术的成功率极低,几乎都是致命的。假性室壁瘤是左心室游离壁的不完全破裂,可通过外科手术修补。心肌梗死后综合征严重病例必须用其他非甾体抗炎药(NSAIDs)或皮质类固醇短程冲击治疗,但大剂量 NSAIDs 或皮质类固醇的应用不宜超过数天,因它们可能干扰 AMI 后心室肌的早期愈合。肩手综合征可用理疗或体疗。

5.康复和出院后治疗

出院后最初 3～6 周体力活动应逐渐增加。鼓励患者恢复中等量的体力活动(步行、体操、太极拳等)。如 AMI 后 6 周仍能保持较好的心功能,则绝大多数患者都能恢复其所有正常的活动。与生活方式、年龄和心脏状况相适应的有规律的运动计划可降低缺血事件发生的风险,增强总体健康状况。对患者的生活方式提出建议,进一步控制危险因素,可改善患者的预后。

(冯栋盛)

第六节　期　前　收　缩

期前收缩也称早搏、期外收缩或额外收缩,是指起源于窦房结以外的异位起搏点提前发出的激动。期前收缩是临床上最常见的心律失常。

一、期前收缩的分类

期前收缩可起源于窦房结(包括窦房交界区)、心房、房室交界区和心室,分别称为窦性、房性、房室交界性和室性期前收缩。前 3 种起源于希氏束分叉以上,统称为室上性期前收缩。室性期前收缩起源于希氏束分叉以下部位。在各类期前收缩中,以室性期前收缩最为常见,房性和交界性期前收缩次之,而窦性期前收缩极为罕见,且根据心电图不易做出肯定的诊断。

(1)根据期前收缩发生的频度可分为偶发和频发期前收缩。一般将每分钟发作<5 次称为偶发期前收缩,每分钟发作≥5 次称为频发期前收缩。

(2)根据期前收缩的形态可分为单形性和多形性期前收缩。

(3)依据发生部位分为单源性和多源性期前收缩,单源性期前收缩是指期前收缩的形态和配对间期均相同,而多源性期前收缩的形态和配对间期均不同。

期前收缩与主导心律心搏成组出现称为"联律"。"二联律""三联律"和"四联律"指主导心律搏动和期前收缩交替出现,每个主导心律搏动后出现一个期前收缩称为二联律;每两个主导心律搏动后出现一个期前收缩称为三联律;每 3 个主导心律搏动后出现一个期前收缩称为四联律。两个期前收缩连续出现称为成对的期前收缩,3～5 次期前收缩连续出现称为成串或连发的期前收缩。一般将≥3 次连续出现的期前收缩称为心动过速。

期前收缩按照发生机制可分为自律性增高、触发激动和折返激动。目前认为折返激动是期前收缩发生的主要原因,也是大部分心动过速发生的主要机制。

二、期前收缩的病因

期前收缩可发生于正常的人,但器质性心脏病患者更常见,也可以由心脏以外的因素诱发。期前收缩可以发生于任何年龄,在儿童相对少见,但随着年龄增长发病率升高,在老年人较多见。

炎症、缺血、缺氧、麻醉、心导管检查、外科手术和左心室假腱索等均可使心肌受到机械、电、化学性刺激而发生期前收缩。期前收缩常见于冠心病、心肌病、风湿性心脏病、肺心病、高血压左心室肥厚、二尖瓣脱垂患者，尤其是在发生急性心肌梗死和心力衰竭时。洋地黄、酒石酸锑钾、普鲁卡因胺、奎尼丁、三环类抗抑郁药中毒等也可以引起期前收缩。电解质紊乱可诱发期前收缩，特别是低钾。期前收缩也可以因神经功能性因素引起，如激烈运动、精神紧张、长期失眠，过量摄入烟、酒、茶、咖啡等。

三、临床表现

期前收缩患者的主要症状是心悸，表现为短暂心搏停止的漏搏感。偶发期前收缩者可以无任何症状，或仅有心悸、"停跳"感。期前收缩次数过多者可以有头晕、乏力、胸闷甚至晕厥等症状。

心脏体检听诊时，发现节律不齐，有提前出现的心脏搏动，其后有较长的停搏间歇。期前收缩的第一心音可明显增强，也可减弱，主要与期前收缩时房室瓣的位置有关。第二心音大多减弱或消失。室性期前收缩因左、右心室收缩不同步而常引起第一心音、第二心音的分裂。期前收缩发生越早，心室的充盈量和搏出量越少，桡动脉搏动也相应地减弱，甚至完全不能扪及。

四、心电图检查

(一)窦性期前收缩

窦性期前收缩是窦房结起搏点提前发放激动或在窦房结内折返引起的期前收缩。

心电图特点：①在窦性心律的基础上提前出现 P 波，与窦性 P 波完全相同；②期前收缩的配对间期多相同；③等周期代偿间歇，即代偿间歇与基本窦性周期相同；④期前收缩下传的 QRS 波群多与基本窦性周期的 QRS 波群相同，少数也可伴室内差异性传导而呈宽大畸形。

(二)房性期前收缩

房性期前收缩是起源于心房并提前出现的期前收缩。

心电图特点：①提前出现的房波（P′波），P′波有时与窦性 P 波很相似，但是多数情况下二者有明显差别；当基础窦性节律不断变化时，房性期前收缩较难判断，但房波（P′波与窦性 P 波）之间形态的差异可提示诊断；发生很早的房性期前收缩的 P′波可重叠在前一心搏的 T 波上而不易辨认造成漏诊，仔细比较 T 波形态的差别有助于识别 P′波。②P′-R 间期正常或延长。③房性期前收缩发生在舒张早期，如果适逢房室交界区仍处于前次激动过后的不应期，该期前收缩可产生传导的中断（称为未下传的房性期前收缩）或传导延迟（下传的 P′-R 间期延长，＞120 ms）；前者表现为 P′波后无 QRS 波群，P′波未能被识别时可误诊为窦性停搏或窦房传导阻滞。④房性期前收缩多数呈不完全代偿间歇，因 P′波逆传使窦房结提前除极，包括房性期前收缩 P′波在内的前后两个窦性下传 P 波的间距短于窦性 PP 间距的 2 倍，称为不完全代偿间歇；若房性期前收缩发生较晚或窦房结周围组织的不应期较长，P′波未能影响窦房结的节律，期前收缩前后两个窦性下传 P 波的间距等于窦性 PP 间距的 2 倍，称为完全代偿间歇。⑤房性期前收缩下传的 QRS 波群大多与基本窦性周期的 QRS 波群相同，也可伴室内差异性传导而呈宽大畸形（图 4-9）。

(三)房室交界性期前收缩

房室交界性期前收缩是起源于房室交界区并提前出现的期前收缩。提前的异位激动可前传激动心室和逆传激动心房（P′波）。

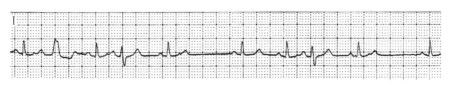

图 4-9 房性期前收缩

提前发生的 P' 波,形态不同于窦性 P 波,落在其前的 QRS 波群的 ST 段上,P'-R 间期延长,在 T 波后产生
QRS 波群,呈不同程度的心室内差异性传导,有的未下传,无 QRS 波群,均为不完全代偿间歇

心电图特点:①提前出现的 QRS 波群,形态与窦性相同,部分可伴室内差异性传导而呈宽大畸形;②逆行 P' 波可出现在 QRS 波群之前(P'-R 间期<0.12 秒)、之后(R-P' 间期<0.20 秒),也可埋藏在 QRS 波群之中;③完全代偿间歇,因房室交界性期前收缩起源点远离窦房结,逆行激动常与窦性激动在房室交界区或窦房交界区发生干扰,窦房结的节律不受影响,表现为包含房室交界性期前收缩在内的前后两个窦性 P 波的间距等于窦性节律 P-P 间距的 2 倍(图 4-10)。

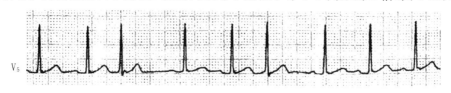

图 4-10 房室交界性期前收缩

第 3 个和第 6 个 QRS 波群提前发生,畸形不明显,前无相关 P 波,后无逆行的 P' 波,完全代偿间歇

(四)室性期前收缩

室性期前收缩是由希氏束分叉以下的异位起搏点提前激动产生的期前收缩。

心电图特点:①提前发生的宽大畸形的 QRS 波群,时限通常≥0.12 秒,T 波方向多与 QRS 波群的主波方向相反;②提前的 QRS 波群前无 P 波或无相关的 P 波;③完全代偿间歇,因室性期前收缩很少能逆传侵入窦房结,故窦房结的节律不受室性期前收缩的影响,表现为包含室性期前收缩在内的前后 2 个窦性下传搏动的间距等于窦性节律 RR 间距的 2 倍(图 4-11)。

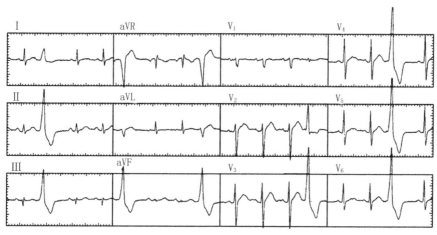

图 4-11 室性期前收缩

各导联均可见提前发生的宽大畸形 QRS 波群及 T 波倒置,前无 P 波,代偿间歇完全

室性期前收缩可表现为多种类型。①插入性室性期前收缩:这种期前收缩发生在两个正常

窦性搏动之间,无代偿间歇;②单源性室性期前收缩:起源于同一室性异位起搏点的期前收缩,形态和配对间期完全相同;③多源性室性期前收缩:同一导联出现两种或两种以上形态和配对间期不同的室性期前收缩;④多形性室性期前收缩:在同一导联上配对间期相同但形态不同的室性期前收缩;⑤室性期前收缩二联律:每一个室性期前收缩和一个窦性搏动交替发生,具有固定的配对间期;⑥室性期前收缩三联律:每两个窦性搏动后出现一个室性期前收缩;⑦成对的室性期前收缩:室性期前收缩成对出现;⑧R-on-T 型室性期前收缩:室性期前收缩落在前一个窦性心搏的 T 波上;⑨室性反复心搏:少数室性期前收缩的冲动可逆传至心房,产生逆行 P 波(P′波),后者可再次下传激动心室,形成反复心搏;⑩室性并行心律:室性期前收缩的异位起搏点以固定间期或固定间期的倍数规律的自动发放冲动,并能防止窦房结冲动的入侵,其心电图表现为室性期前收缩的配对间期不固定而 QRS 波群的形态一致,异位搏动的间距有固定的倍数关系,偶有室性融合波。

五、诊断

患者的心悸等不适症状可提示期前收缩的诊断线索。体检时心脏听诊大多容易诊断期前收缩。频发的期前收缩有时不易与心房颤动等相鉴别,但后者心室律更为不整齐;运动后心率增快时部分期前收缩可减少或消失。心搏呈二联律者,大多数由期前收缩引起,此外也可以是房室传导阻滞 3:2 房室传导。

心电图检查是明确期前收缩诊断的重要步骤,并能进一步确定期前收缩的类型。尤其是某些特殊类型的期前收缩,如未下传的房性期前收缩、插入性期前收缩、多源性期前收缩等,更需要心电图确诊。

六、治疗

(一)窦性期前收缩
通常不需治疗,应针对原发病处理。

(二)房性期前收缩
一般不需治疗,频繁发作伴有明显症状或引发心动过速者,应适当治疗。主要包括去除诱因、消除症状和控制发作。患者应避免劳累、精神过度紧张和情绪激动,戒烟戒酒,不要饮用浓茶和咖啡。有心力衰竭时应适当给予洋地黄制剂。治疗的药物可酌情选用 β 受体阻滞剂、钙通道阻滞剂、普罗帕酮及胺碘酮等。

(三)房室交界性期前收缩
通常不需治疗。由心力衰竭引起的房室交界性期前收缩,适当给予洋地黄制剂即可控制。频繁发作伴有明显症状者,可酌情选用 β 受体阻滞剂、钙通道阻滞剂、普罗帕酮等。起源于房室结远端的期前收缩,有可能由于发生在心动周期的早期而诱发快速性室性心律失常,这种情况下,治疗与室性期前收缩相同。

(四)室性期前收缩
首先应积极消除引起室性期前收缩的诱因、治疗基础疾病。室性期前收缩本身是否需要治疗取决于室性期前收缩的临床意义。

(1)临床上大多数室性期前收缩患者无器质性心脏病,室性期前收缩不增加这类患者心源性猝死的危险,可视为良性室性期前收缩,如果无明显症状则不需要药物治疗。对于这些患者,不应过分强调治疗室性期前收缩,以避免引起过度紧张焦虑。如果患者症状明显,则给予治疗,目的在于消除症状。患者应避免劳累、精神过度紧张和焦虑,戒烟戒酒,不饮用浓茶和咖啡等,鼓励适当的活动,如果无效则应给予药物治疗,包括镇静剂、抗心律失常药物等。β受体阻滞剂可首先选用,如果室性期前收缩随心率的增加而增多,β受体阻滞剂特别有效。无效时可改用的其他药物有美西律、普罗帕酮等。

患者无器质性心脏病客观依据,若室性期前收缩起源于右心室流出道,可首选β受体阻滞剂,也可选用普罗帕酮;若室性期前收缩起源于左心室间隔,首选维拉帕米。对于室性期前收缩频发、症状明显、药物治疗效果不佳的患者,可考虑射频导管消融治疗,大多数患者能取得良好的效果。

(2)发生于急性心肌梗死早期的室性期前收缩,尤其是频发、成对、多源、R-on-T型室性期前收缩,应首先静脉使用胺碘酮,也可选用利多卡因。如果急性心肌梗死患者早期出现窦性心动过速伴发室性期前收缩,则早期静脉使用β受体阻滞剂等能有效减少心室颤动的发生。室性期前收缩发生于某些暂时性心肌缺血的情况下,如变异型心绞痛、溶栓和冠状动脉介入治疗后的再灌注心律失常等,可静脉使用利多卡因。

器质性心脏病伴轻度心功能不全(EF 40%~50%)时发生的室性期前收缩,如果无症状,原则上积极治疗基础心脏病,并去除诱因,不必针对室性期前收缩采用药物治疗。如果症状明显,可选用β受体阻滞剂、美西律、普罗帕酮、莫雷西嗪、胺碘酮。

器质性心脏病合并中重度心力衰竭时发生的室性期前收缩,心源性猝死的危险性增加。β受体阻滞剂对于减少室性期前收缩的疗效虽不明显,但能降低心肌梗死后猝死的发生率。胺碘酮对于心肌梗死后心力衰竭伴有室性期前收缩的患者能有效抑制室性期前收缩,致心律失常作用发生率低,对心功能抑制轻微,可小剂量维持使用以减少不良反应的发生。CAST试验结果显示,某些Ⅰc类抗心律失常药物用于治疗心肌梗死后室性期前收缩,尽管药物能有效控制室性期前收缩,但是总死亡率反而显著增加,原因是这些药物本身具有致心律失常作用。因此,心肌梗死后室性期前收缩应当避免使用Ⅰ类,特别是Ⅰc类抗心律失常药物。

二尖瓣脱垂患者常见室性期前收缩,但很少出现预后不良,治疗可依照无器质性心脏病并发室性期前收缩的处理原则。如患者合并二尖瓣反流及心电图异常表现,发生室性期前收缩时有一定的危险,可首先选用β受体阻滞剂,无效时再改用Ⅰ类或Ⅲ类抗心律失常药物。

(黄兆勇)

第七节 心房颤动

心房颤动简称房颤,是指心房无序除极、电活动丧失,产生快速无序的颤动波,导致心房无有效收缩,是最严重的心房电活动紊乱。有学者研究表明,30岁以上患者20年内发生心房颤动的总概率为2%,60岁以后发病率显著增加,平均每10年发病率增加1倍。目前国内房颤的流行病学资料较少,一项对14个自然人群房颤现状的大规模流行病学调查显示,房颤发生率为0.77%。在所有房颤患者中,房颤发生率按病因分类,非瓣膜性、瓣膜性和孤立性房颤所占比例分别为65.2%、12.9%和21.9%。非瓣膜性房颤发生率明显高于瓣膜性房颤和孤立性房颤,其中

1/3 为阵发性房颤,2/3 为持续或永久性房颤。

一、病因和发病机制

房颤的病因与房扑相似。阵发性房颤可见于无器质性心脏病患者,而持续性房颤则多伴有器质性心脏病,如高血压心脏病、风湿性心脏病、冠心病、心肌病等。其他病因尚有房间隔缺损、肺栓塞,二尖瓣、三尖瓣狭窄或关闭不全,慢性心功能不全使心房扩大,以及涉及心脏的中毒性、代谢性疾病,如甲状腺功能亢进性心脏病、心包炎、乙醇中毒等。亦可见于胸腔手术后、胸部外伤,甚至子宫内的胎儿亦可发生。少数患者病因不明,称为特发性房颤。

房颤的发生机制主要涉及两个方面。其一是房颤的触发因素,包括交感神经和副交感神经刺激、心动过缓、房性期前收缩或心动过速、房室旁路和急性心房牵拉等。其二是房颤发生和维持的基质,这是房颤发作和维持的必要条件,以心房有效不应期的缩短和心房扩张为特征的电重构和解剖重构是房颤持续的基质,重构变化可能有利于形成多发折返子波。此外,还与心房某些电生理特性变化有关,包括有效不应期离散度增加、局部阻滞、传导减慢和心肌束的分隔等。

随着对局灶驱动机制、心肌袖、电重构的认识,以及非药物治疗方法的不断深入,目前认为房颤是多种机制共同作用的结果。①折返机制:包括多发子波折返学说和自旋波折返假说。②触发机制:由于异位局灶自律性增强,通过触发和驱动机制发动和维持房颤,而绝大多数异位兴奋灶(90% 以上)在肺静脉内,尤其是左、右上肺静脉。组织学上可看到肺静脉入口处的平滑肌细胞中有横纹肌成分,即心肌细胞呈袖套样延伸到肺静脉内,而且上肺静脉比下肺静脉的袖套样结构更宽、更完善,形成心肌袖。肺静脉内心肌袖是产生异位兴奋的解剖学基础。腔静脉和冠状静脉窦在胚胎发育过程中也可形成肌袖,并有可以诱发房颤的异位兴奋灶存在。异位兴奋灶也可以存在于心房的其他部位,包括界嵴、房室交界区、房间隔、Marshall 韧带和心房游离壁等。③自主神经机制:心房肌的电生理特性不同程度地受自主神经系统的调节,自主神经张力改变在房颤中起着重要作用。部分学者称其为神经源性房颤,并根据发生机制的不同将其分为迷走神经性房颤和交感神经性房颤两类。前者多发生在夜间或餐后,尤其多见于无器质性心脏病的男性患者;后者多见于白昼,多由运动、情绪激动和静脉滴注异丙肾上腺素等诱发。迷走神经性房颤与不应期缩短和不应期离散性增高有关;交感神经性房颤则主要是由于心房肌细胞兴奋性增高、触发激动和微折返环形成。而在器质性心脏病中,心脏生理性的迷走神经优势逐渐丧失,交感神经性房颤更为常见。

二、房颤的分类

临床上常根据病因、起病时间、心室率、自主神经作用、发生机制及部位等对房颤进行分类。然而,到目前为止仍没有一种分类方法能满足所有的要求。目前,临床上常将房颤分为初发房颤、阵发性房颤、持续性房颤、永久性房颤。

(一)初发房颤

首次发现,不论其有无症状和能否自行复律。

(二)阵发性房颤

持续时间<7 天,一般<48 小时,多为自限性。

(三)持续性房颤

持续时间>7 天,常不能自行复律,药物复律的成功率较低,常需电转复。

（四）永久性房颤

复律失败或复律后 24 小时内又复发的房颤,可以是房颤的首发表现或由反复发作的房颤发展而来,对于持续时间较长、不适合复律或患者不愿意复律的房颤也归于此类。有些房颤患者不能获得准确的房颤病史,尤其是无症状或症状轻微者,常采用新近发生的或新近发现的房颤来命名,新近发生的房颤也可指房颤持续时间<24 小时。房颤的一次发作事件是指发作持续时间>30 秒。

三、临床表现

房颤是临床上最为常见的心律失常之一。充血性心力衰竭、瓣膜性心脏病、卒中病史、左心房扩大、二尖瓣和主动脉瓣功能异常、经治疗的高血压及高龄是房颤发生的独立危险因素。阵发性房颤可见于器质性心脏病患者,尤其在情绪激动时,或急性乙醇中毒、运动、手术后,但更多见于器质性心脏病患者。持续性房颤患者多有心血管疾病,最常见于二尖瓣病变、高血压性心脏病、房间隔缺损、冠心病、肺心病等。新近发生的房颤则应考虑甲状腺功能亢进等代谢性疾病。

心房无序的颤动失去了有效的收缩与舒张,心房泵血功能恶化或丧失,加之房室结对快速心房激动的递减传导,引起心室极不规则的反应。因此,心室律(率)紊乱、心功能受损和心房附壁血栓形成是房颤患者的主要病理生理特点。房颤可有症状,也可无症状,即使对于同一患者也是如此。房颤引起的症状由多种因素决定,包括发作时的心室率、心功能、伴随的疾病、房颤持续时间及患者感知症状的敏感性等,其危害主要有三方面:①引起胸闷、心悸、体力下降等症状;②降低心泵功能;③导致系统栓塞等严重并发症。严重时可出现低血压、心绞痛、急性肺水肿、昏厥甚至猝死。

大多数患者有心悸、呼吸困难、胸痛、疲乏、头晕和黑矇等症状,由于心房利钠肽的分泌增多还可引起多尿。部分房颤患者无任何症状,偶然的机会或者出现房颤的严重并发症如卒中、栓塞或心力衰竭时才被发现。有些患者有左心室功能不全的症状,可能继发于房颤时持续的快速心室率。晕厥并不常见,但却是一种严重的并发症,常提示存在窦房结功能障碍及房室传导功能异常、主动脉瓣狭窄、肥厚型心肌病、脑血管疾病或存在房室旁路等。

典型的房颤体征为心律绝对不规则、第一心音强弱不等、脉搏短绌。如果房颤患者心室率突然变得规整,应怀疑它可能转变成窦性心律、房性心动过速、下传比例固定的心房扑动或交界性、室性心动过速。

四、心电图诊断

房颤的心电图特点:①P 波消失,仅见心房电活动呈振幅不等、形态不一的小的不规则的基线波动,称为 f 波,频率为 350～600 次/分;②QRS 波群形态和振幅略有差异,RR 间期绝对不等。其原因在于大量心房冲动由于波振面的冲突而相互抵消,或侵入房室结,使房室结对后来的冲动部分地不起反应,阻滞在房室交界区未下传到心室(即隐匿性传导,导致心室律不规则),此时决定心室反应速率的主要因素是房室结的不应期和最大起搏频率(图 4-12)。

房颤时的心室率取决于房室结的电生理特性、迷走神经和交感神经的张力水平,以及药物的影响等。在未经治疗的房室传导正常的患者,则伴有不规则的快速心室反应,心室率通常在100～160 次/分。当患者伴有预激综合征时,房颤的心室反应有时超过 300 次/分,可导致心室颤动。如果房颤合并房室传导阻滞,由于房室传导系统发生不同程度的传导障碍,可以出现长

RR 间期。房颤持续过程中,心室节律若快且规则(超过 100 次/分),提示交界性或室性心动过速;若慢且规则(30~60 次/分),提示完全性房室传导阻滞。如出现 RR 间期不规则的宽 QRS 波群,常提示存在房室旁路前传或束支传导阻滞。当 f 波细微、快速而难以辨认时,经食管或心腔内电生理检查将有助诊断。

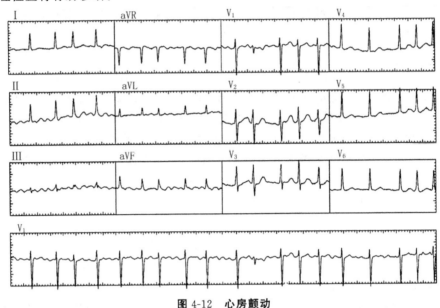

图 4-12　心房颤动

各导联 P 波消失,代之以不规则的 f 波,以 Ⅱ、Ⅲ、aVF 和 V₁ 导联为明显,QRS 波群形态正常,RR 间期绝对不等

五、治疗

房颤患者的治疗目标是减少血栓栓塞和控制症状。后者主要是控制房颤时的心室率和/或恢复及维持窦性心律。其治疗主要包括以下 5 个方面。

(一)复律治疗

对阵发性、持续性房颤和经选择的慢性房颤患者,转复为窦性心律是所希望的治疗终点。

初发 48 小时内的房颤多推荐应用药物复律,时间更长的则采用电复律。对于房颤伴较快心室率并且症状重、血流动力学不稳定的患者,包括伴有经房室旁路前传的房颤患者,则应尽早或紧急电复律。伴有潜在病因的患者,如甲亢、感染、电解质紊乱等,在病因未纠正前,一般不予复律。

1.药物复律

新近发生的房颤用药物转复为窦性心律的成功率可达 70% 以上,但持续时间较长的房颤复律成功率较低。静脉注射依布利特复律的速度最快,用 2 mg 可使房颤在 30 分钟内或以后的 30~40 分钟内转复为窦性心律,比静脉注射普鲁卡因胺或索他洛尔的疗效更好。依布利特的主要不良反应是尖端扭转型室性心动过速,对心动过缓、低钾血症、低镁血症、心室肥厚、心力衰竭者及女性患者应慎用。静脉应用普罗帕酮、普鲁卡因胺和胺碘酮也可复律。胺碘酮复律的速度较慢,虽然控制心室率的效果在给予300~400 mg时已达到,但静脉给药剂量≥1 g 约需要 24 小时才能复律。对持续时间较短的房颤,Ⅰc 类抗心律失常药物氟卡尼和普罗帕酮在 2.5 小时复律的效果优于胺碘酮,而氟卡尼和普罗帕酮的复律效果无差异。快速静脉应用艾司洛尔对复律房颤有

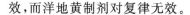

效,而洋地黄制剂对复律无效。

目前最常用于复律的静脉药物有普罗帕酮、胺碘酮和依布利特。静脉应用抗心律失常药物时应行心电监护。如有心功能不良或器质性心脏病,首选胺碘酮;如心功能正常或无器质性心脏病,可首选普罗帕酮,也可用氟卡尼或索他洛尔。对于症状不明显的房颤患者也可口服抗心律失常药物进行复律。

对新近发生的房颤采用药物复律,需要仔细分析患者的临床情况,对拟用的抗心律失常药物的药理特性要有充分了解。无器质性心脏病的房颤患者静脉应用或口服普罗帕酮是有效和安全的,而对有缺血性心脏病、左室射血分数降低、心力衰竭或严重传导障碍的患者,应该避免应用Ⅰc类药物。胺碘酮、索他洛尔和新Ⅲ类抗心律失常药物如依布利特和多菲利特,复律是有效的,但有少数患者(1%～4%)可能并发尖端扭转型室性心动过速,因此在住院期间进行复律较为妥当。对房颤电复律失败或早期复发的病例,在择期行电复律前应先应用胺碘酮、索他洛尔等药物以提高房颤复律的成功率。对房颤持续时间≥48小时或持续时间不明的患者,在复律前后均应常规应用华法林抗凝治疗。

2.直流电复律

(1)体外直流电复律:体外(经胸)直流电复律对房颤转复为窦性心律十分有效和简便,并且只要操作得当则相对安全。主要的适应证是药物复律失败的阵发性或持续性房颤且必须维持窦性心律者,对于心室率快、症状重且有血流动力学恶化倾向的房颤患者常作为一线治疗。起始能量以150～200 J为宜,如复律失败,可用更高的能量。电复律必须与R波同步。

房颤患者经适当的准备和抗凝治疗,电复律并发症很少,但也可发生包括体循环栓塞、室性期前收缩、非持续性或持续性室性心动过速、窦性心动过缓、低血压、肺水肿及暂时性ST段抬高等症状、体征。体外电复律对左心室功能严重损害的患者要十分谨慎,因为有发生肺水肿的可能。体外直流电复律的禁忌证包括洋地黄毒性反应、低钾血症、急性感染性或炎性疾病、未代偿的心力衰竭及未满意控制的甲状腺功能亢进等。恢复窦性心律后可进一步了解窦房结功能状况或房室传导情况。如果患者疑有房室传导阻滞或窦房结功能低下,电复律前应有预防性心室起搏的准备。

(2)心内直流电复律:自1993年以来,复律的低能量(<20 J)心内电击技术已用于临床。该技术采用两个表面积大的导管电极,分别置于右心房(负极)和冠状静脉窦(正极)。其中一根电极导管也可置于左肺动脉作为正极,或者因冠状静脉窦插管失败作为替代(正极)。对房颤的各种亚组患者,包括体外直流电复律失败的房颤患者,复律的成功率可达70%～89%。该技术也可用于对电生理检查或导管消融过程中发生的房颤进行复律,但放电必须与R波准确同步。

(3)电复律与药物联合应用:对于反复发作的持续性房颤,约25%的患者电复律不能成功,或虽复律成功,但窦性心律仅能维持数个心动周期或数分钟后又转为房颤,另25%的患者复律成功后2周内复发。若电复律失败,可在应用抗心律失常药物后再次体外电复律,必要时考虑心内电复律。与电复律前给予安慰剂或频率控制药物比较,胺碘酮可提高电复律的成功率,复律后房颤复发的比例也降低。给予地尔硫䓬、氟卡尼、普鲁卡因胺、普罗帕酮和维拉帕米并不提高复律的成功率,对电复律成功后预防房颤复发的作用也不明确。有研究提示,在电复律前28天给予胺碘酮或索他洛尔,两者对房颤自发复律和电复律的成功率效益相同($P=0.98$)。对房颤复律失败或早期复发的病例,推荐在择期复律前给予胺碘酮、索他洛尔。

(4)植入型心房除颤器:心内直流电复律的研究已近20年,为了便于重复多次尽早复律,

20世纪90年代初已研制出一种类似植入型心律转复除颤器(implantable cardioverter defibril lator,ICD)的植入型心房除颤器(implantable atrial defibrillator,IAD)。IAD发放低能量(<6 J)电击,以尽早有效地终止房颤,恢复窦性心律,尽可能减少患者的不适感觉。尽管动物试验和早期的临床经验表明,低能量心房内除颤对阵发性房颤、新近发生的房颤或慢性房颤患者都有较好的疗效(75%~80%),能减少房颤负荷和住院次数,但由于该技术为创伤性的治疗方法、费用昂贵,且不能预防复发,因此不推荐常规使用。

(二)维持窦性心律

无论是阵发性还是持续性房颤,大多数房颤在转复成功后都会复发,因此,通常需要应用抗心律失常药物预防房颤复发以维持窦性心律。常选用Ⅰa、Ⅰc及Ⅲ类(胺碘酮、索他洛尔)抗心律失常药物及导管消融预防复发。

在使用抗心律失常药物前,应注意检查有无心血管疾病和其他相关因素。首次发现的房颤、偶发房颤或可以耐受的阵发性房颤,很少需要预防性用药。β受体阻滞剂对仅在运动时发生的房颤比较有效。

在选择抗心律失常药物进行窦性心律的长期维持治疗时,首先要评估药物的有效性、安全性及耐受性。有研究提示,现有的抗心律失常药物在维持窦性心律中,虽可改善患者的症状,但有效性差,不良反应较多,且不降低总病死率。

在考虑疗效的同时,药物选择还需密切注意和妥善处理以下问题。

1.对脏器的毒性作用

普罗帕酮、氟卡尼、索他洛尔、多菲利特、丙吡胺对脏器的毒性作用相对较低,如患者应用胺碘酮治疗,则需注意并尽可能防止胺碘酮对脏器的毒性作用。

2.致心律失常作用

一般说来,在结构正常的心脏中,Ⅰc类抗心律失常药物很少诱发室性心律失常。在有器质性心脏病的患者,致心律失常作用的发生率较高,其发生率及类型与所用药物和本身心脏病的类型有关。Ⅰ类抗心律失常药物一般应当避免在心肌缺血、心力衰竭和显著心室肥厚的情况下使用。选择药物的原则如下。

(1)若无器质性心脏病,首选Ⅰc类抗心律失常药物;索他洛尔、多菲利特、丙吡胺和阿齐利特可作为第二选择。

(2)若伴高血压,药物的选择与第一条相同。若伴有左心室肥厚,有可能引起尖端扭转型室性心动过速,故胺碘酮可作为第二选择。但对有显著心室肥厚(室间隔厚度≥14 mm)的患者,Ⅰ类抗心律失常药物不适宜使用。

(3)若伴心肌缺血,避免使用Ⅰ类抗心律失常药物。可选择胺碘酮、索他洛尔,也可选择多菲利特与β受体阻滞剂合用。

(4)若伴心力衰竭,应慎用抗心律失常药物,必要时可考虑应用胺碘酮,或多菲利特,并适当加用β受体阻滞剂。

(5)若合并预激综合征(WPW综合征),应首选对房室旁路行射频消融治疗。

(6)对迷走神经性房颤,丙吡胺具有抗胆碱能活性,疗效肯定;不宜使用胺碘酮,因该药具有一定的β受体阻断作用,可加重该类房颤的发作。对交感神经性房颤,β受体阻滞剂可作为一线治疗药物,此外还可选用索他洛尔和胺碘酮。

(7)对孤立性房颤可先试用β受体阻滞剂;普罗帕酮、索他洛尔和氟卡尼的疗效肯定;胺碘酮和多菲利特仅作为替代治疗。

在药物治疗过程中,如出现明显不良反应或患者要求停药,则应该停药;如药物治疗无效或效果不肯定,应及时停药。

鉴于目前已有的抗心律失常药物的局限性和现有导管消融研究的结果,在维持窦性心律方面经导管消融优于药物治疗。

(三)控制过快的心室率

药物维持窦性心律和控制心室率的研究显示,没有发现控制心室率在死亡率和生活质量方面逊于维持窦性心律的治疗。主要原因可能是复律并维持窦性心律治疗过程中的风险,尤其是抗心律失常药物的不良反应,抵消了维持窦性心律所带来的益处,故在降低房颤复发率的同时并没有改善患者的预后。因此,长期用药时应评价抗心律失常药物的益处和风险。对于部分房颤患者而言,心室率控制后可显著减轻或消除症状,改善心功能,提高生活质量。控制心室率在以下情况下可作为一线治疗:①无转复窦性心律指征的持续性房颤;②房颤已持续数年,在没有其他方法干预的情况下(如经导管消融治疗),即使转复为窦性心律也很难维持;③抗心律失常药物复律和维持窦性心律的风险大于房颤本身;④心脏器质性疾病,如左心房内径大于 55 mm、二尖瓣狭窄等,如未纠正,很难长期保持窦性节律。

控制房颤患者过快心室率,使患者静息时心室率维持在 60～80 次/分,运动时维持在 90～115 次/分,可采用洋地黄制剂、钙通道阻滞剂(地尔硫草、维拉帕米)及 β 受体阻滞剂单独应用或联合应用、某些抗心律失常药物。β 受体阻滞剂是房颤时控制心室率的一线药物,钙通道阻滞剂如维拉帕米和地尔硫草也是常用的一线药物,对控制运动时快速心室率的效果比地高辛好,β 受体阻滞剂和地高辛合用控制心室率的效果优于单独使用。洋地黄制剂(如地高辛)对控制静息时的心室率有效,但对控制运动时的心室率无效,仅用于伴有慢性心力衰竭的房颤患者,对其他房颤患者不单独作为一线药物。对伴有房室旁路前传的房颤患者,禁用钙通道阻滞剂、洋地黄制剂和 β 受体阻滞剂,因房颤时心房激动经房室结前传受到抑制后可使其经房室旁路前传加快,致心室率明显加快,产生严重血流动力学障碍,甚或诱发室性心动过速和/或心室颤动。对伴有房室旁路前传且血流动力学不稳定的房颤患者,首选直流电复律;血流动力学异常不明显者,静脉注射普罗帕酮、胺碘酮或普鲁卡因胺。为了迅速地控制心室率,可经静脉应用 β 受体阻滞剂或维拉帕米、地尔硫草。

对于发作频繁、药物不能控制的快速心室率患者或不能耐受药物治疗且症状严重的患者,可考虑导管消融改良房室结以减慢心室率、消融房室结阻断房室传导后植入永久性人工心脏起搏器治疗。

(四)抗凝治疗

房颤是卒中的独立危险因素,房颤患者发生卒中的危险是窦性心律者的 5～6 倍。在有血栓栓塞危险因素的房颤患者中,应用华法林进行抗凝治疗是目前唯一可明确改善患者预后的药物治疗手段。任何有血栓栓塞危险因素的房颤患者如无抗凝治疗禁忌证均应给予长期口服华法林治疗,并使其国际标准化比率(INR)维持在 2.0～3.0,而最佳值为 2.5 左右,75 岁以上患者的 INR 宜维持在 2.0～2.5。INR<1.5 不可能有抗凝效果;INR>3.0 出血风险明显增加。对年龄<65 岁无其他危险因素的房颤患者可不予以抗凝剂,65～75 岁无危险因素的持续性房颤患者可给予阿司匹林 300～325 mg/d 预防治疗。

对阵发性或持续性房颤,如行复律治疗,当房颤持续时间在 48 小时以内,复律前不需要抗凝。当房颤持续时间不明或≥48小时,临床可有两种抗凝方案。一种是先开始华法林抗凝治疗,使 INR 达到2.0～3.0三个星期后复律。在 3 周有效抗凝治疗之前,不应开始抗心律失常药物治疗。另一种是行经食管超声心动图检查,且静脉注射肝素,如果没有发现心房血栓,可进行复律。复律后肝素和华法林合用,直到 INR≥2.0 停用肝素,继续应用华法林。在转复为窦性心律后几周,患者仍然有全身性血栓栓塞的可能,不论房颤是自行转复为窦性心律或是经药物或直流电复律,均需再行抗凝治疗至少 4 周,复律后在短时间内心房的收缩功能尚未完全恢复。

华法林抗凝治疗可显著降低缺血性脑卒中的发生率,但应注意其出血性事件的危险,对每例患者应当评估风险/效益比。华法林初始剂量2.5～3.0 mg/d,2～4 天起效,5～7 天达治疗高峰。因此,在开始治疗时应隔天监测 INR,直到 INR 连续 2 次在目标范围内,然后每周监测 2 次,共 1～2 周。稳定后,每月复查 2 次。华法林剂量根据 INR 调整,如果 INR 低于 1.5,则增加华法林的剂量,如高于 3.0,则减少华法林的剂量。华法林剂量每次增减的幅度一般在 0.625 mg/d 以内,剂量调整后需重新监测 INR。由于华法林的药代动力学受多种食物、药物、乙醇等的影响,因此,华法林的治疗需长期监测和随访,将 INR 控制在治疗范围内。

阿司匹林有预防血栓栓塞事件的作用,但其效果远比华法林差,仅应用于对华法林有禁忌证或者脑卒中的低危患者。因阿司匹林与华法林联合应用的抗凝作用并不优于单独应用华法林,而出血的危险却明显增加,因此不建议两者联用。氯吡格雷也可用于预防血栓形成,临床多用 75 mg 顿服,其优点是不需要监测 INR,出血危险性低,但预防脑卒中的效益远不如华法林,即使氯吡格雷与阿司匹林合用,其预防卒中的作用也不如华法林。

(五)非药物治疗

对一部分反复发作、症状较重而药物治疗效果不理想的患者,可选择进行非药物治疗,包括心房起搏、导管消融及心房除颤器等。

（黄兆勇）

第八节 心房扑动

心房扑动简称房扑,是一种大折返的房性心律失常,因其折返环通常占据了心房的大部分区域,故房扑又称为大折返性房速。依其折返环解剖结构及心电图表现不同分为典型房扑(一型)及非典型房扑(二型)。典型房扑围绕三尖瓣环、终末嵴和欧氏嵴呈逆钟向或顺钟向折返;其他已知的确定的房扑类型还包括围绕心房手术切开瘢痕的、心房特发性纤维化区域的、心房内其他解剖结构或功能性传导屏障的大折返,由于引起这些房扑的屏障多变,因此称为非典型房扑。

一、病因

临床所见房扑较房颤为少。阵发性房扑可见于无器质性心脏病患者,而持续性房扑则多伴有器质性心脏病,如风湿性心脏病、冠心病、心肌病等。其他病因尚有房间隔缺损、肺栓塞,二尖瓣、三尖瓣狭窄或关闭不全,慢性心功能不全使心房扩大,以及涉及心脏的中毒性、代谢性疾病,如甲状腺功能亢进性心脏病、心包炎、乙醇中毒等,也可见于胸腔手术后、胸部外伤,甚至子宫内的胎儿亦可发生。少数患者病因不明。儿童持续发作心房扑动增加猝死的可能性。

二、临床表现

临床表现为心悸、胸闷、乏力等症状。有些房扑患者症状较为隐匿，仅表现为活动时乏力。房扑可加重或诱发心力衰竭。

房扑可被看作是一种过渡性异常心电活动，常自行转复为窦性心律或进展为房颤，持续数月乃至数年的房扑十分罕见。房扑引发的系统栓塞少于房颤。颈动脉窦按摩一般可使房扑时心室率逐步成倍数减慢，但难以转复为窦性心律。一旦停止按摩，心室率即以相反的方式恢复如初。体力活动、增强交感神经张力或减弱副交感神经张力可成倍加快心室率。

体格检查：在颈静脉波中可见快速扑动波，如果扑动波与下传的 QRS 波群关系不变，则第一心音强度亦恒定不变。有时听诊可闻及心房收缩音。

三、心电图表现

典型房扑的心房率通常在 250～350 次/分，基本心电图特征表现：①完全相同的规则的锯齿形扑动波（F 波）及持续的电活动（扑动波之间无等电位线）；②心室律可规则或不规则；③QRS 波群形态多正常，当出现室内差异性传导或原先合并有束支传导阻滞时，QRS 波群增宽，形态异常。扑动波在 Ⅱ、Ⅲ、aVF 导联或 V_1 导联中较清楚，按摩颈动脉窦或使用腺苷可暂时减慢心室反应，有助于看清扑动波。逆钟向折返的 F 波心电图特征为 Ⅱ、Ⅲ、aVF 导联呈负向，V_1 导联呈正向，V_6 导联呈负向（图 4-13）；顺钟向折返的 F 波心电图特征则相反，表现为 Ⅱ、Ⅲ、aVF 导联呈正向，V_1 导联呈负向，V_6 导联呈正向。

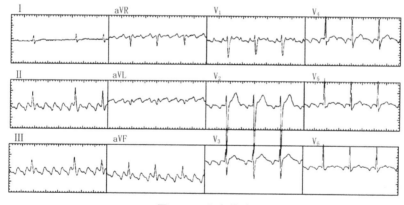

图 4-13 心房扑动

各导联 P 波消失，代之以规则的 F 波，以 Ⅱ、Ⅲ、aVF 和 V1 导联最为明显，
QRS 波群形态正常，F 波与 QRS 波群的比为（2～4）：1

典型房扑的心室率可以呈以下几种情况。在未经治疗的患者，2：1 房室传导多见，心室率快而规则，此时心室率为心房率的一半；F 波和 QRS 波群有固定时间关系，通常以 4：1、6：1 较为多见，3：1、5：1 少见，心室率慢而规则；若房扑持续时心室率明显缓慢（除外药物影响），F 波和 QRS 波群无固定时间关系，心室率慢而规则，表明有完全性房室传导阻滞的存在；F 波和 QRS 波群无固定时间关系，通常以（2～7）：1 传导，心室率不规则。儿童、预激综合征患者，偶见于甲亢患者，心房扑动可以呈 1：1 的形式下传心室，造成 300 次/分的心室率，从而产生严重症状。由于隐匿性传导的存在，RR 间期可出现长短交替。不纯房扑（或称扑动-颤动）心房率常快

于单纯房扑,其 F 波形态及时限亦变化多样。在某些情况下,此种心电图特点提示心房电活动的不一致。例如,一侧心房为颤动样激动,同时另一侧心房可能被相对缓慢且规整的扑动样激动所控制。现已证实,房内传导时间延长是房扑发生的危险因素之一。

如上所述,由于非典型房扑的折返环(不依赖下腔静脉至三尖瓣环之间的峡部)变异性很大,因此非典型房扑的大折返心电图特征存在很大差异,心房率或 F 波形态各不相同。然而,非典型房扑的 F 波频率通常与典型房扑相同,即 250～350 次/分。

四、治疗

(一)直流电复律

如果房扑患者有严重的血流动力学障碍或心力衰竭,应立即给予同步直流电复律,所需能量相对较低(50 J)。若电休克引起房颤,可用较高的能量再次进行电休克以求恢复窦性心律,或根据临床情况不予处理。少数患者在恢复窦性心律即刻有发生血栓栓塞的可能。

(二)心房程序调搏

食管调搏或右心房导管快速心房起搏在大多数患者中可有效终止一型房扑或部分二型房扑,恢复窦性心律或转变为伴有较慢心室率的心房颤动,临床症状改善。

(三)药物治疗

可选用胺碘酮、洋地黄、钙通道阻滞剂或 β 受体阻滞剂减慢房扑时的心室率,若心房扑动持续存在,可试用 Ⅰa 和 Ⅰc 类抗心律失常药物以恢复窦性心律和预防复发。小剂量(200 mg/d)胺碘酮也可预防复发。除非心房扑动时的心室率已被洋地黄、钙通道阻滞剂或 β 受体阻滞剂减慢,否则不应使用 Ⅰ 类和 Ⅲ 类抗心律失常药物,因上述药物有抗胆碱作用,且 Ⅰ 类抗心律失常药物能减慢 F 波频率,使房室传导加快,引起 1∶1 传导,使心室率加快。

(四)射频消融

通过导管射频消融阻断三尖瓣环和下腔静脉之间的峡部,造成双向阻滞,对于治疗典型房扑十分有效,长期成功率达 90%～100%,目前已成为典型房扑首选治疗方法。其他类型的房扑消融治疗也很有效,但成功率略低于典型房扑,且各类型房扑消融治疗的成功率不同。

(黄兆勇)

第九节 心室扑动与心室颤动

一、心电图诊断

心室扑动简称室扑,心电图表现为连续出现的畸形 QRS 波群,呈正弦波曲线,时限在 0.12 秒以上,无法分开 QRS 波与 T 波,也无法明确为负向波或为正向波。QRS 波频率常为 180～250 次/分,有时可低到 150 次/分,或高达 300 次/分;P 波看不到,QRS 波之间无等电位线;室扑常为暂时性,大多数转为室颤,也有些转为室速,或恢复为窦性心律(图 4-14)。

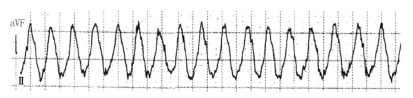

图 4-14 心室扑动

QRS 波群宽大畸形,呈正弦波曲线,无法分开 QRS 波与 T 波,QRS 波之间无等电位线

心室颤动简称室颤,是 P 波及 QRS-T 波消失,代之以形态和振幅均不规则的颤动波,形态极不一致。颤动波的电压低(振幅<0.2 mV),往往是临终前的表现。颤动波之间无等电位线。颤动波的频率不等,多在 250~500 次/分,很慢的颤动波预示着心脏停搏即将发生(图 4-15)。

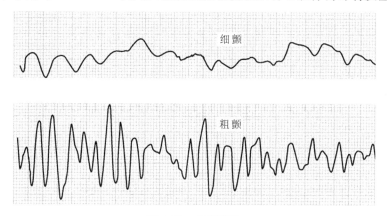

细颤

粗颤

图 4-15 心室颤动

QRS-T 波消失,代之以形态和振幅均不规则的颤动波

室扑应与阵发性室性心动过速相鉴别。后者心室率也常在 180 次/分左右,但 QRS 波清楚,波间有等电位线,QRS 波与 T 波之间可以分清,且 QRS 波时限不如室扑长。室扑与室颤之间的区别也应注意,室扑波呈连续而规则的畸形波,而室颤波则为电压较小的完全不规则的频率快的波。

二、临床表现

发展为室扑及室颤者其典型表现为意识丧失或四肢抽搐后意识丧失。①抽搐:为全身性,持续时间长短不一,可达数分钟,多发生于室颤后 10 秒内;②心音消失:呼吸呈叹息样,以后呼吸停止,常发生在室颤后 20~30 秒;③昏迷:常发生在室颤后 30 秒后;④瞳孔散大:多在室扑或室颤后 30~60 秒出现;⑤血压测不到。

室颤与室扑见于许多疾病的终末期,如冠心病、心肌缺氧及药物中毒等。在发生室颤与室扑而被复苏的患者中,冠心病占 75%,但透壁心肌梗死只占 20%~30%。非梗死患者 1 年内又发生室颤者大约有 22%,2 年复发率为 40%。而心肌梗死并发室颤者,1 年中复发率为 2%。R-on-T 性室性期前收缩是诱发室颤的重要因素,窦性心律明显减慢或加快都可促进室颤发生。射血分数低、室壁运动异常、有充血性心力衰竭病史、有心肌梗死史(但不在急性期)、有室性心律失常者,室颤与室扑难以复苏,病死率高。

三、治疗

治疗室扑、室颤应遵循基本生命支持和进一步循环支持的原则。

对于室颤及神志丧失的室扑患者应该即刻进行非同步直流电除颤,一般不需麻醉。先做电除颤后再行其他心肺复苏措施,以免耽误时间。如果已恢复窦性心律,但循环衰竭,血压低,应继续胸外按压及人工通气,并连续心电检测以防心律失常复发。循环衰竭后马上会发生代谢性酸中毒。如果心律失常在60秒内终止,则酸中毒不显著。如时间较长,常需用碳酸氢钠纠正酸中毒,但其应用不应该延迟肾上腺素或电除颤的应用。

(黄兆勇)

第五章

消化系统疾病

第一节 急 性 胃 炎

急性胃炎是由多种不同的病因引起的急性胃黏膜炎症,包括急性单纯性胃炎、急性糜烂出血性胃炎和吞服腐蚀物引起的急性腐蚀性胃炎与胃壁细菌感染所致的急性化脓性胃炎。其中,临床意义最大和发病率最高的是以胃黏膜糜烂、出血为主要表现的急性糜烂出血性胃炎。

一、流行病学

迄今为止,目前国内外尚缺乏有关急性胃炎的流行病学调查。

二、病因

急性胃炎的病因众多,大致有外源和内源两大类,包括急性应激、化学性损伤(如药物、乙醇、胆汁、胰液)和急性细菌感染等。

(一)外源因素

1.药物

各种非甾体抗炎药(NSAIDs),包括阿司匹林、吲哚美辛、吡罗昔康和多种含有该类成分复方药物。另外常见的有糖皮质激素和某些抗生素及氯化钾等均可导致胃黏膜损伤。

2.乙醇

主要是大量酗酒可致急性胃黏膜胃糜烂甚或出血。

3.生物性因素

沙门菌、嗜盐菌和葡萄球菌等细菌或其毒素可使胃黏膜充血水肿和糜烂。幽门螺杆菌(Hp)感染可引起急、慢性胃炎,发病机制类似,将在慢性胃炎节中叙述。

4.其他

某些机械性损伤(包括胃内异物或胃柿石等)可损伤胃黏膜。放射疗法可致胃黏膜受损。偶可见因吞服腐蚀性化学物质(强酸或强碱或来苏水及氯化汞、砷、磷等)引起的腐蚀性胃炎。

(二)内源因素

1.应激因素

多种严重疾病如严重创伤、烧伤或大手术及颅脑病变和重要脏器功能衰竭等可导致胃黏膜

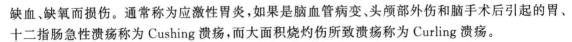

缺血、缺氧而损伤。通常称为应激性胃炎,如果是脑血管病变、头颅部外伤和脑手术后引起的胃、十二指肠急性溃疡称为 Cushing 溃疡,而大面积烧灼伤所致溃疡称为 Curling 溃疡。

2.局部血供缺乏

局部血供缺乏主要是腹腔动脉栓塞治疗后或少数因动脉硬化致胃动脉的血栓形成或栓塞引起供血不足。另外,还可见于肝硬化门静脉高压并发上消化道出血者。

3.急性蜂窝织炎或化脓性胃炎

此两者甚少见。

三、病理生理学和病理组织学

(一)病理生理学

胃黏膜防御机制包括黏膜屏障、黏液屏障、黏膜上皮修复、黏膜和黏膜下层丰富的血流、前列腺素和肽类物质(表皮生长因子等)和自由基清除系统。上述结果破坏或保护因素减少,使胃腔中的 H^+ 逆弥散至胃壁,肥大细胞释放组胺,则血管充血甚或出血、黏膜水肿及间质液渗出,同时可刺激壁细胞分泌盐酸、主细胞分泌胃蛋白酶原。若致病因子损及腺颈部细胞,则胃黏膜修复延迟、更新受阻而出现糜烂。

严重创伤、大手术、大面积烧伤、脑血管意外和严重脏器功能衰竭及其休克或者败血症等所致的急性应激的发生机制:急性应激→皮质-垂体前叶-肾上腺皮质轴活动亢进、交感-副交感神经系统失衡→机体的代偿功能不足→不能维持胃黏膜微循环的正常运行→黏膜缺血、缺氧→黏液和碳酸氢盐分泌减少及内源性前列腺素合成不足→黏膜屏障破坏和氢离子反弥散→降低黏膜内 pH→进一步损伤血管与黏膜→糜烂和出血。

NSAIDs 所引起者则为抑制环氧合酶(COX)致使前列腺素产生减少,黏膜缺血、缺氧。氯化钾和某些抗生素或抗肿瘤药等则可直接刺激胃黏膜引起浅表损伤。

乙醇可致上皮细胞损伤和破坏,黏膜水肿、糜烂和出血。另外,幽门关闭不全、胃切除(主要是 Billroth Ⅱ 式)术后可引起十二指肠-胃反流,则此时由胆汁和胰液等组成的碱性肠液中的胆盐、溶血磷脂酰胆碱、磷脂酶 A 和其他胰酶可破坏胃黏膜屏障,引起急性炎症。

门静脉高压可致胃黏膜毛细血管和小静脉扩张及黏膜水肿,组织学表现为只有轻度或无炎症细胞浸润,可有显性或非显性出血。

(二)病理学改变

急性胃炎主要病理和组织学表现以胃黏膜充血水肿,表面有片状渗出物或黏液覆盖为主。黏膜皱襞上可见局限性或弥漫性陈旧性或新鲜出血与糜烂,糜烂加深可累及胃腺体。

显微镜下则可见黏膜固有层多少不等的中性粒细胞、淋巴细胞、浆细胞和少量嗜酸性粒细胞浸润,可有水肿。表面的单层柱状上皮细胞和固有腺体细胞出现变性与坏死。重者黏膜下层亦有水肿和充血。

对于腐蚀性胃炎若接触了高浓度的腐蚀物质且长时间,则胃黏膜出现凝固性坏死、糜烂和溃疡,重者穿孔或出血甚至腹膜炎。

另外,少见的化脓性胃炎可表现为整个胃壁(主要是黏膜下层)炎性增厚,大量中性粒细胞浸润,黏膜坏死。可有胃壁脓性蜂窝织炎或胃壁脓肿。

四、临床表现

(一)症状

部分患者可有上腹痛、腹胀、恶心、呕吐和嗳气及食欲缺乏等。如伴胃黏膜糜烂出血,则有呕血和/或黑粪,大量出血可引起出血性休克。有时上腹胀气明显。细菌感染致者可出现腹泻等。并有疼痛、吞咽困难和呼吸困难(由于喉头水肿)。腐蚀性胃炎可吐出血性黏液,严重者可发生食管或胃穿孔,引起胸膜炎或弥漫性腹膜炎。化脓性胃炎起病常较急,有上腹剧痛、恶心和呕吐、寒战和高热,血压可下降,出现中毒性休克。

(二)体征

上腹部压痛是常见体征,尤其多见于严重疾病引起的急性胃炎出血者。腐蚀性胃炎因口腔黏膜、食管黏膜和胃黏膜都有损害,口腔、咽喉黏膜充血、水肿和糜烂。化脓性胃炎有时体征酷似急腹症。

五、辅助检查

急性糜烂出血性胃炎的确诊有赖于急诊胃镜检查,一般应在出血后 24~48 小时内进行,可见到以多发性糜烂、浅表溃疡和出血灶为特征的急性胃黏膜病损。黏液糊或者可有新鲜或陈旧血液。一般急性应激所致的胃黏膜病损以胃体、胃底部为主,而 NSAIDs 或乙醇所致的则以胃窦部为主。注意 X 线钡剂检查并无诊断价值。出血者做呕吐物或大便潜血试验、红细胞计数和血红蛋白测定。感染因素引起者,做白细胞计数和分类检查,以及大便常规和培养。

六、诊断和鉴别诊断

主要由病史和症状做出拟诊,而经胃镜检查得以确诊。但吞服腐蚀物质者禁忌胃镜检查。有长期服 NSAIDs、酗酒及临床重危患者,均应想到急性胃炎可能。对于鉴别诊断,腹痛为主者,应通过反复询问病史而与急性胰腺炎、胆囊炎和急性阑尾炎等急腹症,甚至急性心肌梗死相鉴别。

七、治疗

(一)基础治疗

基础治疗包括给予镇静、禁食、补液、解痉、止吐等对症支持治疗。此后给予流质或半流质饮食。

(二)针对病因治疗

针对病因治疗包括根除 Hp、去除 NSAIDs 或乙醇等诱因。

(三)对症处理

表现为反酸、上腹隐痛、烧灼感和嘈杂者,给予 H_2 受体阻滞剂或质子泵抑制剂。以恶心、呕吐或上腹胀闷为主者可选用甲氧氯普胺、多潘立酮或莫沙必利等促动力药。以痉挛性疼痛为主者,可给予莨菪碱等药物进行对症处理。

有胃黏膜糜烂、出血者,可用抑制胃酸分泌的 H_2 受体阻滞剂或质子泵抑制剂外,还可同时应用胃黏膜保护药(如硫糖铝或铝碳酸镁等)。

对于较大量的出血则应采取综合措施进行抢救。当并发大量出血时,可以冰水洗胃或在冰水中加去甲肾上腺素(每 200 mL 冰水中加 8 mL),或同管内滴注碳酸氢钠,浓度为 1 000 mmol/L, 24 小时滴 1 L,使胃内 pH 保持在 5 以上。凝血酶是有效的局部止血药,并有促进创面愈合作用,大剂量时止血作用显著。常规的止血药,如卡巴克络、抗血栓溶芳酸和酚磺乙胺等可静脉应用,但效果一般。内镜下止血往往可收到较好效果。

八、并发症的诊断、预防和治疗

急性胃炎的并发症包括穿孔,腹膜炎,水、电解质紊乱和酸碱失衡等。为预防细菌感染者选用抗生素治疗,因过度呕吐致脱水者及时补充水和电解质,并适时检测血气分析,必要时纠正酸碱平衡紊乱。对于穿孔或腹膜炎者,则必要时外科治疗。

九、预后

病因去除后,急性胃炎多在短期内恢复正常。相反病因长期持续存在,则可转为慢性胃炎。由于绝大多数慢性胃炎的发生与 Hp 感染有关,而 Hp 自发清除少见,故慢性胃炎可持续存在,但多数患者无症状。流行病学研究显示,部分 Hp 相关性胃窦炎(<20%)可发生十二指肠溃疡。

(王艳青)

第二节　慢　性　胃　炎

慢性胃炎是由各种病因引起的胃黏膜慢性炎症。根据新悉尼胃炎系统和我国 2006 年颁布的《中国慢性胃炎共识意见》标准,由内镜及病理组织学变化,将慢性胃炎分为非萎缩性(浅表性)胃炎及萎缩性胃炎两大基本类型和一些特殊类型胃炎。

一、流行病学

幽门螺杆菌(Hp)感染为慢性非萎缩性胃炎的主要病因。大致上说来,慢性非萎缩性胃炎发病率与 Hp 感染情况相平行,慢性非萎缩性胃炎流行情况因不同国家、不同地区 Hp 感染情况而异。一般 Hp 感染率发展中国家高于发达国家,感染率随年龄增加而升高。我国属 Hp 高感染率国家,估计人群中 Hp 感染率为 40%～70%。慢性萎缩性胃炎是原因不明的慢性胃炎,在我国是一种常见病、多发病,在慢性胃炎中占 10%～20%。

二、病因

(一)慢性非萎缩性胃炎的常见病因

1. Hp 感染

Hp 感染是慢性非萎缩性胃炎最主要的病因,两者的关系符合 Koch 提出的确定病原体为感染性疾病病因的 4 项基本要求,即该病原体存在于该病的患者中,病原体的分布与体内病变分布一致,清除病原体后疾病可好转,在动物模型中该病原体可诱发与人相似的疾病。

研究表明,80%～95% 的慢性活动性胃炎患者胃黏膜中有 Hp 感染,5%～20% 的 Hp 阴性率反映了慢性胃炎病因的多样性;Hp 相关胃炎者,Hp 胃内分布与炎症分布一致;根除 Hp 可使胃黏膜炎症消退,一般中性粒细胞消退较快,但淋巴细胞、浆细胞消退需要较长时间;志愿者和动物模型中已证实 Hp 感染可引起胃炎。

Hp 感染引起的慢性非萎缩性胃炎中胃窦为主全胃炎患者胃酸分泌可增加,十二指肠溃疡发生的危险度较高;而胃体为主全胃炎患者胃溃疡和胃癌发生的危险性增加。

2.胆汁和其他碱性肠液反流

幽门括约肌功能不全时含胆汁和胰液的十二指肠液反流入胃,可削弱胃黏膜屏障功能,使胃黏膜遭到消化液作用,产生炎症、糜烂、出血和上皮化生等病变。

3.其他外源因素

酗酒、服用 NSAIDs 等药物、某些刺激性食物等均可反复损伤胃黏膜。这类因素均可各自或与 Hp 感染协同作用而引起或加重胃黏膜慢性炎症。

(二)慢性萎缩性胃炎的主要病因

1973 年,Strickland 将慢性萎缩性胃炎分为 A、B 两型,A 型是胃体弥漫萎缩,导致胃酸分泌下降,影响维生素 B_{12} 及内因子的吸收,因此常合并恶性贫血,与自身免疫有关;B 型在胃窦部,少数人可发展成胃癌,与 Hp、化学损伤(胆汁反流、非皮质激素消炎药、吸烟、酗酒等)有关,我国 80% 以上的属于第二类。

胃内攻击因子与防御修复因子失衡是慢性萎缩性胃炎发生的根本原因。具体病因与慢性非萎缩性胃炎相似,包括 Hp 感染;长期饮浓茶、烈酒、咖啡、过热、过冷、过于粗糙的食物,可导致胃黏膜的反复损伤;长期大量服用非甾体抗炎药如阿司匹林、吲哚美辛等可抑制胃黏膜前列腺素的合成,破坏黏膜屏障;烟草中的尼古丁不仅影响胃黏膜的血液循环,还可导致幽门括约肌功能紊乱,造成胆汁反流;各种原因的胆汁反流均可破坏黏膜屏障造成胃黏膜慢性炎症改变。比较特殊的是壁细胞抗原和抗体结合形成免疫复合体在补体参与下,破坏壁细胞;胃黏膜营养因子(如促胃液素、表皮生长因子等)缺乏;心力衰竭、动脉硬化、肝硬化合并门脉高压、糖尿病、甲状腺病、慢性肾上腺皮质功能减退、尿毒症、干燥综合征、胃血流量不足及精神因素等均可导致胃黏膜萎缩。

三、病理生理学和病理学

(一)病理生理学

1.Hp 感染

Hp 感染途径为粪-口或口-口途径,其外壁靠黏附素而紧贴胃上皮细胞。

Hp 感染的持续存在,致使腺体破坏,最终发展成为萎缩性胃炎。而感染 Hp 后胃炎的严重程度则除了与细菌本身有关外,还决定与患者机体情况和外界环境。如带有空泡毒素(VacA)和细胞毒相关基因(CagA)者,胃黏膜损伤明显较重。患者的免疫应答反应强弱、其胃酸的分泌情况、血型、民族和年龄差异等也影响胃黏膜炎症程度。此外,患者饮食情况也有一定的作用。

2.自身免疫机制

研究早已证明,以胃体萎缩为主的 A 型萎缩性胃炎患者血清中,存在壁细胞抗体(PCA)和内因子抗体(IFA)。前者的抗原是壁细胞分泌小管微绒毛膜上的质子泵 H^+,K^+-ATP 酶,它破坏壁细胞而使胃酸分泌减少。而 IFA 则对抗内因子(壁细胞分泌的一种糖蛋白),使食物中的维生素 B_{12} 无法与后者结合被末端回肠吸收,最后引起维生素 B_{12} 吸收不良,甚至导致恶性贫血。IFA 具有特异性,几乎仅见于胃萎缩伴恶性贫血者。

造成胃酸和内因子分泌减少或丧失,恶性贫血是 A 型萎缩性胃炎的终末阶段,是自身免疫性胃炎最严重的标志。当泌酸腺完全萎缩时称为胃萎缩。

另外,近年发现 Hp 感染者中也存在着自身免疫反应,其血清抗体能与宿主胃黏膜上皮及黏液起交叉反应,如菌体 LewisX 和 LewisY 抗原。

3.外源损伤因素破坏胃黏膜屏障

碱性十二指肠液反流等,可减弱胃黏膜屏障功能。致使胃腔内 H^+ 通过损害的屏障,反弥散入胃黏膜内,使炎症不易消散。长期慢性炎症,又加重屏障功能的减退,如此恶性循环使慢性胃炎久治不愈。

4.生理因素和胃黏膜营养因子缺乏

萎缩性变化和肠化生等皆与衰老相关,而炎症细胞浸润程度与年龄关系不大。这主要是老龄者的退行性变-胃黏膜小血管扭曲,小动脉壁玻璃样变性,管腔狭窄导致黏膜营养不良、分泌功能下降。

新近研究证明,某些胃黏膜营养因子(胃泌素、表皮生长因子等)缺乏或胃黏膜感觉神经终器对这些因子不敏感可引起胃黏膜萎缩。如手术后残胃炎原因之一是 G 细胞数量减少,而引起胃泌素营养作用减弱。

5.遗传因素

萎缩性胃炎、低酸或无酸、维生素 B_{12} 吸收不良的患病率和 PCA、IFA 的阳性率很高,提示可能有遗传因素的影响。

(二)病理学

慢性胃炎病理变化是由胃黏膜损伤和修复过程所引起。病理组织学的描述包括活动性慢性炎症、萎缩和化生及异型增生等。此外,在慢性炎症过程中,胃黏膜也有反应性增生变化,如胃小凹上皮过形成、黏膜肌增厚、淋巴滤泡形成、纤维组织和腺管增生等。

近几年对于慢性胃炎尤其是慢性萎缩性胃炎的病理组织学,有不少新的进展。以下结合2006 年 9 月中华医学会消化病学分会的"全国第二次慢性胃炎共识会议"中制定的慢性胃炎诊治的共识意见,论述以下关键进展问题。

1.萎缩的定义

1996 年,新悉尼系统把萎缩定义为"腺体的丧失",这是模糊而易产生歧义的定义,反映了当时肠化是否属于萎缩,病理学家间有不同认识。其后国际上一个病理学家的自由组织——萎缩联谊会(Atrophy Club 2000)进行了 3 次研讨会,并在 2002 年发表了对萎缩的新分类,12 位学者中有 8 位也曾是悉尼系统的执笔者,故此意见可认为是悉尼系统的补充和发展,有很高权威性。

萎缩联谊会把萎缩新定义为"萎缩是胃固有腺体的丧失",将萎缩分为 3 种情况:无萎缩、未确定萎缩和萎缩。进而将萎缩分两个类型:非化生性萎缩和化生性萎缩。前者特点是腺体丧失伴有黏膜固有层中的纤维化或纤维肌增生;后者是胃黏膜腺体被化生的腺体所替换。这两类萎缩的程度分级仍用最初悉尼系统标准和新悉尼系统的模拟评分图,分为 4 级,即无、轻度、中度和重度萎缩。国际的萎缩新定义对我国来说不是新的,我国学者早年就认为"肠化或假幽门腺化生不是胃固有腺体,因此尽管胃腺体数量未减少,但也属萎缩",并在全国第一届慢性胃炎共识会议做了说明。

对于上述第 2 个问题,答案显然是肯定的。这是因为多灶性萎缩性胃炎的胃黏膜萎缩呈灶状分布,即使活检块数少,只要病理活检发现有萎缩,就可诊断为萎缩性胃炎。在此次全国慢性胃炎共识意见中强调,需注意取材于糜烂或溃疡边缘的组织易存在萎缩,但不能简单地视为萎缩性胃炎。此外,活检组织太浅、组织包埋方向不当等因素均可影响萎缩的判断。

"未确定萎缩"是国际新提出的观点,认为黏膜层炎症很明显时,单核细胞密集浸润造成腺体被取代、移置或隐匿,以致难以判断这些"看来似乎丧失"的腺体是否真正丧失,此时暂先诊断为"未确定萎缩",最后诊断延期到炎症明显消退(大部分在 Hp 根除治疗 3～6 个月后),再取活检时做出。对萎缩的诊断采取了比较谨慎的态度。

目前,我国共识意见并未采用此概念。因为:①炎症明显时腺体被破坏、数量减少,在这个时点上,病理按照萎缩的定义可以诊断为萎缩,非病理不能。②一般临床希望活检后有病理结论,病理如不作诊断,会出现临床难出诊断、对治疗效果无法评价的情况。尤其在临床研究上,设立此诊断项会使治疗前或后失去相当一部分统计资料。慢性胃炎是个动态过程,炎症可以有两个结局:完全修复和不完全修复(纤维化和肠化),炎症明显期病理无责任预言今后趋向哪个结局。可以预料对萎缩采用的诊断标准不一,治疗有效率也不一,采用"未确定萎缩"的研究课题,因为事先去除了一部分可逆的萎缩,萎缩的可逆性就低。

2.肠化分型的临床意义与价值

AB-PAS 和 HID-AB 黏液染色能区分肠化亚型,然而,肠化分型的意义并未明了。传统观念认为,肠化亚型中的小肠型和完全型肠化无明显癌前病变意义,而大肠型肠化的胃癌发生危险性增高,从而引起临床的重视。支持肠化分型有意义的学者认为化生是细胞表型的一种非肿瘤性改变,通常在长期不利环境作用下出现。这种表型改变可以是干细胞内出现体细胞突变的结果,或是表现遗传修饰的变化导致后代细胞向不同方向分化的结果。胃内肠化生部位发现很多遗传改变,这些改变甚至可出现在异型增生前。他们认为肠化生中不完全型结肠型者,具有大多数遗传学改变,有发生胃癌的危险性。但近年越来越多的临床资料显示,其预测胃癌价值有限而更强调重视肠化范围,肠化分布范围越广,其发生胃癌的危险性越高。10 多年来罕有从大肠型肠化随访发展成癌的报道。另外,从病理检测的实际情况看,肠化以混合型多见,大肠型肠化的检出率与活检块数有密切关系,即活检块数越多,大肠型肠化检出率越高。客观地讲,该型肠化生的遗传学改变和胃不典型增生(上皮内瘤)的改变相似。因此,对肠化分型的临床意义和价值的争论仍未有定论。

3.关于异型增生

异型增生(上皮内瘤变)是重要的胃癌癌前病变。分为轻度和重度(或低级别和高级别)两级。异型增生和上皮内瘤变是同义词,后者是 WHO 国际癌症研究协会推荐使用的术语。

4.萎缩和肠化发生过程是否存在不可逆转点

胃黏膜萎缩的产生主要有两种途径:一是干细胞区室和/或腺体被破坏;二是选择性破坏特定的上皮细胞而保留干细胞。这两种途径在慢性 Hp 感染中均可发生。

萎缩与肠化的逆转报道已经不在少数,但是否所有病患均有逆转可能,是否在萎缩的发生与发展过程中存在某一不可逆转点。这一转折点是否可能为肠化生,已明确 Hp 感染可诱发慢性胃炎,经历慢性炎症→萎缩→肠化→异型增生等多个步骤最终发展至胃癌(Correa 模式)。可否通过根除 Hp 来降低胃癌发生危险性始终是近年来关注的热点。多数研究表明,根除 Hp 可防止胃黏膜萎缩和肠化的进一步发展,但萎缩、肠化是否能得到逆转尚待更多研究证实。

Mera 和 Correa 等最新报道了一项长达 12 年的大型前瞻性随机对照研究,纳入 795 例具有胃癌前病变的成人患者,随机给予他们抗 Hp 治疗和/或抗氧化治疗。他们观察到萎缩黏膜在Hp 根除后持续保持阴性 12 年后可以完全消退,而肠化黏膜也有逐渐消退的趋向,但可能需要随访更长时间。他们认为通过抗 Hp 治疗来进行胃癌的化学预防是可行的策略。

但是,部分学者认为在考虑萎缩的可逆性时,需区分缺失腺体的恢复和腺体内特定细胞的再生。在后一种情况下,干细胞区室被保留,去除有害因素可使壁细胞和主细胞再生,并完全恢复腺体功能。当腺体及干细胞被完全破坏后,腺体的恢复只能由周围未被破坏的腺窝单元来完成。

当萎缩伴有肠化生时,逆转机会进一步减小。如果肠化生是对不利因素的适应性反应,而且不利因素可以被确定和去除,此时肠化生有可能逆转。但是,肠化生还有很多其他原因,如胆汁反流、高盐饮食、乙醇。这意味着即使在 Hp 感染个体,感染以外的其他因素亦可以引发或加速化生的发生。如果肠化生是稳定的干细胞内体细胞突变的结果,则改变黏膜的环境也许不能使肠化生逆转。

曾经有 34 篇文献,根治 Hp 后萎缩可逆和无好转的基本各占一半,主要由于萎缩诊断标准、随访时间和间隔长短、活检取材部位和数量不统一所造成。建议今后制订统一随访方案,联合各医疗单位合作研究,使能得到大宗病例的统计资料。根治 Hp 可以产生某些有益效应,如消除炎症,消除活性氧所致的 DNA 损伤,缩短细胞更新周期,提高低胃酸者的泌酸量,并逐步恢复胃液维生素 C 的分泌。在预防胃癌方面,这些已被证实的结果可能比希望萎缩和肠化生逆转重要得多。

实际上,国际著名学者对有否此不可逆转点也有争论。如美国的 Correa 教授并不认同它的存在,而英国 Aberdeen 大学的 Emad Munir El-Omar 教授则强烈认为在异型增生发展至胃癌的过程中有某个节点,越过此则基本处于不可逆转阶段,但至今为止尚未明确此点的确切位置。

四、临床表现

流行病学研究表明,多数慢性非萎缩性胃炎患者无任何症状。少数患者可有上腹痛或不适、上腹胀、早饱、嗳气、恶心等非特异性消化不良症状。某些慢性萎缩性胃炎患者可有上腹部灼痛、胀痛、钝痛或胀闷且以餐后为著,食欲缺乏、恶心、嗳气、便秘或腹泻等症状。内镜检查和胃黏膜组织学检查结果与慢性胃炎患者症状的相关分析表明,患者的症状缺乏特异性,且症状之有无及严重程度与内镜所见及组织学分级并无肯定的相关性。

伴有胃黏膜糜烂者,可有少量或大量上消化道出血,长期少量出血可引起缺铁性贫血。胃体萎缩性胃炎可出现恶性贫血,常有全身衰弱、疲软、神情淡漠、隐性黄疸,消化道症状一般较少。

体征多不明显,有时上腹轻压痛,胃体胃炎严重时可有舌炎和贫血。

慢性萎缩性胃炎的临床表现不仅缺乏特异性,而且与病变程度并不完全一致。

五、辅助检查

(一)胃镜及活组织检查

1.胃镜检查

随着内镜器械的长足发展,内镜观察更加清晰。内镜下慢性非萎缩性胃炎可见红斑(点状、片状、条状),黏膜粗糙不平,出血点(斑),黏膜水肿及渗出等基本表现,尚可见糜烂及胆汁反流。萎缩性胃炎则主要表现为黏膜色泽白,不同程度的皱襞变平或消失。在不过度充气状态下,可透见血管纹,轻度萎缩时见到模糊的血管,重度时看到明显血管分支。内镜下肠化黏膜呈灰白色颗粒状小隆起,重者贴近观察有绒毛状变化。肠化也可以呈平坦或凹陷外观的。如果喷撒亚甲蓝色素,肠化区可能出现被染上蓝色,非肠化黏膜不着色。

胃黏膜血管脆性增加可致黏膜下出血,谓之壁内出血,表现为水肿或充血胃黏膜上见点状、斑状或线状出血,可多发、新鲜和陈旧性出血相混杂。如观察到黑色附着物常提示糜烂等致出血。

值得注意的是,少数 Hp 感染性胃炎可有胃体部皱襞肥厚,甚至宽度达到 5 mm 以上,且在适当充气后皱襞不能展平,用活检钳将黏膜提起时,可见帐篷征,这是和恶性浸润性病变鉴别点之一。

2.病理组织学检查

萎缩的确诊依赖于病理组织学检查。萎缩的肉眼与病理之符合率仅为 38%~78%,这与萎缩或肠化甚至 Hp 的分布都是非均匀的,或者说多灶性萎缩性胃炎的胃黏膜萎缩呈灶状分布有关。当然,只要病理活检发现有萎缩,就可诊断为萎缩性胃炎。但如果未能发现萎缩,却不能轻易排除之。如果不取足够多的标本或者内镜医师并未在病变最重部位(这也需要内镜医师的经验)活检,则势必可能遗漏病灶。反之,当在糜烂或溃疡边缘的组织活检时,即使病理发现了萎缩,却不能简单地视为萎缩性胃炎,这是因为活检组织太浅、组织包埋方向不当等因素均可影响萎缩的判断。还有,根除 Hp 可使胃黏膜活动性炎症消退,慢性炎症程度减轻。一些因素可影响结果的判断,如:①活检部位的差异。②Hp 感染时胃黏膜大量炎症细胞浸润,形如萎缩;但根除 Hp 后胃黏膜炎症细胞消退,黏膜萎缩、肠化可望恢复。然而在胃镜活检取材多少问题上,病理学家的要求与内镜医师出现了矛盾。从病理组织学观点来看,5 块或更多则有利于组织学的准确判断,然而,就内镜医师而言,考虑到患者的医疗费用,主张 2~3 块即可。

(二)Hp 检测

活组织病理学检查时可同时检测 Hp,并可在内镜检查时多取 1 块组织做快速尿素酶检查以增加诊断的可靠性。其他检查 Hp 的方法包括:①胃黏膜直接涂片或组织切片,然后以 Gram 或 Giemsa 或Warthin-Starry 染色(经典方法),甚至 HE 染色,免疫组化染色则有助于检测球形 Hp。②细菌培养,为金标准;需特殊培养基和微需氧环境,培养时间 3~7 天,阳性率可能不高但特异性高,且可做药物敏感试验。③血清 Hp 抗体测定,多在流行病学调查时用。④尿素呼吸试验,是一种非侵入性诊断法,口服^{13}C 或^{14}C 标记的尿素后,检测患者呼气中的$^{13}CO_2$ 或$^{14}CO_2$ 量,结果准确。⑤聚合酶链反应法(PCR 法),能特异地检出不同来源标本中的 Hp。

根除 Hp 治疗后,可在胃镜复查时重复上述检查,亦可采用非侵入性检查手段,如^{13}C 或^{14}C 尿素呼气试验、粪便 Hp 抗原检测及血清学检查。应注意,近期使用抗生素、质子泵抑制剂、铋剂等药物,因有暂时抑制 Hp 作用,会使上述检查(血清学检查除外)呈假阴性。

(三)X 线钡剂检查

主要是以很好地显示胃黏膜相的气钡双重造影。对于萎缩性胃炎,常常可见胃皱襞相对平坦和减少。但依靠 X 线诊断慢性胃炎价值不如胃镜和病理组织学。

(四)实验室检查

1.胃酸分泌功能测定

非萎缩性胃炎胃酸分泌常正常,有时可以增高。萎缩性胃炎病变局限于胃窦时,胃酸可正常或低酸,低酸是由于泌酸细胞数量减少及 H^+ 向胃壁反弥散所致。测定基础胃液分泌量(BAO)及注射组胺或五肽胃泌素后测定最大泌酸量(MAO)和高峰泌酸量(PAO)以判断胃泌酸功能,有助于萎缩性胃炎的诊断及指导临床治疗。A 型慢性萎缩性胃炎患者多无酸或低酸,B 型慢性萎缩性胃炎患者可正常或低酸,往往在给予酸分泌刺激药后,也不见胃液和胃酸分泌。

2.胃蛋白酶原(PG)测定

胃体黏膜萎缩时血清 PGⅠ水平及 PGⅠ/Ⅱ比例下降,严重时可伴餐后血清 G-17 水平升高;胃窦黏膜萎缩时餐后血清 G-17 水平下降,严重时可伴 PGⅠ水平及 PGⅠ/Ⅱ比例下降。然而,这主要是一种统计学上的差异(图 5-1)。

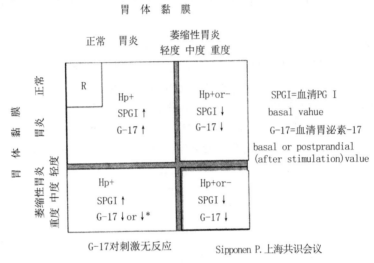

图 5-1　胃蛋白酶原测定

有学者发现无症状胃癌患者,本法 85％阳性,PGⅠ或比值降低者,推荐进一步胃镜检查,以检出伴有萎缩性胃炎的胃癌。该试剂盒用于诊断萎缩性胃炎和判断胃癌倾向在欧洲国家应用要多于我国。

3.血清促胃液素测定

如果以放射免疫法检测血清促胃液素,则正常值应低于 100 pg/mL。慢性萎缩性胃炎胃体为主者,因壁细胞分泌胃酸缺乏、反馈性地 G 细胞分泌促胃液素增多,致促胃液素中度升高。特别是当伴有恶性贫血时,该值可达 1 000 pg/mL 或更高。注意此时要与胃泌素瘤相鉴别,后者是高胃酸分泌。慢性萎缩性胃炎以胃窦为主时,空腹血清促胃液素正常或降低。

4.自身抗体

血清 PCA 和 IFA 阳性对诊断慢性胃体萎缩性胃炎有帮助,尽管血清 IFA 阳性率较低,但胃液中 IFA 的阳性,则十分有助于恶性贫血的诊断。

5.血清维生素 B_{12} 浓度和维生素 B_{12} 吸收试验

慢性胃体萎缩性胃炎时,维生素 B_{12} 缺乏,常低于 200 ng/L。维生素 B_{12} 吸收试验(Schilling 试验)能检测维生素 B_{12} 在末端回肠吸收情况且可与回盲部疾病和严重肾功能障碍相鉴别。同时服用 ^{58}Co 和 ^{57}Co(加有内因子)标记的氰钴素胶囊。此后收集 24 小时尿液。如两者排出率均大于 10％则正常,若尿中 ^{58}Co 排出率低于 10％,而 ^{57}Co 的排出率正常则常提示恶性贫血;而两者均降低的常常是回盲部疾病或者肾衰竭者。

六、诊断和鉴别诊断

(一)诊断

鉴于多数慢性胃炎患者无任何症状,或即使有症状也缺乏特异性,且缺乏特异性体征,因此根据症状和体征难以做出慢性胃炎的正确诊断。慢性胃炎的确诊主要依赖于内镜检查和胃黏膜活检组织学检查,尤其是后者的诊断价值更大。

按照悉尼胃炎标准要求,完整的诊断应包括病因、部位和形态学三方面。例如,诊断为胃窦为主慢性活动性 Hp 胃炎和 NSAIDs 相关性胃炎。当胃窦和胃体炎症程度相差 2 级或以上时,加上"为主"修饰词,如"慢性(活动性)胃炎,胃窦显著"。当然,这些诊断结论最好是在病理报告后给出,实际的临床工作中,胃镜医师可根据胃镜下表现给予初步诊断。病理诊断则主要根据新悉尼胃炎系统如图 5-2 所示。

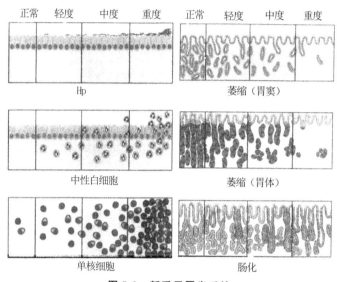

图 5-2 新悉尼胃炎系统

对于自身免疫性胃炎诊断,要予以足够的重视。因为胃体活检者甚少,或者很少开展 PCA 和 IFA 的检测,诊断该病者很少。为此,如果遇到以全身衰弱和贫血为主要表现,而上消化道症状往往不明显者,应做血清促胃液素测定和/或胃液分析,异常者进一步做维生素 B_{12} 吸收试验,血清维生素 B_{12} 浓度测定可获确诊。注意不能仅仅凭活检组织学诊断本病,特别标本数少时,这是因为 Hp 感染性胃炎后期,胃窦肠化,Hp 上移,胃体炎症变得显著,可与自身免疫性胃炎表现相重叠,但后者胃窦黏膜的变化很轻微。另外,淋巴细胞性胃炎也可出现类似情况,而其并无泌酸腺萎缩。A 型、B 型萎缩性胃炎特点见表 5-1。

表 5-1 A 型和 B 型慢性萎缩性胃炎的鉴别

鉴别要点		A 型慢性萎缩性胃炎	B 型慢性萎缩性胃炎
部位	胃窦	正常	萎缩
	胃体	弥漫性萎缩	多然性
血清促胃液素		明显升高	不定,可以降低或不变
胃酸分泌		降低	降低或正常
自身免疫抗体(内因子抗体和壁细胞抗体)阳性率		90%	10%
恶性贫血发生率		90%	10%
可能的病因		自身免疫,遗传因素	Hp、化学损伤

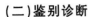

(二)鉴别诊断

1.功能性消化不良

2006 年,《中国慢性胃炎共识意见》将消化不良症状与慢性胃炎做了对比:一方面慢性胃炎患者可有消化不良的各种症状;另一方面,一部分有消化不良症状者如果胃镜和病理检查无明显阳性发现,可能仅仅为功能性消化不良。当然,少数功能性消化不良患者可同时伴有慢性胃炎。这样在慢性胃炎与消化不良症状功能性消化不良之间形成较为错综复杂的关系。但一般说来,消化不良症状的有无和严重程度与慢性胃炎的内镜所见或组织学分级并无明显相关性。

2.早期胃癌和胃溃疡

几种疾病的症状有重叠或类似,但胃镜及病理检查可鉴别。重要的是,如遇到黏膜糜烂,尤其是隆起性糜烂,要多取活检和及时复查,以排除早期胃癌。这是因为即使是病理组织学诊断,也有一定局限性。主要原因:①胃黏膜组织学变化易受胃镜检查前夜的食物(如某些刺激性食物加重黏膜充血)性质、被检查者近日是否吸烟、胃镜操作者手法的熟练程度、患者恶心反应等诸种因素影响。②活检是点的调查,而慢性胃炎病变程度在整个黏膜面上并非一致,要多点活检才能做出全面估计,判断治疗效果时,尽量在黏膜病变较重的区域或部位活检,如果是治疗前后比较,则应在相同或相近部位活检。③病理诊断易受病理医师主观经验的影响。

3.慢性胆囊炎与胆石症

其与慢性胃炎症状十分相似,同时并存者亦较多。对于中年女性诊断慢性胃炎时,要仔细询问病史,必要时行胆囊 B 超检查,以了解胆囊情况。

4.其他

慢性肝炎和慢性胰腺疾病等,也可出现与慢性胃炎类似症状,在详询病史后,行必要的影像学检查和特异的实验室检查。

七、预后

慢性萎缩性胃炎常合并肠上皮化生。慢性萎缩性胃炎绝大多数预后良好,少数可癌变,其癌变率为 $1\% \sim 3\%$。目前认为慢性萎缩性胃炎若早期发现,及时积极治疗,病变部位萎缩的腺体是可以恢复的,其可转化为非萎缩性胃炎或被治愈,改变了以往人们对慢性萎缩性胃炎不可逆转的认识。根据萎缩性胃炎每年的癌变率为 $0.5\% \sim 1.0\%$,那么,胃镜和病理检查的随访间期定位多长才既提高早期胃癌的诊断率,又方便患者和符合医药经济学要求。这也一直是不同地区和不同学者分歧较大的问题。在我国,城市和乡村由不同胃癌发生率和医疗条件差异。如果纯粹从疾病进展和预防角度考虑,一般认为,不伴有肠化和异型增生的萎缩性胃炎可 $1 \sim 2$ 年做内镜和病理随访 1 次;活检有中重度萎缩伴有肠化的萎缩性胃炎 1 年左右随访 1 次。伴有轻度异型增生并剔除取于癌旁者,根据内镜和临床情况缩短至 $6 \sim 12$ 个月随访 1 次;而重度异型增生者需立即复查胃镜和病理,必要时手术治疗或内镜下局部治疗。

八、治疗

慢性非萎缩性胃炎的治疗目的是缓解消化不良症状和改善胃黏膜炎症。治疗应尽可能针对病因,遵循个体化原则。消化不良症状的处理与功能性消化不良相同。无症状、Hp 阴性的非萎缩性胃炎无须特殊治疗。

（一）一般治疗

慢性萎缩性胃炎患者,不论其病因如何,均应戒烟、忌酒,避免使用损害胃黏膜的药物,避免食用对胃黏膜有刺激性的食物和饮品,如过于酸、甜、咸、辛辣和过热、过冷食物,浓茶、咖啡等。饮食宜规律,少吃油炸、烟熏、腌制食物,不食腐烂变质的食物,多吃新鲜蔬菜和水果,所食食品要新鲜并富于营养,保证有足够的蛋白质、维生素(如维生素 C 和叶酸等)及铁质摄入,精神上乐观,生活要规律。

（二）针对病因或发病机制的治疗

1.根除 Hp

慢性非萎缩性胃炎的主要症状为消化不良,其症状应归属于功能性消化不良范畴。目前,国内外均推荐对 Hp 阳性的功能性消化不良行根除治疗。因此,有消化不良症状的 Hp 阳性慢性非萎缩性胃炎患者均应根除 Hp。另外,如果伴有胃黏膜糜烂,也该根除 Hp。大量研究结果表明,根除 Hp 可使胃黏膜组织学得到改善;对预防消化性溃疡和胃癌等有重要意义;对改善或消除消化不良症状具有费用-疗效比优势。

2.保护胃黏膜

关于胃黏膜屏障功能的研究由来已久。1964 年,美国密歇根大学 Horace Willard Davenport 博士首次提出"胃黏膜具有阻止 H^+ 自胃腔向黏膜内扩散的屏障作用"。1975 年,美国密歇根州 Upjohn 公司的 Robert 博士发现前列腺素可明显防止或减轻 NSAIDs 和应激等对胃黏膜的损伤,其效果呈剂量依赖性。从而提出细胞保护的概念。1996 年,加拿大的 Wallace 教授较全面阐述胃黏膜屏障,根据解剖和功能将胃黏膜的防御修复分为 5 个层次——黏液-HCO_3^- 屏障、单层柱状上皮屏障、胃黏膜血流量、免疫细胞-炎症反应和修复重建因子作用等。至关重要的上皮屏障主要包括胃上皮细胞顶膜能抵御高浓度酸、胃上皮细胞之间紧密连接、胃上皮抗原呈递,免疫探及并限制潜在有害物质,并且它们大约每 72 小时完全更新一次。这说明它起着关键作用。

近年来,有关前列腺素和胃黏膜血流量等成为胃黏膜保护领域的研究热点。这与 NSAIDs 药物的广泛应用带来的不良反应日益引起学者的重视有关。美国加州大学戴维斯分校的 Tarnawski 教授的研究显示,前列腺素保护胃黏膜抵抗致溃疡及致坏死因素损害的机制不仅是抑制胃酸分泌。当然表皮生长因子(EGF)、成纤维生长因子(bFGF)和血管内皮生长因子(VEGF)及热休克蛋白等都是重要的黏膜保护因子,在抵御黏膜损害中起重要作用。

然而,当机体遇到有害因素强烈攻击时,仅依靠自身的防御修复能力是不够的,强化黏膜防卫能力,促进黏膜的修复是治疗胃黏膜损伤的重要环节之一。具有保护和增强胃黏膜防御功能或者防止胃黏膜屏障受到损害的一类药物统称为胃黏膜保护药。包括铝碳酸镁、硫糖铝、胶体铋剂、米索前列醇(喜克溃)、替普瑞酮(又名施维舒)、吉法酯(又名惠加强-G)、谷氨酰胺类(麦滋林-S)、瑞巴派特(膜固思达)等药物。另外,合欢香叶酯能增加胃黏膜更新,提高细胞再生能力,增强胃黏膜对胃酸的抵抗能力,达到保护胃黏膜作用。

3.抑制胆汁反流

促动力药如多潘立酮可防止或减少胆汁反流;胃黏膜保护药,特别是有结合胆酸作用的铝碳酸镁制剂,可增强胃黏膜屏障、结合胆酸,从而减轻或消除胆汁反流所致的胃黏膜损害。考来烯胺可络合反流至胃内的胆盐,防止胆汁酸破坏胃黏膜屏障,方法为每次 3～4 g,每天 3～4 次。

（三）对症处理

消化不良症状的治疗由于临床症状与慢性非萎缩性胃炎之间并不存在明确关系,因此症状治疗事实上属于功能性消化不良的经验性治疗。慢性胃炎伴胆汁反流者可应用促动力药(如多潘立酮)和/或有结合胆酸作用的胃黏膜保护药(如铝碳酸镁制剂)。

(1)有胃黏膜糜烂和/或以反酸、上腹痛等症状为主者,可根据病情或症状严重程度选用抗酸药、H_2受体阻滞剂或质子泵抑制剂。

(2)促动力药如多潘立酮、马来酸曲美布汀、莫沙必利、盐酸伊托必利主要用于上腹饱胀、恶心或呕吐等为主要症状者。

(3)胃黏膜保护药如硫糖铝、瑞巴派特、替普瑞酮、吉法酯、依卡倍特适用于有胆汁反流、胃黏膜损害和/或症状明显者。

(4)抗抑郁药或抗焦虑治疗:可用于有明显精神因素的慢性胃炎伴消化不良症状患者,同时应予耐心解释或心理治疗。

(5)助消化治疗:对于伴有腹胀、食欲缺乏等消化不良症而无明显上述胃灼热、反酸、上腹饥饿痛症状者,可选用含有胃酶、胰酶和肠酶等复合酶制剂治疗。

(6)其他对症治疗:包括解痉止痛、止吐、改善贫血等。

(7)对于贫血,若为缺铁,应补充铁剂。大细胞贫血者根据维生素 B_{12} 或叶酸缺乏分别给予补充。

（王艳青）

第三节　消化性溃疡

消化性溃疡主要指发生在胃和十二指肠的慢性溃疡,即胃溃疡(GU)和十二指肠溃疡(DU),因溃疡形成与胃酸/胃蛋白酶的消化作用有关而得名。溃疡的黏膜缺损超过黏膜肌层,不同于糜烂。

一、流行病学

消化性溃疡是全球性常见病。西方国家资料显示,自20世纪50年代以后,消化性溃疡发病率呈下降趋势。我国临床统计资料提示,消化性溃疡患病率在近十多年来亦开始呈下降趋势。本病可发生于任何年龄,但中年最为常见,DU多见于青壮年,而GU多见于中老年,后者发病高峰比前者约迟10年。男性患病比女性较多。临床上DU比GU为多见,两者之比为2∶1~3∶1,但有地区差异,在胃癌高发区GU所占的比例有增加。

二、病因和发病机制

在正常生理情况下,胃十二指肠黏膜经常接触有强侵蚀力的胃酸和在酸性环境下被激活、能水解蛋白质的胃蛋白酶。此外,还经常受摄入的各种有害物质的侵袭,但却能抵御这些侵袭因素的损害,维持黏膜的完整性,这是因为胃、十二指肠黏膜具有一系列防御和修复机制。目前认为,胃十二指肠黏膜的这一完善而有效的防御和修复机制,足以抵抗胃酸/胃蛋白酶的侵蚀。一般而言,只有当某些因素损害了这一机制才可能发生胃酸/胃蛋白酶侵蚀黏膜而导致溃疡形成。近年的研究已经明确,Hp和非甾体抗炎药是损害胃十二指肠黏膜屏障从而导致消化性溃疡发病的最常见病因。少见的特殊情况,当过度胃酸分泌远远超过黏膜的防御和修复作用也可能导致消化性溃疡发生。现将这些病因及其导致溃疡发生的机制分述如下。

(一)幽门螺杆菌

确认幽门螺杆菌为消化性溃疡的重要病因主要基于两方面的证据:①消化性溃疡患者的幽门螺杆菌检出率显著高于对照组的普通人群,在 DU 的检出率约为 90%、GU 为 70%～80%(幽门螺杆菌阴性的消化性溃疡患者往往能找到 NSAIDs 服用史等其他原因);②大量临床研究肯定,成功根除幽门螺杆菌后溃疡复发率明显下降,用常规抑酸治疗后愈合的溃疡年复发率为 50%～70%,而根除幽门螺杆菌可使溃疡复发率降至 5% 以下,这就表明去除病因后消化性溃疡可获治愈。至于何以在感染幽门螺杆菌的人群中仅有少部分人(约 15%)发生消化性溃疡,一般认为,这是幽门螺杆菌、宿主和环境因素三者相互作用的不同结果。

幽门螺杆菌感染导致消化性溃疡发病的确切机制尚未阐明。目前比较普遍接受的一种假说试图将幽门螺杆菌、宿主和环境 3 个因素在 DU 发病中的作用统一起来。该假说认为,胆酸对幽门螺杆菌生长具有强烈的抑制作用,因此正常情况下幽门螺杆菌无法在十二指肠生存,十二指肠球部酸负荷增加是 DU 发病的重要环节,因为酸可使结合胆酸沉淀,从而有利于幽门螺杆菌在十二指肠球部生长。幽门螺杆菌只能在胃上皮组织定植,因此在十二指肠球部存活的幽门螺杆菌只有当十二指肠球部发生胃上皮化生才能定植下来,而据认为十二指肠球部的胃上皮化生是十二指肠对酸负荷的一种代偿反应。十二指肠球部酸负荷增加的原因,一方面与幽门螺杆菌感染引起慢性胃窦炎有关,幽门螺杆菌感染直接或间接作用于胃窦 D、G 细胞,削弱了胃酸分泌的负反馈调节,从而导致餐后胃酸分泌增加;另一方面,吸烟、应激和遗传等因素均与胃酸分泌增加有关。定植在十二指肠球部的幽门螺杆菌引起十二指肠炎症,炎症削弱了十二指肠黏膜的防御和修复功能,在胃酸/胃蛋白酶的侵蚀下最终导致 DU 发生。十二指肠炎症同时导致十二指肠黏膜分泌碳酸氢盐减少,间接增加十二指肠的酸负荷,进一步促进 DU 的发生和发展过程。

对幽门螺杆菌引起 GU 的发病机制研究较少,一般认为是幽门螺杆菌感染引起的胃黏膜炎症削弱了胃黏膜的屏障功能,胃溃疡好发于非泌酸区与泌酸区交界处的非泌酸区侧,反映了胃酸对屏障受损的胃黏膜的侵蚀作用。

(二)NSAIDs

NSAIDs 是引起消化性溃疡的另一个常见病因。大量研究资料显示,服用 NSAIDs 患者发生消化性溃疡及其并发症的危险性显著高于普通人群。临床研究报道,在长期服用 NSAIDs 患者中 10%～25% 可发现胃或十二指肠溃疡,有 1%～4% 的患者发生出血、穿孔等溃疡并发症。NSAIDs 引起的溃疡以 GU 较 DU 多见。溃疡形成及其并发症发生的危险性除与服用 NSAIDs 种类、剂量、疗程有关外,尚与高龄、同时服用抗凝血药、糖皮质激素等因素有关。

NSAIDs 通过削弱黏膜的防御和修复功能而导致消化性溃疡发病,损害作用包括局部作用和系统作用两方面,系统作用是主要致溃疡机制,主要是通过抑制环氧合酶(COX)而起作用。COX 是花生四烯酸合成前列腺素的关键限速酶,COX 有两种异构体,即结构型 COX-1 和诱生型 COX-2。COX-1 在组织细胞中恒量表达,催化生理性前列腺素合成而参与机体生理功能调节;COX-2 主要在病理情况下由炎症刺激诱导产生,促进炎症部位前列腺素的合成。传统的 NSAIDs 如阿司匹林、吲哚美辛等旨在抑制 COX-2 而减轻炎症反应,但特异性差,同时抑制了 COX-1,导致胃肠黏膜生理性前列腺素 E 合成不足。后者通过增加黏液和碳酸氢盐分泌、促进黏膜血流增加、细胞保护等作用在维持黏膜防御和修复功能中起重要作用。

NSAIDs 和幽门螺杆菌是引起消化性溃疡发病的两个独立因素,至于两者是否有协同作用则尚无定论。

(三)胃酸和胃蛋白酶

消化性溃疡的最终形成是由于胃酸/胃蛋白酶对黏膜自身消化所致。因胃蛋白酶活性是 pH 依赖性的,在 pH>4 时便失去活性,因此在探讨消化性溃疡发病机制和治疗措施时主要考虑胃酸。无酸情况下罕有溃疡发生及抑制胃酸分泌药物能促进溃疡愈合的事实均确证胃酸在溃疡形成过程中的决定性作用,是溃疡形成的直接原因。胃酸的这一损害作用一般只有在正常黏膜防御和修复功能遭受破坏时才能发生。

DU 患者中约有 1/3 存在五肽胃泌素刺激的最大酸排量(MAO)增高,其余患者 MAO 多在正常高值,DU 患者胃酸分泌增高的可能因素及其在 DU 发病中的间接及直接作用已如前述。GU 患者基础酸排量(BAO)及 MAO 多属正常或偏低。对此,可能解释为 GU 患者多伴多灶萎缩性胃炎,因而胃体壁细胞泌酸功能已受影响,而 DU 患者多为慢性胃窦炎,胃体黏膜未受损或受损轻微因而仍能保持旺盛的泌酸能力。少见的特殊情况如促胃液素瘤患者,极度增加的胃酸分泌的攻击作用远远超过黏膜的防御作用,而成为溃疡形成的起始因素。近年来非幽门螺杆菌、非 NSAIDs(也非胃泌素瘤)相关的消化性溃疡报道有所增加,这类患者病因未明,是否与高酸分泌有关尚有待研究。

(四)其他因素

下列因素与消化性溃疡发病有不同程度的关系。

1.吸烟

吸烟者消化性溃疡发生率比不吸烟者高,吸烟影响溃疡愈合和促进溃疡复发。吸烟影响溃疡形成和愈合的确切机制未明,可能与吸烟增加胃酸分泌、减少十二指肠及胰腺碳酸氢盐分泌、影响胃十二指肠协调运动、黏膜损害性氧自由基增加等因素有关。

2.遗传

遗传因素曾一度被认为是消化性溃疡发病的重要因素,但随着幽门螺杆菌在消化性溃疡发病中的重要作用得到认识,遗传因素的重要性受到挑战。例如,消化性溃疡的家族史可能是幽门螺杆菌感染的"家庭聚集"现象;O 型血胃上皮细胞表面表达更多黏附受体而有利于幽门螺杆菌定植。因此,遗传因素的作用尚有待进一步研究。

3.急性应激

急性应激可引起应激性溃疡已是共识。但在慢性溃疡患者,情绪应激和心理障碍的致病作用却无定论。临床观察发现长期精神紧张、过劳,确实易使溃疡发作或加重,但这多在慢性溃疡已经存在时发生,因此情绪应激可能主要起诱因作用,可能通过神经内分泌途径影响胃十二指肠分泌、运动和黏膜血流的调节。

4.胃十二指肠运动异常

研究发现部分 DU 患者胃排空增快,这可使十二指肠球部酸负荷增大;部分 GU 患者有胃排空延迟,这可增加十二指肠液反流入胃,加重胃黏膜屏障损害。但目前认为,胃肠运动障碍不大可能是原发病因,但可加重幽门螺杆菌或 NSAIDs 对黏膜的损害。

概言之,消化性溃疡是一种多因素疾病,其中幽门螺杆菌感染和服用 NSAIDs 是已知的主要病因,溃疡发生是黏膜侵袭因素和防御因素失平衡的结果,胃酸在溃疡形成中起关键作用。

三、病理

DU 发生在球部,前壁比较常见;GU 多在胃角和胃窦小弯。组织学上,GU 大多发生在幽门腺区(胃窦)与泌酸腺区(胃体)交界处的幽门腺区一侧。幽门腺区黏膜可随年龄增长而扩大[假幽门腺化生和/或肠化生],使其与泌酸腺区之交界线上移,故老年患者 GU 的部位多较高。溃疡一般为单个,也可多个,呈圆形或椭圆形。DU 直径多小于 10 mm,GU 要比 DU 稍大。亦可见到直径大于 2 cm 的巨大溃疡。溃疡边缘光整、底部洁净,由肉芽组织构成,上面覆盖有灰白色或灰黄色纤维渗出物。活动性溃疡周围黏膜常有炎症水肿。溃疡浅者累及黏膜肌层,深者达肌层甚至浆膜层,溃破血管时引起出血,穿破浆膜层时引起穿孔。溃疡愈合时周围黏膜炎症、水肿消退,边缘上皮细胞增生覆盖溃疡面,其下的肉芽组织纤维转化,变为瘢痕,瘢痕收缩使周围黏膜皱襞向其集中。

四、临床表现

上腹痛是消化性溃疡的主要症状,但部分患者可无症状或症状较轻以至不为患者所注意,而以出血、穿孔等并发症为首发症状。典型的消化性溃疡有如下临床特点:①慢性过程,病史可达数年至数十年。②周期性发作,发作与自发缓解相交替,发作期可为数周或数月,缓解期亦长短不一,短者数周、长者数年;发作常有季节性,多在秋冬或冬春之交发病,可因精神情绪不良或过劳而诱发。③发作时上腹痛呈节律性,表现为空腹痛即餐后 2～4 小时和/或午夜痛,腹痛多为进食或服用抗酸药所缓解,典型节律性表现在 DU 多见。

(一)症状

上腹痛为主要症状,性质多为灼痛,亦可为钝痛、胀痛、剧痛或饥饿样不适感。多位于中上腹,可偏右或偏左。一般为轻至中度持续性痛。疼痛常有典型的节律性如上述。腹痛多在进食或服用抗酸药后缓解。

部分患者无上述典型表现的疼痛,而仅表现为无规律性的上腹隐痛或不适。具或不具典型疼痛者均可伴有反酸、嗳气、上腹胀等症状。

(二)体征

溃疡活动时上腹部可有局限性轻压痛,缓解期无明显体征。

五、特殊类型的消化性溃疡

(一)复合溃疡

复合溃疡指胃和十二指肠同时发生的溃疡。DU 往往先于 GU 出现。幽门梗阻发生率较高。

(二)幽门管溃疡

幽门管位于胃远端,与十二指肠交界,长约 2 cm。幽门管溃疡与 DU 相似,胃酸分泌一般较高。幽门管溃疡上腹痛的节律性不明显,对药物治疗反应较差,呕吐较多见,较易发生幽门梗阻、出血和穿孔等并发症。

(三)球后溃疡

DU 大多发生在十二指肠球部,发生在球部远段十二指肠的溃疡称球后溃疡。多发生在十二指肠乳头的近端。具 DU 的临床特点,但午夜痛及背部放射痛多见,对药物治疗反应较差,较易并发出血。

(四)巨大溃疡

巨大溃疡指直径大于 2 cm 的溃疡。对药物治疗反应较差、愈合时间较慢,易发生慢性穿透或穿孔。胃的巨大溃疡注意与恶性溃疡鉴别。

(五)老年人消化性溃疡

近年,老年人发生消化性溃疡的报道增多。临床表现多不典型,GU 多位于胃体上部甚至胃底部,溃疡常较大,易误诊为胃癌。

(六)无症状性溃疡

约 15% 消化性溃疡患者可无症状,而以出血、穿孔等并发症为首发症状。可见于任何年龄,以老年人较多见;NSAIDs 引起的溃疡近半数无症状。

六、实验室和其他检查

(一)胃镜检查

胃镜检查是确诊消化性溃疡首选的检查方法。胃镜检查不仅可对胃十二指肠黏膜直接观察、摄像,还可在直视下取活组织做病理学检查及幽门螺杆菌检测,因此胃镜检查对消化性溃疡的诊断及胃良、恶性溃疡鉴别诊断的准确性高于 X 线钡餐检查。例如,在溃疡较小或较浅时钡餐检查有可能漏诊;钡餐检查发现十二指肠球部畸形可有多种解释;活动性上消化道出血是钡餐检查的禁忌证;胃的良、恶性溃疡鉴别必须由活组织检查来确定。

内镜下消化性溃疡多呈圆形或椭圆形,也有呈线形,边缘光整,底部覆有灰黄色或灰白色渗出物,周围黏膜可有充血、水肿,可见皱襞向溃疡集中。内镜下溃疡可分为活动期(A)、愈合期(H)和瘢痕期(S)3 个病期,其中每个病期又可分为 1 和 2 两个阶段。

(二)X 线钡餐检查

适用于对胃镜检查有禁忌或不愿接受胃镜检查者。溃疡的 X 线征象有直接和间接两种:龛影是直接征象,对溃疡有确诊价值;局部压痛、十二指肠球部激惹和球部畸形、胃大弯侧痉挛性切迹均为间接征象,仅提示可能有溃疡。

(三)幽门螺杆菌检测

幽门螺杆菌检测应列为消化性溃疡诊断的常规检查项目,因为有无幽门螺杆菌感染决定治疗方案的选择。检测方法分为侵入性和非侵入性两大类。前者需通过胃镜检查取胃黏膜活组织进行检测,主要包括快速尿素酶试验、组织学检查和幽门螺杆菌培养;后者主要有 ^{13}C 或 ^{14}C 尿素呼气试验、粪便幽门螺杆菌抗原检测及血清学检查(定性检测血清抗幽门螺杆菌 IgG 抗体)。

快速尿素酶试验是侵入性检查的首选方法,操作简便、费用低。组织学检查可直接观察幽门螺杆菌,与快速尿素酶试验结合,可提高诊断准确率。幽门螺杆菌培养技术要求高,主要用于科研。^{13}C 或 ^{14}C 尿素呼气试验检测幽门螺杆菌敏感性及特异性高而无须胃镜检查,可作为根除治疗后复查的首选方法。

应注意,近期应用抗菌药物、质子泵抑制剂、铋剂等药物,因有暂时抑制幽门螺杆菌作用,会使上述检查(血清学检查除外)呈假阴性。

(四)胃液分析和血清促胃液素测定

一般仅在疑有促胃液素瘤时做鉴别诊断之用。

七、诊断和鉴别诊断

慢性病程、周期性发作的节律性上腹疼痛，且上腹痛可为进食或抗酸药所缓解的临床表现是诊断消化性溃疡的重要临床线索。但应注意，一方面有典型溃疡样上腹痛症状者不一定是消化性溃疡，另一方面部分消化性溃疡患者症状可不典型甚至无症状。因此，单纯依靠病史难以做出可靠诊断。确诊有赖胃镜检查。X线钡餐检查发现龛影亦有确诊价值。

鉴别诊断本病主要临床表现为慢性上腹痛，当仅有病史和体检资料时，需与其他有上腹痛症状的疾病如肝、胆、胰、肠疾病和胃的其他疾病相鉴别。功能性消化不良临床常见且临床表现与消化性溃疡相似，应注意鉴别。如做胃镜检查，可确定有无胃、十二指肠溃疡存在。

胃镜检查如见胃、十二指肠溃疡，应注意与引起胃、十二指肠溃疡的少见特殊病因或以溃疡为主要表现的胃、十二指肠肿瘤鉴别。其中，与胃癌、促胃液素瘤的鉴别要点如下。

(一)胃癌

内镜或X线检查见到胃的溃疡，必须进行良性溃疡(胃溃疡)与恶性溃疡(胃癌)的鉴别。Ⅲ型(溃疡型)早期胃癌单凭内镜所见与良性溃疡鉴别有困难，放大内镜和染色内镜对鉴别有帮助，但最终必须依靠直视下取活组织检查鉴别。恶性溃疡的内镜特点：①溃疡形状不规则，一般较大；②底凹凸不平、苔污秽；③边缘呈结节状隆起；④周围皱襞中断；⑤胃壁僵硬、蠕动减弱(X线钡餐检查亦可见上述相应的X线征)。活组织检查可以确诊，但必须强调，对于怀疑胃癌而一次活检阴性者，必须在短期内复查胃镜进行再次活检；即使内镜下诊断为良性溃疡且活检阴性，仍有漏诊胃癌的可能，因此对初诊为胃溃疡者，必须在完成正规治疗的疗程后进行胃镜复查，胃镜复查溃疡缩小或愈合不是鉴别良、恶性溃疡的最终依据，必须重复活检加以证实。

(二)促胃液素瘤

该病亦称 Zollinger-Ellison 综合征，是胰腺非 β 细胞瘤分泌大量促胃液素所致。肿瘤往往很小(直径<1 cm)，生长缓慢，半数为恶性。大量促胃液素可刺激壁细胞增生，分泌大量胃酸，使上消化道经常处于高酸环境，导致胃、十二指肠球部和不典型部位(十二指肠降段、横段，甚或空肠近端)发生多发性溃疡。促胃液素瘤与普通消化性溃疡的鉴别要点是该病溃疡发生于不典型部位，具难治性特点，有过高胃酸分泌(BAO 和 MAO 均明显升高，且 BAO/MAO>60%)及高空腹血清促胃液素(>200 pg/mL，常>500 pg/mL)。

八、并发症

(一)出血

溃疡侵蚀周围血管可引起出血。出血是消化性溃疡最常见的并发症，也是上消化道大出血最常见的病因(约占所有病因的50%)。

(二)穿孔

溃疡病灶向深部发展穿透浆膜层则并发穿孔。溃疡穿孔临床上可分为急性、亚急性和慢性3种类型，以第一种常见。急性穿孔的溃疡常位于十二指肠前壁或胃前壁，发生穿孔后胃肠的内容物漏入腹腔而引起急性腹膜炎。十二指肠或胃后壁的溃疡深至浆膜层时已与邻近的组织或器官发生粘连，穿孔时胃肠内容物不流入腹腔，称为慢性穿孔，又称为穿透性溃疡。这种穿透性溃疡改变了腹痛规律，变得顽固而持续，疼痛常放射至背部。邻近后壁的穿孔或游离穿孔较小，只引起局限性腹膜炎时称亚急性穿孔，症状较急性穿孔轻而体征较局限，且易漏诊。

(三)幽门梗阻

幽门梗阻主要是由 DU 或幽门管溃疡引起。溃疡急性发作时可因炎症水肿和幽门部痉挛而引起暂时性梗阻,可随炎症的好转而缓解;慢性梗阻主要由于瘢痕收缩而呈持久性。幽门梗阻临床表现:餐后上腹饱胀、上腹疼痛加重,伴有恶心、呕吐,大量呕吐后症状可以改善,呕吐物含发酵酸性宿食。严重呕吐可致失水和低氯低钾性碱中毒。可发生营养不良和体重减轻。体检可见胃型和胃蠕动波,清晨空腹时检查胃内有振水声。进一步做胃镜或 X 线钡剂检查可确诊。

(四)癌变

少数 GU 可发生癌变,DU 则否。GU 癌变发生于溃疡边缘,据报道癌变率在 1% 左右。长期慢性GU病史、年龄在 45 岁以上、溃疡顽固不愈者应提高警惕。对可疑癌变者,在胃镜下取多点活检做病理检查;在积极治疗后复查胃镜,直到溃疡完全愈合;必要时定期随访复查。

九、治疗

治疗的目的是消除病因、缓解症状、愈合溃疡、防止复发和防治并发症。针对病因的治疗如根除幽门螺杆菌,有可能彻底治愈溃疡病,是近年消化性溃疡治疗的一大进展。

(一)一般治疗

生活要有规律,避免过度劳累和精神紧张。注意饮食规律,戒烟、酒。服用 NSAIDs 者尽可能停用,即使未用亦要告诫患者今后慎用。

(二)治疗消化性溃疡的药物及其应用

治疗消化性溃疡的药物可分为抑制胃酸分泌的药物和保护胃黏膜的药物两大类,主要起缓解症状和促进溃疡愈合的作用,常与根除幽门螺杆菌治疗配合使用。现就这些药物的作用机制及临床应用分别简述如下。

1.抑制胃酸药物

溃疡的愈合与抑酸治疗的强度和时间成正比。抗酸药具中和胃酸作用,可迅速缓解疼痛症状,但一般剂量难以促进溃疡愈合,故目前多作为加强止痛的辅助治疗。H_2 受体阻滞剂(H_2RA)可抑制基础及刺激的胃酸分泌,以前一作用为主,而后一作用不如 PPI 充分。使用推荐剂量各种 H_2RA 溃疡愈合率相近,不良反应发生率均低。西咪替丁可通过血-脑屏障,偶有精神异常不良反应;与雄性激素受体结合而影响性功能;经肝细胞色素 P450 代谢而延长华法林、苯妥英钠、茶碱等药物的肝内代谢。雷尼替丁、法莫替丁和尼扎替丁上述不良反应较少。已证明 H_2RA 全天剂量于睡前顿服的疗效与一天 2 次分服相仿。由于该类药物价格较 PPI 便宜,临床上特别适用于根除幽门螺杆菌疗程完成后的后续治疗,以及某些情况下预防溃疡复发的长程维持治疗。质子泵抑制剂作用于壁细胞胃酸分泌终末步骤中的关键酶H^+,K^+-ATP酶,使其不可逆失活,因此抑酸作用比 H_2RA 更强且作用持久。与 H_2RA 相比,PPI 促进溃疡愈合的速度较快、溃疡愈合率较高,因此特别适用于难治性溃疡或 NSAIDs 溃疡患者不能停用 NSAIDs 时的治疗。对根除幽门螺杆菌治疗,PPI 与抗菌药物的协同作用较 H_2RA 好,因此是根除幽门螺杆菌治疗方案中最常用的基础药物。使用推荐剂量的各种 PPI,对消化性溃疡的疗效相仿,不良反应均少。

2.保护胃黏膜药物

硫糖铝和胶体铋目前已少用作治疗消化性溃疡的一线药物。枸橼酸铋钾(胶体次枸橼酸铋)因兼有较强抑制幽门螺杆菌作用,可作为根除幽门螺杆菌联合治疗方案的组分,但要注意此药不能长期服用,因会过量蓄积而引起神经毒性。米索前列醇具有抑制胃酸分泌、增加胃十二指肠黏膜的黏液及碳酸氢盐分泌和增加黏膜血流等作用,主要用于 NSAIDs 溃疡的预防,腹泻是常见不良反应,因会引起子宫收缩故孕妇忌服。

(三)根除幽门螺杆菌治疗

对幽门螺杆菌感染引起的消化性溃疡,根除幽门螺杆菌不但可促进溃疡愈合,而且可预防溃疡复发,从而彻底治愈溃疡。因此,凡有幽门螺杆菌感染的消化性溃疡,无论初发或复发、活动或静止、有无并发症,均应予以根除幽门螺杆菌治疗。

1.根除幽门螺杆菌的治疗方案

已证明在体内具有杀灭幽门螺杆菌作用的抗菌药物有克拉霉素、阿莫西林、甲硝唑(或替硝唑)、四环素、呋喃唑酮、某些喹诺酮类如左氧氟沙星等。PPI 及胶体铋体内能抑制幽门螺杆菌,与上述抗菌药物有协同杀菌作用。目前尚无单一药物可有效根除幽门螺杆菌,因此必须联合用药。应选择幽门螺杆菌根除率高的治疗方案力求一次根除成功。研究证明以 PPI 或胶体铋为基础加上两种抗菌药物的三联治疗方案有较高根除率。这些方案中,以 PPI 为基础的方案所含PPI 能通过抑制胃酸分泌提高口服抗菌药物的抗菌活性从而提高根除率,再者 PPI 本身具有快速缓解症状和促进溃疡愈合作用,因此是临床中最常用的方案。而其中,又以 PPI 加克拉霉素再加阿莫西林或甲硝唑的方案根除率最高。幽门螺杆菌根除失败的主要原因是患者的服药依从性问题和幽门螺杆菌对治疗方案中抗菌药物的耐药性。因此,在选择治疗方案时要了解所在地区的耐药情况,近年世界不少国家和我国一些地区幽门螺杆菌对甲硝唑和克拉霉素的耐药率在增加,应引起注意。呋喃唑酮(200 mg/d,分 2 次)耐药性少见、价廉,国内报道用呋喃唑酮代替克拉霉素或甲硝唑的三联疗法亦可取得较高的根除率,但要注意呋喃唑酮引起的周围神经炎和溶血性贫血等不良反应。治疗失败后的再治疗比较困难,可换用另外 2 种抗菌药物(阿莫西林原发和继发耐药均极少见,可以不换)如 PPI 加左氧氟沙星(500 mg/d,每天 1 次)和阿莫西林,或采用 PPI 和胶体铋合用再加四环素(1 500 mg/d,每天 2 次)和甲硝唑的四联疗法。

2.根除幽门螺杆菌治疗结束后的抗溃疡治疗

在根除幽门螺杆菌疗程结束后,继续给予一个常规疗程的抗溃疡治疗(如 DU 患者予 PPI 常规剂量、每天 1 次、总疗程 2～4 周,或 H_2RA 常规剂量、疗程 4～6 周;GU 患者 PPI 常规剂量、每天 1 次、总疗程4～6 周,或 H_2RA 常规剂量、疗程 6～8 周)是最理想的。这在有并发症或溃疡面积大的患者尤为必要,但对无并发症且根除治疗结束时症状已得到完全缓解者,也可考虑停药以节省药物费用。

3.根除幽门螺杆菌治疗后复查

治疗后应常规复查幽门螺杆菌是否已被根除,复查应在根除幽门螺杆菌治疗结束至少 4 周后进行,且在检查前停用 PPI 或铋剂 2 周,否则会出现假阴性。可采用非侵入性的^{13}C或^{14}C尿素呼气试验,也可通过胃镜在检查溃疡是否愈合的同时取活检做尿素酶和/或组织学检查。对未排除胃恶性溃疡或有并发症的消化性溃疡应常规进行胃镜复查。

(四)NSAIDs 溃疡的治疗、复发预防及初始预防

对服用 NSAIDs 后出现的溃疡,如情况允许应立即停用 NSAIDs,如病情不允许可换用对黏膜损伤少的 NSAIDs 如特异性 COX-2 抑制剂(如塞来昔布)。对停用 NSAIDs 者,可予常规剂量常规疗程的 H_2RA 或 PPI 治疗;对不能停用 NSAIDs 者,应选用 PPI 治疗(H_2RA 疗效差)。因幽门螺杆菌和 NSAIDs 是引起溃疡的两个独立因素,因此应同时检测幽门螺杆菌,如有幽门螺杆菌感染应同时根除幽门螺杆菌。溃疡愈合后,如不能停用 NSAIDs,无论幽门螺杆菌阳性还是阴性都必须继续 PPI 或米索前列醇长程维持治疗以预防溃疡复发。对初始使用 NSAIDs 的患者是否应常规给药预防溃疡的发生仍有争论。已明确的是,对于发生 NSAIDs 溃疡并发症的高危患者,如既往有溃疡病史、高龄、同时应用抗凝血药(包括低剂量的阿司匹林)或糖皮质激素者,应常规予抗溃疡药物预防,目前认为 PPI 或米索前列醇预防效果较好。

(五)溃疡复发的预防

有效根除幽门螺杆菌及彻底停服 NSAIDs,可消除消化性溃疡的两大常见病因,因而能大大减少溃疡复发。对溃疡复发同时伴有幽门螺杆菌感染复发(再感染或复燃)者,可予根除幽门螺杆菌再治疗。下列情况则需用长程维持治疗来预防溃疡复发:①不能停用 NSAIDs 的溃疡患者,无论幽门螺杆菌阳性还是阴性(如前述)。②幽门螺杆菌相关溃疡,幽门螺杆菌感染未能被根除。③幽门螺杆菌阴性的溃疡(非幽门螺杆菌、非 NSAIDs 溃疡)。④幽门螺杆菌相关溃疡,幽门螺杆菌虽已被根除,但曾有严重并发症的高龄或有严重伴随病患者。长程维持治疗一般以 H_2RA 或 PPI 常规剂量的半量维持,而 NSAIDs 溃疡复发的预防多用 PPI 或米索前列醇,已如前述。

(六)外科手术指征

由于内科治疗的进展,目前外科手术主要限于少数有并发症者,包括:①大量出血经内科治疗无效;②急性穿孔;③瘢痕性幽门梗阻;④胃溃疡癌变;⑤严格内科治疗无效的顽固性溃疡。

十、预后

由于内科有效治疗的发展,预后远较过去为佳,病死率显著下降。死亡主要见于高龄患者,死亡的主要原因是并发症,特别是大出血和急性穿孔。

(王艳青)

第四节　应激性溃疡

应激性溃疡(stress ulcer,SU)又称急性胃黏膜病变(acute gastric mucosa lesion,AGML)或急性应激性黏膜病(acute stress mucosal lesion,ASML),是指机体在各类严重创伤或疾病等应激状态下发生的食管、胃或十二指肠等部位黏膜的急性糜烂或溃疡。Curling 最早在 1842 年观察到严重烧伤者易发急性胃十二指肠溃疡出血。1932 年,Cushing 报告颅脑损伤患者易伴发 SU。现已证实,SU 在重症患者中很常见,75%~100% 的重症患者在进入 ICU 24 小时内发生 SU。0.6%~6.0% 的 SU 并发消化道大出血,而一旦并发大出血,会导致约 50% 的患者死亡。SU 病灶通常较浅,很少侵及黏膜肌层以下,穿孔少见。

一、病因

诱发 SU 的病因较多,常见病因包括严重创伤及大手术后、全身严重感染、多脏器功能障碍综合征和/或多脏器功能衰竭、休克及心肺脑复苏后、心脑血管意外、严重心理应激等。其中由严重烧伤导致者又称 Curling 溃疡,继发于重型颅脑外伤的又称 Cushing 溃疡。

二、病理生理

目前认为 SU 的发生是由于胃运动、分泌、血流、胃肠激素等多种因素的综合作用,使损伤因素增强,胃黏膜防御作用减弱,不足以抵御胃酸和胃蛋白酶的侵袭,最终导致胃黏膜损害和溃疡形成(图 5-3)。

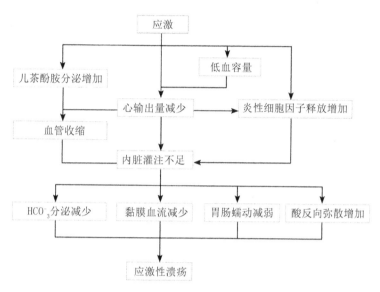

图 5-3 SU 病理生理

正常生理状态下,胃十二指肠黏膜具有一系列防御和修复机制,以抵御各种侵袭因素的损害,维持黏膜的完整性。这些防御因素主要包括上皮前的黏液和碳酸氢盐屏障、上皮细胞及上皮后的微循环。

(一)黏液和碳酸氢盐屏障

胃黏液是由黏膜上皮细胞分泌的一种黏稠、不溶性的冻胶状物,其主要成分为糖蛋白,覆盖在胃黏膜表面形成黏液层,此层将胃腔与黏膜上皮细胞顶面隔开,并与来自血流或细胞内代谢产生的 HCO_3^- 一起构成黏液和碳酸氢盐屏障。黏液层是不流动层,H^+ 在其中扩散极慢,其中的 HCO_3^- 可充分与 H^+ 中和,并造成黏液层的胃腔侧与黏膜侧之间存在 pH 梯度,从而减轻胃酸对黏膜上皮细胞的损伤。

(二)胃黏膜屏障

胃黏膜上皮细胞层是保护胃黏膜的重要组成部分,胃腔面的细胞膜由脂蛋白构成,可阻碍胃腔内 H^+ 顺浓度梯度进入细胞内,避免了细胞内 pH 降低。同时上皮细胞能在黏膜受损后进行快速迁移和增生,加快黏膜修复。

(三)黏膜血流

可为黏膜提供氧、营养物质及胃肠肽类激素等以维持其正常功能,还可及时有效清除代谢产物和逆向弥散至黏膜内的 H^+,维持局部微环境稳定。此外,胃黏膜内存在许多具有细胞保护作用的物质,如胃泌素、前列腺素、生长抑素、表皮生长因子等,有保护细胞,抑制胃酸分泌,促进上皮再生的作用。

在创伤、休克等严重应激情况下,黏膜上皮细胞功能障碍,不能产生足够的 HCO_3^- 和黏液,黏液和碳酸氢盐屏障受损；同时交感神经兴奋，使胃的运动功能减弱，幽门功能紊乱，十二指肠内容物反流入胃，加重对胃黏膜屏障的破坏；应激状态下胃黏膜缺血坏死，微循环障碍使黏膜上皮细胞更新减慢；应激时前列腺素（PGs）水平降低，儿茶酚胺大量释放，可激活并产生大量活性氧，其中的超氧离子可使细胞膜脂质过氧化，破坏细胞完整性，并减少核酸合成，使上皮细胞更新速度减慢，加重胃黏膜损伤。活性氧还可与血小板活化因子（PAF）、白三烯（LTC）、血栓素（TXB_2）等相互作用，参与多种原因所致的 SU 发病过程。

三、临床表现

消化道出血是 SU 的主要表现，可出现呕血和/或黑便，或仅有胃液或大便潜血阳性。出血的显著特点是具有间歇性，可间隔多天，这种间歇特性可能是由于原有黏膜病灶愈合同时又有新病灶形成所致。消化道出血量大时常有血压下降，心率增快，体位性晕厥，皮肤湿冷，尿少等末梢循坏衰竭表现，连续出血可导致血红蛋白下降，血尿素氮增多，甚至出现重要脏器功能衰竭。除出血外，SU 可出现上腹痛、腹胀、恶心、呕吐、反酸等消化道症状，但较一般胃十二指肠溃疡病轻。由于 SU 常并发于严重疾病或多个器官损伤，其临床表现容易被原有疾病掩盖。

四、辅助检查

（一）胃镜检查

胃镜检查是目前诊断 SU 的主要方法。病变多见于胃体及胃底部，胃窦部少见，仅在病情发展或恶化时才累及胃窦部。胃镜下可见胃黏膜充血、水肿、点片状糜烂、出血，以及大小不一的多发性溃疡，溃疡边缘整齐，可有新鲜出血或血斑。Curling 溃疡多发生在胃和食管，表现为黏膜局灶性糜烂，糜烂局部可有点片状或条索状出血，或呈现大小不等的瘀点及瘀斑，溃疡常为多发，形态不规则，境界清楚，周围黏膜水肿不明显，直径多在 $0.5\sim1.0$ cm。Curling 溃疡内镜下表现与其他类型 SU 相似，但病变形态多样，分布较广，病程后期胃黏膜病变处因细菌感染可见脓苔。

（二）介入血管造影

行选择性胃十二指肠动脉造影，当病灶活动性出血量每分钟大于 0.5 mL 时，可于出血部位见到造影剂外溢、积聚，有助于出血定位。但阴性结果并不能排除 SU。

（三）其他

X 线钡剂造影不适用于危重患者，诊断价值较小，现已很少应用。

五、诊断

SU 的诊断主要靠病史和临床表现。中枢神经系统病变（颅内肿瘤、外伤、颅内大手术等）、严重烧伤、外科大手术、创伤和休克、脓毒血症和尿毒症等患者出现上腹部疼痛或消化道出血时，要考虑到 SU 可能，确诊有赖于胃镜检查。

六、治疗

（一）抑酸治疗

目标是使胃内 pH>4，并延长 pH>4 的持续时间，从而降低 SU 的严重程度，治疗和预防 SU 并发的出血。目前常用的抑酸药物主要有 H_2 受体阻滞剂和质子泵抑制剂。H_2 受体阻滞剂可拮抗胃壁细胞膜上的 H_2 受体，抑制基础胃酸分泌，也抑制组胺、胰岛素、促胃液素、咖啡因等引起的胃酸分泌,降低胃酸,保护胃黏膜,并通过干扰组胺作用,间接影响垂体激素的分泌和释放,从而达到控制 SU 出血的作用。常用药物有雷尼替丁(100 mg 静脉滴注,2～4 次/天),法莫替丁(20 mg 静脉滴注,2 次/天)。质子泵抑制剂能特异性作用于胃黏膜壁细胞中的 H^+,K^+-ATP 酶使其不可逆性失活,从而减少基础胃酸分泌和各种刺激引起的胃酸分泌,保护胃黏膜,缓解胃肠血管痉挛状态,增加因应激而减少的胃黏膜血流,显著降低出血率和再次出血的发生率。但质子泵抑制剂减少胃酸同时也降低胃肠道的防御功能,利于革兰阴性杆菌生长,不利于对肺部感染及肠道菌群的控制,长期应用还可引起萎缩性胃炎等,并可能与社区获得性肺炎或医院获得性肺炎相关。常用药物如奥美拉唑和潘妥拉唑,40 mg 静脉滴注,2 次/天。

(二)保护胃黏膜

前列腺素 E_2 可增加胃十二指肠黏膜的黏液和碳酸氢盐分泌,改善黏膜血流,增强胃黏膜防护作用,同时可抑制胃酸分泌。硫糖铝、氢氧化铝凝胶等可黏附于胃壁起到保护胃黏膜的作用,并可以降低胃内酸度。用法可从胃管反复灌注药物。

(三)其他药物

近年研究认为氧自由基的大量释放是 SU 的重要始动因子之一,别嘌醇、维生素 E 及中药复方丹参、小红参等具有拮抗氧自由基的作用,但临床实际效果还需循证医学方法证实。

(四)SU 并发出血的处理

一般先采用非手术疗法,包括输血,留置胃管持续胃肠负压吸引,使用抑酸药物,冰盐水洗胃等。有条件时可行介入治疗,行选择性动脉插管(胃左动脉)后灌注血管升压素。另外,如果患者情况可以耐受,可行内镜下止血,如钛夹止血、套扎止血、局部应用组织黏附剂和药物止血、黏膜内或血管内注射止血剂、高频电和氩离子凝固止血等。若非手术治疗无效,对持续出血或短时间内反复大量出血,范围广泛的严重病变,需及时手术治疗,原则是根据患者全身情况、病变部位、范围大小及并发症等选择最简单有效的术式。病变范围不大或十二指肠出血为主者,多主张行胃大部切除或胃大部切除加选择性迷走神经切断术。若病变范围广泛,弥漫性大量出血,特别是病变波及胃底者,可视情况保留 10% 左右的胃底,或行全胃切除术,但全胃切除创伤大,应谨慎用于 SU 患者。

七、预防

预防 SU 的基本原则是积极治疗原发病,纠正休克和抑制胃酸。具体措施包括:积极治疗原发病和防治并发症;维护心肺等重要器官正常功能;及时纠正休克,维持有效循环容量;控制感染;维持水、电解质及酸碱平衡;预防性应用抑酸药物;避免应用激素及阿司匹林、吲哚美辛(消炎痛)等非甾体抗炎药;对有腹胀及呕吐者留置胃管减压,以降低胃内张力,减轻胃黏膜缺血和十二指肠反流液对胃黏膜的损害。

(黄兆勇)

第五节　急性胆囊炎

急性胆囊炎是胆囊发生的急性炎症性疾病,在我国腹部外科急症中位居第二,仅次于急性阑尾炎。

一、病因

多种因素可导致急性胆囊炎,如胆囊结石、缺血、胃肠道功能紊乱、化学损伤、微生物感染、寄生虫、结缔组织病、过敏性反应等。急性胆囊炎中 90%～95% 为结石性胆囊炎,5%～10% 为非结石性胆囊炎。

二、病理生理

胆囊结石阻塞胆囊颈或胆囊管是大部分急性结石性胆囊炎的病因,其病变过程与阻塞程度及时间密切相关。结石阻塞不完全且时间较短者,仅表现为胆绞痛,阻塞完全且时间较长者,则发展为急性胆囊炎,按病理特点可分为 4 期:水肿期为发病初始2～4 天,由于黏膜下毛细血管及淋巴管扩张,液体外渗,胆囊壁出现水肿;坏死期为发病后 3～5 天,随着胆囊内压力逐步升高,胆囊黏膜下小血管内形成血栓,堵塞血流,黏膜可见散在的小出血点及坏死灶;化脓期为发病后7～10 天,除局部胆囊壁坏死和化脓,病变常波及胆囊壁全层,形成壁间脓肿甚至胆囊周围脓肿,镜下见有大量中性粒细胞浸润和纤维增生。如果胆囊内压力持续升高,胆囊壁血管因压迫导致血供障碍,出现缺血坏疽,则发展为坏疽性胆囊炎,此时常并发胆囊穿孔;慢性期主要指中度胆囊炎反复发作以后的阶段,镜下特点是黏膜萎缩和胆囊壁纤维化。

严重创伤、重症疾病和大手术后发生的急性非结石性胆囊炎由胆囊的低血流量灌注引起,胆囊黏膜因缺血缺氧损害和高浓度胆汁酸盐的共同作用而发生坏死,继而发生胆囊化脓、坏疽甚至穿孔,病情发展迅速,并发症率和死亡率均高。

三、临床表现

(一)症状

急性结石性胆囊炎患者以女性多见,起病前常有高脂饮食的诱因,也有学者认为与劳累、精神因素有关。其首发症状多为右上腹阵发性绞痛,可向右肩背部放射,伴恶心、呕吐、低热。当胆囊炎病变发展时,疼痛转为持续性并有阵发性加重。出现化脓性胆囊炎时,可有寒战、高热。在胆囊周围形成脓肿或发展为坏疽性胆囊炎时,腹痛程度加剧,范围扩大,呼吸活动及体位改变均可诱发腹痛加重,并伴有全身感染症状。约 1/3 的患者可出现轻度黄疸,多与胆囊黏膜受损导致胆色素进入血液循环有关,或因炎症波及肝外胆管阻碍胆汁排出所致。

(二)体征

体检可见腹式呼吸受限,右上腹有触痛,局部肌紧张,Murphy 征阳性,大部分患者可在右肋缘下扪及肿大且触痛的胆囊。当胆囊与大网膜形成炎症粘连,可在右上腹触及边界欠清、固定压痛的炎症包块。严重时胆囊发生坏疽穿孔,可以出现弥漫性腹膜炎体征。

(三)实验室检查

检查主要有白细胞计数和中性粒细胞比值升高,程度与病情严重程度有一定的相关性。当炎症波及肝组织可引起肝细胞功能受损,血清 ACT、AST 和碱性磷酸酶(AKP)升高,当血总胆红素升高时,常提示肝功能损害较严重。

(四)超声检查

超声检查是目前诊断肝胆道疾病最常用的一线检查方法,对急性结石性胆囊炎诊断的准确率高达85%～90%。超声检查可显示胆囊肿大，囊壁增厚，呈现"双边征"，胆囊内可见结石，胆囊腔内充盈密度不均的回声斑点，胆囊周边可见局限性液性暗区。

(五)CT

可见胆囊增大，直径常＞5 cm；胆囊壁弥漫性增厚，厚度＞3 mm；增强扫描动脉期明显强化；胆囊内有结石和胆汁沉积物；胆囊四周可见低密度水肿带或积液区(图5-4)。CT扫描可根据肝内外胆管有无扩张、结石影鉴别是否合并肝内外胆管结石。

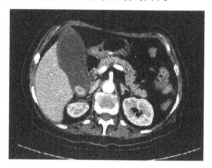

图 5-4　胆囊结石伴急性胆囊炎 CT 所见

(六)核素扫描检查

可应用于急性胆囊炎的鉴别诊断。经静脉注入^{99m}Tc-EHIDA，被肝细胞摄取并随胆汁从胆道排泄清除。因急性胆囊炎时多有胆囊管梗阻，故核素扫描时一般胆总管显示而胆囊不显影，若造影能够显示胆囊，可基本排除急性胆囊炎。

四、诊断

结合临床表现、实验室检查和影像学检查，即可诊断。注意与上消化道溃疡穿孔、急性胰腺炎、急性阑尾炎、右侧肺炎等疾病鉴别。当合并黄疸时，注意排除继发性胆总管结石。

五、治疗

(一)非手术治疗

非手术治疗为入院后的急诊处理措施，也为随时可能进行的急诊手术做准备。包括禁食，液体支持，解痉止痛，使用覆盖革兰阴性菌和厌氧菌的抗菌药物，纠正水、电解质平衡紊乱，严密观察病情，同时处理糖尿病，心血管疾病等并发症。60%～80%的急性结石性胆囊炎患者可经非手术治疗获得缓解而转入择期手术治疗。而急性非结石性胆囊炎多病情危重，并发症率高，倾向于早期手术治疗。

(二)手术治疗

急性结石性胆囊炎最终需要切除病变的胆囊，但应根据患者情况决定择期手术、早期手术或紧急手术。手术方法首选腹腔镜胆囊切除术，其他还包括开腹手术、胆囊穿刺造瘘术。

1.择期手术

对初次发病且症状较轻的年轻患者，或发病已超过 72 小时但无紧急手术指征者，可选择先行非手术治疗。治疗期间密切观察病情变化，尤其是老年患者，还应注意其他器官的并存疾病，如病情加重，需及时手术。大部分患者通过非手术治疗病情可获得缓解，再行择期手术治疗。

2.早期手术

对发病在 72 小时内的急性结石性胆囊炎,经非手术治疗病情无缓解,并出现寒战、高热、腹膜刺激征明显、白细胞计数进行性升高者,应尽早实施手术治疗,以防止胆囊坏疽穿孔及感染扩散。对于 60 岁以上的老年患者,症状较重者也应早期手术。

3.紧急手术

对急性结石性胆囊炎并发穿孔应进行紧急手术。术前应尽量纠正低血压、酸中毒、严重低钾血症等急性生理紊乱,对老年患者还应注意处理高血压、糖尿病等并发症,以降低手术死亡率。

(三)手术方法

1.腹腔镜胆囊切除术

腹腔镜胆囊切除术(LC)为首选术式。

(1)术前留置胃管、尿管。采用气管插管全身麻醉。

(2)患者取头高脚低位,左偏 15°角。切开脐部皮肤 1.5 cm,用气腹针穿刺腹腔建立气腹,二氧化碳气腹压力 1.6～1.9 kPa(12～14 mmHg)。经脐部切口放置 10 mm 套管及腹腔镜,先全面探查腹腔。手术采用三孔或四孔法,四孔法除脐部套管外,再分别于剑突下 5 cm 置入 10 mm 套管,右锁骨中线脐水平和腋前线肋缘下 5 cm 各置入 5 mm 套管(图 5-5),三孔法则右锁骨中线和腋前线套管任选其一(图 5-6)。

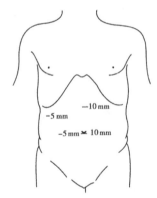

图 5-5　四孔法 LC 套管位置

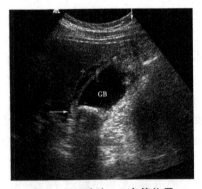

图 5-6　三孔法 LC 套管位置

(3)探查胆囊:急性胆囊炎常见胆囊肿大,呈高张力状态。结石嵌顿于胆囊颈部,胆囊壁炎症水肿,甚至化脓、坏疽,与网膜和周围脏器形成粘连。先用吸引器结合电钩分离胆囊周围粘连,电钩使用时一定要位于手术视野中央。

（4）胆囊减压：于胆囊底部做一小切口吸出胆汁减压，尽可能取出颈部嵌顿的结石。

（5）处理胆囊动脉：用电钩切开胆囊浆膜，大部分急性胆囊炎的胆囊动脉已经栓塞并被纤维束包裹，不需刻意骨骼化显露，在钝性分离中碰到索条状结构，紧贴胆囊部以上夹闭切断即可。

（6）处理胆囊管：沿外侧用吸引器钝性剥离寻找胆囊管，尽量远离胆总管，确认颈部与胆囊管连接部后，不必行骨骼化处理，确认"唯一管径"后，靠近胆囊用钛夹或结扎锁夹闭胆囊管后离断。对于增粗的胆囊管可用阶梯施夹法或圈套器处理。胆囊管里有结石嵌顿则需将胆囊管骨骼化，当结石位于胆囊管近、中段时，可在结石远端靠近胆总管侧胆囊管施夹后离断；当结石嵌顿于胆囊管汇入胆总管部时，需剪开胆囊管大半周，用无创伤钳向切口方向挤压，尝试将结石挤出，不能直接钳夹结石，以避免结石碎裂进入胆总管。确认结石完整挤出后，夹闭胆囊管远端。

（7）处理胆囊壶腹内侧：急性炎症早期组织水肿不严重，壶腹内侧一般容易剥离。但一些肿大的胆囊壶腹会延伸至胆总管或肝总管后壁形成致密粘连无法分离，此时不能强行剥离，可试行胆囊大部分或次全切除，切除的起始部位应选择壶腹-胆囊管交接稍上方，要保持内侧与后壁的完整，切除胆囊体和底部。残留的壶腹部黏膜仍保留分泌功能，需化学烧灼或电灼毁损，防止术后胆漏，电灼时间宜短。

（8）剥离胆囊：胆囊炎症可波及肝脏，损伤肝脏易出现难以控制的出血，应"宁破胆囊，勿损肝脏"，可允许部分胆囊黏膜残留于胆囊床，给予电凝烧灼即可。剥离胆囊后胆囊床渗血广泛，可用纱块压迫稍许，然后电凝止血。单极电凝无效可改用双极电凝。

（9）取出胆囊：将胆囊及结石装入标本袋，由剑突下或脐部套管孔取出，也可放置引流管后才取出胆囊。遇到巨大结石时，可使用扩张套管。

（10）放引置流管：冲洗手术创面，检查术野无出血、胆漏，于 Winslow 孔放置引流管，由腋前线套管孔引出并固定。解除气腹并缝合脐部套管孔。

（11）术中遇到下列情况应中转开腹：①胆囊组织质地偏硬，不排除癌变可能；②胆囊三角呈冰冻状，组织致密难以分离，或稍做分离即出现难以控制的出血；③胆囊壶腹内侧粘连紧密，分离后出现胆汁漏，怀疑肝总管、左右肝管损伤；④胆囊管-肝总管汇合部巨大结石嵌顿，有 Mirrizi 综合征可能；⑤胆肠内瘘；⑥胆管解剖变异，异常副肝管等。

（12）术后处理：包括继续抗感染治疗，外科营养支持，治疗并存疾病等。24～48 小时后观察无活动性出血、胆漏、肠漏等情况后拔除引流管。

2.其他手术方法

（1）部分胆囊切除术：术中胆囊床分离困难或可能出现大出血者，可采用胆囊部分切除法，残留的胆囊黏膜应彻底电凝烧灼或化学损毁，防止残留上皮恶变、形成胆漏或包裹性脓肿等。

（2）超声或 CT 引导下经皮经肝胆囊穿刺引流术：适用于心肺疾病严重无法接受胆囊切除术的急性胆囊炎患者，可迅速有效地降低胆囊压力，引流胆囊腔内积液或积脓，待急性期过后再择期手术。禁忌证包括急性非结石性胆囊炎、胆囊周围积液（穿孔可能）和弥漫性腹膜炎。穿刺后应严密观察患者，警惕导管脱落、胆汁性腹膜炎、败血症、胸腔积液、肺不张、急性呼吸窘迫等并发症。

六、几种特殊类型急性胆囊炎

（一）急性非结石性胆囊炎

指胆囊有明显的急性炎症但其内无结石，多见于男性及老年患者。病因及发病机制尚未完全清楚,推测发病早期由于胆囊缺血及胆汁淤积,胆囊黏膜因炎症、血供减少而受损,随后细菌经胆道、血液或淋巴途径进入胆囊内繁殖,发生感染。急性非结石性胆囊炎往往出现在严重创伤、烧伤、腹部大手术后、重症急性胰腺炎、脑血管意外等危重患者中,患者常有动脉粥样硬化基础。

由于并存其他严重疾病,急性非结石性胆囊炎容易发生漏诊。在危重患者,特别是老年男性,出现右上腹痛和/或发热时,应警惕本病发生。及时行 B 超或 CT 检查有助于早期诊断。B 超影像特点:胆囊肿大,内无结石,胆汁淤积,胆囊壁增厚>3 mm,胆囊周围有积液。当存在肠道积气时,CT 更具诊断价值。

本病病理过程与急性结石性胆囊炎相似,但病情发展更快,易出现胆囊坏疽和穿孔。一经确诊,应尽快手术治疗,手术以简单有效为原则。在无绝对禁忌证时,首选腹腔镜胆囊切除术。若病情不允许,在排除胆囊坏疽、穿孔情况下,可考虑局麻行胆囊造瘘术,术后严密观察炎症消退情况,必要时仍需行胆囊切除术。术后给予抗休克,纠正水、电解质及酸碱平衡紊乱等支持治疗,选用广谱抗菌药物或联合用药,同时予以心肺功能支持,治疗重要脏器功能不全等。

(二)急性气肿性胆囊炎

临床上不多见,指急性胆囊炎时胆囊内及其周围组织内有产气细菌大量滋生产生气体积聚,与胆囊侧支循环少、易发生局部组织氧分压低下有关。发病早期,气体主要积聚在胆囊内,随后进入黏膜下层,致使黏膜层剥离,随病情加重气体可扩散至胆囊周围组织,并发败血症。本病易发于老年糖尿病患者,临床表现为重症急性胆囊炎,腹部 X 线检查及 CT 有助诊断,可发现胆囊内外有积气。注意与胆肠内瘘,十二指肠括约肌功能紊乱引起的胆囊积气,以及上消化道穿孔等疾病相鉴别。气肿性胆囊炎患者病情危重,可并发坏疽、穿孔、肝脓肿、败血症等,死亡率较高,15%~25%,应尽早手术治疗,手术治疗原则与急性胆囊炎相同。注意围术期选用对产气杆菌有效的抗菌药物,如头孢哌酮与甲硝唑联用。

(三)胆囊扭转

该病指胆囊体以胆囊颈或邻近组织器官为支点发生扭转。胆囊一般由腹膜和结缔组织固定于胆囊床,当胆囊完全游离或系膜较长时,可因胃肠道蠕动、体位突然改变或腹部创伤而发生顺时针或逆时针扭转。病理上主要以血管及胆囊管受压嵌闭为特征,病变严重性与扭转程度及时间密切相关。扭转 180°角时,胆囊管即扭闭,胆汁淤积,胆囊肿大。超过 180°角为完全扭转,胆囊静脉受压回流受阻,表现为胆囊肿大,胆囊壁水肿增厚,继而动脉受累,胆囊壁出现坏疽、穿孔。当扭转达 360°角时,胆囊急性缺血,胆囊肿大,呈暗红甚至黑色,可有急性坏疽,但穿孔发生率较低。

本病临床罕见,误诊率高,扭转三联征有助提示本病:①瘦高的老年患者,特别是老年女性,或者合并脊柱畸形;②典型的右上腹痛,伴恶心、呕吐,病程进展迅速;③查体可扪及右上腹肿块,但无全身中毒症状和黄疸,可有体温脉搏分离现象。扭转胆囊在 B 超下有特殊影像:胆囊锥形肿大,呈异位漂浮状,胆囊壁增厚。由于胆囊管、胆囊动静脉及胆囊系膜扭转和过度伸展,在胆囊颈的锥形低回声区混杂有多条凌乱的纤细光带,但后方无声影。CT 检查见胆囊肿大积液,与肝脏分离。磁共振胆道成像(MRCP)可清晰显示肝外胆管因胆囊管扭转牵拉呈"V"形。

高度怀疑或确诊胆囊扭转均应及时手术,首选腹腔镜胆囊切除术。因胆囊扭转造成胆囊三角解剖关系扭曲,可先复原正常胆囊位置,以利于保护胆总管。

(黄兆勇)

第六节 慢性胆囊炎

慢性胆囊炎是胆囊慢性炎症性病变。大多数合并胆囊结石，也有少数为非结石性胆囊炎。临床上可表现为慢性反复发作性上腹部隐痛、消化不良等症状。

一、病因和发病机制

(一)病因

慢性胆囊炎多发生于胆石症的基础上，且常为急性胆囊炎的后遗症。其病因主要是细菌感染和胆固醇代谢失常。常见的病因有下面几条。

1.胆囊结石

结石可刺激和损伤胆囊壁，引起胆汁排泌障碍。约70%慢性胆囊炎的患者胆囊内存在结石。

2.感染

感染源常通过血源性、淋巴途径、邻近脏器感染的播散和寄生虫钻入胆道而逆行带入。细菌、病毒、寄生虫等各种病原体均可引起胆囊慢性感染。慢性炎症可引起胆管上皮及纤维组织增生，引起胆管狭窄。

3.急性胆囊炎的延续

急性胆囊炎反复迁延发作，使胆囊纤维组织增生和增厚，病变较轻者，仅有胆囊壁增厚，重者可以显著肥厚，萎缩，囊腔缩小以至功能丧失。

4.化学刺激

当胆总管和胰管的共同通道发生梗阻时，胰液反流进入胆囊，胰酶原被胆盐激活并损伤囊壁的黏膜上皮。另外，胆汁排泌发生障碍，浓缩的胆盐又可刺激囊壁的黏膜上皮造成损害。

5.代谢紊乱

由于胆固醇的代谢发生紊乱，而致胆固醇沉积于胆囊的内壁上，引起慢性炎症。

(二)发病机制

1.胆管嵌顿

胆囊是胆囊管末端的扩大部分，可容胆汁30～60 mL，胆汁进入胆囊或自胆囊排出都要经过胆囊管，胆囊管长3～4 cm，直径2～3 mm，胆囊管内黏膜又形成5～7个螺旋状皱襞，使得管腔较为狭小，这样很容易使胆石、寄生虫嵌入胆囊管。嵌入后，胆囊内的胆汁就排不出来，这样，多余的胆汁在胆囊内积累，长期滞留和过于浓缩，对胆囊黏膜直接刺激而引起发炎。

2.胆囊壁缺血、坏死

供应胆囊营养的血管是终末动脉，当胆囊的出路阻塞时，由于胆囊黏膜仍继续分泌黏液，造成胆囊内压力不断增高使胆囊膨胀、积水。当胆囊缺血时，胆囊抵抗力下降，细菌就容易生长繁殖，趁机活动起来而发生胆囊炎。

3.胆汁蓄积

由于胆囊有储藏胆汁和浓缩胆汁的功能，因此胆囊与胆汁的接触时间比其他胆道长，而且，接触的胆汁浓度亦高,当此时人的胆道内有细菌时,就会发生感染,形成胆囊炎的机会当然也就增多了。

二、临床表现

(一)症状

许多慢性胆囊炎患者可无临床症状,只是在手术、体格检查时发现,称为无痛性胆囊炎。本病的主要症状为反复发作性上腹部疼痛。腹痛多发于右上腹或中上腹部,腹痛常发生于晚上和饱餐后,常呈持续性疼痛。当胆总管或胆囊管发生胆石嵌顿时,则可发生胆绞痛,疼痛一般经过1~6 小时可自行缓解。可伴有反射性恶心、呕吐等症状,但发热和黄疸不常见,于发作的间歇期可有右上腹饱胀不适或胃部灼热、嗳气、反酸,厌油腻食物、食欲缺乏等症状。当慢性胆囊炎伴急性发作或胆囊内浓缩的黏液或结石进入胆囊管或胆总管而发生梗阻,呈急性胆囊炎或胆绞痛的典型症状。

(二)体征

体格检查可发现右上腹部压痛,发生急性胆囊炎时可有胆囊触痛或 Murphy 征阳性。当胆囊膨胀增大时,右上腹部可扪及囊性包块。

三、诊断要点

(一)症状和体征

有部分患者可无特殊症状,一般主要症状为反复发作性上腹痛。可伴有恶心呕吐等症状,于间歇期有胃部灼热,反酸等胃肠道症状,但发热黄疸不常见。查体上腹部压痛,当胆囊膨胀增大时,右上腹部可扪及囊性包块。

(二)实验室检查

血常规:白细胞总数升高。

(三)影像学检查

1.超声检查

超声检查是最重要的辅助手段,可测定胆囊和胆总管的大小,胆石的存在及囊壁的厚度,尤其是对结石的诊断比较准确可靠。见图5-7。

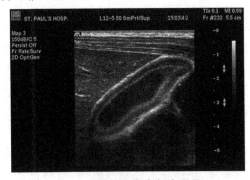

图 5-7 慢性胆囊炎超声所见

2.放射学检查

腹部 X 片可显示胆囊膨胀和阳性结石的征象,罕见的胆囊钙化(瓷瓶胆囊)有并发胆囊癌的

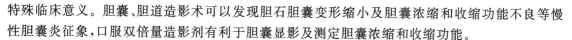

特殊临床意义。胆囊、胆道造影术可以发现胆石胆囊变形缩小及胆囊浓缩和收缩功能不良等慢性胆囊炎征象,口服双倍量造影剂有利于胆囊显影及测定胆囊浓缩和收缩功能。

(四)放射性核素扫描

用 ^{99m}Tc-PMT 静脉注射行肝胆动态显像,如延迟超过 1～4 小时才显示微弱影像,而肠道排泄正常,首先考虑慢性胆囊炎。如静脉注射辛卡利特(sincalide,人工合成缩胆囊素)0.02 mg/kg,或缩胆囊素(cholecystokinin,CCK)后 30 分钟,如胆囊排除率＜40％,支持慢性胆囊炎伴胆囊收缩功能障碍的诊断。

四、治疗原则

(一)内科治疗

非结石性慢性胆囊炎患者及结石性慢性胆囊炎患者症状较轻无反复发作者,可内科保守治疗。嘱患者平时低脂饮食,可口服消炎利胆片 6 片每天 3 次或 33％～50％硫酸镁 10 mL 每天 3 次,另外可口服一些溶石或排石的中药。腹痛明显者可用抗胆碱能药物解除平滑肌痉挛。经常保持愉快的心情,注意劳逸结合,寒温适宜。劳累、气候突变、悲观忧虑均可诱发慢性胰腺炎急性发作。

(二)外科治疗

对于有症状特别是反复急性发作的慢性胆囊炎,伴有较大结石,胆囊积水或有胆囊壁钙化者,以及反复发作胆绞痛、胆囊无功能者,行胆囊切除术是一个合理的根本治疗方法,但对仅有胆绞痛的胆囊病变较轻的患者,行胆囊切除后症状多不能缓解。

手术适应证有以下几点。

(1)临床症状严重,药物治疗无效,病情继续恶化,非手术治疗不易缓解的患者。

(2)胆囊肿大或逐渐增大,腹部压痛明显,腹肌严重紧张或胆囊坏疽及穿孔,并发弥漫性腹膜炎者。

(3)急性胆囊炎反复发作,诊断明确,经治疗后腹部体征加重,有明显腹膜刺激征者。

(4)化验检查,血中白细胞明显升高,总数在 $20×10^9$/L 以上者。

(5)黄疸加深,属胆总管结石梗阻者。

(6)畏寒,寒战,高热并有中毒休克倾向者。

(黄兆勇)

第七节　急性梗阻性化脓性胆管炎

急性梗阻性化脓性胆管炎(acute obstructive suppurative cholangitis,AOSC)为急性胆管炎的严重阶段,病程进展迅速,是良性胆管疾病死亡的主要原因。

一、病因

许多疾病可导致 AOSC,如肝内外胆管结石、胆道肿瘤、胆道蛔虫、急性胰腺炎、胆管炎性狭窄、胆肠或肝肠吻合口狭窄、医源性因素等,临床以肝内外胆管结石为最常见。近年随着内腔镜

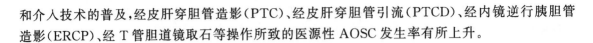

和介入技术的普及,经皮肝穿胆管造影(PTC)、经皮肝穿胆管引流(PTCD)、经内镜逆行胰胆管造影(ERCP)、经 T 管胆道镜取石等操作所致的医源性 AOSC 发生率有所上升。

二、病理生理

AOSC 的发生和发展与多个因素相关,其中起主要作用的是胆道梗阻和感染,两者互为因果、互相促进。当胆道存在梗阻因素时胆汁淤积,细菌易于繁殖,引起的感染常为需氧菌和厌氧菌混合感染,需氧菌多为大肠埃希菌、克雷伯菌、肠球菌等。胆汁呈脓性,胆管壁充血水肿,甚至糜烂。如果梗阻因素不解除,胆道压力将持续上升,当压力超过 2.94 kPa(30 cmH$_2$O)时,肝细胞停止分泌胆汁,脓性胆汁可经毛细胆管-肝窦反流进肝静脉。此外,脓性胆汁还可经胆管糜烂创面进入相邻的门静脉分支,或经淋巴管途径进入体循环。进入血循环的胆汁含有大量细菌和毒素,可引起败血症、全身炎症反应、感染性休克。病情进一步发展,将出现肝肾综合征、DIC、MODS 而死亡。

因梗阻位置不同,其病理特点也不一致。当梗阻位于胆总管时,整个胆道系统易形成胆道高压,梗阻性黄疸出现早。当梗阻位于肝内胆管时,局部胆管出现胆道高压并扩张,虽然局部胆血屏障遭受破坏,内毒素也会进入血内,但发生败血症、黄疸的概率较小。

三、临床表现

根据梗阻部位的不同,可分为肝外型 AOSC 和肝内型 AOSC。

(一)肝外型 AOSC

随致病原因不同,临床表现有所差别。胆总管结石所致的 AOSC,表现为腹痛、寒战高热、黄疸、休克、神经中枢受抑制(Reynold 五联征),常伴有恶心、呕吐等消化道症状。胆道肿瘤所致的 AOSC,表现为无痛、进行性加重的黄疸,伴寒战高热。医源性 AOSC 常常没有明显腹痛,而以寒战高热为主。体检可见患者烦躁不安,体温高达 39～40 ℃,脉快,巩膜皮肤黄染,剑突下或右上腹有压痛,可伴腹膜刺激征,多可触及肿大胆囊,肝区有叩击痛。

(二)肝内型 AOSC

梗阻位于一级肝内胆管所致的 AOSC 与肝外型相类似,位于二级胆管以上的 AOSC 常仅表现为寒战发热,可无腹痛及黄疸,或较轻,早期可出现休克,伴有精神症状。体检见患者神情淡漠或神志不清,体温呈弛张热,脉搏细速,黄疸程度较轻或无,肝脏呈不对称性肿大,患侧叩击痛明显。

四、辅助检查

(一)实验室检查

外周静脉血白细胞计数和中性粒细胞比值明显升高,血小板数量减少,血小板聚集率明显下降;有不同程度的肝功能受损;可伴水、电解质紊乱及酸碱平衡失调;糖类抗原 CA19-9 可升高。

(二)影像学检查

B 超、CT、MRCP 检查对明确胆道梗阻的原因、部位及性质有帮助,可酌情选用。

五、诊断

AOSC 诊断标准为胆道梗阻的基础上出现休克，或有以下两项者：①精神症状。②脉搏 >120 次/分。③白细胞计数 >20×10⁹/L。④体温 >39 ℃。⑤血培养阳性。结合影像学检查确定分型及梗阻原因，注意了解全身重要脏器功能状况。

六、治疗

AOSC 治疗的关键是及时胆道引流，降低胆管内压力。

(一)支持治疗

及时改善全身状况，为进一步诊治创造条件。主要措施：①监测生命体征，禁食水，吸氧，高热者予物理或药物降温。②纠正休克，包括快速输液，有效扩容，积极纠正水、电解质紊乱及酸碱平衡失调，必要时可应用血管活性药物。③联合使用针对需氧菌和厌氧菌的抗生素。④维护重要脏器功能。

(二)胆道引流减压

只有及时引流胆道、降低胆管内压力，才能终止脓性胆汁向血液的反流，阻断病情进一步恶化，减少严重并发症发生。根据不同分型，可选择内镜、介入或手术等方法，以简便有效为原则。

1.肝外型 AOSC

肝外型 AOSC 可选择内镜或手术治疗。

(1)经内镜鼻胆管引流术(ENBD)：内镜治疗 AOSC 具有创伤小、迅速有效的优点，对病情危重者可于急诊病床边进行。在纤维十二指肠镜下找到十二指肠乳头，在导丝引导下行目标管腔插管，回抽见脓性胆汁，证实进入胆总管后，内置鼻胆管引流即可。如病情允许，可行常规 ERCP，根据造影情况行内镜下括约肌切开术(EST)，或用网篮取出结石或蛔虫，去除梗阻病因，术后常规留置鼻胆管引流。ERCP 主要并发症有出血、十二指肠穿孔及急性胰腺炎等，合并食管胃底静脉曲张者不宜应用。

(2)手术治疗：注意把握手术时机，应在发病 72 小时内行急诊手术治疗，如已行 ENBD 但病情无改善者也应及时手术。已出现休克的患者应在抗休克同时进行急诊手术治疗。手术以紧急减压为目的，不需强求对病因做彻底治疗。手术方法为胆总管切开并结合 T 管引流。胆囊炎症较轻则切除胆囊，胆囊炎症严重，与四周组织粘连严重则行胆囊造瘘术。单纯行胆囊造瘘术不宜采用，因其不能达到有效引流目的。术后常见的并发症有胆道出血、胆瘘、伤口感染、肺部感染、应激性溃疡、低蛋白血症等。

2.肝内型 AOSC

肝内型 AOSC 可选用介入或手术治疗。

(1)PTCD：对非结石性梗阻导致的肝内型 AOSC 效果较好，适用于老年、病情危重难以耐受手术，或恶性梗阻无手术条件的患者。可急诊进行，能及时减压并缓解病情。主要并发症包括导管脱离或堵塞、胆瘘、出血、败血症等。凝血功能严重障碍者禁用。

(2)手术治疗：手术目的是对梗阻以上胆道进行迅速有效的减压引流。梗阻在一级胆管，可经胆总管切开疏通，并 T 管引流；梗阻在一级胆管以上，根据情况选用肝管切开减压和经肝 U 管引流、肝部分切除＋断面引流或经肝穿刺置管引流术等(图 5-8)。

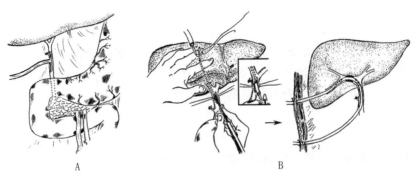

图 5-8　胆总管 T 管引流和经肝 U 管引流

A.胆总管 T 管引流；B.经肝 U 管引流图

(三)后续治疗

待患者病情稳定,一般情况恢复 1～3 个月后,再针对病因进行彻底治疗。

（黄兆勇）

第六章

泌尿系统疾病

第一节　急性肾小球肾炎

急性肾小球肾炎简称急性肾炎,是一种常见的原发性肾小球疾病。本病大多呈急性起病,临床表现为血尿、蛋白尿、高血压、水肿、少尿及氮质血症。因其表现为一组临床综合征,为此又称为"急性肾炎综合征"。急性肾小球肾炎常见于多种致病微生物感染之后发病,尤其是链球菌感染,但也有部分患者由其他微生物感染所致,如葡萄球菌、肺炎链球菌、伤寒杆菌、梅毒、病毒、原虫及真菌等引起。通常临床所指的急性肾小球肾炎即指链球菌感染后肾小球肾炎,本节也以此为重点阐述。

一、急性肾小球肾炎发病机制与临床表现

(一)发病机制

本病发病与抗原抗体介导的免疫损伤密切相关。当机体被链球菌感染后,其菌体内某些有关抗原与相应的特异抗体于循环中形成抗原-抗体复合物,随血流抵达肾脏,沉积于肾小球而致病。但也可能是链球菌抗原中某些带有阳电荷的成分通过与肾小球基底膜(GBM)上带有阴电荷的硫酸类肝素残基作用,先植于GBM,然后通过原位复合物方式而致病。当补体被激活后,炎症细胞浸润,导致肾小球免疫病理损伤而致疾病。肾小球毛细血管的免疫性炎症使毛细血管腔变窄,甚至闭塞,并损害肾小球滤过膜。可出现血尿、蛋白尿及管型尿等,并使肾小球滤过率下降。因而对水钠各种溶质(包括含氮代谢产物、无机盐)的排泄减少,而发生水钠潴留,继而引起细胞外液容量增加。因此,临床上有水肿、尿少、全身循环充血状态、呼吸困难、肝大、静脉压增高等表现。本病引发的高血压目前认为是由于血容量增加所致,同时,也可能与肾素-血管紧张素-醛固酮系统活力增强有关。

本病急性期表现为弥漫性毛细血管内增生性肾小球肾炎、肾小球增大,并含有细胞成分,内皮细胞肿胀,系膜细胞浸润。电镜下可见上皮下沉淀物呈驼峰状。免疫荧光检查可见弥漫的呈颗粒状的毛细血管袢或系膜区的 IgG、C_3 和备解素的免疫沉着,偶有少量 IgM 和 C_4。

(二)临床表现

急性肾小球肾炎可发生于各年龄组,但以儿童及青少年多见。本证起病较急,病情轻重不一,多数病例患病前有链球菌感染史。感染灶以上呼吸道及皮肤为主,如扁桃体炎、咽炎、气管

炎、鼻窦炎等。在上述前驱感染后,有1～3周无症状的间歇期。间歇期后,即急性起病,首发症状多为水肿和血尿,是典型性急性肾炎综合征。重症者可发生急性肾衰竭。

1.全身症状

发病时症状轻重不一,患者常有头痛、食欲减退、恶心、呕吐、腰困、疲乏无力,部分患者先驱感染没有控制,可有发热、咽喉疼痛、咳嗽、体温一般在38 ℃上下,发热以儿童多见。

2.水肿、少尿

水肿、少尿常为本病的首发症状,占患者的80%～90%,在发生水肿之前,患者都有少尿。轻者仅晨起眼睑水肿,或伴有双下肢轻度可凹性水肿,面色较苍白。重者可延及全身,体重增加。水肿出现的部位主要取决于两个因素,即重力作用和局部组织张力。儿童皮肤及皮下组织较紧密,则水肿的凹陷性不十分明显。另外,水肿的程度还与钠盐的食入量有密切关系。钠盐入量多则水肿加重,严重者可有胸腔积液、腹水。

3.血尿

几乎全部患者均有肾小球源性血尿,是本病常见的初起症状。尿是浑浊棕红色、洗肉水样色。一般在数天内消失,也可持续1～2周转为镜下血尿。经治疗后一般镜下血尿多在6个月内完全消失。也可因劳累、紧张、感染后反复出现镜下血尿,也有持续1～2年才完全消失。

4.蛋白尿

多数患者有不同程度的蛋白尿,以清蛋白为主。极少数患者表现为肾病综合征。蛋白尿持续存在提示病情迁延或有转为慢性肾炎的可能。

5.高血压

大部分患者可出现一过性轻、中度高血压。收缩压、舒张压均增高,往往与血尿、水肿同时存在。一般持续2～3周,多随水肿消退而降至正常。产生原因主要与水钠潴留、血容量扩张有关。经利尿消肿后血压随之下降,少数患者可出现重度高血压,并可并发高血压脑病、心力衰竭或视网膜病变,出现充血性心力衰竭、肺水肿等。

6.肾功能异常

少数患者可出现少尿(<400 mL/24 h)、肾功能一过性受损,表现为轻度氮质血症。于2周后尿量增加,肾功能于利尿后数天内可逐渐恢复,仅有极少数患者可表现为急性肾衰竭。

二、急性肾小球肾炎的诊断与鉴别诊断

(一)诊断

1.前驱感染史

一般起病前有呼吸道或皮肤感染,也可能有其他部位感染。

2.尿常规及沉渣检查

(1)血尿:为急性肾炎重要表现,肉眼血尿或镜下血尿,尿中红细胞多为严重变形红细胞,这是由于红细胞通过病变毛细血管壁和流经肾小管过程中,因渗透压改变而变形。此外,还可见红细胞管型,表示肾小球有出血渗出性炎症,是急性肾炎的重要特点。

(2)管型尿:尿沉渣中常见有肾小管上皮细胞、白细胞,偶有白细胞管型及大量透明和颗粒管型,一般无蜡样管型及宽大管型,如果出现此类管型,提示原肾炎急性加重,或全身系统性疾病,如红斑狼疮或血管炎。

(3)尿蛋白:通常为(+)～(++),24小时蛋白总量<3.0 g,尿蛋白多属非选择性。

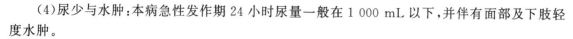

(4)尿少与水肿:本病急性发作期24小时尿量一般在1 000 mL以下,并伴有面部及下肢轻度水肿。

3.血常规检查

白细胞计数可正常或增加,此与原感染性是否仍继续存在有关。急性期血沉常增快,一般在30～60 mm/h,常见轻度贫血,此与血容量增大、血液稀释有关,于利尿消肿后即可恢复,但也有少数患者有微血管溶血性贫血。

4.肾功能及血生化检查

急性期肾小球滤过率(GFR)呈不同程度下降,但肾血浆流量常可正常。因此滤过分数常下降。与肾小球功能受累相比,肾小管功能相对良好,肾浓缩功能仍多保持正常。临床常见一过性氮质血症,血中尿素氮、肌酐轻度增高,尿钠和尿钙排出减少,不限进水的患者可有轻度稀释性低钠血症。此外,还可出现高血钾和代谢性酸中毒症。

5.有关链球菌感染的细胞学和血清学检查

链球菌感染后,机体对菌体成分及其产物相应的抗体,如抗链球菌溶血素O抗体(ASO),其阳性率可达50％～80％,常借助检测此抗体以证实前期的链球菌感染。通常在链球菌感染后2～3周出现,3～5周滴度达高峰,半年内可恢复正常,75％的患者1年内转阴。在判断所测结果时应注意,ASO滴度升高仅表示近期内曾有链球菌感染,与急性肾炎发病的可能性及病情严重性不直接相关。经有效抗生素治疗者其阳性率降低,皮肤感染灶患者阳性率也低。另外,部分患者起病早期循环免疫复合物及血清冷球蛋白可呈阳性,但应注意病毒所致急性肾炎者可能前驱期短,一般为3～5天,以血尿为主要表现,C_3不降低,ASO不增高,预后好。

血浆补体测定除个别病例外,肾炎病程早期,血总补体及C_3均明显下降,6周后可恢复正常,此规律性变化为急性肾炎的典型表现。血清补体下降程度与急性肾炎病情轻重无明显相关,但低补体血症持续8周以上者,应考虑有其他类型肾炎的可能,如膜增生性肾炎、冷球蛋白血症或狼疮性肾炎等。

6.血浆蛋白和脂质测定

本症患者有少数清蛋白常轻度降低,这是由于水钠潴留的血容量增加和血液稀释造成,并不是由尿蛋白丢失所致,经利尿消肿后可恢复正常。有少数患者伴有α_2、β脂蛋白增高。

7.其他检查

如少尿一周以上或进行性尿量减少伴肾功能恶化者、病程超过两个月而无好转趋势者、急性肾炎综合征伴肾病综合征者,应考虑进行肾活检以明确诊断,指导治疗。

8.非典型病例的临床诊断

最轻的亚临床病例可全无水肿、高血压和肉眼血尿,仅于链球菌感染后或急性肾炎紧密相接触者,行尿常规检查而发现镜下血尿,甚或尿检也正常,仅血中C_3呈典型的规律性改变,即急性期明显降低,而6～8周恢复正常。此类患者如行肾活检可呈典型的毛细血管内增生及特征性驼峰病变。

(二)鉴别诊断

1.发热性尿蛋白

急性感染发热患者可出现蛋白尿、管型及镜下血尿,极易与不典型或轻度急性肾炎患者相混淆,但前者无潜伏期,无水肿和高血压,热退后尿常规迅速恢复正常。

2.急进性肾炎

起病初与急性肾炎很难鉴别,本病在数天或数周内出现进行性肾功能不全、少尿或无尿,可帮助鉴别,必要时需采用肾穿刺病理检查,如表现为新月体肾炎可资鉴别诊断。

3.慢性肾炎急性发作

大多数慢性肾炎往往起病隐匿,急性发作常继发感染后,前驱期往往较短,1～2 天即出现水肿、少尿、氮质血症等,严重者伴有贫血、高血压,肾功能持续损害常常可伴有夜尿增多,尿比重常低。

4.IgA 肾病

IgA 肾病主要以反复发作性血尿为主要表现,ASO、C_3 往往正常,肾活检可以明确诊断。

5.膜性肾炎

膜性肾炎常以急性肾炎样起病,但常常蛋白尿明显,血清补体持续下降>8 周,本病恢复不及急性肾炎明显,必要时行肾穿活检明确诊断。

6.急性肾盂肾炎或尿路感染

尿常规检查常有白细胞和脓细胞、红细胞,患者并有明显的尿路刺激症状和畏寒发热,补体正常,中段尿培养可确诊。

7.继发性肾炎

继发性肾炎如过敏性紫癜性肾炎、狼疮性肾炎、乙型肝炎病毒相关性肾炎等。本类肾炎原发病症状明显,不难诊断。

8.并发症

(1)循环充血状态:因水钠潴留,血容量扩大,循环负荷过重,乃至表现循环充血性心力衰竭甚至肺水肿,此与病情轻重和治疗情况相关,临床表现为气急,不能平卧,胸闷,咳嗽,肺底湿啰音,肝大压痛,心率快,奔马律等左、右心衰竭症状。其是因为血容量扩大所致,而与真正心肌泵衰竭不同,且强心剂效果不佳,利尿剂的应用常助其缓解。

(2)高血压脑病:是指血压急剧增高时(尤其是舒张压)伴发的中枢神经系统症状而言,一般儿童较成年人多见。一般认为此症是在高血压的基础上,脑部小血管痉挛,导致脑缺氧、脑水肿而致。但也有人认为当血压急剧升高时,脑血管原具备的自动舒缩功能失调或失控,脑血管高度充血脑水肿而致。此外,急性肾炎时,水钠潴留也在发病中起一定作用。此并发症多发生在急性肾炎起病后1～2 周内。起病较急,临床表现为剧烈头痛,频繁恶心、呕吐,继之视力障碍,眼花,复视,暂时性黑矇,并有嗜睡或烦躁。如不及时治疗则发生惊厥、昏迷,少数暂时偏瘫失语,严重时发生脑疝。神经系统多无局限性体征,浅反射及腱反射可减弱或消失,眼底检查常见视网膜小动脉痉挛,有时可见视盘水肿,脑脊液清亮,压力和蛋白正常或略高。当高血压伴视力障碍、惊厥、昏迷中的任一项,即可诊断。

(3)急性肾衰竭:急性肾炎患者中,有相当一部分病例有程度不一的氮质血症,但真正进展为急性肾衰竭者仅为极少数。由于防治及时,前两类并发症已大为减少,但合并急性肾衰竭尚无有效防止措施,已成为急性肾炎死亡的主要原因。临床表现为少尿或无尿,血尿素氮、肌酐升高,高血钾,代谢性酸中毒等尿毒症改变。在此情况下应及时行血液透析、肾替代疗法(按急性肾衰竭治疗)。如经治疗少尿或无尿 3～5 天或 1 周者,此后尿量逐渐增加,症状消失,肾功能可逐渐恢复。

(三)诊断标准

(1)起病较急,病情轻重不一,青少年儿童发病多见。

(2)前驱有上呼吸道及皮肤等感染史,多在感染后1～4周发病。

(3)多见血尿(肉眼或镜下血尿)、蛋白尿、管型(颗粒管型和细胞管型)。

(4)水肿,轻者晨起双眼睑水肿,重者可有双下肢及全身水肿。

(5)有短暂氮质血症,轻中度高血压,B超示双肾形态大小正常。

三、急性肾小球肾炎的治疗

本病的治疗以休息及对症治疗为主,纠正水钠潴留,纠正血循环容量负荷重,抗高血压,防治急性期并发症,保护肾功能,如急性肾衰竭可行透析治疗。因本病属自限性疾病,一般不适宜应用糖皮质激素及细胞毒类药物。

(一)一般治疗

急性期应卧床休息2～3周,待肉眼血尿消失,水肿消退及血压恢复正常,然后逐渐增加室内活动量,3～6个月内应避免较重的体力活动。如活动后尿改变加重者应再次卧床休息。急性期低钠饮食,每天摄入食盐3 g以下,保证充足热量。肾功能正常者不需限制蛋白质入量,适当补充优质蛋白质,对有氮质血症者,应限制蛋白质入量,以减轻肾脏负担。水肿重尿少者,除限盐外还应限制水的入量。

(二)感染灶的治疗

对有咽部、牙周、鼻窦、气管、皮肤感染灶者应给予青霉素1～2周治疗。对青霉素过敏者可用大环内酯类抗生素。对于反复发作的慢性扁桃体炎,病证迁延2～6个月以上者,尿中仍有异常且考虑与扁桃体病灶有关时,待病情稳定后(尿蛋白少于＋),尿沉渣计数少于10个/HP者,可考虑做扁桃体切除术,术前术后需用2～3周青霉素。

(三)抗凝治疗

根据发病机制,且有肾小球内凝血的主要病理改变,主要为纤维素沉积及血小板聚集,因此,在临床治疗时并用抗凝降纤疗法,有助于肾炎的缓解和恢复,具体方法如下。

1.肝素

按成人每天总量5 000～10 000 U加入5％葡萄糖注射液250 mL静脉滴注,每天1次,10～14天为1个疗程,间隔3～5天,再行下1个疗程,共用2～3个疗程。

2.丹红注射液

成人用量为20～40 mL,加入5％葡萄糖注射液中,用法疗程同肝素,小儿酌减。或选择其他活血化瘀中成药注射剂,如血塞通、舒血通、川芎、丹参注射剂等。

3.尿激酶

成人每天总量5 000～10 000 U,加入5％葡萄糖250 mL中,用法疗程如丹红注射液,小儿酌减。注意肝素与尿激酶不要同时应用。

4.双嘧达莫(潘生丁)

成人50～100 mg,每天3次口服,可连服8～12周,小儿酌情服用。

(四)利尿消肿

急性肾炎的主要生理病理变化为钠潴留,细胞外液量增加导致临床上水肿、高血压、循环负荷过重及致心肾功能不全等并发症。应用利尿药不仅能达到消肿利尿作用,且有助于防治并发症。

1.轻度水肿

颜面部及双下肢轻度水肿(无胸腔积液、腹水者),常用噻嗪类利尿药。如氢氯噻嗪,成人25～50 mg,1～2 次/天,口服,此类利尿药作用于远端肾小管。当 GFR 为 25 mL/min 时,常不能产生利尿效果,此时可用袢利尿剂。

2.中度水肿

伴有肾功能损害及少量胸腔积液或腹水者,先用噻嗪类利尿药,氢氯噻嗪 25～50 mg,1～2 次/天。但当 GFR 为 25 mL/min 时,可加用袢利尿剂,如呋塞米(速尿)每次 20～40 mg,1～3 次/天,如口服效差,可肌内注射或静脉给药,30 分钟起效,但作用短暂,仅 4～6 小时,可重复应用。此两种药在肾小球滤过功能严重受损,肌酐清除率为 5～10 mL/min 时,仍有利尿作用,应注意大剂量时可致听力及肾脏严重损害。急性肾炎一般不用汞利尿剂、保钾利尿剂及渗透性利尿剂。

3.重度水肿

当每天尿量<400 mL,并有大量胸腔积液、腹水,伴肾功能不全,甚至急性肾衰竭、高血压、心力衰竭并发症时,立即应用大剂量强利尿剂,如呋塞米(速尿)60～120 mg,缓慢静脉推注,但剂量不能>400 mg/d。因剂量过大,并不能增强利尿效果,反而会使不良反应明显增加,导致不可逆性耳聋。应用后如利尿效果仍不理想,则应考虑血液净化学治疗(以下简称化疗)法,如血液透析、腹膜透析等,而不应冒风险应用过大剂量的利尿药。此外,还可应用血管解痉药,如多巴胺以达利尿目的。

注意:其他利尿药不宜应用,如汞利尿药对肾实质有损害;渗透性利尿药如甘露醇可增加血容量,加重心脑血管负荷而发生意外,还有诱发急性肾衰竭的潜在危险;保钾利尿剂可致血钾升高,尿少时不宜使用。对高尿酸血症患者,应慎用利尿药。

(五)降压治疗

血压不超过 18.7/12.0 kPa(140/90 mmHg)者可暂缓治疗,严密观察。若经休息、限水、限盐、利尿治疗后,血压仍高者,应给予降压药,可根据高血压的程度、起病缓急,首选一种品种和小剂量使用。

1.钙通道阻滞剂

如硝苯地平(硝苯吡啶)、尼群地平类。此类药品可通过阻断钙离子进入细胞内而干扰血管平滑肌的兴奋-收缩偶联,降低外阻血管阻力而使血压下降,并能较好地维持心、脑、肾血流量。口服或舌下含服均吸收良好,每次 10 mg,2～3 次/天,用药后 20 分钟血压下降,1～2 小时作用达高峰,持续 4～6 小时。控释片、缓释片按说明服用,与 β 受体阻滞剂合用可提高疗效,并可减轻硝苯地平引起的心率加快。

2.血管紧张素转化酶抑制剂

通过抑制血管紧张素转换酶的活性,而抑制血管紧张素扩张小动脉,适用于肾素-血管紧张素-醛固酮介导的高血压,也可应用于合并心力衰竭的患者,常用药物如卡托普利(巯甲丙脯酸),口服 25 mg,15 分钟起效,服用盐酸贝那普利(洛丁新)5～10 mg,每天 1 次服用,对肾素依赖性高血压效果更好。

3.α₁受体阻滞剂

如哌唑嗪,具有血管扩张作用,能减轻心脏前后负荷,宜从小剂量开始逐渐加量,不良反应有直立性低血压、眩晕或乏力等。

4.硝普钠

硝普钠用于严重高血压者,用量为 $1\sim3\ \mu g/(kg\cdot min)$,速度持续静脉滴注,数秒内即起作用。其常溶于 $200\sim500\ mL$ 的 5% 葡萄糖注射液中静脉滴注,先从小剂量开始,依血压调整滴数。此药物的优点是作用快、疗效高、毒性小,既作用于小动脉阻力血管,又作用于静脉的血容量血管,能降低外周阻力,而不引起静脉回流增加,故尤适应于心力衰竭患者。

(六)严重并发症的治疗

1.急性循环充血性状态和急性充血性心力衰竭的治疗

当急性肾炎出现胸闷、心悸、肺底啰音、心界扩大等症状时,心排血量并不降低,射血指数并不减少,与心力衰竭的病理生理基础不同,而是水钠潴留,血容量增加所致淤血状态。此时首先要绝对卧床休息,严格限制钠、水入量,同时应用强利尿药。硝普钠或酚妥拉明药物多能使症状缓解,发生心力衰竭时,可适当应用地高辛或毒毛花苷 K。危重患者可采用轮流束缚上下肢或静脉放血,每次 $150\sim300\ mL$,以减轻心脏负荷和肺淤血。当保守治疗无效时,可采用血透脱水治疗。

2.高血压脑病治疗

出现高血压脑病时,应首选硝普钠,剂量为 $5\ mg$ 加入 10% 葡萄糖注射液 $100\ mL$ 中静脉滴注,4 滴/分开始。用药时应监测血压,每 $5\sim10$ 分钟测血压 1 次。根据血压变化情况调节滴数,最大15 滴/分,为 $1\sim2\ \mu g/(kg\cdot min)$,每天总剂量 $<100\ \mu g/kg$。用药后如患者高血压脑病缓解,神志好转,停止抽搐,则应改用其他降压药维持血压。因高血压脑病可致生命危险,故应快速降压,争分夺秒。硝普钠起效快,半衰期短,$1\sim2$ 分钟可显效,停药 $1\sim10$ 分钟作用可消失,无药物依赖性。但应注意硝普钠可产生硫氰酸盐代谢产物,故静脉用药浓度应低,滴速应慢,应用时间要短(<48 小时),并应严密监测血压,如降压过度,可使有效循环血容量过低,而致肾血流量降低,灌注不足引起肾功能损害。应用硝普钠抢救急性肾炎高血压危象,疗效可靠、安全,而且不良反应小。

当高血压伴有脑水肿时,宜采用强利尿药及脱水药以降低颅脑压力。降颅压和脱水治疗可应用 20% 甘露醇,每次 $5\ mL/kg$,静脉注射或静脉快速滴注,视病情 $4\sim8$ 小时 1 次。呋塞米(速尿)每次 $1\ mg/kg$ 静脉滴注,每 $6\sim8$ 小时 1 次。地塞米松 $0.3\sim0.5\ mg/kg$(或每次 $5\sim10\ mg$,每 $6\sim8$ 小时 1 次)。如有惊厥应注意对症止痉。持续抽搐者,成人可用地西泮(安定)每次 $0.3\ mg/kg$,总量不超过 $10\sim15\ mg$ 静脉给药,并可辅助吸氧等。

3.透析治疗

本病有以下两种情况时可采用透析治疗。

(1)少尿性急性肾衰竭,特别是有高血钾存在时。

(2)严重水钠潴留引起急性左心衰竭者,应及时给予透析治疗,以帮助患者度过急性期。由于本病具有自愈倾向,肾功能多可逐渐恢复,一般不需要长期维持透析。

临床应注意在治疗本病时,不宜应用糖皮质激素、非甾体抗炎药和山莨菪碱类药物治疗。本病大多预后良好,部分病例可在数月内自愈。老年患者有持续性高血压,大量蛋白尿,或肾功能损害者预后较差,肾组织增生病变重,伴有较多新月体形成者预后较差。

(段艳平)

第二节　急进性肾小球肾炎

急进性肾小球肾炎简称急进性肾炎（rapidly progressive glomer-ulonephritis，RPGN），是一个较少见的肾小球疾病。特征是在血尿、蛋白尿、高血压和水肿等肾炎综合征表现的基础上，肾功能迅速下降，数周内进入肾衰竭，伴随出现少尿（尿量＜400 mL/d）或无尿（尿量＜100 mL/d）。此病的病理类型为新月体性肾炎。

1914 年德国学者 Frenz 提出的肾炎分类，把血压高、肾功能差和进展快的肾炎称为"亚急性肾炎"（本病雏形）。1942 年英国学者 Ellis 对 600 例肾炎患者的临床和病理进行了回顾性分析，提出了"快速性肾炎"概念（本病基本型）。此后，1962 年发现部分 RPGN 患者抗肾小球基底膜（GBM）抗体阳性，1982 年又发现部分患者抗中性粒细胞胞质抗体（ANCA）阳性，证实本病是一组病因不同但具有共同临床和病理特征的肾小球疾病。1988 年 Couser 依据免疫病理学特点对 RPGN 进行分型，被称为 Couser 分型（经典分型），本病被分为抗 GBM 抗体型、免疫复合物型及肾小球无抗体沉积型（推测与细胞免疫或小血管炎相关），这是现代 RPGN 的基本分型。这种分型使 RPGN 诊断标准统一，便于临床研究。

国外报道在肾小球疾病肾活检病例中，RPGN 占 2‰～5‰，国内两个大样本原发性肾小球疾病病理报告中，RPGN 占 1.6‰～3.0‰。在儿童肾活检病例中，本病所占比例＜1‰。由于并非所有的 RPGN 患者都有机会接受肾活检，而且对于部分病情危重、风险大的患者，医师也不愿做肾活检，所以 RPGN 的实际患病率很可能被低估。

一、急进性肾炎的表现、诊断及鉴别诊断

（一）病理表现

确诊 RPGN 必须进行肾活检病理检查，如前所述，只有病理诊断为新月体肾炎，RPGN 才能成立。光学显微镜下见到 50％以上的肾小球具有大新月体（占据肾小囊切面 50％以上面积），即可诊断新月体肾炎。依据新月体组成成分的不同，又可进一步将其分为细胞新月体、细胞纤维新月体和纤维新月体。细胞新月体是活动性病变，病变具有可逆性，及时进行治疗此新月体有可能消散；而纤维新月体为慢性化病变，已不可逆转。

免疫荧光检查可进一步对 RPGN 进行分型。①Ⅰ型（抗 GBM 抗体型）：IgG 和 C_3 沿肾小球毛细血管壁呈线状沉积，有时也沿肾小管基底膜沉积。②Ⅱ型（免疫复合物型）：免疫球蛋白及 C_3 于肾小球系膜区及毛细血管壁呈颗粒状沉积。③Ⅲ型（寡免疫复合物型）：免疫球蛋白和补体均阴性，或非特异微弱沉积。

以免疫病理为基础的上述 3 种类型新月体肾炎，在光镜及电镜检查上也各有其自身特点。Ⅰ型 RPGN 多为一次性突然发病，因此，光镜下新月体种类（指细胞性、细胞纤维性或纤维性）较均一，疾病早期有时还能见到毛细血管袢节段性纤维素样坏死；电镜下无电子致密物沉积，常见基底膜断裂。Ⅱ型 RPGN 的特点是光镜下肾小球毛细血管内细胞（指系膜细胞及内皮细胞）增生明显，纤维素样坏死较少见；电镜下可见肾小球内皮下及系膜区电子致密物沉积。Ⅲ型 RPGN 常反复发作，因此光镜下新月体种类常多样化，细胞性、细胞纤维性及纤维性新月体混合

存在,而且疾病早期肾小球毛细血管袢纤维素样坏死常见;电镜下无电子致密物沉积。另外,各型 RPGN 早期肾间质均呈弥漫性水肿,伴单个核细胞(淋巴及单核细胞)及不同程度的多形核细胞浸润,肾小管上皮细胞空泡及颗粒变性;疾病后期肾间质纤维化伴肾小管萎缩;Ⅲ型 RPGN 有时还能见到肾脏小动脉壁纤维素样坏死。

曾有学者将血清 ANCA 检测与上述免疫病理检查结果结合起来对 RPGN 进行新分型,分为如下5型:新Ⅰ型及Ⅱ型与原Ⅰ型及Ⅱ型相同,新Ⅲ型为原Ⅲ型中血清 ANCA 阳性者(约占原Ⅲ型病例的80%),Ⅳ型为原Ⅰ型中血清 ANCA 同时阳性者(约占原Ⅰ型病例的30%),Ⅴ型为原Ⅲ型中血清 ANCA 阴性者(约占原Ⅲ型病例的20%)。以后临床实践发现原Ⅱ型中也有血清 ANCA 阳性者,但是它未被纳入新分型。

(二)临床表现

本病的基本临床表现如下。①可发生于各年龄段及不同性别:北京大学第一医院资料显示Ⅰ型(包括合并肺出血的 Goodpasture 综合征)以男性患者为主,具有青年(20～39 岁,占40.3%)及老年(60～79 岁,占 24.4%)2 个发病高峰。而Ⅱ型以青中年和女性多见,Ⅲ型以中老年和男性多见。②起病方式不一,病情急剧恶化:可隐匿起病或急性起病,呈现急性肾炎综合征(镜下血尿或肉眼血尿、蛋白尿、水肿及高血压),但在疾病某一阶段病情会急剧恶化,血清肌酐于数周内迅速升高,出现少尿或无尿,进入肾衰竭。而急性肾炎起病急,多在数天内达到疾病顶峰,数周内缓解,可与本病鉴别。③伴或不伴肾病综合征:Ⅰ型很少伴随肾病综合征,Ⅱ型及Ⅲ型伴随肾病综合征常见。随肾功能恶化常出现中度贫血。④疾病复发:Ⅰ型很少复发,Ⅲ型(尤其由 ANCA 引起者)很易复发。

下列实验室检查有助于 RPGN 各型鉴别。①血清抗 GBM 抗体:Ⅰ型 RPGN 患者全部阳性。②血清 ANCA:约80%的Ⅲ型 RPGN 患者阳性,提示小血管炎致病。③血清免疫复合物增高及补体 C_3 下降:仅见于少数Ⅱ型 RPGN 患者,诊断意义远不如抗 GBM 抗体及 ANCA。

(三)诊断及鉴别诊断

本病的疗效和预后与能否及时诊断密切相关,而及时诊断依赖于医师对此病的早期识别能力,以及实施包括肾活检在内的检查。临床上呈现急性肾炎综合征表现(血尿、蛋白尿、水肿和高血压)的患者,数周内病情未见缓解(急性肾炎在 2～3 周内就会自发利尿,随后疾病缓解),肌酐反而开始升高,就要想到患此病的可能。不要等肾功能继续恶化至出现少尿或无尿(出现少尿或无尿才开始治疗,疗效将很差),而应在肌酐"抬头"之初,就及时给患者进行肾活检病理检查。肾活检是诊断本病最重要的检查手段,因为只有病理诊断新月体肾炎,临床才能确诊 RPGN;同时肾活检还能指导制订治疗方案(分型不同,治疗方案不同,将于后述)和判断预后(活动性病变为主预后较好,慢性化病变为主预后差)。无条件做肾活检的医院应尽快将患者转往能做肾活检的上级医院,越快越好。

RPGN 确诊后,还应根据是否合并系统性疾病(如系统性红斑狼疮、过敏性紫癜等)来区分原发性 RPGN 及继发性 RPGN;并根据肾组织免疫病理检查及血清相关抗体(抗 GBM 抗体、ANCA)检验来对原发性 RPGN 进行分型。

二、急进性肾炎发病机制的研究现状及进展

(一)发病机制概述

有关 RPGN 发病机制的研究最早始于动物模型试验。1934 年 Masugi 的抗肾抗体肾炎模

型(用异种动物抗肾皮质血清建立的兔、大鼠抗肾抗体肾炎模型)、1962 年 Steblay 的抗 GBM 肾炎模型(用羊自身抗 GBM 抗体建立的羊抗 GBM 肾炎模型)及 1967 年 Lerner 的 Goodpasture 综合征动物模型(用注入异种抗 GBM 抗体的方法在松鼠猴体内制作出的肺出血-肾炎综合征模型)都确立抗 GBM 抗体在本病中的致病作用。随着 Couser 免疫病理分类法在临床的应用,对本病发病机制的研究从 I 型(抗 GBM 型)逐渐扩展至 II 型(免疫复合型)和 III 型(寡免疫沉积物型)。研究水平也由早期的整体、器官水平转向细胞水平(单核巨噬细胞、T 细胞、B 细胞、肾小球固有细胞等),目前更深入到分子水平(生长因子、细胞因子、黏附分子等),但是对本病的确切发病机制仍尚未完全明白。

RPGN 在病因学和病理学上有一个显著的特征,即多病因却拥有一个基本的病理类型,表明本病起始阶段有多种途径致病,最终可能会有一个共同的环节导致肾小球内新月体形成。研究表明肾小球毛细血管壁损伤(基底膜断裂)是启动新月体形成的关键环节。基底膜断裂(裂孔)使单核巨噬细胞进入肾小囊囊腔,纤维蛋白于囊腔聚集,刺激囊壁壁层上皮细胞增生,而形成新月体。进入囊腔中的单核巨噬细胞在新月体形成过程中起着主导作用,具有释放多种细胞因子,刺激壁层上皮细胞增生,激活凝血系统和诱导纤维蛋白沉积等多种作用。新月体最初以细胞成分为主(除单核巨噬细胞及壁层上皮细胞外,近年证实脏层上皮细胞,即足细胞,也是细胞新月体的一个组成成分),随之为细胞纤维性新月体,最终变为纤维性新月体。新月体纤维化也与肾小囊囊壁断裂密切相关,囊壁断裂可使肾间质的成纤维细胞进入囊腔,产生 I 型和 III 型胶原(间质胶原),促进新月体纤维化。

肾小球毛细血管壁损伤(GBM 断裂)确切机制仍未明确,主要有如下解释。

1.体液免疫

抗 GBM 抗体(IgG)直接攻击 GBM 的 IV 胶原蛋白 α3 链引发的 II 型(细胞毒型)变态反应和循环或原位免疫复合物沉积在肾小球毛细血管壁或系膜区引发的 III 型(免疫复合物型)变态反应,均可激活补体,吸引中性粒细胞及激活巨噬细胞释放蛋白水解酶,造成 GBM 损伤和断裂。20 世纪 60 年代至 20 世纪 90 年代体液免疫一直是本病发病机制研究的重点,在 I 型和 II 型 RPGN 也都证实了体液免疫的主导作用。

2.细胞免疫

体液免疫的特征是免疫复合物的存在。1979 年 Stilmant 和 Couser 等报道了 16 例原发性 RPGN 患者的肾小球并无免疫沉积物,对体液免疫在这些患者中的致病作用提出了质疑。而后,1988 年 Couser 对 RPGN 进行疾病分型时,直接提出第 3 种类型,即"肾小球无抗体沉积型",它的发病机制可能与细胞免疫或小血管炎相关。1999 年 Cunningham 在 15 例 III 型患者肾活检标本的肾小球中,观察到活化的 T 细胞、单核巨噬细胞和组织因子的存在,获得了细胞免疫在本型肾炎发病中起重要作用的证据。由 T 细胞介导的细胞免疫主要通过细胞毒性 T 细胞($CD4^-$、$CD8^+$)的直接杀伤作用和迟发型超敏反应 T 细胞($CD4^+$、$CD8^-$)释放各种细胞因子、活化单核巨噬细胞的作用,导致毛细血管壁损伤。

3.炎症细胞

中性粒细胞可通过补体系统活性成分(C_{3a}、C_{5a})的化学趋化作用、F_c 受体及 C_{3b} 受体介导的免疫黏附作用及毛细血管内皮细胞损伤释放的细胞因子(如白细胞黏附因子),而趋化到并聚集于毛细血管壁受损处,释放蛋白溶解酶、活性氧和炎性介质损伤毛细血管壁。

新月体内有大量的单核巨噬细胞,其浸润与化学趋化因子、黏附因子及骨桥蛋白相关。巨噬细胞既是免疫效应细胞也是炎症效应细胞。它可通过自身杀伤作用破坏毛细血管壁，也可通过产生大量活性氧、蛋白溶解酶及分泌细胞因子而损伤毛细血管壁；它还能刺激壁层上皮细胞增生及纤维蛋白沉积，从而促进新月体形成。

4.炎性介质

在本病中 T 细胞、单核巨噬细胞、中性粒细胞、肾小球系膜细胞、上皮细胞及内皮细胞均可释放各自的炎性介质，它们在 RPGN 的发病中起着重要作用。已涉及本病的炎症介质包括补体成分（C_{3a}、C_{5a}、膜攻击复合体 C_{5b-9} 等）、白细胞介素（IL-1，IL-2，IL-4，IL-6，IL-8）、生长因子［转化生长因子（TGFβ）、血小板源生长因子（PDGF）、成纤维细胞生长因子（FGF）等］、肿瘤坏死因子（TNFα）、干扰素（IFNβ，IFNγ）、细胞黏附分子（细胞间黏附分子 ICAM、血管细胞黏附分子 VCAM）及趋化因子、活性氧（超氧阴离子 O_2^-、过氧化氢 H_2O_2、羟自由基 HO^-、次卤酸如次氯酸（HOCl）、一氧化氮（NO）、花生四烯酸环氧化酶代谢产物（PGE_2、前列腺素 F_2、PGI_2 及血栓素 TXA_2）和酯氧化酶代谢产物（白三烯 LTC4、LTD4）及血小板活化因子（PAF）等。炎性介质具有网络性、多效性和多源性的特点，作用时间短且局限，多通过相应受体发挥致病效应。

综上所述，在 RPGN 的发病机制中，致肾小球毛细血管壁损伤（GBM 断裂）的过程，既有免疫机制（包括细胞免疫及体液免疫）也有炎性机制参与。今后继续对各种炎性介质的致病作用进行深入研究，将有助于从分子水平阐明本病发病机制，也能为本病治疗提供新的思路和线索。

（二）发病机制研究的进展

近年，RPGN 发病机制的研究有很大进展，本文将着重对抗 GBM 抗体及 ANCA 致病机制的某些研究进展进行简单介绍。

1.抗肾小球基底膜抗体新月体肾炎

（1）抗原位点：GBM 与肺泡基底膜中的胶原Ⅳ分子，由 α3、α4 和 α5 链构成，呈三股螺旋排列，其终端膨大呈球形非胶原区（NC1 区），两个胶原Ⅳ分子的终端球形非胶原区头对头地相互交联形成六聚体结构。原来已知抗 GBM 抗体的靶抗原为胶原Ⅳ α3 链的 NC1 区，即 α3（Ⅳ）NC1，它有两个抗原决定簇，被称为 E_A 及 E_B；而近年发现胶原Ⅳ α5 链的 NC1 区，即 α5（Ⅳ）NC1，也是抗 GBM 抗体的靶抗原，同样可以引起抗 GBM 病。

在正常的六聚体结构中，两个头对头交联的 α3（Ⅳ）NC1 形成双聚体，抗原决定簇隐藏其中不暴露，故不会诱发抗 GBM 抗体。在某些外界因素作用下（如震波碎石，呼吸道吸入烃、有机溶剂或香烟），此双聚体被解离成单体，隐藏的抗原决定簇暴露，即可诱发自身免疫形成抗 GBM 抗体。

（2）抗体滴度与抗体亲和力：抗 GBM 抗体主要为 IgG1 亚型（91%），其次为 IgG4 亚型（73%），IgG4 亚型并不能从经典或旁路途径激活补体，因此在本病中的致病效应尚不清楚。北京大学第一医院所进行的研究已显示，抗 GBM 抗体亲和力和滴度与疾病病情及预后密切相关。他们曾报道抗 GBM 抗体亲和力与肾小球新月体数量相关，抗体亲和力越高，含新月体的肾小球就越多，肾损害越重。后来他们又报道，循环中 E_A 和/或 E_B 抗体滴度与疾病严重度和疾病最终结局相关，抗体滴度高的患者，诊断时的血清肌酐水平及少尿发生率高，最终进入终末肾衰竭或死亡者多。此外，北京大学第一医院还在少数正常人的血清中检测出 GBM 抗体，但此天然抗体的亲和力和滴度均低，且主要为 IgG2 亚型及 IgG4 亚型，这种天然抗体与致病抗体之间的关系值得深入研究。

（3）细胞免疫：动物实验模型研究已显示，在缺乏抗 GBM 抗体的条件下，将致敏的 T 细胞注射到小鼠或大鼠体内,小鼠或大鼠均会出现无免疫球蛋白沉积的新月体肾炎。α3(Ⅳ)NC1中的多肽序列——pCol(28-40)多肽,或与pCol(28-40)多肽序列类似的细菌多肽片段均能使T细胞致敏。

动物实验还显示,CD4$^+$T细胞,特别是Th1和Th17细胞,是致新月体肾炎的重要反应细胞;近年,CD8$^+$T细胞也被证实为另一个重要反应细胞,给Wistar-kyoto大鼠腹腔注射抗CD8单克隆抗体能有效地预防和治疗抗GBM病,减少肾小球内抗GBM抗体沉积及新月体形成。对抗GBM病患者的研究还显示,CD4$^+$和CD25$^+$调节T细胞能在疾病头3个月内出现,从而抑制CD4$^+$T细胞及CD8$^+$T细胞的致病效应。

(4)遗传因素:对抗GBM病遗传背景的研究已显示,本病与主要组织相容性复合物(MHC)Ⅱ类分子基因具有很强的正性或负性联系。1997年Fisher等在西方人群中已发现 HLA-DRB1*15及 HLA-DRB1*04基因与抗GBM病易感性密切相关,近年,日本及中国人群的研究也获得了同样结论。而 HLA-DRB1*0701及 HLA-DRB1*0101基因却与抗GBM病易感性呈负性相关。

2.抗中性粒细胞胞质抗体相关性新月体肾炎

(1)抗体作用:近年对ANCA的产生及其致病机制有了较清楚地了解。感染释放的肿瘤坏死因子α(TNF-α)及白细胞介素1(IL-1)等前炎症细胞因子,能激发中性粒细胞使其胞质内的髓过氧化物酶(MPO)及蛋白酶3(PR3)转移至胞膜,刺激ANCA产生。ANCA的(Fab)$_2$段与细胞膜表面表达的靶抗原结合,而Fc段又与其他中性粒细胞表面的Fc受体结合,致使中性粒细胞激活。激活的中性粒细胞能高表达黏附分子,促其黏附于血管内皮细胞,还能释放活性氧及蛋白酶(包括PR3),损伤内皮细胞,导致血管炎发生。

(2)补体作用:补体系统在本病中的作用近来才被阐明。现已知中性粒细胞活化过程中释放的某些物质,能促进旁路途径的 C_3 转化酶 $C_{3b}Bb$ 形成,从而激活补体系统,形成膜攻击复合体 C_{5b-9},杀伤血管内皮细胞;而且,补体活化产物 C_{3a} 和 C_{5a} 还能趋化更多的中性粒细胞聚集到炎症局部,进一步扩大炎症效应。

(3)遗传因素:对ANCA相关小血管炎候选基因的研究很活跃。对MHCⅡ类分子基因的研究显示,HLA-DPBA*0401 与肉芽肿多血管炎(原称韦格纳肉芽肿)易感性强相关,而 HLA-DR4及 HLA-DR6 与各种ANCA相关小血管炎的易感性均相关。

此外,还发现不少基因与ANCA相关小血管炎易感性相关,这些基因编码的蛋白能参与免疫及炎症反应,如CTLA4(其编码蛋白能抑制T细胞功能)、PTPN22(其编码蛋白具有活化B细胞功能)、IL-2RA(此基因编码高亲和力的白细胞介素-2受体)、AAT Z 等位基因(α-抗胰蛋白酶能抑制PR3活性,减轻PR3所致内皮损伤。编码α-抗胰蛋白酶的基因具有高度多态性,其中 AAT Z 等位基因编码的α-抗胰蛋白酶活性低,抑制PR3能力弱)。

总之,对RPGN发病机制的研究,尤其在免疫反应及遗传基因方面的研究,进展很快,应该密切关注。

三、急进性肾炎的治疗

(一)治疗现状

随着发病机制研究的深入和治疗手段的进步,RPGN的短期预后较以往已有明显改善。Ⅰ型RPGN患者的1年存活率已达70%~80%,而出现严重肾功能损害的Ⅲ型RPGN患者1年缓解率可达 57％,已进行透析治疗的患者 44％可脱离透析。但要获得长期预后的改善,还需要进行更多研究。

由于本病是免疫介导性炎症疾病,所以主要治疗仍是免疫抑制治疗。临床治疗分为诱导缓解治疗和维持缓解治疗两个阶段,前者又包括强化治疗(如血浆置换治疗、免疫吸附治疗及甲泼尼龙冲击治疗等)及基础治疗(糖皮质激素、环磷酰胺或其他免疫抑制剂治疗)。

(二)各型急进性肾炎的治疗方案

1.抗肾小球基底膜型(Ⅰ型)急进性肾炎

由于本病相对少见,且发病急、病情重、进展快,因此很难进行前瞻性随机对照临床试验,目前的治疗方法主要来自小样本的治疗经验总结。此病的主要治疗为血浆置换(或免疫吸附)、糖皮质激素(包括大剂量甲泼尼龙冲击及泼尼松口服治疗)及免疫抑制剂(首选环磷酰胺)治疗,以迅速清除体内致病抗体和炎性介质,并阻止致病抗体再合成。

2012 年 KDIGO 制定的《肾小球肾炎临床实践指南》对于抗 GBM 型 RPGN 推荐的治疗意见及建议如下。

(1)推荐:除就诊时已依赖透析及肾活检示 100％新月体的患者外,所有抗 GBM 型 RPGN 患者均应接受血浆置换、环磷酰胺和糖皮质激素治疗(证据强度 1B)。临床资料显示,就诊时已依赖透析及肾活检示 85％～100％肾小球新月体的患者上述治疗已不可能恢复肾功能,而往往需要长期维持性肾脏替代治疗。

建议:本病一旦确诊就应立即开始治疗。甚至高度怀疑本病在等待确诊期间,即应开始大剂量糖皮质激素及血浆置换治疗(无证据等级)。

(2)推荐:抗 GBM 新月体肾炎不用免疫抑制剂做维持治疗(1C)。

药物及血浆置换的具体应用方案如下。

糖皮质激素。第 0～2 周:甲泼尼龙 500～1 000 mg/d 连续 3 天静脉滴注,此后口服泼尼松 1 mg/(kg·d),最大剂量 80 mg/d(国内最大剂量常为 60 mg/d)。第 2～4 周:0.6 mg/(kg·d);第 4～8 周:0.4 mg/(kg·d);第 8～10 周:30 mg/d;第 10～11 周:25 mg/d;第 11～12 周:20 mg/d;第 12～13 周:17.5 mg/d;第 13～14 周:15 mg/d;第 14～15 周:12.5 mg/d;第 15～16 周:10 mg/d;第 16 周:标准体重＜70 kg 者为 7.5 mg/d,标准体重≥70 kg 者为 10 mg/d,服用 6 个月后停药。

环磷酰胺:2 mg/(kg·d)口服,3 个月。

血浆置换:每天用 5％人血清蛋白置换患者血浆 4 L,共 14 天,或直至抗 GBM 抗体转阴。对有肺出血或近期进行手术(包括肾活检)的患者,可在置换结束时给予 150～300 mL 新鲜冰冻血浆。有学者认为,可根据病情调整血浆置换量(如每次 2 L)、置换频度(如隔天 1 次)及置换液(如用较多的新鲜冰冻血浆)。有条件时,还可以应用免疫吸附治疗。此外,国内不少单位应用双重血浆置换,它也能有效清除抗 GBM 抗体,在血浆清蛋白及新鲜冰冻血浆缺乏时也可考虑应用。队列对照研究表明,用血浆置换联合激素及免疫抑制剂治疗能提高患者存活率。

英国(71 例,2001 年报道)和中国(176 例,2011 年报道)两个较大样本的回顾性研究显示,早期确诊、早期治疗是提高疗效的关键。影响预后的因素有抗 GBM 抗体水平、血肌酐水平及是否出现少尿或无尿等。

2.寡免疫复合物型(Ⅲ型)急进性肾炎

近 10 余年来,许多前瞻性多中心的随机对照临床研究已对本病的治疗积累了宝贵经验,本病治疗分为诱导缓解治疗和维持缓解治疗两个阶段。2012 年 KDIGO 制定的《肾小球肾炎临床实践指南》对于 ANCA 相关性 RPGN 治疗的推荐意见及建议如下。

(1)诱导期治疗。推荐：①用环磷酰胺及糖皮质激素作为初始治疗(证据强度 1A)。②环磷酰胺禁忌的患者，可改为利妥昔单抗及糖皮质激素治疗(证据强度 1B)。③对已进行透析或血肌酐上升迅速的患者，需同时进行血浆置换治疗(证据强度 1C)。

建议：①对出现弥漫肺泡出血的患者，宜同时进行血浆置换治疗(证据强度 2C)。②ANCA 小血管炎与抗 GBM 肾小球肾炎并存时，宜同时进行血浆置换治疗(证据强度 2D)。

药物及血浆置换的具体应用方案如下。

环磷酰胺：①静脉滴注方案为 $0.75 \ g/m^2$，每 3～4 周静脉滴注 1 次；年龄＞60 岁或肾小球滤过率＜$20 \ mL/(min \cdot 1.73 \ m^2)$ 的患者，减量为 $0.5 \ g/m^2$。②口服方案为 1.5～$2 \ mg/(kg \cdot d)$，年龄＞60 岁或肾小球滤过率＜$20 \ mL/(min \cdot 1.73 \ m^2)$ 的患者，应减少剂量。应用环磷酰胺治疗时，均需维持外周血白细胞计数＞$3 \times 10^9/L$。

糖皮质激素：甲泼尼龙 $500 \ mg/d$，连续 3 天静脉滴注；泼尼松 $1 \ mg/(kg \cdot d)$ 口服，最大剂量 $60 \ mg/d$，连续服用 4 周。3～4 个月内逐渐减量。

血浆置换：每次置换血浆量为 $60 \ mL/kg$，两周内置换 7 次；如有弥漫性肺出血则每天置换 1 次，出血停止后改为隔天置换 1 次，总共 7～10 次；如果合并抗 GBM 抗体则每天置换 1 次，共 14 次或至抗 GBM 抗体转阴。

已有几个随机对照临床试验比较了利妥昔单抗与环磷酰胺治疗 ANCA 相关小血管炎的疗效及不良反应，两药均与糖皮质激素联合应用，所获结果相似，而利妥昔单抗费用高。

当患者不能耐受环磷酰胺时，吗替麦考酚酯是一个备选的药物。小样本前瞻队列研究(17 例)和随机对照研究(35 例)显示，吗替麦考酚酯在诱导 ANCA 相关小血管炎缓解上与环磷酰胺疗效相近。

(2)维持期治疗：对诱导治疗后病情已缓解的患者，推荐进行维持治疗，建议至少治疗 18 个月；对于已经依赖透析的患者或无肾外疾病表现的患者，不做维持治疗。

维持治疗的药物如下：①推荐硫唑嘌呤 1～$2 \ mg/(kg \cdot d)$ 口服(证据强度 1B)。②对硫唑嘌呤过敏或不耐受的患者，建议改用吗替麦考酚酯口服，剂量用至 1 g 每天 2 次(证据强度 2C)(国内常用剂量为 0.5 g，每天 2 次)。③对前两药均不耐受且肾小球滤过率≥$60 \ mL/(min \cdot 1.73 \ m^2)$ 的患者，建议用甲氨蝶呤治疗，口服剂量为每周 0.3 mg/kg，最大剂量为每周 25 mg(证据强度 1C)。④有上呼吸道疾病的患者，建议辅以复方甲硝唑口服治疗(证据强度 2B)。⑤不推荐用依那西普(为肿瘤坏死因子 α 拮抗剂)做辅助治疗(证据强度 1A)。

除上述指南推荐及建议的药物外，临床上还有用他克莫司或来氟米特进行维持治疗的报道。

ANCA 小血管炎有较高的复发率，有报道其 1 年复发率为 34%，5 年复发率为 70%。维持期治疗是为了减少疾病的复发，但是目前的维持治疗方案是否确能达到上述目的仍缺乏充足证据，而且长期维持性治疗是否会潜在地增加肿瘤及感染的风险也需要关注。已经启动的为期 4 年的 REMAIN 研究有可能为此提供新的循证证据。

3.免疫复合物型(Ⅱ型)急进性肾炎

Ⅱ型 RPGN(如 IgA 肾病新月体肾炎)可参照Ⅲ型 RPGN 的治疗方案进行治疗，即用甲泼尼龙冲击做强化治疗，并以口服泼尼松及环磷酰胺做基础治疗。对环磷酰胺不耐受者，也可以考虑换用其他免疫抑制剂。

总之,在治疗 RPGN 时,一定要根据疾病类型及患者具体情况(年龄、体表面积、有无相对禁忌证等)来制订个体化治疗方案,而且在实施治疗过程中还要根据病情变化实时调整方案。另外,一定要熟悉并密切监测各种药物及治疗措施的不良反应,尤其要警惕各种病原体导致的严重感染,避免盲目"过度治疗"。最后,对已发生急性肾衰竭的患者,要及时进行血液净化治疗,以维持机体内环境平衡,赢得治疗时间。

（张　　杰）

第三节　慢性肾小球肾炎

慢性肾小球肾炎简称慢性肾炎(CGN),指尿蛋白、血尿、高血压、水肿为基本临床特点的一组肾小球疾病。起病方式各有不同,病理类型及病程不一,临床表现多样化。大部分患者病情隐匿迁延,病变缓慢进展,可有不同程度的肾功能损害,最终将发展为慢性肾衰竭。部分患者病变可呈急性加重和进展。由于本组疾病的病理类型及病期不同,主要临床表现各不相同,疾病表现呈多样化,治疗较困难,预后也相对较差。

一、慢性肾小球肾炎的病因病机与临床表现

(一)病因病机

1.发病原因

慢性肾炎是一组多病因的慢性肾小球病变为主的肾小球疾病,大多数患者的病因不十分明确。但经临床免疫病理和实验室的资料说明,慢性肾炎的发病原因与免疫机制关系密切,与链球菌感染无明确关系,15％～20％是从急性肾小球肾炎转变而来,大部分慢性肾炎患者无急性肾炎病史,可能是由于各种细菌、病毒、原虫、感染等因素通过免疫机制、炎症介质因子及非免疫机制等引起本病,而并非直接的免疫反应病因。感染因素及其后的刺激导致免疫复合物在肾小球内沉积,提示体液免疫反应是慢性肾小球肾炎损伤的主要原因。单核巨噬细胞在诱发疾病中具有重要作用。

2.病理机制

(1)免疫机制的反应:主要发生在肾小球内,有较多的组织损伤介质被激活,有生长因子及补体产生趋化因子,引起白细胞募集。C_{5b-9}对肾小球细胞的攻击,使纤维素沉积,甚至形成新月体。炎症介质的刺激使肾炎进入慢性期,随着许多氧化物及蛋白酶的产生,发生细胞增殖,表型转化,细胞外基质积聚,引起肾小球硬化和永久性肾功能损害。

(2)非免疫机制的参与:主要参与肾小球肾炎的慢性进展,如有效过滤面积减少,残余肾小球滤过率升高,肾缺血,各种因子细胞释放,以及肾小管中蛋白质成分增高造成的毒性作用,均可加重肾小球硬化和慢性肾间质纤维化。

(3)慢性肾炎的病理特点:是由两侧肾脏弥漫性肾小球病变和多种病理类型引起的,因长期的反复发作,呈慢性肾炎过程,肾小球毛细血管逐渐破坏,纤维组织增生,肾小球纤维化,淋巴细胞浸润,玻璃样变,随之可导致肾小管肾间质继发性病变。后期肾皮质变薄,肾脏体积缩小,形成终末期固缩肾。在肾硬化的肾小球间有时可见肥大的肾小球。病理类型可分为系膜增生性肾

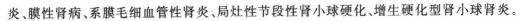

炎、膜性肾病、系膜毛细血管性肾炎、局灶性节段性肾小球硬化、增生硬化型肾小球肾炎。

(二)临床表现

慢性肾炎可发生于任何年龄和性别,多数起病缓慢隐匿,临床以蛋白尿、血尿、高血压、水肿为基本特征,常有不同程度的肾功能损害。由于各种因素影响,病情时轻时重,反复发作,逐渐地发展为慢性肾衰竭。

发病初、早期,患者可表现乏力、劳倦、腰部隐痛、刺痛,或困重、食欲减退,水肿可有可无,有水肿也不严重,部分患者可无明显的临床症状。尿检验蛋白尿持续存在,通常在非肾病综合征范围,并有不同程度的肾小球源性血尿及管型,多呈镜下血尿,肉眼血尿少见。血压可正常或轻度升高。肾功能正常或轻度损伤,肌酐清除率下降,或轻度氮质血症表现,可持续数年或数十年。肾功能逐渐恶化并出现相应的临床表现,如贫血、血压升高、酸中毒等,最终进展为尿毒症。

有部分慢性肾炎患者,可以高血压为突出或首先发现,特别是舒张压持续性中等以上的程度上升,可有眼底出血、渗血,甚则视盘水肿。如果未有控制使血压持续稳定,肾功能恶化较快。未经治疗,多数患者肾功能呈慢性渐进性损害,预后较差。当患者因感染、过度疲劳、精神压力过大,或使用肾毒性药物等因素,常可使病情呈急性发作或急骤恶化,经及时治疗或驱除病因后病情可有一定程度的缓解,但也可能因此而进入不可逆的肾衰竭。肾功能损害程度和发展快慢主要与病理类型相关,同时也与合理治疗和认真的调护等因素关系密切。

二、慢性肾小球肾炎的分类与辅助检查

(一)分类

慢性肾炎临床表现多样,个体差异较大,中青年发病率高,易误诊。有蛋白尿(一般在 $1\sim3$ g/24 h)、血尿、管型尿、水肿及高血压,以及病史 1 年以上者,无论有无肾损害,均应考虑此病。在除外继发性肾小球肾炎及遗传性肾小球肾病后,临床上可诊断为慢性肾炎。根据临床表现分为以下 5 型。

1.普通型

该类型较为常见,病程迁延,病情相对稳定,多表现为轻度至中度水肿,高血压和肾功能损害。尿蛋白定性(+)~(+++),镜下呈肾小球源性血尿和管型尿等。病理改变以 IgA 肾病、非 IgA 系膜增生性肾炎即局灶系膜增生性较常见,也可见于局灶性节段性肾小球硬化早期和膜增生性肾炎等。

2.肾病性大量蛋白尿型

除具有普通型的表现外,部分患者可表现肾病性大量蛋白尿,病理分型以微小病变型肾病、膜增生性肾炎、局灶性肾小球硬化等多见。

3.高血压型

除上述表现外,以持续性中度血压增高为主,特别是舒张压持续增高,常伴有眼底视网膜动脉细窄、迂曲和动静脉交叉压迫现象,少数可有絮状物或出血,病理常以局灶节段性肾小球硬化和弥漫性增生为多见,或晚期多有肾小球硬化表现。

4.混合型

临床上既有肾病型表现,同时又有高血压型表现,多伴有不同程度肾功能减退征象,病理改变可为局灶节段性肾小球硬化和晚期弥漫性增生性肾小球肾炎等。

5.急性发作型

在病情相对稳定或持续进展过程中,由于各种微生物感染、过度疲劳或精神打击等因素,经过较短的潜伏期(一般 2～7 天)后,而出现类似急性肾炎的临床表现,经治疗和休息等调治后,可恢复原先水平,或病情恶化逐渐发展至尿毒症,或者是反复发作多次后,肾功能急剧减退而出现尿毒症一系列临床表现。病理改变为弥漫性增生,肾小球硬化基础上出现新月体和/或明显间质性肾炎。

(二)辅助检查

1.尿液检查

尿异常是慢性肾炎的基本特点和标志,蛋白尿是诊断慢性肾炎的主要依据。尿蛋白一般在 $1～3\ g/24\ h$,尿沉渣可见颗粒管型和透明管型,多数可有肾小球源性镜下血尿,少数患者可有间发性肉眼血尿。

2.肾功能检查

多数慢性肾炎患者可有不同程度的肾小球滤过率(GFR)下降,早期表现为肌酐清除率下降,其后血肌酐、尿素氮升高,可伴不同程度的肾小管功能减退,如近端肾小管尿浓缩功能减退和/或近端肾小管重吸收功能下降。

3.影像学检查

B超检查早期可显示肾实质回声粗乱,晚期可有肾体积缩小等改变。

4.病理检查

肾活检有助于明确诊断,如无特殊禁忌证和有条件的医院,应强调所有慢性肾炎患者进行肾活检,肾活检有助于与继发性肾小球疾病的鉴别诊断。另外,可以明确肾小球病变的组织学类型和病理损害程度及活动性,从而指导合理的治疗,延缓慢性肾损害的进展。

三、慢性肾小球肾炎的鉴别诊断与诊断标准

(一)鉴别诊断

1.继发性肾小球疾病

如狼疮性肾炎、过敏性紫癜性肾炎、乙型肝炎相关性肾损害,以上可依据相应的系统表现及特异性实验室检查进行鉴别。

2.遗传性肾病

Alport 综合征常起病于青少年儿童,多在 10 岁之前起病,患者有眼(圆锥形或球形晶状体)、耳(神经性耳聋)、肾形态异常,并有阳性家族史(多为性连锁显性遗传、常染色体显性遗传及常染色体隐性遗传)。

3.其他原发性肾小球疾病

(1)隐匿性肾小球肾炎:主要表现为无症状性血尿和/或蛋白尿,无水肿、高血压和肾功能减退。

(2)感染后急性肾炎:有前驱感染,以急性发作起病的慢性肾炎需与此病鉴别,二者的潜伏期不同,血清 C_3 的动态变化有助于鉴别。另外,疾病的转归不同,慢性肾炎无自愈倾向,呈慢性进展,可资鉴别。

4.原发性高血压肾损害

先有较长期的高血压,然后出现肾损害,临床上近端肾小管功能损伤较肾小球功能损伤早,

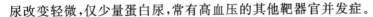

尿改变轻微,仅少量蛋白尿,常有高血压的其他靶器官并发症。

(二)诊断标准

(1)起病缓慢,病情迁延,临床表现可轻可重,或时轻时重,随着病情发展,可有肾功能减退、贫血、电解质紊乱等情况出现。

(2)可有水肿、高血压、蛋白尿、血尿及管型尿等表现中的一种或数种,临床表现多种多样,有时伴有肾病综合征或重度高血压。

(3)病程中可有急性发作,常因呼吸道及其他感染诱发,发作时有时类似急性肾炎的表现,有些病例可自动缓解,有些病例则出现病情加重。

四、慢性肾小球肾炎的治疗

慢性肾小球肾炎早期应该针对病理类型给予治疗,抑制免疫介导炎症,抑制细胞增生,减轻肾脏硬化;并应以防止或延缓肾功能进行性损害及恶化;以改善临床症状及防治并发症为主要目的。强调综合整体调治,可采取下列综合措施。

(一)一般治疗

1.动静结合,以静和休息为主

避免劳累及精神压力过大。因上列因素可加重肾功能负荷,加重高血压、水肿和尿检异常,故动静结合在治疗恢复过程中非常重要。

2.饮食调节

(1)蛋白质的摄入:慢性肾炎患者应根据肾功能减退程度决定蛋白质的入量。轻度肾功能减退者,蛋白食入量应为 0.6 g/(kg·d),以优质蛋白为主,适当辅以 α-酮酸或必需氨基酸,可适当增加碳水化合物的摄入,以满足机体能量需要,防止负氮平衡。如患者肾功能正常,可适当放宽蛋白入量,一般不易超过1.0 g/(kg·d),以免加重肾小球高滤过等所致的肾小球硬化。慢性肾炎、肾功能损害患者,如长期限制蛋白质入量,势必导致必需氨基酸的缺乏。因此,补充 α-酮酸是必要的。α-酮酸含有多种必需氨基酸,摄入后经过转氨基作用形成相应的氨基酸,可使机体既获取必需氨基酸,减少了不必要的氨基,还提供了一定量的钙。对肾性高磷酸盐血症和继发性甲状旁腺功能亢进起到良好的作用。

(2)盐的摄入:有高血压和水肿的慢性肾炎,盐的摄入一般控制在 3 g/d 以下。

(3)脂肪的摄入:高脂血症是促进肾脏病变加重的独立的危险因素,尤其是慢性肾炎大量蛋白尿的患者脂质代谢紊乱而出现的高脂血症。应限制脂肪摄入,限制含有大量饱和酸和脂肪酸的动物脂肪更为重要。

(二)药物治疗

1.积极控制高血压

高血压是加速肾小球硬化,促进肾功能恶化的重要危险因素,为此积极控制高血压是十分重要的环节。控制高血压可防止肾功能减退,或使已经受损的肾功能有所改善,并可防止心血管的并发症,改善近期预后,具体治疗原则如下。

(1)力争达到目标值,如尿蛋白<1 g/d 的患者,血压控制在 17.3/10.7 kPa(130/80 mmHg)左右;如尿蛋白≥1.0 g/d 的患者,血压应控制在 16.7 kPa/10.0 kPa(125/75 mmHg)以下水平。

(2)降压速度不能过低、过快,应使血压平稳下降。

(3)先以一种药物小剂量开始,必要时联合用药,直至血压控制满意。

（4）优选具有肾保护作用、能减缓肾功能恶化的降压药物。

（5）降压药物的选择：首选血管紧张素转换酶抑制剂（ACEI）、血管紧张素 Ⅱ 受体阻滞剂（ARB）；其次选择长效钙通道阻滞剂（CCB）、β 受体阻滞剂、血管扩张剂、利尿剂等。由于 ACEI 与 ARB 除具有降压作用外，还能减少尿蛋白和延缓肾功能恶化，保护肾的功能效应，应优先选用。

在肾功能不全患者应用 ACEI 或 ARB 时，应注意防止高血钾和血肌酐升高发生。但血肌酐 $>264\ \mu mol/L$ 时，务必在严密检测下谨慎应用，尤其注意监测肾功能和血钾。

2.严密控制蛋白尿

蛋白尿是慢性肾损害进程中独立危险因素，是肾功能渐进性恶化不利条件，控制蛋白尿可延缓疾病的进展。尿蛋白导致肾损害的机制有以下几点。

（1）导致肾小管上皮细胞重吸收蛋白过多而致细胞溶酶体破裂，释放溶酶体酶和补体引起组织损伤。

（2）肾小管上皮细胞摄取过多的清蛋白和脂肪酸，导致脂质合成和释放，引起细胞浸润，并释放组织因子造成组织损伤。

（3）肾小管本身产生的 Tamm-Horsfall 蛋白与滤液中蛋白相互作用阻塞肾小管。

（4）尿中补体成分增加，特别是 C_{5b-9} 膜攻击复合物激活近曲小管上皮的补体替代途径。

（5）肾小管蛋白质产氨增多，以及活化的氨基化 C_3 的相应产生。

（6）尿中转铁蛋白释放铁离子，产生游离氢氧根离子损伤肾小管。

以上因素导致肾小管分泌内皮素引起间质缺氧，产生致纤维因子。

控制蛋白尿药物的选择：ACEI 与 ARB 具有降低尿蛋白的作用，这种减少尿蛋白的作用并不依赖其降压的作用。因此，对于非肾病综合征范围内的蛋白尿可使用 ACEI 和/或 ARB 控制蛋白尿治疗。因用这类药物减少蛋白尿与剂量相关，所以其用药剂量，常需要高于降压所需剂量，但应预防低血压的发生。如选用依那普利 $20\sim30\ mg/d$ 和/或氯沙坦 $100\sim150\ mg/d$，才可发挥较好的降低蛋白尿和肾脏保护作用。

3.糖皮质激素和细胞毒类药物的应用

由于慢性肾炎是因多种因素引起的综合征表现，其病因、病理类型、病情变化和临床表现、肾功能损害程度等差异很大，故是否应用皮质激素、细胞毒类药物，应根据临床表现和病理类型的不同，综合分析，再确立是否应用。

（1）有大量蛋白尿伴或不伴肾功能轻度损害者，可考虑应用糖皮质激素，一般应用泼尼松 $1\ mg/(kg \cdot d)$，治疗过程中严密观察血压和肾功能，一旦有肾功能损害应酌情撤减。

（2）肾功能进行性减退者，不宜继续使用常规的口服糖皮质激素治疗。

（3）根据病理检查结果应用：如果病理检查结果以活动性病变为主，伴有细胞增生、炎症细胞浸润、大量蛋白尿等，则应用激素及细胞毒类积极治疗。如泼尼松 $1\ mg/(kg \cdot d)$，环磷酰胺 $2\ mg/(kg \cdot d)$。若病理检查结果为慢性病变为主（肾小管萎缩、间质纤维化），则不考虑皮质激素等免疫抑制剂治疗。如果病理检查结果表现为活动性病变和慢性病变并存，肾功能已有轻度损害（肌酐 $<256\ \mu mol/L$），伴有大量蛋白尿，这类患者也可考虑皮质激素与细胞毒类药物的治疗（剂量同上），并可加用雷公藤总苷 $60\ mg/d$，分 3 次服用。需密切观察肾功能的变化。

4.抗凝和血小板解聚药物治疗

抗凝药和血小板解聚药有一定的稳定肾功能、减轻肾脏病理损伤、延缓肾病进展的作用。即使无高凝状态和各种病理类型表现者,也可常规较长时间的配合激素及细胞毒类,或单独应用此类药物。常用药物如下。

(1)低分子肝素:该药的抗凝活性在于与抗凝血酶Ⅲ的结合后肝素链上的五聚糖抑制剂凝血酶和凝血因子Ⅹa,结果抗栓效果优于抗凝作用,生物利用度高,出血倾向少,半衰期比普通肝素长2~4倍,常用剂量为5 000 U/d,腹壁皮下注射或静脉滴注,一般7~10天为1个疗程。根据临床表现和检验凝血系列,无出血倾向者,可连续应用2~3个疗程。

(2)双嘧达莫:此为血小板解聚药,用量为200~300 mg/d,分3次口服,每月为1个疗程,可连续服用3~6个月。

(3)阿司匹林:50~150 mg/d,每天1次,无出血倾向者可连续服用6个月以上。

(4)盐酸噻氯匹定(抵克立得)250~500 mg/d;西洛他唑50~200 mg/d。

(5)华法林:4~20 mg/d,分2次服用,根据凝血酶原时间以1 mg为阶梯调整剂量。药物使用期间应定期检验凝血酶原时间(至少3~4周1次),防止出血,应严密观察。

以上的抗凝、溶栓、解聚血小板、扩张血管的中药和西药制剂,在应用时可选择1~4种,应注意有出血倾向者,或有过敏等不良反应者忌用或慎用,并要随时观察凝血酶时间。

5.降脂药物治疗

肾病并发脂质代谢紊乱,可加重肾功能的损害,并引起细胞凋亡,导致组织损伤。因此,当肾病并发脂质异常时,特别是低密度脂蛋白异常,应引起重视进而调节。他汀类药物不仅可以降血脂,更重要的是可以与肾脏纤维化有关分子的活性可逆性抑制系膜细胞、平滑肌细胞和小管上皮细胞对胰岛素样生长因子(PDGF)的增生反应;抑制单核细胞化学趋化蛋白和黏附因子的产生,减轻肾组织的损伤和纤维化。

6.避免加重肾损害的因素

在慢性肾炎的治疗恢复过程中,应积极预防感染、低血容量、腹水、水和电解质及酸碱平衡紊乱。避免过度劳累、妊娠和应用肾毒性药物,解除心理压力,如有血尿酸升高应积极治疗等。

(张晓永)

第七章
内分泌系统疾病

第一节 糖 尿 病

一、糖尿病病因及高危人群

(一)糖尿病的病因及发病机制

1.1 型糖尿病(T1DM)

(1)1 型糖尿病是自身免疫病。T1DM 在发病前胰岛素分泌功能虽然维持正常,但已经处于免疫反应活动期,血液循环中会出现一组自身抗体:胰岛细胞自身抗体(ICAs)、胰岛素自身抗体(IAA)、谷氨酸脱羧酶自身抗体(GAD_{65})。T1DM 患者的淋巴细胞上,HLA-Ⅱ类抗原 DR_3、DR_4频率显著升高。患者经常与其他自身免疫性内分泌疾病如甲状腺功能亢进、桥本甲状腺炎及艾迪生病同时存在。有自身免疫病家族史,如类风湿关节炎、结缔组织病等家族史。$50\%\sim60\%$新诊断的 T1DM 患者外周血细胞中,具有杀伤力的 T 细胞 CD_{88}数量显著增加。新诊断的 T1DM接受免疫抑制剂治疗可短期改善病情,降低血糖。

(2)1 型糖尿病的自然病程。

第一阶段:具有糖尿病遗传易感性,临床上无异常征象。

第二阶段:遭受病毒感染等侵袭。

第三阶段:出现自身免疫性损伤,ICA 阳性、IAA 阳性、CAD_{65} 阳性等,此阶段在葡萄糖的刺激下胰岛素的释放正常。

第四阶段:胰岛 β 细胞继续受损,β 细胞数量明显减少,葡萄糖刺激下胰岛素释放减少,葡萄糖耐量试验示糖耐量减低。

第五阶段:胰岛 β 细胞受损大于 80%,表现为高血糖及尿糖、尿酮体阳性,由于有少部分 β 细胞存活,血浆中仍可测出 C-肽,如果病变继续发展,β 细胞损失增多,血浆中 C-肽很难测出。

2.2 型糖尿病(T2DM)

2 型糖尿病具有明显的遗传异质性,受到多种环境因素的影响,其发病与胰岛素抵抗及胰岛素分泌相对缺乏有关。

(1)遗传因素:目前认为 2 型糖尿病是一种多基因遗传病。与其相关的基因有胰岛素受体底物-1(IRS-1)基因、解偶联蛋白 2 基因(UCP_2)、胰高血糖素受体基因、$β_3$ 肾上腺素能受体(AR)基因、葡萄糖转运蛋白基因突变、糖原合成酶(GS)基因等。有遗传易感性的个体并不是都会发生糖尿病,环境因素在2型糖尿病的发生发展中起着重要作用,这些环境因素包括肥胖、不合理饮食、缺乏体育锻炼、吸烟、年龄、应激等。

(2)肥胖:近年来有一种"节约基因"假说(图7-1),生活贫困的人群具有一种良好的本能,就是在贫困和强体力劳动的情况下,当营养充足时,体内的营养物以脂肪方式储存而节约下来,以备在饥荒时应用,当这些人进入现代社会,体力活动减少、热量充足或过剩,节约基因便成为肥胖和2型糖尿病的易感基因。

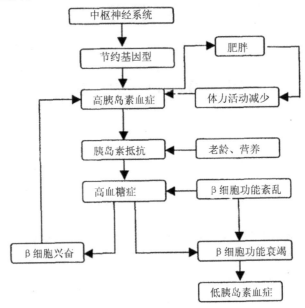

图 7-1   2 型糖尿病的节约基因假说

肥胖者的胰岛素调节外周组织对葡萄糖的利用明显降低,周围组织对葡萄糖的氧化、利用障碍,胰岛素对肝糖生成的抑制作用减低,游离脂肪酸(FFA)升高,高水平 FPA 可刺激胰岛 β 细胞过度分泌胰岛素而造成高胰岛素血症,并损害胰岛 β 细胞功能;FFA 可抑制胰岛 β 细胞对葡萄糖刺激的胰岛素分泌;FFA 升高可使胰岛细胞中脂酰辅酶 A 升高,从而甘油三酯(TG)合成增多;胰岛 β 细胞中脂质的增加可能影响其分泌胰岛素的功能。另外,在人类 β_3 受体(β_3AR)活性下降对内脏型肥胖的形成具有重要作用。

肥胖者存在明显的高胰岛素血症,高胰岛素血症降低胰岛素与受体的亲和力,从而造成胰岛素作用受阻,引发胰岛素抵抗,也就需要胰岛 β 细胞分泌更多的胰岛素,又引发高胰岛素血症,形成糖代谢紊乱与 β 细胞功能不足的恶性循环,最终导致 β 细胞功能严重缺陷,引发糖尿病。

(3)不合理饮食:目前认为脂肪摄入过多是 2 型糖尿病的重要环境因素之一。食物中不同类型的脂肪酸对胰岛素抵抗造成不同的影响,饮食中适量减少饱和脂肪酸和脂肪摄入有助于预防糖尿病。

食用水溶性纤维可在小肠表面形成高黏性液体,包被糖类,对肠道的消化酶形成屏障,延缓胃排空,从而延缓糖的吸收;食用水溶性纤维可被肠道菌群水解形成乙酸盐和丙酸盐,这些短链脂肪酸可吸收入门静脉,并在肝脏刺激糖酵解,抑制糖异生,促进骨骼肌葡萄糖转运蛋白(GLUT-4)的表达;此外水溶性纤维还可减少胃肠肽的分泌,胃肠肽可刺激胰岛分泌胰岛素,可见,多纤维饮食可改善胰岛素抵抗、降低血糖。

果糖可加重 2 型糖尿病患者的高胰岛素血症和高甘油三酯血症,食物中锌、铬缺乏也可使糖耐量减低,酗酒者可引发糖尿病。

(4)体力活动不足:运动可改善胰岛素敏感性,葡萄糖清除率增加,而且运动也有利于减轻体重,改善脂质代谢。

(5)胰岛素抵抗:胰岛素抵抗是指胰岛素分泌量在正常水平时,刺激靶细胞摄取和利用葡萄糖的生理效应显著减弱,或者靶细胞摄取和利用葡萄糖的生理效应正常进行,需要超量的胰岛素。

1)胰岛素抵抗的发生机制。胰岛素抵抗的主要原因是胰岛素的受体和受体后缺陷,包括下列方面。①在肥胖的 2 型糖尿病中可发现脂肪细胞上胰岛素受体的数量和亲和力降低,肝细胞和骨骼肌细胞上受体结合胰岛素的能力无明显异常。②β 亚单位酪氨酸激酶的缺陷是 2 型糖尿病受体后缺陷的主要问题。③胰岛素受体基因的外显子突变造成受体结构异常,使胰岛素与受体的结合减少。④GLUT-4 基因突变也是胰岛素抵抗的原因之一,GLUT-4 基因的启动基因区突变可能与 2 型糖尿病的发生有关。⑤游离脂肪酸(FFA)增多:2 型糖尿病患者经常存在 FFA 增多,从而引起胰岛素抵抗,其机制与 FFA 抑制外周葡萄糖的利用和促进糖异生有关。

2)胰岛素抵抗的临床意义。①胰岛素抵抗是一种病理生理状态,贯穿于 2 型糖尿病发病的全过程,由单纯胰岛素抵抗到糖耐量减低(IGT)到糖尿病早期、后期。②研究发现,2 型糖尿病的一级亲属及糖尿病患者都存在胰岛素抵抗,且与血管内皮功能损伤密切相关,而血管内皮功能损伤又是动脉硬化的初始阶段,所以胰岛素抵抗还可以引起心血管疾病,它经常存在于众多心血管代谢疾病,这些疾病常集中于一身,称为胰岛素抵抗综合征。③胰岛素抵抗还见于多种生理状态和疾病,如妊娠、多囊卵巢综合征、胰岛素受体突变、肢端肥大症、皮质醇增多症、某些遗传综合征等。

3)防治胰岛素抵抗的临床意义。防治胰岛素抵抗可预防和治疗 2 型糖尿病;预防、治疗代谢综合征;改善糖、脂代谢;改善胰岛 β 细胞功能;减少心血管并发症的发生率和病死率。

4)肿瘤坏死因子-α(TNF-α)与胰岛素抵抗的关系。TNF-α 是由脂肪细胞产生的一种细胞因子,在胰岛素抵抗中起着重要作用。它可减低培养的脂肪细胞 GLUT-4 mRNA 的表达及 GLUT-4 蛋白含量;抑制脂肪及肌肉组织中胰岛素诱导的葡萄糖摄取。TNF-α 的作用机制为抑制胰岛素受体突变,酪氨酸激酶、胰岛素受体底物-1(IRS-1)及其他细胞内蛋白质的磷酸化,使其活性降低,同时降低 GLUT-4 的表达,抑制糖原合成酶的活性,增加脂肪分解,升高 FFA 浓度,升高血浆纤溶酶原激活物抑制物-1(PAI-1)的浓度。在肥胖、2 型糖尿病患者的脂肪和肌肉组织中 TNF-α 表达量明显增加。

5)抵抗素与胰岛素抵抗的关系。抵抗素是新近发现的由脂肪细胞分泌的一种含有 750 个氨基酸的蛋白质,具有诱发胰岛素抵抗的作用,基因重组的抵抗素能使正常小鼠的糖耐量受损,并降低胰岛素激发的脂肪细胞的糖摄取及胰岛素敏感性。目前认为它是一种潜在的联系肥胖与胰岛素抵抗及糖尿病的激素。

6)胰岛素敏感性的检测方法。①空腹胰岛素,是较好的胰岛素抵抗指数,与正糖钳夹结果有很好的相关性,适用于非糖尿病患者群。②稳态模式评估法的胰岛素抵抗指数(HOMA-IR),HOMA-IR 指数=空腹血糖(mmol/L)×空腹胰岛素(mIU/L)/22.5。③空腹胰岛素敏感性指数(IRI):IRI=空腹血糖(mIU/L)×空腹胰岛素(mmol/L)/25。④空腹血糖与胰岛素乘积的倒数

(IAI)：IAI＝1［空腹血糖(mmol/L)×空腹胰岛素(mIU/L)］，本方法由我国学者提出。⑤空腹血糖与胰岛素比值(FPI)，FPI＝空腹血糖(mmol/L)/空腹胰岛素(mIU/L)。⑥高胰岛素-正葡萄糖钳夹技术，是在胰岛素-葡萄糖代谢平衡状态下，精确测定组织对胰岛素敏感性的方法。在指定时间内，使血浆胰岛素水平迅速升高并保持于优势浓度(100 μU/L左右)，在此期间，每5分钟测定一次动脉的血浆葡萄糖浓度，根据测定的血糖值调整外源性的葡萄糖输注速度，使血糖水平保持在正常范围(5 mmol/L左右)，一般经过2小时达到胰岛素-葡萄糖代谢稳定状态。由于优势浓度的胰岛素可基本抑制肝糖的输出(内源性葡萄糖产量)，因此稳定状态下的葡萄糖输注率(M)相等于外周组织的葡萄糖利用率。M值可作为评价外周组织胰岛素敏感性的指标。本法具有精确、重复性好的特点，缺点是不能知晓肝糖产生的真实情况及葡萄糖在细胞内代谢的机制。⑦扩展葡萄糖钳夹技术，在正葡萄糖钳夹技术的基础上，联合应用放射性同位素追踪技术和间接测热技术，精确测定内源性葡萄糖生成量(肝糖)和机体葡萄糖利用率及细胞内葡萄糖氧化和合成的情况，从而全面了解机体葡萄糖的生成和利用。基本方法为：在钳夹前2～3小时，输注一定量³H标记的葡萄糖，根据所标记底物的放射性，分别计算出葡萄糖消失率(又称葡萄糖利用率)、肝糖产量(HGP)。应用间接测热法得出葡萄糖氧化率和非氧化率(糖原合成率)。此外，还可得知脂肪和蛋白质氧化利用的情况。该项组合技术是世界上公认的测定胰岛素敏感性的一套较完整技术。此项技术的应用为揭示胰岛素对葡萄糖、脂肪及蛋白质代谢的影响，胰岛素抵抗发生的机制、抵抗发生的部位提供了证据。目前国际上应用的扩展钳夹技术还有很多，但都以正糖钳夹为基础，如正钳夹联合局部插管法、联合局部组织活检等。⑧微小模型和静脉胰岛素耐量试验，基本方法是静脉注射葡萄糖(0.3 g/kg)以刺激内源性胰岛素分泌，在3小时内抽血26～30次，检测胰岛素和葡萄糖浓度，将测定值输入计算机，应用微小模型进行计算。此法的优点是能同步测定和评估胰岛素敏感性和葡萄糖自身代谢效能，并可知晓β细胞分泌功能，应用本法计算出的胰岛素敏感性与正糖钳夹测定的结果有很好的相关性。目前已有简化样本法和改良法。⑨短时胰岛素耐量试验，静脉注射胰岛素(0.1 U/kg)，在15分钟内抽取血标本测定葡萄糖浓度，根据葡萄糖的下降率计算胰岛素敏感性。此法与正糖钳夹结果有很好的相关性，具有操作简单、耗时少、相对精确的特点。

3.特殊类型糖尿病

特殊类型糖尿病共有8类。

(1)胰岛β细胞功能缺陷：为单基因缺陷所致胰岛β细胞分泌胰岛素不足，目前发现的基因缺陷如下。①MODY3基因、MODY2基因和MODY1基因。②线粒体基因突变，线粒体DNA常见为tRNALeu(UUR)基因3243突变(A→G)。

(2)胰岛素作用的遗传缺陷：此型呈明显的高胰岛素血症，明显的胰岛素抵抗，包括A型胰岛素抵抗、脂肪萎缩性糖尿病、矮妖精综合征。

(3)胰岛外分泌疾病：胰腺炎、血色病、外伤或胰腺切除、纤维钙化性胰腺病、肿瘤、囊性纤维化。

(4)内分泌疾病：肢端肥大症、甲状腺功能亢进、库欣综合征、生长抑素瘤、胰高血糖素瘤、醛固酮瘤、嗜铬细胞瘤等。

(5)其他：药物或化学物诱导所致糖尿病，感染所致糖尿病，免疫介导的罕见疾病，伴糖尿病的其他遗传综合征。

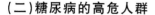

(二)糖尿病的高危人群

(1)老龄化:随着年龄增长,体力活动减少,体重增加,胰岛素分泌能力及身体对胰岛素的敏感性下降,使糖尿病特别是 2 型糖尿病的发生机会增多,所以年龄≥45 岁的人群,是糖尿病的高危人群。

(2)肥胖:体重≥标准体重 20%,或体重指数(BMI)≥27。

(3)糖尿病有明显的遗传倾向,家族中有患糖尿病的一级亲属的人群也是糖尿病发病的高危人群。

(4)有妊娠糖尿病史或巨大胎儿分娩史者,妊娠期间可能有未发现的高血糖,血糖经过胎盘达到胎儿,而胎儿的胰岛功能正常,充分利用了这些多余的糖分,形成巨大儿。

(5)原发性高血压患者。

(6)高脂血症:高密度脂蛋白(HDL)≤0.9 mmol/L,甘油三酯≥2.8 mmol/L。

(7)曾经有空腹血糖受损(IFG)或糖耐量减低(IGT)史者。

二、糖尿病诊断

(一)临床表现

(1)代谢紊乱综合征:"三多一少",即多尿、多饮、多食和体重减轻。T1DM 患者大多起病较快,病情较重,症状明显且严重。T2DM 患者多数起病缓慢,病情相对较轻,肥胖患者起病后也会体重减轻。患者可有皮肤瘙痒,尤其外阴瘙痒。高血糖可使眼房水晶体渗透压改变而引起屈光改变致视力模糊。

(2)相当一部分患者并无明显"三多一少"症状,仅因各种并发症或伴发病而就诊,化验后发现高血糖。

(3)反应性低血糖:有的 T2DM 患者进食后胰岛素分泌高峰延迟,餐后3~5 小时血浆胰岛素水平不适当地升高,其所引起的反应性低血糖可成为这些患者的首发表现。

(二)实验室检查

部分反映糖代谢的指标见表 7-1。

表 7-1　反映糖代谢水平的有关检查指标的意义

实验室指标	代表血糖水平时间
血糖(空腹、餐后)	瞬间
24 小时尿糖	当天
果糖胺	最近 7~10 天
糖化血红蛋白(HbA1c)	最近 2~3 个月

1.血糖测定

血糖测定是糖尿病的主要诊断依据,也是指导糖尿病治疗及判断疗效的主要指标。最常用的方法是葡萄糖氧化酶法。用血浆、血清测得的血糖比全血高 15%。如果作为诊断建议应用血浆或血清葡萄糖,正常值 3.9~6.0 mmol/L。

2.尿糖测定

正常人每天尿中排出的葡萄糖不超过 100 mg,一般常规的尿糖定性测不出。若每天尿中排出糖超过 100 mg,则称为糖尿。但尿糖阴性并不能排除糖尿病的可能。

3.葡萄糖耐量试验

(1)口服葡萄糖耐量试验(OGTT):此方法是检查人体血糖调节功能的一种方法,是诊断糖尿病、糖耐量减低(IU)的最主要方法,应用非常广泛。儿童 1～1.5 岁 2.5 g/kg,1.5～3 岁 2.0 g/kg,3～12 岁 1.75 g/kg,最大量不超过 75 g。非妊娠成人服 75 g 葡萄糖。

方法:试验前一夜禁食 10 小时以上,16 小时以下,次日清晨(7～9 时)开始,把 75 g 葡萄糖稀释至 25％的浓度,5 分钟之内饮完,分别在空腹、服糖后 30 分钟、60 分钟、120 分钟、180 分钟采血,测血糖,若患者有低血糖史可延长试验时间,并于第 4 小时及第 5 小时测血糖,每次采血后立即留尿查尿糖以排除肾脏因素的影响。正常人服糖后血糖迅速上升,30～60 分钟内血糖达到最高峰,高峰血糖水平比空腹超过 50％,此时肝脏摄取及其他组织利用与吸收进入血液的葡萄糖数量相等。在 1.5～2 小时血糖下降至正常水平。

口服葡萄糖耐量试验的影响因素。①饮食因素:试验前三天应该摄入足够的糖类,一天大于 250 g,否则容易出现糖耐量减低而导致假阳性,特别是老年人。另外,还要注意脂肪摄入的标准化。②体力活动:试验前体力活动过少或过多都会影响糖耐量试验结果。③精神因素及应激:情绪激动及急性应激均可以引起血糖升高,试验前要避免。④生理因素:妊娠、老年都可影响糖耐量试验结果。⑤药物:口服避孕药、烟酸、某些利尿剂、水杨酸类药物可影响糖耐量试验结果,试验前应停药。⑥疾病:一些疾病,如肝脏疾病、心脏疾病、肾脏疾病、胰腺疾病、骨骼肌疾病、某些内分泌疾病、代谢紊乱等均可影响糖耐量试验结果。

(2)静脉葡萄糖耐量试验(IVGTT):由于缺乏肠道的刺激,IVGTT 不符合生理条件,所以只用于有胃肠功能紊乱者。具体方法为按每千克体重 0.5 g 计算,静脉注射 50％葡萄糖溶液,2～3 分钟注完,在注射过程中的任何时间为零点,每 5 分钟取静脉血验血糖 1 次,共 60 分钟。将葡萄糖值绘在半对数纸上,横坐标为时间,计算某一血糖值下降到其一半的时间作为 $t_{1/2}$,再按公式 $K=0.69/t_{1/2}×100$ 算出 K 值。正常人 $K≥1.2$,糖尿病患者 $K<0.9$。IVGTT 可了解胰岛素释放第一时相的情况。

4.糖化血红蛋白

糖化血红蛋白(GHbA₁)是血红蛋白 A 组分的某些特殊分子部位和葡萄糖经过缓慢而不可逆的非酶促反应结合而形成的,其中以 GHbA₁c 最主要,它反映 8～12 周的血糖的平均水平,可能是造成糖尿病慢性并发症的一个重要致病因素,是糖尿病患者病情监测的重要指标,但不能作为糖尿病的诊断依据。其参考范围为 4％～6％。

5.糖化血浆清蛋白

人血浆蛋白与葡萄糖发生非酶催化的糖基化反应而形成果糖胺(FA),可以评价 2～3 周内的血糖波动情况,其参考值为 1.7～2.8 mmol/L。此项化验也不能作为糖尿病的诊断依据。

6.血浆胰岛素和 C-肽测定

β 细胞分泌的胰岛素原可被相应的酶水解生成胰岛素和 C-肽,这两个指标可以作为糖尿病的分型诊断应用,也用于协助诊断胰岛素瘤。目前血浆胰岛素用放射免疫分析法测定,称为免疫反应性胰岛素(IRI),正常参考值为空腹 5～25 mU/L。C-肽作为评价胰岛 β 细胞分泌胰岛素能力的指标比胰岛素更为可信,它不受外源胰岛素的影响,正常人基础血浆 C-肽水平为 400 Pmol/L。周围血 C 肽/胰岛素比例常大于 5。胰岛 β 细胞分泌胰岛素功能受许多因素所刺激,如葡萄糖、氨基酸(亮氨酸、精氨酸)、激素(胰升糖素、生长激素)、药物(磺脲类、α 受体阻滞剂、α受体激动剂)等,其中以葡萄糖最为重要。正常人口服葡萄糖(或标准馒头餐)后,血浆胰岛素水平在30~60分钟上升至高峰,可为基础值的5~10倍,3~4小时恢复到基础水平。C肽水平则升高5~6倍。血浆胰岛素和C-肽水平测定有助于了解β细胞功能(包括储备功能)和指导治疗,但不作为诊断糖尿病的依据。

(三)诊断过程中应注意的问题

糖尿病是以糖代谢紊乱为主要表现的代谢综合征,其病因及发病机制非常复杂,发病后涉及多个脏器的合并症,所以其诊断必须统一、规范,内容项目要齐全,应包含病因诊断、功能诊断、并发症及并发症诊断。首先,要根据诊断标准确定是糖尿病还是IGT,如果确定糖尿病还应该注意区分糖尿病的类型。其次,要明确有无急、慢性并发症,如果有慢性并发症应该注意分期。最后还应注意是否同时存在合并症,如合并妊娠、Graves病、肝脏疾病、肾脏疾病等,了解这些情况有助于在治疗过程中采取正确的治疗方案及正确的估计预后。另外,因为糖尿病是一种高遗传性疾病,还应该注意,一定不要忘记询问患者的家族史。体检时注意患者的营养状态、是否肥胖、甲状腺情况等,对已经确诊糖尿病者还应注意进行视网膜、肾脏及周围神经的检查,确定是否存在并发症。

(四)诊断与鉴别诊断

1.糖尿病诊断标准

依据静脉血浆葡萄糖而不是毛细血管血糖测定结果诊断糖尿病。若无特殊提示,本节所提到的血糖均为静脉血浆葡萄糖值。糖代谢状态分类标准和糖尿病诊断标准见表7-2、表7-3。

表 7-2　糖代谢状态分类(世界卫生组织 1999 年)

糖代谢状态	静脉血浆葡萄糖(mmol/L)	
	空腹血糖	糖负荷后 2 小时血糖
正常血糖	<6.1	<7.8
空腹血糖受损	≥6.1,<7.0	<7.8
糖耐量减低	<7.2	≥7.8,<11.1
糖尿病	≥7.0	≥11.1

注:空腹血糖受损和糖耐量减低统称为糖调节受损,也称糖尿病前期;空腹血糖正常参考范围下限通常为 3.9 mmol/L。

表 7-3　糖尿病的诊断标准

诊断标准	静脉血浆葡萄糖或 HbA1c 水平
典型糖尿病症状	
加上随机血糖	≥11.1 mmol/L
或加上空腹血糖	≥7 mmol/L
或加上 OGTT 2 小时血糖	≥11.1 mmol/L
或加上 HbA1c	≥65%
无糖尿病典型症状者,需改日复查确认	

注:OGTT 为口服葡萄糖耐量试验;HbA1c 为糖化血红蛋白。典型糖尿病症状包括烦渴多饮、多尿、多食、不明原因体重下降;随机血糖指不考虑上次用餐时间,一天中任意时间的血糖,不能用来诊断空腹血糖受损或糖耐量减低;空腹状态指至少 8 小时没有进食热量。

2011 年世界卫生组织(WHO)建议在条件具备的国家和地区采用糖化血红蛋白(HbA1c)诊

断糖尿病,诊断切点为 HbA1c≥6.5%。我国从 2010 年开始进行"中国 HbA1c 教育计划",随后国家食品药品监督管理局发布了糖化血红蛋白分析仪的行业标准,国家卫生和计划生育委员会临床检验中心发布了《糖化血红蛋白实验室检测指南》,并实行了国家临床检验中心组织的室间质量评价计划,我国的 HbA1c 检测标准化程度逐步提高。国内一些横断面研究结果显示,在中国成人中 HbA1c 诊断糖尿病的最佳切点为 6.2%~6.5%。为了与 WHO 诊断标准接轨,推荐在采用标准化检测方法且有严格质量控制(美国国家糖化血红蛋白标准化计划、中国糖化血红蛋白一致性研究计划)的医疗机构,可以将 HbA1c≥6.5% 作为糖尿病的补充诊断标准。但是,在以下情况下只能根据静脉血浆葡萄糖水平诊断糖尿病:镰状细胞病、妊娠(中、晚期)、葡萄糖-6-磷酸脱氢酶缺乏症、艾滋病、血液透析、近期失血或输血、促红细胞生成素治疗等。此外,不推荐采用 HbA1c 筛查囊性纤维化相关糖尿病。

空腹血浆葡萄糖、75 g 口服葡萄糖耐量试验(OGTT)后的 2 小时血浆葡萄糖值或 HbA1c 可单独用于流行病学调查或人群筛查。如 OGTT 的目的仅在于明确糖代谢状态时,仅需检测空腹和糖负荷后 2 小时血糖。我国的流行病学资料显示,仅查空腹血糖,糖尿病的漏诊率较高,理想的调查是同时检测空腹血糖、OGTT 后的 2 小时血糖及 HbA1c。OGTT 其他时间点血糖不作为诊断标准。建议血糖水平已达到糖调节受损的人群,应行 OGTT,以提高糖尿病的诊断率。

急性感染、创伤或其他应激情况下可出现暂时性血糖升高,不能以此时的血糖值诊断糖尿病,须在应激消除后复查,再确定糖代谢状态。在上述情况下检测 HbA1c 有助于鉴别应激性高血糖和糖尿病。

2.1 型糖尿病与 2 型糖尿病的鉴别

见表 7-4。

表 7-4 1 型糖尿病与 2 型糖尿病的鉴别

鉴别要点	1 型糖尿病	2 型糖尿病
发病年龄	各年龄均见	10 岁以上多见
季节	秋冬多见	无关
发病	急骤	缓慢
家族遗传	明显	明显
肥胖	少见	多见
酮症酸中毒	多见	少见
胰岛炎	有	无
胰岛 β 细胞	减少	不一定
血胰岛素	明显减少	稍减少、正常或增多
空腹血 C-肽	<1 μg/L	>1 μg/L
血胰岛细胞抗体	＋	－
胰岛素	依赖	暂时性
口服降糖药	无效	有效

3.糖尿病的鉴别诊断

(1)其他原因所致的血糖、尿糖改变:急性生理性应激和病理性应激时,由于应激激素如肾上腺素、促肾上腺皮质激素、肾上腺皮质激素和生长激素分泌增加,可使糖耐量减低,出现一过性血糖升高,尿糖阳性,应激过后可恢复正常。

(2)其他糖尿和假性糖尿:进食过量半乳糖、果糖、乳糖,可出现相应的糖尿,肝功能不全时果糖和半乳糖利用障碍,也可出现果糖尿或半乳糖尿,但葡萄糖氧化酶试剂特异性较高,可加以区别。大量维生素 C、水杨酸盐、青霉素、丙磺舒也可引起班氏试剂法的假阳性反应。

(3)药物对糖耐量的影响:噻嗪类利尿药、呋塞米、糖皮质激素、口服避孕药、水杨酸钠、普萘洛尔、三环类抗抑郁药等可抑制胰岛素释放或拮抗胰岛素的作用,引起糖耐量减低,血糖升高,尿糖阳性。另外,降脂药物、乳化脂肪溶液、大量咖啡等也可以引起糖耐量异常。

(4)继发性糖尿病:肢端肥大症(或巨人症)、Cushing 综合征、嗜铬细胞瘤可分别因生长激素、皮质醇、儿茶酚胺分泌过多、拮抗胰岛素而引起继发性糖尿病或糖耐量减低。此外,长期服用大量糖皮质激素可引起类固醇糖尿病。

(5)胰源性糖尿病:胰腺全切除术后、慢性乙醇中毒或胰腺炎等引起的胰腺疾病可伴有糖尿病,临床表现和实验室检查类似 1 型糖尿病,但血中胰高糖素和胰岛素均明显降低,在使用胰岛素或其他口服降糖药物时,由于拮抗胰岛素的胰高糖素也同时缺乏,极易发生低血糖,但不易发生严重的酮症酸中毒。无急性并发症时,患者多有慢性腹泻和营养不良。

三、糖尿病的分型

采用 WHO(1999 年)的糖尿病病因学分型体系,根据病因学证据将糖尿病分为 4 种类型,即 1 型糖尿病(T1DM)、2 型糖尿病(T2DM)、特殊类型糖尿病和妊娠期糖尿病。T1DM 包括免疫介导型和特发性 T1DM。特殊类型糖尿病包括如下几类。

(一)胰岛 β 细胞功能单基因缺陷

葡萄糖激酶(GCK)基因突变[青少年的成人起病型糖尿病(MODY)2];肝细胞核因子-1α(HNF-1α)基因突变(MODY3);肝细胞核因子-4α(HNF-4α)基因突变(MODY1);肝细胞核因子-1β(HNF-1β)基因突变(MODY5);线粒体 DNA 3243 突变[母系遗传的糖尿病和耳聋(MIDD)];钾离子通道 KCNJ11 基因突变[永久性新生儿糖尿病(PNDM)];钾离子通道 KCNJ11 基因突变[发育迟缓癫痫和新生儿糖尿病(DEND)];染色体 6q24 印迹异常[暂时性新生儿糖尿病(TNDM)];ATP 结合盒亚家族成员 8(ABCC8)基因突变(MODY12);胰岛素(INS)基因突变(PNDM);WFS1 基因突变(Wolfram 综合征);FOXP3 基因突变(IPEX 综合征);EIF2AK3 基因突变(Wolcott-Rallison 综合征)。

(二)胰岛素作用单基因缺陷

胰岛素受体基因突变(A 型胰岛素抵抗、矮妖精貌综合征、Rabson-Mendenhall 综合征);PPARG 基因突变或 LMNA 基因突变(家族性部分脂肪营养不良);AGPAT2 基因突变或 BSCL2 基因突变(先天性全身脂肪营养不良)。

(三)胰源性糖尿病

纤维钙化性胰腺病、胰腺炎、创伤/胰腺切除术、胰腺肿瘤、囊性纤维化、血色病等。

(四)内分泌疾病

库欣综合征、肢端肥大症、嗜铬细胞瘤、胰高糖素瘤、甲状腺功能亢进症、生长抑素瘤、原发性醛固酮增多症等。

(五)药物或化学品所致糖尿病

糖皮质激素、某些抗肿瘤药、免疫检查点抑制剂、α干扰素等。

(六)感染

先天性风疹、巨细胞病毒、腺病毒、流行性腮腺炎病毒等。

(七)不常见的免疫介导性糖尿病

僵人综合征、胰岛素自身免疫综合征、胰岛素受体抗体等。

(八)其他与糖尿病相关的遗传综合征

Down 综合征、Friedreich 共济失调、Huntington 舞蹈病、Klinefelter 综合征、Laurence-Moon-Beidel 综合征、强直性肌营养不良、卟啉病、Prader-Willi 综合征、Turner 综合征等。

T1DM、T2DM 和妊娠期糖尿病是临床常见类型。T1DM 病因和发病机制尚未完全明了，其显著的病理学和病理生理学特征是胰岛 β 细胞数量显著减少乃至消失所导致的胰岛素分泌显著下降或缺失。T2DM 的病因和发病机制目前亦不明确，其显著的病理生理学特征为胰岛素调控葡萄糖代谢能力的下降(胰岛素抵抗)伴胰岛 β 细胞功能缺陷所导致的胰岛素分泌减少(相对减少)。特殊类型糖尿病是病因学相对明确的糖尿病。随着对糖尿病发病机制研究的深入，特殊类型糖尿病的种类会逐渐增加。

四、各种类型糖尿病的特点

(一)T1DM 和 T2DM 的主要特点

不能仅依据血糖水平进行糖尿病的分型，即使是被视为 T1DM 典型特征的糖尿病酮症酸中毒在 T2DM 中也会出现。在糖尿病患病初期进行分型有时很困难。如果一时不能确定分型，可先做一个临时性分型，用于指导治疗。然后依据患者对治疗的初始反应及追踪观察其临床表现再重新评估、分型。目前诊断 T1DM 主要根据患者的临床特征。T1DM 具有以下特点：年龄通常小于 30 岁；"三多一少"症状明显；常以酮症或酮症酸中毒起病；非肥胖体型；空腹或餐后的血清 C 肽浓度明显降低；出现胰岛自身免疫标记物，如谷氨酸脱羧酶抗体(GADA)、胰岛细胞抗体(ICA)、胰岛细胞抗原 2 抗体(IA-2A)、锌转运体 8 抗体(ZnT8A)等。暴发性 1 型糖尿病是急性起病的 T1DM，东亚人多见，主要临床特征包括起病急、高血糖症状出现时间非常短(通常不到 1 周)、诊断时几乎没有 C 肽分泌、诊断时存在酮症酸中毒、大多数胰岛相关自身抗体阴性、血清胰酶水平升高、疾病发作前有流感样症状和胃肠道症状。

在 T1DM 中，有一种缓慢进展的亚型，即成人隐匿性自身免疫性糖尿病(LADA)，在病程早期与 T2DM 的临床表现类似，需要依靠 GADA 等胰岛自身抗体的检测或随访才能明确诊断。

(二)胰岛 β 细胞功能遗传性缺陷所致特殊类型糖尿病

(1)线粒体 DNA 突变糖尿病：线粒体基因突变糖尿病是最为多见的单基因突变糖尿病，占中国成人糖尿病的 0.6%。绝大多数线粒体基因突变糖尿病是由线粒体亮氨酸转运 RNA 基因[tRNALeu(UUR)]3243 位的 A→G(A3243G)突变所致。常见的临床表现为母系遗传、糖尿病和耳聋。对具有下列一种尤其是多种情况者应疑及线粒体基因突变糖尿病。①在家系内糖尿病的传递符合母系遗传；②起病早伴病程中胰岛 β 细胞分泌功能明显进行性减退或伴体重指数低且胰岛自身抗体检测阴性的糖尿病患者；③伴神经性耳聋的糖尿病患者；④伴中枢神经系统表现、骨骼肌表现、心肌病、视网膜色素变性、眼外肌麻痹或乳酸性酸中毒的糖尿病患者或家族中有上述表现者。对疑似本症者首先应进行 tRNALeu(UUR)A3243G 突变检测。

（2）MODY：MODY 是一种以常染色体显性遗传方式在家系内传递的早发但临床表现类似 T2DM 的疾病。MODY 是临床诊断。目前通用的 MODY 诊断标准有以下 3 点。①家系内至少 3 代直系亲属均有糖尿病患者，且其传递符合常染色体显性遗传规律；②家系内至少有 1 个糖尿病患者的诊断年龄在 25 岁或以前；③糖尿病确诊后至少在 2 年内不需使用胰岛素控制血糖。目前国际上已发现了 14 种 MODY 类型，中国人常见的 MODY 类型及临床特征见表 7-5。

表 7-5 中国人常见的 MODY 类型及临床特征

MODY 分型	蛋白质（基因）	临床特征
1	肝细胞核因子-4α(HNF4A)	青春期或成年早期进行性胰岛素分泌受损；高出生体重及新生儿暂时性低血糖；对磺脲类药物敏感
2	葡萄糖激酶(GCK)	病情稳定，非进行性空腹血糖升高；通常无需药物治疗；微血管并发症罕见；OGTT 2 小时血糖较空腹血糖轻度升高（<3 mmol/L）
3	肝细胞核因子-1α(HNF1A)	青春期或成年早期进行性胰岛素分泌受损；肾糖阈下降；OGTT 2 小时血糖较空腹血糖显著升高（>5 mmol/L）；对磺脲类药物敏感
5	肝细胞核因子-1β(HNF1B)	血糖升高伴肾发育性疾病（肾囊肿）；泌尿生殖道畸形；胰腺萎缩；高尿酸血症；痛风
10	胰岛素(INS)	胰岛素分泌缺陷，通常需要胰岛素治疗
13	钾离子通道 Kir6.2(KCNJ11)	胰岛素分泌缺陷，对磺脲类药物敏感

注：MODY 为青少年的成人起病型糖尿病；OGTT 为口服葡萄糖耐量试验。

（三）妊娠期糖尿病

妊娠期糖尿病（GDM）是指妊娠期间发生的糖代谢异常，但血糖未达到显性糖尿病的水平，占妊娠期高血糖的 83.6%。诊断标准为：孕期任何时间行 75 g 口服葡萄糖耐量试验（OGTT），5.1 mmol/L≤空腹血糖<7.0 mmol/L，OGTT 1 小时血糖≥10.0 mmol/L，8.5 mmol/L≤OGTT 2 小时血糖<11.1 mmol/L，任 1 个点血糖达到上述标准即诊断 GDM。由于空腹血糖随孕期进展逐渐下降，孕早期单纯空腹血糖>5.1 mmol/L 不能诊断 GDM，需要随访。

五、2 型糖尿病综合控制目标和高血糖的治疗路径

（一）2 型糖尿病的综合控制目标

2 型糖尿病（T2DM）患者常合并代谢综合征的一个或多个组分，如高血压、血脂异常、肥胖等，使 T2DM 并发症的发生风险、进展速度及危害显著增加。因此，科学、合理的 T2DM 治疗策略应该是综合性的，包括血糖、血压、血脂和体重的控制（表 7-6），并在有适应证时给予抗血小板治疗。血糖、血压、血脂和体重的控制应以改善生活方式为基础，并根据患者的具体情况给予合理的药物治疗。

表 7-6 中国 2 型糖尿病的综合控制目标

测量指标	目标值
毛细血管血糖(mmol/L)	
空腹	4.4~7.0
非空腹	<10.0
糖化血红蛋白(%)	<7.0

(续表)

测量指标	目标值
血压(mmHg)	<130/80
总胆固醇(mmol/L)	<4.5
高密度脂蛋白胆固醇(mmol/L)	
男性	>1.0
女性	>1.3
甘油三酯(mmol/L)	<1.7
低密度脂蛋白胆固醇(mmol/L)	
未合并动脉粥样硬化性心血管疾病	<2.6
合并动脉粥样硬化性心血管疾病	<1.8
体重指数(kg/m²)	<24.0

注:1 mmHg=0.133 kPa。

血糖的控制在糖尿病代谢管理中具有重要的意义。糖化血红蛋白(HbA1c)是反映血糖控制状况的最主要指标(表 7-7)。制订 HbA1c 控制目标应兼顾大血管、微血管获益与发生不良反应(低血糖、体重增加等)风险之间的平衡。HbA1c 水平的降低与糖尿病患者微血管并发症的减少密切相关,HbA1c 从 10% 降至 9% 对降低并发症发生风险的影响要大于其从 7% 降至 6%(图 7-2)。英国前瞻性糖尿病研究(UKPDS)研究结果显示,HbA1c 每下降 1% 可使所有糖尿病相关终点风险和糖尿病相关死亡风险降低 21%($P<0.01$),心肌梗死风险降低 14%($P<0.01$),微血管并发症风险降低 37%($P<0.01$)。UKPDS 后续随访研究结果显示,强化降糖组在强化降糖治疗结束后 10 年其心肌梗死风险仍较常规治疗组降低 15%($P=0.01$),全因死亡风险降低 13%($P=0.007$),表明早期良好的血糖控制可带来远期获益。推荐大多数非妊娠成年 T2DM 患者 HbA1c 的控制目标为 <7%。

HbA1c 控制目标应遵循个体化原则,即根据患者的年龄、病程、健康状况、药物不良反应风险等因素实施分层管理,并对血糖控制的风险/获益比、成本/效益比等方面进行科学评估,以期达到最合理的平衡。年龄较轻、病程较短、预期寿命较长、无并发症、未合并心血管疾病的 T2DM 患者在无低血糖或其他不良反应的情况下可采取更严格的 HbA1c 控制目标(如 <6.5%,甚至尽量接近正常)。年龄较大、病程较长、有严重低血糖史、预期寿命较短、有显著的微血管或大血管并发症或严重合并症的患者可采取相对宽松的 HbA1c 目标(图 7-3)。经单纯生活方式干预或使用不增加低血糖风险的降糖药物治疗后达到 HbA1c ≤6.5% 且未出现药物不良反应的非老年患者无需减弱降糖治疗强度。随着病程进展,患者可能会出现各种慢性并发症,预期寿命降低,血糖更难以控制,治疗的风险和负担也会增加。因此,应随患者的病程进展和病情变化情况及时调整 HbA1c 目标,以维持风险与获益的平衡。

表 7-7　糖化血红蛋白与血糖关系对照表

糖化血红蛋白(%)	平均血浆葡萄糖水平	
	mmol/L	mmol/L
6	7.0	126
7	8.6	154

（续表）

糖化血红蛋白（%）	平均血浆葡萄糖水平	
	mmol/L	mmol/L
8	10.2	183
9	11.8	212
10	13.4	240
11	14.9	269
12	16.5	298

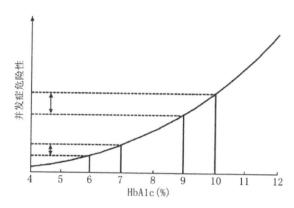

图 7-2　糖化血红蛋白（HbA1c）与糖尿病患者微血管并发症危险性的关系曲线

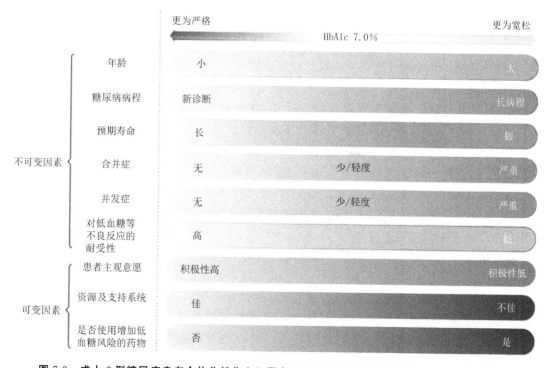

图 7-3　成人 2 型糖尿病患者个体化糖化血红蛋白（HbA1c）控制目标设定的主要影响因素

HbA1c 虽然是反映血糖控制状况的"金标准"，但也存在不足，如不能反映即刻血糖水平，也不能反映血糖的波动情况。自我血糖监测(SMBG)和持续葡萄糖监测(CGM)可以很好地弥补 HbA1c 的上述不足。推荐一般成人 T2DM 患者 SMBG 的空腹血糖控制目标为 4.4～7.0 mmol/L,非空腹血糖目标为＜10.0 mmol/L。空腹血糖和非空腹血糖目标也应个体化,老年患者、低血糖高风险患者、预期寿命较短、有严重并发症或合并症的患者可适当放宽。CGM 可提供丰富的血糖信息,据此可计算出葡萄糖目标范围时间(TIR)、葡萄糖高于目标范围时间(TAR)、葡萄糖低于目标范围时间(TBR)及很多反映血糖波动的参数,对优化血糖管理具有重要意义。

血压、血脂和体重管理亦应遵循个体化原则,即根据患者的年龄、病程、预期寿命、并发症或合并症严重程度等进行综合考虑。HbA1c 未能达标不应视为治疗失败,控制指标的任何改善对患者都可能有益。

(二)2 型糖尿病高血糖控制的策略和治疗路径

控制高血糖的策略是综合性的,包括生活方式管理、血糖监测、糖尿病教育和应用降糖药物等措施。医学营养治疗和运动治疗是生活方式管理的核心,是控制高血糖的基础治疗措施,应贯穿于糖尿病管理的始终。二甲双胍是目前最常用的降糖药,具有良好的降糖作用、多种降糖作用之外的潜在益处、优越的费效比、良好的药物可及性、临床用药经验丰富等优点,且不增加低血糖风险。虽然二甲双胍缺乏安慰剂对照的心血管结局试验(CVOT),但许多研究结果显示二甲双胍具有心血管获益,而且目前已发表的显示钠-葡萄糖共转运蛋白 2 抑制剂(SGLT2i)和胰高糖素样肽-1 受体激动剂(GLP-1RA)具有心血管和肾脏获益的 CVOT 研究都是在二甲双胍作为背景治疗的基础上取得的。因此,推荐生活方式管理和二甲双胍作为 T2DM 患者高血糖的一线治疗。若无禁忌证,二甲双胍应一直保留在糖尿病的治疗方案中。有二甲双胍禁忌证或不耐受二甲双胍的患者可根据情况选择胰岛素促泌剂、α-糖苷酶抑制剂、噻唑烷二酮类(TZD)、二肽基肽酶Ⅳ抑制剂(DPP-4i)、SGLT2i 或 GLP-1RA。

T2DM 是一种进展性疾病,随着病程的进展,血糖有逐渐升高的趋势,控制高血糖的治疗强度也应随之加强。如单独使用二甲双胍治疗而血糖未达标,则应进行二联治疗。二联治疗的药物可根据患者病情特点选择。如果患者低血糖风险较高或发生低血糖的危害大(如独居老人、驾驶者等)则尽量选择不增加低血糖风险的药物,如 α-糖苷酶抑制剂、TZD、DPP-4i、SGLT2i 或 GLP-1RA。如患者需要降低体重则选择有体重降低作用的药物,如 SGLT2i 或 GLP-1RA。如患者 HbA1c 距离目标值较大则选择降糖作用较强的药物,如胰岛素促泌剂或胰岛素。部分患者在诊断时 HbA1c 较高,可起始二联治疗。在新诊断 T2DM 患者中进行的维格列汀联合二甲双胍用于 T2DM 早期治疗的有效性(VERIFY)研究结果显示,DPP-4i 与二甲双胍的早期联合治疗相比二甲双胍单药起始的阶梯治疗,血糖控制更持久,并显著降低了治疗失败的风险,提示早期联合治疗的优势。

二联治疗 3 个月不达标的患者,应启动三联治疗,即在二联治疗的基础上加用一种不同机制的降糖药物。如三联治疗血糖仍不达标,则应将治疗方案调整为多次胰岛素治疗(基础胰岛素加餐时胰岛素或每天多次预混胰岛素)。采用多次胰岛素治疗时应停用胰岛素促分泌剂。一些患者在单药或二联治疗时甚至在诊断时即存在显著的高血糖症状乃至酮症,可直接给予短期强化胰岛素治疗,包括基础胰岛素加餐时胰岛素、每天多次预混胰岛素或胰岛素泵治疗。

并发症和合并症是 T2DM 患者选择降糖药的重要依据。基于 GLP-1RA 和 SGLT2i 的 CVOT 研究证据,推荐合并动脉粥样硬化性心血管疾病(ASCVD)或心血管风险高危的 T2DM 患者,不论其 HbA1c 是否达标,只要没有禁忌证都应在二甲双胍的基础上加用具有 ASCVD 获益证据的

GLP-1RA 或 SGLT2i。合并慢性肾脏病(CKD)或心力衰竭的 T2DM 患者,不论其 HbA1c 是否达标,只要没有禁忌证都应在二甲双胍的基础上加用 SGLT2i。合并 CKD 的 T2DM 患者,如不能使用 SGLT2i,可考虑选用 GLP-1RA。如果患者在联合 GLP-1RA 或 SGLT2i 治疗后 3 个月仍然不能达标,可启动包括胰岛素在内的三联治疗。合并 CKD 的糖尿病患者易出现低血糖,合并 ASCVD 或心力衰竭的患者低血糖危害性大,应加强血糖监测。如有低血糖,应立即处理。

HbA1c 联合 SMBG 和 CGM 是优化血糖管理的基础。如果 HbA1c 已达标,但 SMBG 和 CGM 的结果显示有低血糖或血糖波动很大,亦需调整治疗方案。在调整降糖治疗方案时应加强 SMBG、CGM 及低血糖知识的宣教,尤其是低血糖风险大及低血糖危害大的患者。

六、2 型糖尿病的医学营养治疗

糖尿病医学营养治疗是临床条件下对糖尿病或糖尿病前期患者的营养问题采取特殊干预措施,参与患者的全程管理,包括进行个体化营养评估、营养诊断、制定相应营养干预计划,并在一定时期内实施及监测。通过改变膳食模式与习惯、调整营养素结构、由专科营养(医)师给予个体化营养治疗,可以降低 2 型糖尿病(T2DM)患者的糖化血红蛋白(HbA1c)0.3%~2.0%,并有助于维持理想体重及预防营养不良。近年的研究证实,对肥胖的 T2DM 患者采用强化营养治疗可使部分患者的糖尿病得到缓解。营养治疗已经成为防治糖尿病及其并发症的重要手段。

(一)医学营养治疗的目标

参考国内外卫生行业标准和指南的要求,确定营养治疗的目标如下。

(1)促进并维持健康饮食习惯,强调选择合适的食物,并改善整体健康。

(2)达到并维持合理体重,获得良好的血糖、血压、血脂的控制及延缓糖尿病并发症的发生。

(3)提供营养均衡的膳食。为满足个人背景、文化等需求,可选择更多类型的营养丰富的食物,并能够进行行为改变。

(二)膳食营养因素

1.能量

(1)糖尿病前期或糖尿病患者应当接受个体化能量平衡计划,目标是既要达到或维持理想体重,又要满足不同情况下营养需求。

(2)对于所有超重或肥胖的糖尿病患者,应调整生活方式,控制总热量摄入,至少减轻体重 5%。

(3)建议糖尿病患者能量摄入参考通用系数方法,按照 $105\sim126$ kJ$(25\sim30$ kcal$)\cdot$ kg^{-1}(标准体重)$\cdot$ d^{-1} 计算热量摄入。再根据患者身高、体重、性别、年龄、活动量、应激状况等进行系数调整(表 7-8)。不推荐糖尿病患者长期接受极低热量($<3\,350$ kJ)的营养治疗。

2.脂肪

(1)不同类型的脂肪对血糖及心血管疾病的影响有较大差异,故难以精确推荐膳食中脂肪的供能。一般认为,膳食中脂肪提供的热量应占总热量的 20%~30%。如果是优质脂肪(如单不饱和脂肪酸和 n-3 多不饱和脂肪酸组成的脂肪),脂肪供能比可提高到 35%。

(2)应尽量限制饱和脂肪酸、反式脂肪酸的摄入量。单不饱和脂肪酸和 n-3 多不饱和脂肪酸(如鱼油、部分坚果及种子)有助于改善血糖和血脂,可适当增加。

(3)应控制膳食中胆固醇的过多摄入。

表7-8　不同身体活动水平的成人糖尿病患者每天热量供给量[kJ(kcal)/kg 标准体重]

身体活动水平	体重过低	正常体重	超重或肥胖
重(如搬运工)	188～209(45～50)	167(40)	146(35)
中(如电工安装)	167(40)	125～146(30～35)	125(30)
轻(如坐式工作)	146(35)	104～125(25～30)	84～104(20～25)
休息状态(如卧床)	104～125(25～30)	84～104(20～25)	62～84(15～20)

注:标准体重参考世界卫生组织(1999 年)计算方法:男性标准体重=[身高(cm)−100]×0.9(kg);女性标准体重=[身高(cm)−100]×0.9(kg)−2.5(kg);根据我国体重指数的评判标准,≤18.5 kg/m² 为体重过低,18.6～23.9 kg/m² 为正常体重,24.0～27.9 kg/m² 为超重,≥28.0 kg/m² 为肥胖。

3.碳水化合物

(1)社区动脉粥样硬化危险(ARIC)研究结果显示,糖类所提供的热量占总热量的50%～55%时全因死亡风险最低。考虑到我国糖尿病患者的膳食习惯,建议大多数糖尿病患者膳食中糖类所提供的热量占总热量的50%～65%。餐后血糖控制不佳的糖尿病患者,可适当降低糖类的供能比。不建议长期采用极低糖类膳食。

(2)在控制糖类总量的同时应选择低血糖生成指数糖类,可适当增加非淀粉类蔬菜、水果、全谷类食物,减少精加工谷类的摄入。全谷类应占总谷类的一半以上。全谷类摄入与全因死亡、冠心病、T2DM 及结直肠癌风险呈负相关。

(3)进餐应定时定量。注射胰岛素的患者应保持糖类摄入量与胰岛素剂量和起效时间相匹配。

(4)增加膳食纤维的摄入量。成人每天膳食纤维摄入量应>14 g/4 184 kJ。膳食纤维摄入量与全因死亡、冠心病、T2DM 及结直肠癌风险呈负相关。

(5)严格控制蔗糖、果糖制品(如玉米糖浆)的摄入。

(6)喜好甜食的糖尿病患者可适当摄入糖醇和非营养性甜味剂。

4.蛋白质

(1)肾功能正常的糖尿病患者,推荐蛋白质的供能比为15%～20%,并保证优质蛋白质占总蛋白质的一半以上。

(2)有显性蛋白尿或肾小球滤过率下降的糖尿病患者蛋白质摄入应控制在每天 0.8 g/kg 体重。

5.饮酒

(1)不推荐糖尿病患者饮酒。若饮酒应计算酒精中所含的总能量。

(2)女性一天饮酒的酒精量不超过 15 g,男性不超过 25 g(15 g 酒精相当于 350 mL 啤酒、150 mL 葡萄酒或 45 mL 蒸馏酒)。每周饮酒不超过 2 次。

(3)应警惕酒精可能诱发的低血糖,尤其是服用磺脲类药物或注射胰岛素及胰岛素类似物的患者应避免空腹饮酒并严格监测血糖。

6.盐

(1)食盐摄入量限制在每天 5 g 以内,合并高血压的患者可进一步限制摄入量。

(2)同时应限制摄入含盐高的食物,如味精、酱油、盐浸等加工食品、调味酱等。

7.微量营养素

糖尿病患者容易缺乏 B 族维生素、维生素 C、维生素 D 及铬、锌、硒、镁、铁、锰等多种微量营养素,可根据营养评估结果适量补充。长期服用二甲双胍者应防止维生素 B_{12} 缺乏。无微量营养素缺乏的糖尿病患者,无需长期大量补充维生素、微量元素及植物提取物等制剂,其长期安全性和改善临床结局的作用有待验证。

8.膳食模式

对糖尿病患者来说,并不推荐特定的膳食模式。地中海膳食、素食、低碳水化合物膳食、低脂肪低能量膳食均在短期有助于体重控制,但要求在专业人员的指导下完成,并结合患者的代谢目标和个人喜好(如风俗、文化、宗教、健康理念、经济状况等),同时监测血脂、肾功能及内脏蛋白质的变化。

(三)营养教育与管理

营养教育与管理有助于改善糖耐量,降低糖尿病前期发展为糖尿病的风险,并有助于减少糖尿病患者慢性并发症的发生。应对糖尿病患者制订营养教育与管理的个体化目标与计划,并与运动、戒烟一起作为糖尿病及其并发症防治的基础。

七、2 型糖尿病的运动治疗

运动锻炼在 2 型糖尿病(T2DM)患者的综合管理中占重要地位。规律运动可增加胰岛素敏感性、改善体成分及生活质量,有助于控制血糖、减少心血管危险因素而且对糖尿病高危人群一级预防效果显著。流行病学研究结果显示,规律运动 8 周以上可将 T2DM 患者糖化血红蛋白(HbA1c)降低 0.66%;坚持规律运动的糖尿病患者死亡风险显著降低。

T2DM 患者运动时应遵循以下原则。

(1)运动治疗宜在相关专业人员指导下进行。运动前进行必要的健康评测和运动能力评估,有助于保证运动治疗的安全性和科学性。

(2)成年 T2DM 患者每周至少 150 分钟(如每周运动 5 天、每次 30 分钟)中等强度(50%～70%最大心率,运动时有点费力,心跳和呼吸加快但不急促)的有氧运动。即使 1 次进行短时的体育运动(如 10 分钟),累计 30 min/d,也是有益的。

(3)中等强度的体育运动包括健步走、太极拳、骑车、乒乓球、羽毛球和高尔夫球等。较高强度的体育运动包括快节奏舞蹈、有氧健身操、游泳、骑车上坡、足球、篮球等。

(4)如无禁忌证,每周最好进行 2～3 次抗阻运动(两次锻炼间隔≥48 小时),锻炼肌肉力量和耐力。锻炼部位应包括上肢、下肢、躯干等主要肌肉群,训练强度宜中等。联合进行抗阻运动和有氧运动可获得更大程度的代谢改善。

(5)运动处方的制定需遵循个体化原则。运动项目要与患者的年龄、病情、喜好及身体承受能力相适应,并定期评估,适时调整运动计划。运动可穿戴设备的使用(如计步器),有助于提升运动依从性。运动前后要加强血糖监测,运动量大或激烈运动时应建议患者临时调整饮食及药物治疗方案,以免发生低血糖。运动中要注意及时补充水分。

(6)养成健康的生活习惯。培养活跃的生活方式,如增加日常身体活动、打破久坐行为、减少静坐时间,将有益的体育运动融入到日常生活中。

(7)严重低血糖、糖尿病酮症酸中毒等急性代谢并发症、合并急性感染、增殖性视网膜病变、严重心脑血管疾病(不稳定性心绞痛、严重心律失常、一过性脑缺血发作)等情况下禁忌运动,病情控制稳定后方可逐步恢复运动。

(8)T2DM 患者只要感觉良好,一般不必因高血糖而推迟运动。如果在进行剧烈的体力活动时血糖＞16.7 mmol/L,则应谨慎,确保其补充充足的水分。

八、戒烟

(一)吸烟的危害和戒烟的获益

吸烟有害健康。吸烟不仅是导致癌症、呼吸系统和心脑血管系统疾病的重要危险因素,也与糖尿病及其并发症的发生发展密切相关。在一项中国人群的大样本前瞻性研究中发现,城市中吸烟的男性糖尿病发病风险是不吸烟者的 1.18 倍,且开始吸烟的年龄越小,吸烟的量越大,糖尿病发病风险越高。一项纳入了 6 000 多例糖尿病患者的横断面研究显示,吸烟是糖化血红蛋白(HbA1c)升高的独立危险因素,吸烟数量每增加 20 包/年,HbA1c 升高 0.12%。此外,父母吸烟(被动吸烟)会增加儿童和青少年的肥胖和胰岛素抵抗风险。

吸烟还会增加糖尿病各种并发症的发生风险,尤其是大血管病变。一项纳入 46 个前瞻性研究的 Meta 分析显示,吸烟能使糖尿病患者全因死亡风险增加 48%,冠心病的发病风险增加 54%,脑卒中风险增加 44%,心肌梗死风险增加 52%。吸烟还可损伤肾小球的结构和功能,增加尿蛋白和糖尿病肾病的发生。

近年来,电子烟获得了公众的关注和欢迎,但电子烟可能引起肺损伤、血管内皮功能障碍及氧化应激等。

戒烟能显著降低心血管疾病发生率及全因死亡率。戒烟还能延缓糖尿病肾病的发展。戒烟能使高密度脂蛋白胆固醇水平升高而降低低密度脂蛋白胆固醇,从而有利于预防糖尿病并发症。

尽管有研究显示戒烟在短期内会导致 2 型糖尿病(T2DM)患者体重增加、血糖升高,但这一作用随着时间延长会逐渐减弱,在 3～5 年后基本消失,并不能掩盖戒烟对糖尿病患者的有益影响及长期获益。一项在中国男性 T2DM 患者中的流行病学调查显示,随着吸烟量的增加,空腹血糖和 HbA1c 均呈上升趋势,而在戒烟者中,随着戒烟年限的增加,空腹血糖和 HbA1c 均逐渐下降,戒烟≥10 年可使空腹血糖和 HbA1c 水平分别降低 0.44 mmol/L 和 0.41%。

(二)戒烟的措施及注意事项

糖尿病患者常存在易饥症状,戒烟后尼古丁的食欲抑制作用解除,进食增加,可引起体重增加。戒烟还会改变肠道菌群,亦可导致体重增加。然而,体重增加的不利影响并不能抵消戒烟的有利影响。因此,医师应鼓励患者戒烟,并注重戒烟期间的体重管理。戒烟措施包括行为干预和药物干预。

行为干预包括:①对糖尿病患者进行常规教育,告知患者吸烟的危害、对糖尿病的不利影响、戒烟的益处及戒烟的措施等。②向患者开放戒烟的短期咨询和戒烟热线。③评估患者吸烟的状态及尼古丁依赖程度,从而制定相应的戒烟目标。④为患者提供心理和行为支持,包括争取其家人及朋友或病友的群体支持,为患者制定个体化饮食及运动治疗方案和戒烟计划,并定期进行随访。⑤对戒烟成功者,进行 6～12 个月的随访(如打电话等形式),有助于防止复吸。

药物干预可以使用尼古丁替代治疗、安非他酮、伐尼克兰等药物帮助患者戒烟,这些药物可以增加戒烟的成功率,可以在戒烟专家指导下使用。此外,这些药物干预可能会延迟戒烟后的体重增加。因此,戒烟者可以首先关注戒烟,然后再关注体重管理。此外,使用二甲双胍、钠-葡萄糖共转运蛋白 2 抑制剂(SGLT2i)、胰高糖素样肽-1 受体激动剂(GLP-1RA)等有助于减轻体重的降糖药物,在治疗糖尿病的同时有助于抑制戒烟后的体重增加。与最低限度的干预或常规护理相比,联合药物和行为干预可将戒烟成功率提高到 70%～100%。

九、高血糖的药物治疗

(一)口服降糖药物

高血糖的药物治疗多基于纠正导致人类血糖升高的两个主要病理生理改变,即胰岛素抵抗和胰岛素分泌受损。根据作用效果的不同,口服降糖药可分为主要以促进胰岛素分泌为主要作用的药物和通过其他机制降低血糖的药物,前者主要包括磺脲类、格列奈类、二肽基肽酶Ⅳ抑制剂(DPP-4i),通过其他机制降低血糖的药物主要包括双胍类、噻唑烷二酮类(TZD)、α-糖苷酶抑制剂和钠-葡萄糖共转运蛋白2抑制剂(SGLT2i)。

糖尿病的医学营养治疗和运动治疗是控制2型糖尿病(T2DM)高血糖的基本措施。在饮食和运动不能使血糖控制达标时,应及时采用包括口服药治疗在内的药物治疗。T2DM是一种进展性疾病。在T2DM的自然病程中,胰岛β细胞功能随着病程的延长而逐渐下降,胰岛素抵抗的程度变化不大。因此,随着T2DM病程的进展,对外源性的血糖控制手段的依赖逐渐增大。临床上常需要口服降糖药物及口服药物和注射降糖药[胰岛素、胰高糖素样肽-1(GLP-1)受体激动剂(GLP-1RA)]间的联合治疗。

1.二甲双胍

目前临床上使用的双胍类药物主要是盐酸二甲双胍。双胍类药物的主要药理作用是通过减少肝脏葡萄糖的输出和改善外周胰岛素抵抗而降低血糖。许多国家和国际组织制定的糖尿病诊治指南中均推荐二甲双胍作为T2DM患者控制高血糖的一线用药和药物联合中的基本用药。对临床试验的系统评价结果显示,二甲双胍的降糖疗效(去除安慰剂效应后)为糖化血红蛋白(HbA1c)下降1.0%～1.5%,并可减轻体重。在我国,T2DM人群中开展的临床研究显示,二甲双胍的降糖疗效为HbA1c下降0.7%～1.0%。在500～2 000 mg/d剂量范围之间,二甲双胍疗效呈现剂量依赖效应。一项在我国未治疗的T2DM患者人群中开展的研究显示,二甲双胍缓释片与普通片的疗效和总体胃肠道不良事件发生率相似。在我国T2DM患者中开展的临床研究显示,在低剂量二甲双胍治疗的基础上联合DPP-4i的疗效与将二甲双胍的剂量继续增加所获得的血糖改善程度和不良事件发生的比例相似。二甲双胍的疗效与体重无关。英国前瞻性糖尿病研究(UKPDS)结果证明,二甲双胍还可减少肥胖T2DM患者的心血管事件和死亡风险。在我国伴冠心病的T2DM患者中开展的针对二甲双胍与磺脲类药物对再发心血管事件影响的随机对照试验结果显示,二甲双胍的治疗与主要心血管事件的显著下降相关。单独使用二甲双胍不增加低血糖风险,但二甲双胍与胰岛素或胰岛素促泌剂联合使用时可增加发生低血糖的风险。二甲双胍的主要不良反应为胃肠道反应。从小剂量开始并逐渐加量是减少其不良反应的有效方法。在已经耐受低剂量二甲双胍的患者中继续增加二甲双胍的剂量不增加胃肠道不良反应。二甲双胍与乳酸性酸中毒发生风险间的关系尚不确定。双胍类药物禁用于肾功能不全[血肌酐水平男性>132.6 μmol/L(1.5 mg/dL),女性>123.8 μmol/L(1.4 mg/dL)或估算的肾小球滤过率(eGFR)<45 ml·min^{-1}·(1.73 m^2)$^{-1}$]、肝功能不全、严重感染、缺氧或接受大手术的患者。正在服用二甲双胍者,eGFR为45～59 ml·min^{-1}·(1.73 m^2)$^{-1}$之间时不需停用,可以适当减量继续使用。造影检查如使用碘化对比剂时,应暂时停用二甲双胍,在检查完至少48小时且复查肾功能无恶化后可继续用药。长期服用二甲双胍可引起维生素B$_{12}$水平下降。长期使用二甲双胍者可每年测定1次血清维生素B$_{12}$水平,如缺乏应适当补充维生素B$_{12}$。

2.磺脲类药物

磺脲类药物属于胰岛素促泌剂,主要药理作用是通过刺激胰岛 β 细胞分泌胰岛素,增加体内的胰岛素水平而降低血糖。磺脲类药物可使 HbA1c 降低 1.0%～1.5%(去除安慰剂效应后)。前瞻性、随机分组的临床研究结果显示,磺脲类药物的使用与糖尿病微血管病变和大血管病变发生的风险下降相关。一项心血管结局试验(CVOT)显示,格列美脲组与利格列汀组的主要不良心血管事件发生风险差异无统计学意义,但格列美脲组低血糖发生率高于利格列汀组。目前在我国上市的磺脲类药物主要为格列本脲、格列美脲、格列齐特、格列吡嗪和格列喹酮。磺脲类药物如果使用不当可导致低血糖,特别是在老年患者和肝、肾功能不全者;磺脲类药物还可导致体重增加。有肾功能轻度不全的患者如使用磺脲类药物宜选择格列喹酮。

3.格列奈类药物

格列奈类药物为非磺脲类胰岛素促泌剂,我国上市的有瑞格列奈、那格列奈和米格列奈。此类药物主要通过刺激胰岛素的早时相分泌而降低餐后血糖,也有一定的降空腹血糖作用,可使 HbA1c 降低 0.5%～1.5%。此类药物需在餐前即刻服用,可单独使用或与其他降糖药联合应用(磺脲类除外)。在我国新诊断的 T2DM 人群中,瑞格列奈与二甲双胍联合治疗较单用瑞格列奈可更显著地降低 HbA1c,但低血糖的风险显著增加。

格列奈类药物的常见不良反应是低血糖和体重增加,但低血糖的风险和程度较磺脲类药物轻。格列奈类药物可以在肾功能不全的患者中使用。

4.TZD

TZD 主要通过增加靶细胞对胰岛素作用的敏感性而降低血糖。目前在我国上市的 TZD 主要有罗格列酮和吡格列酮及其与二甲双胍的复方制剂。在我国 T2DM 患者中开展的临床研究结果显示,TZD 可使 HbA1c 下降 0.7%～1.0%(去除安慰剂效应后)。卒中后胰岛素抵抗干预研究(IRIS)表明,在有胰岛素抵抗伴动脉粥样硬化性心血管疾病(ASCVD)的糖耐量减低(IGT)患者中,与安慰剂相比,吡格列酮能减少卒中和心肌梗死再发生的风险,同时降低新发糖尿病的风险。

TZD 单独使用时不增加低血糖风险,但与胰岛素或胰岛素促泌剂联合使用时可增加低血糖风险。体重增加和水肿是 TZD 的常见不良反应,这些不良反应在与胰岛素联合使用时表现更加明显。TZD 的使用与骨折和心力衰竭风险增加相关。有心力衰竭[纽约心脏学会(NYHA)心功能分级Ⅱ级以上]、活动性肝病或氨基转移酶升高超过正常上限 2.5 倍、严重骨质疏松和有骨折病史的患者应禁用本类药物。

5.α-糖苷酶抑制剂

α-糖苷酶抑制剂通过抑制碳水化合物在小肠上部的吸收而降低餐后血糖,适用于以碳水化合物为主要食物成分的餐后血糖升高的患者。推荐患者每天 2～3 次,餐前即刻吞服或与第一口食物一起嚼服。国内上市的 α-糖苷酶抑制剂有阿卡波糖、伏格列波糖和米格列醇。在包括中国人在内的 T2DM 人群中开展的临床研究的系统评价结果显示,α-糖苷酶抑制剂可以使 HbA1c 降低 0.50%,并能使体重下降。在中国 T2DM 人群开展的临床研究结果显示,在初诊的糖尿病患者中每天服用 300 mg 阿卡波糖的降糖疗效与每天服用 1 500 mg 二甲双胍的疗效相当;在初诊的糖尿病患者中阿卡波糖的降糖疗效与 DPP-4i(维格列汀)相当;在二甲双胍治疗的基础上阿卡波糖的降糖疗效与 DPP-4i(沙格列汀)相当。

α-糖苷酶抑制剂可与双胍类、磺脲类、TZD 或胰岛素联合使用。在冠心病伴 IGT 的人群中进行的研究显示,阿卡波糖不增加受试者主要复合心血管终点事件风险,但能减少 IGT 向糖尿病转变的风险。

α-糖苷酶抑制剂的常见不良反应为胃肠道反应(如腹胀、排气等)。从小剂量开始,逐渐加量是减少不良反应的有效方法。单独服用本类药物通常不会发生低血糖。用 α-糖苷酶抑制剂的患者如果出现低血糖,治疗时需使用葡萄糖或蜂蜜,而食用蔗糖或淀粉类食物纠正低血糖的效果差。

6.DPP-4i

DPP-4i 通过抑制二肽基肽酶 IV(DPP-4)而减少 GLP-1 在体内的失活,使内源性 GLP-1 水平升高。GLP-1 以葡萄糖浓度依赖的方式增加胰岛素分泌,抑制胰高糖素分泌。目前在国内上市的 DPP-4i 为西格列汀、沙格列汀、维格列汀、利格列汀和阿格列汀。在我国,T2DM 患者中的临床研究结果显示,DPP-4i 的降糖疗效(去除安慰剂效应后)为降低 HbA1c 0.4%～0.9%,其降糖效果与基线 HbA1c 有关,即基线 HbA1c 水平越高,降低血糖和 HbA1c 的绝对幅度越大。多项荟萃分析显示,在不同的治疗方案或不同的人群中,去除安慰剂效应后 5 种 DPP-4i 降低血糖的疗效相似。单独使用 DPP-4i 不增加发生低血糖的风险。DPP-4i 对体重的作用为中性。在二甲双胍单药治疗(二甲双胍剂量≥1 500 mg/d)不达标的 T2DM 患者联合沙格列汀与联合格列美脲相比,两组 HbA1c 降幅和达标率(HbA1c<7%)均无差异,但联合沙格列汀组"安全达标"率(HbA1c<7%、未发生低血糖且体重增加<3%)高于联合格列美脲组(分别为 43.3% 和31.3%,$P=0.019$),尤其在基线 HbA1c<8%、病程<5 年或基线体重指数(BMI)≥25 的患者差异更明显。在心血管安全性方面,沙格列汀、阿格列汀、西格列汀、利格列汀的 CVOT 研究结果均显示,不增加 T2DM 患者 3P 或 4P 主要心血管不良事件(MACE)风险及死亡风险。沙格列汀在糖尿病患者中的心血管结局评价研究(SAVOR)观察到,在具有心血管疾病高风险的 T2DM 患者中,沙格列汀治疗与因心力衰竭而住院的风险增加相关,但其中国亚组人群数据未观察到心力衰竭住院风险升高。利格列汀心血管安全性和肾脏微血管结局研究(CARMELINA)显示,利格列汀不增加肾脏复合结局(肾性死亡、进展为终末期肾病或持续 eGFR 下降≥40%)的风险。在有肾功能不全的患者中使用西格列汀、沙格列汀、阿格列汀和维格列汀时,应注意按照药物说明书来减少药物剂量。在有肝、肾功能不全的患者中使用利格列汀不需要调整剂量。

7.SGLT2i

SGLT2i 是一类近年受到高度重视的新型口服降糖药物,可抑制肾脏对葡萄糖的重吸收,降低肾糖阈,从而促进尿糖的排出。目前在我国上市的 SGLT2i 有达格列净、恩格列净、卡格列净和艾托格列净。

SGLT2i 单药治疗能降低 HbA1c 0.5%～1.2%,在二甲双胍基础上联合治疗可降低 HbA1c 0.4%～0.8%。SGLT2i 还有一定的减轻体重和降压作用。SGLT2i 可使体重下降 0.6～3.0 kg。SGLT2i 可单用或联合其他降糖药物治疗成人 T2DM,目前在 1 型糖尿病(T1DM)、青少年及儿童中无适应证。SGLT2i 单药治疗不增加低血糖风险,但与胰岛素或胰岛素促泌剂联用时则增加低血糖风险。因此,SGLT2i 与胰岛素或胰岛素促泌剂联用时应下调胰岛素或胰岛素促泌剂的剂量。SGLT2i 在轻、中度肝功能受损(Child-Pugh A、B 级)患者中使用无需调整剂量,在重度肝功能受损(Child-Phgh C 级)患者中不推荐使用。SGLT2i 不用于 eGFR<30 mL/(min · 1.73 m²)的患者。

SGLT2i 的常见不良反应为泌尿系统和生殖系统感染及与血容量不足相关的不良反应,罕见不良反应包括糖尿病酮症酸中毒(DKA)。DKA可发生在血糖轻度升高或正常时,多存在DKA诱发因素或属于DKA高危人群。如怀疑DKA,应停止使用SGLT2i,并对患者进行评估,立即进行治疗。此外,用药过程中还应警惕急性肾损伤。

SGLT2i在一系列大型心血管结局及肾脏结局的研究中显示了心血管及肾脏获益,包括恩格列净心血管结局研究(EMPA-REG OUTCOME)、卡格列净心血管评估研究(CANVAS)、达格列净对心血管事件的影响(DECLARE-TIMI 58)、评估艾托格列净有效性和安全性心血管结局(VERTISCV)试验、达格列净和心力衰竭不良结局预防(DAPA-HF)研究、卡格列净和糖尿病合并肾病患者肾脏终点的临床评估研究(CRENDENCE)。主要获益包括:①MACE终点,EMPA-REGOUTCOME和CANVAS研究显示,恩格列净和卡格列净使MACE(心血管死亡、非致死性心肌梗死、非致死性卒中)风险降低14%。②心力衰竭住院终点,EMPAvREG OUTCOME、CANVAS、DECLARE-TIMI 58及VERTIS CV研究显示,恩格列净、卡格列净、达格列净和艾托格列净均有效降低T2DM患者的心力衰竭住院风险。③肾脏结局终点,CRENDENCE研究显示,卡格列净降低肾脏主要终点(终末期肾病、血清肌酐倍增、肾脏或心血管死亡)风险达30%;达格列净和慢性肾脏病不良结局预防(DAPA-CKD)研究显示,达格列净使主要终点(eGFR下降≥50%、终末期肾病或因肾衰竭死亡)风险降低39%。

(二)胰岛素

1.概述

胰岛素治疗是控制高血糖的重要手段。T1DM患者需依赖胰岛素维持生命,也必须使用胰岛素控制高血糖,并降低糖尿病并发症的发生风险。T2DM虽不需要胰岛素来维持生命,但当口服降糖药效果不佳或存在口服药使用禁忌时,仍需使用胰岛素,以控制高血糖,并减少糖尿病并发症的发生风险。在某些时候,尤其是病程较长时,胰岛素治疗可能是最主要的、甚至是必需的控制血糖措施。

医务人员和患者必须认识到,与口服药相比,胰岛素治疗涉及更多环节,如药物选择、治疗方案、注射装置、注射技术、自我血糖监测(SMBG)、持续葡萄糖监测(CGM)、根据血糖监测结果所采取的行动等。与口服药治疗相比,胰岛素治疗需要医务人员与患者间更多的合作,并且需要患者本人及其照顾者掌握更多的自我管理技能。开始胰岛素治疗后,患者应坚持饮食控制和运动,并鼓励和指导患者进行SMBG,并掌握根据血糖监测结果来调节胰岛素剂量的技能,以控制高血糖并预防低血糖的发生。开始胰岛素治疗的患者均应接受有针对性的教育以掌握胰岛素治疗相关的自我管理技能,了解低血糖发生的危险因素、症状及掌握自救措施。

根据来源和化学结构的不同,胰岛素可分为动物胰岛素、人胰岛素和胰岛素类似物。根据作用特点的差异,胰岛素又可分为超短效胰岛素类似物、常规(短效)胰岛素、中效胰岛素、长效胰岛素、长效胰岛素类似物、预混胰岛素、预混胰岛素类似物及双胰岛素类似物。胰岛素类似物与人胰岛素相比控制血糖的效能相似,但在模拟生理性胰岛素分泌和减少低血糖发生风险方面优于人胰岛素。

德谷胰岛素和甘精胰岛素U 300(300 U/mL)是两种新的长效胰岛素类似物。德谷胰岛素半衰期为25小时,作用时间为42小时。甘精胰岛素U 300半衰期为19小时,作用时间为36小时,比甘精胰岛素U 100(100 U/mL)作用持续更长。BRIGHT研究显示,甘精胰岛素U 300和德谷胰岛素在HbA1c降幅和低血糖风险方面是相似的。

2.起始胰岛素治疗的时机

（1）T1DM 患者在起病时就需要胰岛素治疗,且需终身胰岛素替代治疗。

（2）新诊断 T2DM 患者如有明显的高血糖症状、酮症或 DKA,首选胰岛素治疗。待血糖得到良好控制和症状得到显著改善后,再根据病情确定后续的治疗方案。

（3）诊断糖尿病患者分型困难,与 T1DM 难以鉴别时,可首选胰岛素治疗。待血糖得到良好控制、症状得到显著改善、确定分型后再根据分型和具体病情制定后续的治疗方案。

（4）T2DM 患者在生活方式和口服降糖药治疗的基础上,若血糖仍未达到控制目标,即可开始口服降糖药和胰岛素的联合治疗。通常经足量口服降糖药物治疗 3 个月后 HbA1c 仍≥7.0% 时,可考虑启动胰岛素治疗。

（5）在糖尿病病程中（包括新诊断的 T2DM）,出现无明显诱因的体重显著下降时,应该尽早使用胰岛素治疗。

3.起始胰岛素治疗时胰岛素制剂的选择

根据患者具体情况,可选用基础胰岛素、预混胰岛素或双胰岛素类似物起始胰岛素治疗。

（1）基础胰岛素。基础胰岛素包括中效胰岛素和长效胰岛素类似物。当仅使用基础胰岛素治疗时,保留原有各种口服降糖药物,不必停用胰岛素促泌剂。使用方法:继续口服降糖药治疗,联合中效胰岛素或长效胰岛素类似物睡前注射。起始剂量为 0.1～0.2 U/(kg·d)。HbA1c ＞8.0% 者,可考虑 0.2～0.3 U/(kg·d) 起始;BMI≥25 者在起始基础胰岛素时,可考虑 0.3 U/(kg·d) 起始。根据患者空腹血糖水平调整胰岛素用量,通常每 3～5 天调整 1 次,根据血糖水平每次调整 1～4 U 直至空腹血糖达标。基础胰岛素的最大剂量可为 0.5～0.6 U/(kg·d)。如 3 个月后空腹血糖控制理想但 HbA1c 不达标,或每天基础胰岛素用量已经达到最大剂量血糖仍未达标,应考虑调整胰岛素的治疗方案。

（2）预混胰岛素。①预混胰岛素包括预混人胰岛素和预混胰岛素类似物。根据患者的血糖水平,可选择每天 1～2 次的注射方案。当 HbA1c 比较高时,使用每天 2 次的注射方案。②每天 1 次预混胰岛素:起始的胰岛素剂量一般为 0.2 U/(kg·d),晚餐前注射。根据患者空腹血糖水平调整胰岛素用量,通常每 3～5 天调整 1 次,根据血糖水平每次调整 1～4 U 直至空腹血糖达标。③每天 2 次预混胰岛素:起始的胰岛素剂量一般为 0.2～0.4 U/(kg·d),按 1:1 的比例分配到早餐前和晚餐前。根据空腹血糖和晚餐前血糖分别调整晚餐前和早餐前的胰岛素用量,每 3～5 天调整 1 次,根据血糖水平每次调整的剂量为 1～4 U,直到血糖达标。④T1DM 在蜜月期阶段,可短期使用预混胰岛素每天 2～3 次注射。预混胰岛素不宜用于 T1DM 的长期血糖控制。

（3）双胰岛素类似物。目前上市的双胰岛素类似物只有德谷门冬双胰岛素（IDegAsp）,该药一般从 0.1～0.2 U/(kg·d) 开始,于主餐前注射,根据空腹血糖水平调整剂量直至达标。肥胖或 HbA1c ＞8.0% 的患者,可选择更高剂量起始。德谷门冬双胰岛素每天 1 次治疗,剂量达到 0.5 U/(kg·d) 或 30～40 U 餐后血糖仍控制不佳,或患者每天有 2 次主餐时,可考虑改为每天注射 2 次。

4.多次皮下注射胰岛素

在胰岛素起始治疗的基础上,经过充分的剂量调整,如患者的血糖水平仍未达标或出现反复的低血糖,需进一步优化治疗方案。可以采用餐时＋基础胰岛素（2～4 次/天）或每天 2～3 次预混胰岛素类似物进行胰岛素强化治疗。使用方法如下。

（1）餐时＋基础胰岛素:根据中餐前、晚餐前和睡前血糖水平分别调整三餐前的胰岛素用量,根据空腹血糖水平调整睡前基础胰岛素用量,每 3～5 天调整 1 次,根据血糖水平每次调整的剂量为 1～4 U,直至血糖达标。开始使用餐时＋基础胰岛素方案时,可在基础胰岛素的基础上采用仅在一餐前(如主餐)加用餐时胰岛素的方案。之后根据血糖的控制情况决定是否在其他餐前加用餐时胰岛素。

(2)每天 2～3 次预混胰岛素(预混人胰岛素每天 2 次,预混胰岛素类似物每天 2～3 次):根据睡前和三餐前血糖水平进行胰岛素剂量调整,每 3～5 天调整 1 次,直到血糖达标。研究显示,在 T2DM 患者采用餐时＋基础胰岛素(4 次/天)或每天 3 次预混胰岛素类似物进行治疗时,两者在 HbA1c 降幅、低血糖发生率、胰岛素总剂量和对体重的影响方面无明显差别。

5.胰岛素泵治疗

胰岛素泵治疗是指持续皮下胰岛素输注(CSII),即采用人工智能控制的胰岛素输入装置,通过持续皮下输注的一种胰岛素给药方式;这种方式可以最大程度地模拟人体生理性胰岛素分泌模式,从而达到更好地控制血糖的目的。

作为一种 CSII 装置,胰岛素泵原则上适用于所有需要应用胰岛素治疗的糖尿病患者,主要包括 T1DM 患者、计划受孕和已孕的糖尿病妇女或需要胰岛素治疗的 GDM 患者、需要胰岛素强化治疗的 T2DM 患者,需要长期胰岛素替代治疗的其他类型糖尿病(如胰腺切除术后等)。

(1)T1DM:对于每天多次皮下注射胰岛素的 T1DM 患者,如血糖控制不佳,可以考虑改用 CSII。在老年 T1DM 患者 CSII 同样具有良好的降糖效果,并能减少低血糖发生。在儿童和青少年 T1DM 患者,CSII 治疗除了在降糖方面具有优势外,尚能改善心理健康和生活质量。

(2)妊娠患者:GDM、糖尿病合并妊娠及糖尿病患者做孕前准备时均可使用 CSII。妊娠期间使用 CSII 治疗可以减少胰岛素用量,使母亲体重增加更少,改善 HbA1c。妊娠期 CSII 治疗对新生儿的影响尚不明确,有研究显示,使用 CSII 治疗新生儿大于胎龄儿比例较高,CSII 还会增加新生儿低血糖的风险。但也有研究显示 CSII 治疗能减少新生儿并发症。

(3)T2DM:在 T2DM 患者中,长期 CSII 治疗主要用于糖尿病病程较长、血糖波动大,虽每天多次胰岛素皮下注射,血糖仍无法得到平稳控制者;黎明现象严重导致血糖总体控制不佳者;频发低血糖,尤其是夜间低血糖、无感知低血糖和严重低血糖者。

(4)T2DM 患者的短期胰岛素强化治疗:对于下列患者,CSII 是短期胰岛素强化治疗最有效的方法之一。包括 HbA1c≥9.0％或空腹血糖≥11.1 mmol/L,或伴明显高血糖症状的新诊断 T2DM 患者;具有一定病程,已经使用 2 种或 2 种以上口服降糖药联合治疗但血糖仍明显升高(HbA1c≥9.0％),或已起始胰岛素治疗且经过充分的剂量调整血糖仍未达标(HbA1c≥7.0％)者,可实施短期胰岛素强化治疗,而对于新诊断 T2DM 患者,采用短期 CSII 强化治疗,有助于解除患者的高糖毒性,恢复其胰岛功能,达到临床缓解,有学者报道 1 年的临床缓解率约为 50％。

(5)围术期:短期 CSII 可用于围术期患者,围术期糖尿病患者使用 CSII 治疗后,相比使用胰岛素皮下注射者,不仅血糖控制更好,同时能显著降低术后感染率、促进伤口愈合、缩短住院时间。

6.短期胰岛素强化治疗

T1DM 患者一般需要多次皮下注射胰岛素或 CSII,即需要长期的胰岛素强化治疗。对于 HbA1c≥9.0％或空腹血糖≥11.1 mmol/L 伴明显高血糖症状的新诊断 T2DM 患者,可实施短期胰岛素强化治疗,治疗时间在 2 周至 3 个月为宜,治疗目标为空腹血糖 4.4～7.0 mmol/L,非空腹血糖＜10.0 mmol/L,可暂时不以 HbA1c 达标作为治疗目标。短期胰岛素强化治疗方案可以采用多次皮下注射胰岛素、每天 2～3 次预混胰岛素或 CSII。如果采用的是多次皮下注射胰岛素方案,血糖监测方案需每周至少 3 天,每天 3~4 个时间点。根据中餐前、晚餐前和睡前血糖水平分别调整早、中、晚餐前的胰岛素用量,根据空腹血糖水平调整睡前基础胰岛素用量,每 3~5 天调整 1 次,每次调整的胰岛素剂量为 1~4 U,直到血糖达标。如果采用的是每天 2~3 次预混胰岛素,血糖监测方案需每周至少 3 天,每天 3~4 个时间点。根据睡前和餐前血糖水平进行胰岛素剂量调整,每 3~5 天调整 1 次,根据血糖水平每次调整的剂量为 1~4 U,直到血糖达标。如果采用的是 CSII,血糖监测方案需每周至少 3 天,每天 5~7 个时点。根据血糖水平调整剂量直至血糖达标。胰岛素强化治疗时应同时对患者进行医学营养及运动治疗,并加强对糖尿病患者的教育。对于短期胰岛素强化治疗未能诱导缓解的患者,是否继续使用胰岛素治疗或改用其他药物治疗,应由糖尿病专科医师根据患者的具体情况来确定。对治疗达标且临床缓解者,可以考虑定期(如 3 个月)随访监测;当血糖再次升高,即空腹血糖≥7.0 mmol/L 或餐后 2 小时血糖≥10.0 mmol/L的患者重新起始药物治疗。

(三)胰高糖素样肽-1 受体激动剂

GLP-1RA 通过激活 GLP-1 受体以葡萄糖浓度依赖的方式刺激胰岛素分泌和抑制胰高糖素分泌,同时增加肌肉和脂肪组织葡萄糖摄取,抑制肝脏葡萄糖的生成而发挥降糖作用,并可抑制胃排空,抑制食欲。GLP-1 受体广泛分布于胰岛细胞、胃肠道、肺、脑、肾脏、下丘脑、心血管系统、肝脏、脂肪细胞和骨骼肌等。我国上市的 GLP-1RA 依据药代动力学分为短效的贝那鲁肽、艾塞那肽、利司那肽和长效的利拉鲁肽、艾塞那肽周制剂、度拉糖肽和洛塞那肽。根据其分子结构的特点 GLP-1RA 可分为两类:与人 GLP-1 氨基酸序列同源性较低,基于美洲蜥蜴唾液多肽 Exendin-4 结构合成的如艾塞那肽、利司那肽和洛塞那肽;与人 GLP-1 氨基酸序列同源性较高,基于人 GLP-1 结构,通过少数氨基酸残基替换、加工修饰得到的,如利拉鲁肽、贝那鲁肽、度拉糖肽等(贝那鲁肽为天然人 GLP-1)。GLP-1RA 可有效降低血糖,能部分恢复胰岛 β 细胞功能,降低体重,改善血脂谱及降低血压。GLP-1RA 可单独使用或与其他降糖药物联合使用。包括中国 T2DM 患者的多项临床研究均证实,GLP-1RA 能有效改善空腹及餐后 2 小时血糖,降低 HbA1c,降低体重。口服降糖药二甲双胍和/或磺脲类治疗失效后,加用 GLP-1RA 可进一步改善血糖。艾塞那肽联合磺脲类和/或二甲双胍与安慰剂相比可降低 HbA1c 为 0.8%,体重下降 1.1 kg。二甲双胍和/或磺脲类控制不佳的 T2DM 患者加用利司那肽 20 μg/d,24 周后较安慰剂空腹血糖下降 0.48 mmol/L,餐后 2 小时血糖下降 4.28 mmol/L,HbA1c 降低 0.36%。血糖控制不佳的 T2DM 患者给予度拉糖肽每周 1.5 mg 或每周 0.75 mg 单药治疗 26 周,较格列美脲单药分别多降低 HbA1c 为 0.58% 和 0.32%。在二甲双胍和/或磺脲类控制不佳的 T2DM 患者中给予度拉糖肽每周 1.5 mg 或每周 0.75 mg 治疗 26 周,HbA1c 分别降低 1.73% 和 1.33%;体重变化分别为 −1.47 kg 和 −0.88 kg。真实世界研究显示,贝那鲁肽治疗 3 个月后较基线体重下降 10.05 kg,空腹血糖下降 3.05 mmol/L,餐后 2 小时血糖下降 5.46 mmol/L,HbA1c 降低 2.87%。二甲双胍联合洛塞那肽每周 100 μg、每周 200 μg 治疗 24 周,分别较安慰剂多降低 HbA1c 达 1.51% 和 1.49%。利拉鲁肽 1.8 mg/d 较西格列汀 100 mg/d 多降低 HbA1c 0.67%,体重多下降 2.09 kg。GLP-1RA 联合胰岛素治疗能减少胰岛素剂量。利拉鲁肽联合胰岛素可使胰岛素剂量减少 66%,体重较基线降低 5.62 kg。包括全球 56 004 例患者的 7 项大型临床研究荟萃分析显示,GLP-1RA 降低 3P-MACE(心血管死亡或非致死性心肌梗死或非致死性卒中复合事件)12%,降低心血管死亡风险 12%,减少致死性和非致死性卒中 16%,减少致死性或非致死性心肌梗死 9%,降低全因死亡风险 12%,减少因心力衰竭住院 9%,减少肾脏复合终点(新发大量蛋白尿、肾小球滤过率下降30％、进展至终末期肾病或肾脏疾病导致死亡)17％,且未观察到严重低血糖、胰腺癌及胰腺炎风险增加。关于利拉鲁肽在糖尿病的效应和作用,心血管结局评估研究(LEADER)结果显示,在伴心血管疾病或心血管疾病风险的 T2DM 患者,利拉鲁肽可以减少3P-MACE,减少心血管疾病死亡和全因死亡风险。肠促胰岛素周制剂对糖尿病心血管事件的影响研究(REWIDN)结果显示,在伴心血管疾病和高危心血管疾病风险的 T2DM 患者,度拉糖肽可以减少 3P-MACE,减少非致死性卒中风险。因此,GLP-1RA 适合伴 ASCVD 或高危心血管疾病风险的 T2DM 患者,并且低血糖风险较小。GLP-1RA 的主要不良反应为轻～中度的胃肠道反应,包括腹泻、恶心、腹胀、呕吐等。这些不良反应多见于治疗初期,随着使用时间延长,不良反应逐渐减轻。一些在中国尚未上市的 GLP-1RA 也显示了良好的降糖疗效和心血管获益,如司美格鲁肽(Semaglutide)、口服司美格鲁肽、阿比鲁肽(Abiglutide)等。GLP-1RA 与基础胰岛素的复方制剂如甘精胰岛素利司那肽复方制剂(iGlarLixi)、德谷胰岛素利拉鲁肽注射液(IDegLira)在胰岛素使用剂量相同或更低的情况下,降糖效果优于基础胰岛素,并且能减少低血糖风险,避免胰岛素治疗带来的体重增加等不良反应。

十、2 型糖尿病患者的体重管理

超重和肥胖是 2 型糖尿病(T2DM)发病的重要危险因素。T2DM 患者常伴有超重和肥胖,肥胖进一步增加 T2DM 患者的心血管疾病发生风险。体重管理不仅是 T2DM 治疗的重要环节,还有助于延缓糖尿病前期向 T2DM 的进展。超重和肥胖的 T2DM 患者通过合理的体重管理,不仅可以改善血糖控制、减少降糖药物的使用,其中有部分糖尿病患者还可以停用降糖药物,达到糖尿病"缓解"的状态。此外,体重管理对糖尿病患者的代谢相关指标,如血压、血脂等,同样具有改善作用。临床证据显示,体重管理可以明显改善 T2DM 患者的血糖控制、胰岛素抵抗和β细胞功能。超重和肥胖糖尿病患者的短期减重目标为 3～6 个月减轻体重的 5％～10％,对于已经实现短期目标的患者,应进一步制定长期(如 1 年)综合减重计划。超重和肥胖成人 T2DM 患者的体重管理策略包括生活方式干预、使用具有减重作用的降糖药或减肥药、代谢手术等综合手段。

(一)生活方式干预

针对超重和肥胖的 T2DM 患者,体重减轻 3％～5％是体重管理的基本要求,亦可根据患者的具体情况,制定更严格的减重目标(例如减去基础体重的 5％、7％、15％等)。可先制定半年体重管理计划,通过个人或小组形式予以干预方案,关注饮食、体育锻炼和行为等方面。通过低热量饮食,保持每周 200～300 分钟中、高强度的体育锻炼,以达到每天减少 2 100～3 150 kJ 总能量的目标。通过 6 个月的强化行为生活方式干预达到体重减轻目标的患者,应进一步制定长期(至少 1 年)的综合减重维持计划,至少每个月由医师或营养师随访 1 次,持续监测体重,跟踪饮食及运动情况。

(二)药物治疗

超重和肥胖的糖尿病患者选择降糖药物时应当综合考虑药物对体重的影响,并尽量减少增加体重的降糖药物,部分患者可考虑应用减重药物。

1.具有减重作用的降糖药

具有不同程度减重效果的降糖药物包括二甲双胍、α-糖苷酶抑制剂、钠-葡萄糖共转运蛋白-2抑制剂(SGLT2i)、胰高糖素样肽-1 受体激动剂(GLP-1RA)。对体重指数(BMI)≥27 的 T2DM

患者,可在生活方式干预的基础上使用 GLP-1RA 等药物。

2.减重药

美国食品药品监督管理局(FDA)批准了在饮食、运动、行为疗法基础上辅助体重管理的药物。这类药物也可能对 T2DM 患者的血糖控制有改善作用,并能延迟糖尿病高危人群发展为 T2DM。FDA 批准的减重药包括芬特明、奥利司他(脂肪酶抑制剂)、氯卡色林(2C 型血清素受体激动剂)、芬特明/托吡酯复方片剂、纳曲酮/安非他酮复方制剂、利拉鲁肽 3.0 mg(GLP-1RA),适用于 BMI≥27 且患有一种或多种肥胖相关合并症(如 T2DM、高血压和血脂异常)的患者,其中国内仅批准奥利司他用于肥胖的治疗。药物治疗的前 3 个月,至少每个月应评估 1 次治疗的有效性与安全性。如果前 3 个月患者体重减轻<5%,或在任何时候存在安全性或耐受性问题,都应考虑停药,选择其他药物或治疗方法。

(三)其他

手术治疗。

(孙连彬)

第二节　甲状腺功能亢进症

甲状腺是人体最大的内分泌腺体,其分泌的甲状腺激素(TH)促进机体物质代谢、能量代谢及机体的生长、发育。甲状腺功能亢进症(简称甲亢)是指由于多种因素导致甲状腺功能亢进、TH 分泌过多,造成以神经、循环、消化等系统兴奋性增高和代谢亢进为主要临床表现的疾病总称。

甲状腺功能亢进症以弥漫性毒性甲状腺肿,又称 Graves 病最为常见,大约占所有甲亢患者的 85%。Graves 病女性患者较男性多见,男女之比为 1∶4～1∶6,多发在 20～40 岁。该病是一种器官特异性自身免疫性疾病,其发病机制尚未完全阐明。一般认为其发病机制是以遗传易感性为背景,在精神创伤、感染等诱发因素的作用下,引起体内免疫系统功能紊乱,产生异质性免疫球蛋白(自身抗体)而致病。

一、临床表现

本症临床表现与患者年龄、病程和 TH 分泌过多的程度有关。Graves 病典型临床表现主要为甲状腺激素分泌过多综合征、甲状腺肿、眼征。老年人和儿童的临床表现常不典型。

(一)甲状腺激素分泌过多综合征

1.高代谢综合征表现

T_3、T_4 分泌过多及交感神经兴奋性增高,能量、糖类、脂肪、蛋白质代谢增加,体重降低,糖耐量异常。

2.心血管系统表现

心动过速、心律失常、第一心音亢进、心脏扩大、收缩期高血压,其中心率静息或睡眠时仍快。

3.神经系统表现

易激动、焦虑烦躁、失眠紧张等,伸舌和双手平举向前时有细震颤,腱反射活跃。

4.消化系统表现

食欲亢进,多食消瘦,大便频繁,肝功能异常。

5.血液和造血系统表现

白细胞总数降低,淋巴细胞比例增高,血小板寿命缩短,偶可引起贫血。

6.肌肉骨骼系统表现

肌肉软弱无力,可有甲亢性肌病。

7.内分泌系统表现

甲状腺激素分泌过多综合征可影响性腺和肾上腺皮质功能,早期甲亢患者促肾上腺皮质激素(ACTH)分泌增加,重症患者肾上腺皮质功能可能相对减退或不全。

8.生殖系统表现

女性患者常有月经稀发、闭经,男性患者常有勃起功能障碍,偶见乳腺发育。

9.皮肤及肢端表现

部分患者有典型小腿胫前对称性黏液性水肿,常与浸润性突眼同时或在之后发生。少数患者存在指端粗厚。

(二)甲状腺肿

主要表现为弥漫性、对称性甲状腺肿大,质软(病史久或食用含碘食物较多者质地可坚韧)、无压痛,吞咽时上下移动,也有甲状腺肿大不对称或肿大不明显者。肿大的甲状腺上、下叶外侧可扪及震颤(腺体上部较明显),可听到连续性或以收缩期为主的吹风样杂音的血管杂音,以上为Graves病的重要诊断特征。

(三)眼征

Graves病患者有 $25\% \sim 50\%$ 伴有不同程度的眼病,其中突眼为重要而又较特异的体征之一。

(四)特殊临床表现及类型

儿童期甲亢临床表现与成人相似,一般后期均伴有发育障碍。18 周岁前一般采用抗甲状腺药物(ATD)治疗,但治疗效果不如成人。

淡漠型甲亢多见于老人,发病较隐匿;症状不典型,常以某一系统的表现突出;眼病和高代谢综合征表现较少,甲状腺常不肿大,但结节发生率较高;血清 TT_4 测定可在正常范围内;全身症状较重。

妊娠期甲亢主要有妊娠合并甲亢和人绒毛膜促性腺激素(HCG)相关性甲亢 2 种。妊娠合并甲亢者,时有类似甲亢的临床表现,如有体重不随妊娠时间相应增加、四肢近端肌肉消瘦、静息时每分钟心率超过 100 次表现之一者,应疑及甲亢。HCG 相关性甲亢者,可因大量 HCG 刺激TSH 受体而出现甲亢,甲亢症状轻重不一,血清 FT_3、FT_4 升高,TSH 降低或不可测出,血 HCG显著升高,属一过性。

亚临床型甲亢血 T_3、T_4 正常,而 TSH 显著降低,低于正常值下限,不伴有或有轻微的甲亢症状。亚临床型甲亢可发生于 Graves 病早期、手术或放射碘治疗后、各种甲状腺炎恢复期的暂时性临床症状,也可持续存在,成为甲亢的一种特殊临床类型,少数可进展为临床型甲亢。

T_3 型甲亢的临床表现与寻常型相同,一般较轻,但血清 TT_3 与 FT_3 均增高,TT_4、FT_4 正常甚至偏低。

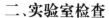

二、实验室检查

(一)TSH测定

TSH由脑垂体分泌,是调节甲状腺功能的重要激素。甲状腺功能改变时,TSH的波动较T_3、T_4更迅速、显著,是反映下丘脑-垂体-甲状腺轴功能的敏感指标,对亚临床型甲亢和亚临床型甲减的诊断有着重要意义。大部分甲亢患者TSH低于正常低值,但垂体性甲亢患者TSH不降低或升高。

(二)血清甲状腺激素水平测定

1.血清TT_4与TT_3

TT_4、TT_3是反映甲状腺功能重要的指标,不同方法及实验室测定结果差异较大。TT_4、TT_3的增高可提示甲亢,一般两者浓度平行变化,但在甲亢初期与复发早期,TT_3上升往往很快,约是正常值的4倍,TT_4上升较TT_3缓慢,仅为正常值的2.5倍,因此TT_3适用于轻型甲亢、早期甲亢、亚临床型甲亢及甲亢治疗后复发的诊断,也是诊断T_3型甲亢的特异指标。

TT_4、TT_3可与甲状腺结合球蛋白(TBG)等特异性结合,且结合率高。TBG水平变化对TT_4的影响较TT_3更大些。妊娠、雌激素、病毒性肝炎等可使TBG升高,TT_4、TT_3测定结果出现假性增高;雄激素、低蛋白血症(严重肝病、肾病综合征)、糖皮质激素等可使TBG下降,测定结果出现假性降低。

2.血清FT_4与FT_3

血清FT_4、FT_3不受TBG变化的影响,敏感性、特异性均高于TT_3、TT_4,更能准确地反映甲状腺的功能状态,但是在不存在TBG影响因素的情况下,仍推荐测定TT_3、TT_4,因其指标稳定,可重复性好。

3.血清rT_3

rT_3是T_4降解的产物,几乎无生理活性。可在一定程度上反映甲状腺的功能,其血浓度的变化与T_3、T_4维持一定比例,基本与T_4变化一致。Graves病初期或复发早期可仅有rT_3升高。

(三)甲状腺自身抗体测定

1.TRAb(TSH受体抗体)

TRAb包括TSH受体抗体、甲状腺刺激抗体(TSAb)和甲状腺刺激阻断抗体(TSBAb)三类。TSH受体抗体阳性提示存在针对TSH受体的自身抗体;TSAb有刺激TSH受体、引起甲亢的功能,是Graves病的致病性抗体;TSBAb可引起甲减。TRAb检测对初发Graves病早期诊断、预测ATD治疗后甲亢复发、预测胎儿或新生儿甲亢的可能性有一定的意义。测定方法较多,但易出现假阴性和假阳性结果。

2.甲状腺过氧化物酶抗体(TPOAb)和甲状腺球蛋白抗体(TgAb)

这两种抗体水平能提示自身免疫病因。

(四)甲状腺摄^{131}I率

^{131}I摄取率诊断甲亢的符合率可达90%。摄^{131}I率升高/减低表示甲状腺的摄碘功能亢进/减退,可鉴别甲亢的病因,不能反映病情严重程度与治疗中的病情变化。摄取率降低,提示亚急性甲状腺炎、安静型甲状腺炎、产后甲状腺炎;摄取率升高,提示缺碘性甲状腺肿;若摄取率升高且伴随高峰前移,提示Graves病、多结节性甲状腺肿伴甲亢。随着TH和TSH检测普遍开展及监测敏感度的不断提高,^{131}I摄取率已不作为甲亢诊断的常规指标。孕妇及哺乳期妇女禁

止做本测定。

(五)促甲状腺激素释放激素(TRH)兴奋试验

TRH 能促进 TSH 的合成与释放,甲亢患者 T_3、T_4 增高,反馈抑制 TSH 的分泌,因此 TSH 不受 TRH 兴奋。甲亢患者一般 TSH 水平无明显增高;TSH 有升高反应可排除 Graves 病;TSH 无反应还可见于垂体疾病伴 TSH 分泌不足、甲状腺功能"正常"的 Graves 眼病等。

三、影像学检查

甲状腺超声检查可测定甲状腺的体积,组织的回声,是否存在甲状腺结节,尤其是临床不易触摸到的小结节,并可确定结节的数量、大小和分布,鉴别甲状腺结节的性状。

核素扫描检查时,甲亢患者颈动、静脉可提前到 6～8 秒显像(正常颈静脉12～14 秒显像,颈动脉 8～12 秒显像),甲状腺在 8 秒时显像,其放射性逐渐增加,显著高于颈动、静脉显像。

甲状腺 CT 可清晰地显示甲状腺和甲状腺与周围组织器官的关系,可发现微小病灶,测定甲状腺的体积和密度,了解甲状腺与周围器官的横向关系,有助于结节性甲状腺肿的诊断。眼部 CT 能清楚地显示眼眶内的结构,评估眼外肌受累及眼球后浸润情况,对眼眶的多种疾病的鉴别诊断有较高价值,尤其是眼球突出的病因诊断。

MRI 多用于确定甲状腺以外病变的范围,对确定肿块与其周围血管的关系价值大于 CT 或其他影像学检查。眼部 MRI 较 CT 能更清晰显示眶内多种软组织的结构和病变范围。但体内有金属物且不能取出时禁做 MRI 检查。

四、诊断标准

(一)功能诊断

甲亢病例诊断一般根据病史和临床表现,配合实验室检查来确诊。临床有高代谢及神经、循环、消化等系统兴奋性增高和代谢亢进的病例,尤其是有甲状腺肿大或突眼者应考虑存在本病可能,小儿、老年或伴有其他疾病的轻型甲亢或亚临床型甲亢临床表现不典型,需要辅以相应的实验室检查。

血 FT_3、FT_4(或 TT_3、TT_4)增高、敏感 TSH(sTSH)>0.1 mU/L 者考虑甲亢;仅 FT_3 或 TT_3 增高,FT_4、TT_4 正常者可考虑为 T_3 型甲亢;血 TSH 降低,而 FT_3、FT_4 正常者,符合亚临床型甲亢。必要时可进一步作敏感 TSH(sTSH)/超敏感 TSH(uTSH)测定和/或TRH 兴奋试验。

(二)鉴别诊断

较多亚急性甲状腺炎患者有发热等全身症状,且甲状腺肿大疼痛,伴有甲亢症状,T_3、T_4 升高、TSH 及 ^{131}I 摄取率降低。安静型甲状腺炎患者的甲状腺呈无痛性肿大,病程呈甲亢-甲减-正常过程。在甲亢阶段时 T_3、T_4 升高,^{131}I 摄取率降低;甲减阶段 T_3、T_4 降低,^{131}I 摄取率升高。

兼有桥本甲状腺炎和 Graves 病的患者有典型的甲亢临床表现和实验室检查结果,血清 TgAb 和 TPOAb 高滴度,甲亢症状很少自然缓解。少数患桥本假性甲亢(桥本一过性甲亢)患者由于疾病致滤泡破坏,甲状腺激素漏出引起一过性的甲亢,T_3、T_4 升高,^{131}I 摄取率降低,症状常在短期内消失。

甲亢与非甲亢疾病的鉴别,见表7-9。

表 7-9 甲亢与非甲亢疾病的鉴别

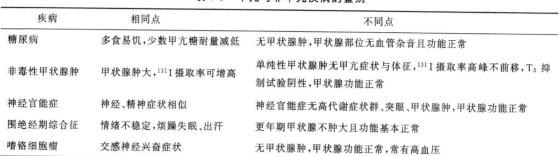

疾病	相同点	不同点
糖尿病	多食易饥,少数甲亢糖耐量减低	无甲状腺肿,甲状腺部位无血管杂音且功能正常
非毒性甲状腺肿	甲状腺肿大,^{131}I 摄取率可增高	单纯性甲状腺肿无甲亢症状与体征,^{131}I 摄取率高峰不前移,T_3 抑制试验阴性,甲状腺功能正常
神经官能症	神经、精神症状相似	神经官能症无高代谢症状群、突眼、甲状腺肿,甲状腺功能正常
围绝经期综合征	情绪不稳定,烦躁失眠、出汗	更年期甲状腺不肿大且功能基本正常
嗜铬细胞瘤	交感神经兴奋症状	无甲状腺肿,甲状腺功能正常,常有高血压

五、治疗原则

目前,治疗甲亢一般采用药物治疗、放射性^{131}I 治疗、手术治疗,治疗时应根据患者具体情况和个人意愿等选择治疗方法。一般情况下年龄较小、病情轻、甲状腺轻中度肿大患者多选择药物治疗;而病情较重、病程长、甲状腺中重度肿大患者多采用^{131}I 或手术等根治性治疗方法。儿童患者应先考虑用药物治疗,尽可能避免使用^{131}I 治疗。

(一)甲亢的一般治疗

舒缓精神,避免情绪波动,适当休息并给予对症、支持治疗,补充足够热量和营养(糖、蛋白质和 B 族维生素等),忌碘饮食。

(二)甲亢的药物治疗

甲亢治疗药物有抗甲状腺药物、碘及碘化物及 β 受体阻滞剂。

1.抗甲状腺药物

抗甲状腺药物的临床疗效较肯定,治愈率 40%～60%;方便、经济、使用较安全,一般不会导致永久性甲减。但该类药物在临床应用具有局限性,主要是因为治疗用药疗程长 1～2 年至数年,停药后复发率高,可达 50%～60%,少数患者伴发肝损害或粒细胞减少症等。

(1)药物分类:抗甲状腺药物分为硫脲类和咪唑类,前者的代表药物是硫氧嘧啶、丙硫氧嘧啶,后者为甲巯咪唑(他巴唑)、卡比马唑(甲亢平)。

(2)药物疗程:治疗疗程有长程疗法、短程疗法及阻断-替代疗法等。短疗程法的服药时间小于 6 个月,治愈率 40%;长疗程法的服药时间在 1.5 年以上,治愈率 60%。长程疗法分为初治期、减量期、维持期,药物剂量一般根据病情选择。长程疗法因其治疗效果好而常用,治疗一旦开始一般不宜中断,治疗中如出现症状缓解但甲状腺肿或突眼恶化的情况时,抗甲状腺药物应酌情减量并可加用 L-甲状腺素钠(L-T_4)25～100 μg/d 或甲状腺片 20～60 mg/d。

(3)停药指征:长程疗法的停药指征一般为甲亢症状完全缓解;甲状腺肿缩小、血管杂音消失;抗甲状腺药物维持量小;血 T_3、T_4、TSH 正常;T_3 抑制试验及 TRH 兴奋试验正常;TSAb 明显下降或转阴;足疗程。停药时甲状腺明显缩小并且 TSAb 阴性,停药后复发率低;停药时甲状腺肿大或 TSAb 阳性,停药后复发率高,此类患者应延长治疗时间。

(4)注意事项:应用抗甲状腺药物应注意其不良反应,需经常检测肝、肾功能和血常规。

2.碘及碘化物

一般用于术前准备和甲亢危象。术前准备时先用 ATD 控制症状,术前 2～3 周应用大剂量碘,使甲状腺充血减轻,质地变韧,便于手术,减少术中出血。

3.β受体阻滞剂

用于甲亢初治期的辅助治疗,也可用于术前准备或甲状腺危象。改善患者心悸等交感神经兴奋状态,并抑制 T_4 向 T_3 的转化。

(三)手术治疗

甲状腺次全切手术主要是用手术方法切除部分甲状腺组织以减少甲状腺激素的产生,达到治疗甲亢的目的。治愈率可达 70% 以上,治疗后复发率较药物治疗低,但可引起多种并发症。

手术治疗甲亢的适应证:中、重度甲亢,服药无效、复发或不愿长期服药者;甲状腺巨大,有压迫症状者;胸骨后、结节性甲状腺肿伴甲亢者。禁忌证:较重或发展较快的浸润性突眼者;合并心、肝、肾、肺疾病,不能耐受手术者;妊娠早期(3 个月前)及晚期(6 个月后);轻症可用药物治疗者。

术前用抗甲状腺药物治疗至症状控制,患者甲状腺功能接近正常,心率<80 次/分,T_3、T_4 在正常范围内。为减少术中出血,术前 2 周加服复方碘溶液。若患者对 ATD 有不良反应或不能缓解症状,可尝试普萘洛尔加碘剂的准备方法。

(四)放射性碘治疗

甲状腺有高度摄取和浓集碘的能力,[131]I 释放出 β 射线可破坏甲状腺滤泡上皮而减少 TH 分泌,还能抑制甲状腺内淋巴细胞的抗体生成,增强了疗效。[131]I 治疗具有迅速、简便、安全、疗效明显等优点,且疗程短、治愈率高、复发率低。接受[131]I 治疗时应注意:服[131]I 治疗前 2～4 周避免应用碘剂及含碘的药物;服[131]I 前应空腹,服药 2 小时后方可进食;服药后患者应与家人隔离,尤其是与儿童和妊娠妇女,餐具和水杯与家人分开使用;非妊娠期妇女在接受[131]I 治疗后半年内不宜妊娠;定期复查及随访。

(五)Graves 眼病的治疗

Graves 眼病以男性多见,43% 的患者甲亢与 Graves 眼病同时发生,44% 甲亢先于 Graves 眼病发生,还有 5% 的患者仅有明显突眼而无甲亢症状,称其为甲状腺功能正常的 Graves 眼病。

非浸润性突眼无须特别处理,突眼会随甲状腺功能恢复正常而消失。治疗 Graves 眼病时,对于有临床型甲亢或亚临床型甲亢证据的患者应采取有效的抗甲亢治疗,甲状腺功能恢复正常可使眼睑挛缩、凝视、眶周水肿等症状减轻,可更准确地评价眶内受累程度,选择适当的治疗方案。严重突眼不宜行甲状腺次全切除术,慎用[131]I 治疗。

1.Graves 眼病的局部治疗

高枕卧位;限制钠盐及使用利尿剂减轻水肿;戴有色眼镜保护眼睛,防止强光及灰尘刺激;睡眠时使用抗生素眼膏;睡眠时可用眼罩或盐水纱布敷眼。

2.Graves 眼病的全身治疗

(1)抗甲状腺药物:主要用于甲亢伴明显突眼者,可稳定甲状腺功能,有利于突眼恢复。在治疗过程中应避免发生甲低及 TSH 升高,必要时可用 L-T_4(100～200 μg/d)或干甲状腺片(60～120 mg/d)与 ATD 联用。

(2)免疫抑制剂及非特异性抗炎药物:泼尼松每次 10～20 mg,每天 3 次,早期疗效较好,症状好转后减量。一般 1 个月后再减至维持量 10～20 mg/d,也可隔天给予最小维持量而逐渐停药。对糖皮质激素不敏感或有禁忌证的 Graves 眼病患者,可考虑试用奥曲肽,据报道该药对于抑制球后组织增生有一定的效果。也可试用免疫抑制剂,但需注意粒细胞减少等不良反应。多数研究证实,糖皮质激素和环孢素 A 合用临床效果优于单独使用糖皮质激素。

（3）球后放疗：一般大剂量皮质激素治疗无效或有禁忌证无法使用时考虑应用。

（4）眼眶减压手术对改善突眼和眼部充血症状效果较好。

（解连昌）

第三节 甲状腺功能减退症

甲状腺功能减退症（简称甲减）是指各种原因引起的甲状腺激素（TH）合成、分泌或生物效应不足所导致的一组疾病。甲减女性较男性多见，男女之比为$1:5\sim1:10$，且随年龄增加患病率逐渐上升。新生儿甲减发生概率约为$1:4\,000$，青春期甲减发病率降低，成年后再次上升。甲减病因较复杂，按起病时间可分为呆小病（克汀病）、幼年型甲减、成年型甲减。

一、病因

呆小病甲状腺功能减退始于胎儿或新生儿，病因有两种：地方性呆小病，即因母体缺碘，供应胎儿的碘不足，胎儿 TH 合成不足或甲状腺发育不全而造成神经系统不可逆的损害；散发性呆小病，胎儿甲状腺发育不全或 TH 合成发生障碍。

幼年型甲状腺功能减退起病于青春期发育前儿童，病因与成人患者相同。成年型甲状腺功能减退起病于成年者，主要有甲状腺激素（TH）缺乏、促甲状腺激素（TSH）缺乏及周围组织对 TH 不敏感 3 种类型。

（一）TH 缺乏

原发性 TH 缺乏。

常见于甲状腺破坏，如手术切除，放射性碘或放射线治疗后；抗甲状腺药物（ATD）治疗过量，摄入碘化物过多，使用过氯酸钾、碳酸锂等；其他因素：甲状腺炎、慢性淋巴细胞性甲状腺炎、伴甲状腺肿或结节的甲状腺功能减退、晚期甲状腺癌和转移性肿瘤。

（二）血清 TSH 缺乏

TSH 缺乏分为垂体性和下丘脑性。前者常见于肿瘤、手术、放疗和产后垂体坏死；后者常见于下丘脑肿瘤、肉芽肿、慢性疾病或放疗。

（三）TH 不敏感综合征

TH 受体基因突变、TH 受体减少或受体后缺陷所致，有家族发病倾向。

二、临床表现

TH 减少可引起机体各系统功能代谢减慢，功能降低。甲减的临床表现一般取决于起病年龄和病情的严重程度，重者可引起黏液性水肿，甚至黏液性水肿昏迷。亚临床型甲减无明显甲减症状与体征，但存在发展为临床型甲减的可能性，也可造成动脉粥样硬化和心血管疾病，妊娠期亚临床甲减可能影响后代的神经智力发育。

（一）呆小病

如甲减发生于胎儿和婴幼儿时期，可阻碍大脑和骨骼生长发育，导致智力低下和身材矮小，且多不可逆。呆小病患儿起病越早病情越严重。患儿表现为体格及智力发育缓慢、反应迟钝、颜面苍白、眼距增宽、鼻根宽且扁平、鼻梁下陷、口唇厚、舌大外伸、四肢粗短、出牙换牙延迟、骨龄延迟、行走晚且呈鸭步,心率慢、脐疝多见,性器官发育延迟,成年后矮小。

(二)幼年型甲减

幼年型甲减的临床表现介于成人型与呆小病之间。幼儿发病者与呆小病相似,只是发育迟缓和面容改变不如呆小病显著;较大儿童及青春期发病者,类似成人型甲减,但伴有不同程度的生长阻滞。

(三)成年型甲减

成年型甲减多见于中年女性,男女比例为 1:5～1:10,发病缓慢、隐匿,有时 10 余年才表现出典型症状,主要表现为代谢率减低和交感神经兴奋性下降,及时治疗多可逆。

1.一般表现

出汗减少、怕冷、动作缓慢、精神萎靡、疲乏嗜睡、智力减退、食欲下降、体重增加、大便秘结,有的出现黏液性水肿面容(表情淡漠、水肿、眼睑下垂,鼻、唇增厚,毛发脱落无光泽)。

2.低代谢综合征

疲乏嗜睡、行动迟缓,记忆力减退,怕冷无汗,体温低于正常。

3.皮肤表现

苍白或姜黄色,皮肤粗糙、多鳞屑和角化,指甲生长缓慢、厚脆。

4.神经精神系统表现

记忆力、理解力减退、反应迟钝、嗜睡、精神抑郁、严重者可发展为猜疑性精神分裂症,重者多表现为痴呆、木僵或昏睡、共济失调或眼球震颤。

5.肌肉与关节表现

肌肉软弱乏力、偶见重症肌无力,收缩与松弛均缓慢延迟,肌肉疼痛、僵硬,黏液性水肿患者可伴有关节病变,偶有关节腔积液。

6.心血管系统表现

心动过缓、心音低弱、心脏扩大、常伴有心包积液、血压可升高,久病者易发生动脉粥样硬化及冠心病。

7.消化系统表现

食欲减退、便秘、腹胀,甚至麻痹性肠梗阻或黏液性水肿巨结肠,可有胃酸缺乏、贫血。

8.内分泌系统表现

男性勃起功能障碍,女性月经过多、经期长、不孕、溢乳,肾上腺皮质功能偏低、血和尿皮质醇降低。

9.呼吸系统表现

呼吸浅而弱,对缺氧和高碳酸血症不敏感。

10.黏液性水肿昏迷表现

嗜睡、低体温(<35 ℃)、呼吸减慢、血压下降、心动过缓、四肢肌肉松弛、反射减弱或消失,甚至昏迷、休克。

三、实验室检查

(一)生化检查

1.血红蛋白和红细胞

本病可致轻、中度正常细胞正色素性贫血,小细胞低色素性或大细胞型贫血。

2.血脂

总胆固醇、甘油三酯、低密度脂蛋白胆固醇及载脂蛋白均可升高,但高密度脂蛋白胆固醇的含量无明显改变。

3.血氨基酸

同型半胱氨酸(Hcy)增高。

4.其他

血胡萝卜素升高,尿17-酮类固醇、17-羟皮质类固醇降低,糖耐量试验呈扁平曲线,胰岛素反应延迟。

(二)心功能检查

心电图示低电压、窦性心动过缓、T 波低平或倒置,偶有 PR 间期延长(AV 传导阻滞)及 QRS 波时限增加,心肌酶谱升高。

(三)影像学检查

成骨中心出现和生长迟缓(骨龄延迟),成骨中心骨化不均匀呈斑点状(多发性骨化灶),骨骺与骨干的愈合延迟。X 线片上心影常为弥漫性双侧增大。甲状腺核素扫描检查可发现和诊断异位甲状腺。

(四)甲状腺激素测定

1.血清总 T_4(TT_4)和血清总 T_3(TT_3)

诊断轻型甲减和亚临床甲减时,TT_4 较 TT_3 敏感,TT_4 降低而 TT_3 正常是早期诊断甲减的指标之一。较重者血 TT_3 和 TT_4 均降低,轻型甲减的 TT_3 不一定下降。TT_4、TT_3 受甲状腺结合球蛋白(TBG)影响,检查结果可出现偏差。

2.血清游离 T_4(FT_4)和游离 T_3(FT_3)

FT_4 和 FT_3 不受 TBG 变化的影响,其敏感性与特异性均高于 TT_4 和 TT_3。甲减患者一般 FT_4 和 FT_3 均下降,轻型甲减、甲减初期以 FT_4 下降为主。

3.血清 TSH 测定

TSH 测定是诊断甲减最主要的指标。甲状腺性甲减,TSH 可升高;垂体性或下丘脑性甲减,常降低,并可伴有其他腺垂体激素分泌低下。当 sTSH(敏感 TSH)≥5.0 mU/L,加测 FT_4、甲状腺球蛋白抗体(TgAb)和甲状腺过氧化物酶抗体(TPOAb),以明确诊断亚临床型甲减或自身免疫性甲状腺病。也可用 TSH 筛查新生儿甲减。

4.TPOAb 和 TgAb 测定

TPOAb 和 TgAb 是确定自身免疫甲状腺炎的主要指标。亚临床型甲减患者存在高滴度的 TgAb 和 TPOAb,进展为临床型甲减的可能性较大。

(五)动态兴奋试验

TRH 兴奋试验:原发性甲减 TSH 基础值升高,TRH 刺激后升高增强;垂体性甲减 TRH 刺激后多无反应;下丘脑性甲减受刺激后 TSH 升高并多呈延迟反应。

四、诊断标准

甲减病例诊断一般根据病史、临床表现和体格检查,再配合实验室检查来确诊。原则是以 TSH 为一线指标,如血 TSH>5.0 mU/L 应考虑可能存在原发性甲减。单次 TSH 测定不能诊断为甲减,必要时可加测 FT_4、FT_3 等,对于处在 TSH 临界值者要注意复查。

(一)甲减诊断思路

甲减临床表现缺乏特异性,轻型甲减易漏诊,如有以下表现之一,可考虑存在甲减的可能:乏力、虚弱、易于疲劳但无法解释;反应迟钝,记忆力明显下降;不明原因的虚浮、体重增加;怕冷;甲状腺肿,无甲亢表现;血脂异常,尤其是总胆固醇、低密度脂蛋白增高;心脏扩大,有心力衰竭样表现但心率不快。血清 TSH 和FT$_4$ 正常可排除甲减。

(二)呆小病的早期诊断

呆小病的早期诊断极为重要。早日确诊可尽可能避免或减轻永久性智力发育缺陷。婴儿期诊断本病较困难,应仔细观察其面貌、生长、发育、皮肤、饮食、大便、睡眠等各方面情况,必要时做有关实验室检查。应注意呆小病的特殊面容与先天性愚型(伸舌样痴呆称唐氏综合征)鉴别。

(三)特殊类型甲减的诊断

TSH 不敏感综合征的临床表现不均一。对于无临床表现的患者,诊断较困难。TH 不敏感综合征有三种类型,即全身不敏感型、垂体不敏感型及周围不敏感型。

(四)甲减与非甲状腺疾病鉴别

甲减与非甲状腺疾病贫血、慢性肾炎等疾病,在某些病理性体征上的表现相同,若不能掌握其各自的不同,容易误诊。甲减与非甲状腺疾病鉴别见表 7-10。

表 7-10　甲减与非甲状腺疾病的鉴别

非甲状腺疾病	相同点	不同点
贫血	贫血	甲减可引起血清 T$_3$、T$_4$↓ 和 TSH↑
慢性肾炎	黏液性水肿,血 T$_3$、T$_4$ 均减少,尿蛋白可为阳性,血浆胆固醇可增高	甲减者尿液正常,血压不高,肾功能大多正常
肥胖症	水肿,基础代谢率偏低	肥胖症 T$_3$、T$_4$、TSH 均正常
特发性水肿	水肿	特发性水肿下丘脑-垂体-甲状腺功能正常

注:TSH 为促甲状腺素。

五、治疗原则

(一)治疗目标

甲减确诊后应及早使用甲状腺制剂替代治疗,一般需终身服药,并根据体征对症治疗。治疗的主要目标是控制疾病,使甲减临床症状和体征消失,将 TSH、TT$_4$、FT$_4$ 值维持在正常范围内,对于垂体性及下丘脑性甲减,则以把 TT$_4$、FT$_4$ 值维持在正常范围内作为目标。

(二)替代治疗

替代治疗的药物主要有干甲状腺片、L-甲状腺素钠(L-T$_4$)、L-三碘甲腺原氨酸(L-T$_3$)。替代治疗甲状腺激素用量受甲减病情及并发症、患者年龄、性别、生活环境及劳动强度等多种因素的影响,因此替代治疗需个体化调整用药剂量。

甲减药物治疗剂量与患者的病情、年龄、体重、个体差异有关。临床上有时需要更换替代制剂,替代过程中,需重视个体的临床表现,根据患者不同的情况而定,必要时复查血清 TSH、T$_4$、T$_3$、血脂等。

(1)呆小病越早治疗疗效越好,并需要终身服用药物替代治疗。

(2)幼年型黏液性水肿的治疗与较大的呆小病患儿相同。

（3）成人型黏液性水肿应用甲状腺激素替代治疗原则强调"治疗要早,正确维持,适量起始,注意调整"等,必须从小剂量开始应用。

（4）黏液性水肿昏迷是一种罕见的重症,可危及生命,多见于老年患者,预后差。L-T$_4$作用较慢,需选用作用迅速的L-T$_3$。

（5）亚临床甲减患者TSH水平高于正常,游离T$_3$/T$_4$正常,无明显甲减症状。若得不到及时的治疗,可转化成典型甲减。血清TSH 4.5～10 mU/L,可暂不给予L-T$_4$,每6～12个月随访甲状腺功能;血清TSH＞10 mU/L,可给予L-T$_4$替代治疗。

（6）妊娠期甲状腺激素缺乏,对胎儿的神经、智力发育影响较大,应进行筛查。一般认为妊娠早期TSH参考范围应低于非妊娠人群30％～50％,FT$_4$浓度大约为非妊娠期的1.5倍。若妊娠期间TSH正常,FT$_4$＜100 nmol/L,则可诊断低T$_4$血症。妊娠前已确诊甲减,应调整L-T$_4$剂量,待血清TSH恢复至正常范围再怀孕;妊娠期间发生甲减,应立即使用L-T$_4$治疗。

（7）TSH不敏感综合征治疗取决于甲减的严重程度。对于临床上无甲减症状,且发育正常,血清T$_3$、T$_4$正常,仅血清TSH增高,这种患者是否需补充TH尚无统一意见,有待进一步观察研究。替代治疗一般使用L-T$_4$和干甲状腺片,TSH不敏感综合征的治疗特别强调早期诊断和早期治疗,并维持终生。

（8）TH不敏感综合征目前无根治方法。可根据疾病的严重程度和不同类型选择治疗方案,并维持终生。轻型临床上无症状患者可不予治疗。有症状者宜用L-T$_3$,剂量应个体化,但均为药理剂量。周围型甲减患者有些L-T$_3$剂量使用到500 μg/d,才使一些TH周围作用的指标恢复正常。全身型甲减者用L-T$_3$治疗后血清TSH水平可降低,甲减症状改善。

（解连昌）

第四节 甲状腺炎

甲状腺炎是一类累及甲状腺的异质性疾病。由自身免疫、病毒感染、细菌或真菌感染、慢性硬化、放射损伤、肉芽肿、药物、创伤等多种原因所致的甲状腺滤泡结构破坏。其病因不同,组织学特征各异,临床表现及预后差异较大。按发病缓急可分为急性、亚急性和慢性甲状腺炎;按病因可分为感染性、自身免疫性和放射性甲状腺炎;按组织病理学可分为化脓性、肉芽肿性、淋巴细胞性和纤维性甲状腺炎。临床上常见的慢性淋巴细胞性甲状腺炎、产后甲状腺炎、无痛性甲状腺均为自身免疫性甲状腺炎。

一、亚急性甲状腺炎

（一）病因和发病机制

亚急性甲状腺炎又称亚急性肉芽肿性甲状腺炎,多由病毒感染引起,以短暂疼痛的破坏性甲状腺组织损伤伴全身炎症反应为特征。各种抗甲状腺自身抗体在疾病活动期可以出现,可能是继发于甲状腺滤泡破坏后的抗原释放。

(二)临床表现

1.上呼吸道感染

起病前常有上呼吸道感染史,所以常有上呼吸道感染症状,如疲劳、倦怠、咽痛等,体温不同程度升高。

2.甲状腺区特征性疼痛

逐渐或突然发生甲状腺部位的疼痛,常放射至同侧耳部、咽喉、下颌角等处。

3.甲状腺肿大

弥漫性或不对称性肿大,压痛明显,可伴有结节,质地硬,无震颤和杂音。

4.甲状腺功能异常

典型病例分为甲亢期、甲减期、恢复期三期。在甲亢期和甲减期可有甲亢或甲减的临床表现及甲状腺激素水平、TSH水平的异常。

(三)诊断要点

1.上呼吸道感染

发病前有上呼吸道感染史。

2.局部表现

甲状腺肿大、疼痛和压痛。

3.全身表现

发热、乏力等。

4.试验室检查

血沉快,血 T_3、T_4 升高,TSH下降,甲状腺摄碘率下降(分离现象)。

(四)治疗原则

(1)治疗目的:缓解疼痛,减轻炎症反应。

(2)非甾体解热镇痛剂用于轻症患者,疗程2周,常用药物有吲哚美辛、阿司匹林等。

(3)糖皮质激素对于疼痛剧烈、体温持续显著升高、水杨酸或其他非甾体抗炎药治疗无效者可以应用泼尼松 20~40 mg/d 口服,维持 1~2 周后逐渐减量,总疗程 6~8 周。

(4)伴有甲亢者,不服用抗甲状腺药物,可以给予 β 受体阻滞剂。

(5)甲减明显、持续时间长者,可以应用甲状腺激素替代治疗,但宜短期、小剂量使用;只有永久性甲减需要长期替代治疗。

二、慢性淋巴细胞性甲状腺炎

慢性淋巴细胞性甲状腺炎又称桥本甲状腺炎(HT),是自身免疫性甲状腺炎(AIT)的一个类型。

(一)病因和发病机制

目前,公认的病因是自身免疫,主要是 I 型辅助型 T 细胞免疫功能异常。患者血清中出现 TPOAb、TGAb、甲状腺刺激阻断抗体(TSBAb)。遗传因素和环境因素也参与了 HT 的发病。

(二)临床表现

(1)起病隐匿,进展缓慢,多数患者缺乏临床症状,尤其是在病程早期。

(2)甲状腺弥漫性对称性肿大,少数不对称,质地韧硬。偶有局部疼痛与触痛。少数患者可有突眼。

（3）甲状腺功能可以正常、亢进或减低。HT 与 GD 并存时称为桥本甲状腺毒症。

（4）可以同时伴发其他自身免疫性疾病，如与 1 型糖尿病、甲状旁腺功能减退症、肾上腺皮质功能减退症同时存在时称为内分泌多腺体自身免疫综合征 Ⅱ 型。

（三）诊断要点

（1）甲状腺肿大、质地坚韧、伴或不伴结节。

（2）甲状腺自身抗体 TPOAb 和/或 TGAb 长期高滴度阳性。

（3）细针穿刺活检有确诊价值。

（4）伴临床甲减或亚临床甲减支持诊断。

（四）治疗原则

1.随访

既无症状甲状腺功能又正常的 HT 患者主张半年到 1 年随访 1 次，主要检查甲状腺功能。

2.病因治疗

目前，无针对病因的治疗方法，提倡低碘饮食。

3.甲减和亚临床甲减的治疗

临床甲减者需要 L-T_4 替代治疗，亚临床甲减者需要评估患者的危险因素再决定是否应用 L-T_4。

4.应用 β 受体阻滞剂

伴甲亢者可以应用 β 受体阻滞剂。

三、无痛性甲状腺炎

无痛性甲状腺炎又称亚急性淋巴细胞性甲状腺炎、安静性甲状腺炎，是 AIT 的一个类型。

（一）病因和发病机制

本病与自身免疫有关。与 HT 相似，但淋巴细胞浸润较 HT 轻，表现为短暂、可逆的甲状腺滤泡破坏、局灶性淋巴细胞浸润，50% 的患者血中存在甲状腺自身抗体。

（二）临床表现

1.甲状腺肿大

弥漫性轻度肿大，质地较硬，无结节，无震颤和杂音，无疼痛和触痛为其特征。

2.甲状腺功能

甲状腺功能变化类似于亚急性甲状腺炎，分为甲状腺毒症期、甲减期和恢复期。半数患者并不经过甲减期。

（三）诊断要点

（1）可以有甲亢的临床表现，也可以无任何症状。

（2）甲状腺毒症阶段甲状腺激素水平升高而摄碘率下降，$T_3/T_4 < 20$ 对诊断有帮助，恢复期甲状腺激素水平和摄碘率逐渐恢复。

（3）多数患者甲状腺自身抗体阳性，其中 TPOAb 增高更明显。

（四）治疗原则

1.甲状腺毒症阶段

避免应用抗甲状腺药物，可以应用 β 受体阻滞剂，一般不主张应用糖皮质激素。

2.甲减期

一般不主张应用甲状腺激素,症状明显、持续时间长者可小剂量应用,如果是永久甲减需要终身替代治疗。

3.定期监测甲状腺功能

本病有复发倾向,甲状腺抗体滴度逐渐升高,有发生甲减的潜在危险,故临床缓解后也需要定期监测甲状腺功能。

（张晓永）

第五节　甲状腺结节

甲状腺结节是临床常见疾病。流行病学调查显示,在一般人群中采用触诊的方法,甲状腺结节的检出率为 $3\%\sim7\%$,采用高分辨率超声,其检出率可达 $19\%\sim67\%$ 。甲状腺结节在女性和老年人群中多见。虽然甲状腺结节的患病率很高,但仅有约 5% 的甲状腺结节为恶性,因此甲状腺结节处理的重点在于良恶性的鉴别。

一、病因和分类

多种甲状腺疾病都可以表现为甲状腺结节,包括局灶性甲状腺炎症、甲状腺腺瘤、甲状腺囊肿、结节性甲状腺肿、甲状腺癌、甲状旁腺腺瘤或囊肿、甲状舌管囊肿等。此外,先天性一叶甲状腺发育不良,而另一叶甲状腺增生,以及甲状腺手术后及放射性碘治疗后残留甲状腺组织的增生亦可以表现为甲状腺结节。

二、诊断

甲状腺结节诊断的首要目的是确定结节为良性还是恶性,可以通过询问病史、物理检查、甲状腺细针穿刺细胞学检查及超声、扫描等确定诊断。

（一）病史及体格检查

目前,已知的影响结节良恶性的因素包括年龄、性别、放射线照射史、家族史等。儿童及青少年甲状腺结节中恶性的比率明显高于成人。年龄＞60 岁者恶性的比率增加,且未分化癌的比例明显增高。成年男性甲状腺结节的患病率较低,但恶性的比例高于女性。与甲状腺癌发生相关的最重要的危险因素为放射线暴露,既往有头颈部放射照射史及核素辐射史者,甲状腺结节和甲状腺癌的发生率明显增高。患者的家族史对甲状腺结节的判定也有一定的帮助,有甲状腺肿家族史和地方性甲状腺肿地区居住史者甲状腺肿的发生率较高。有甲状腺癌家族史及近期出现的甲状腺结节增长较快,或伴有声音嘶哑、吞咽困难和呼吸道梗阻者提示可能为恶性。

大多数甲状腺结节患者没有临床症状,仅表现为无痛性颈部包块,合并甲状腺功能异常时,可出现相应的临床表现,部分患者由于结节侵犯周围组织出现声音嘶哑、压迫感、呼吸/吞咽困难等压迫症状。甲状腺的肿块有时较小,不易触及,容易漏诊。检查时要求患者充分暴露颈部,仔细触诊。正常的甲状腺轮廓视诊不易发现,若看到甲状腺的外形常提示甲状腺肿大。触诊检查时要注意甲状腺的大小、质地、有无肿块及肿块的数目、部位、边界、活动度、肿块有无压痛及颈部

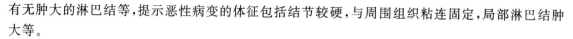

有无肿大的淋巴结等,提示恶性病变的体征包括结节较硬,与周围组织粘连固定,局部淋巴结肿大等。

(二)实验室检查

甲状腺结节患者均应行甲状腺功能检测。血清促甲状腺激素(TSH)水平降低提示可能为自主功能性或高功能性甲状腺结节,需行甲状腺核素扫描进一步判断结节是否具有自主摄取功能,功能性或高功能性甲状腺结节中恶性的比例极低。甲状腺自身抗体阳性提示存在桥本甲状腺炎,但不排除同时伴有恶性疾病,因乳头状甲状腺癌和甲状腺淋巴瘤可与桥本甲状腺炎并存。甲状腺球蛋白(Tg)是甲状腺产生的特异性蛋白,由甲状腺滤泡上皮细胞分泌,多种甲状腺疾病可引起血清 Tg 水平升高,包括分化型甲状腺癌、甲状腺肿、甲状腺组织炎症或损伤、甲状腺功能亢进症等,因此血清 Tg 测定对甲状腺结节的良恶性鉴别没有帮助,临床主要用于分化型甲状腺癌手术及清甲治疗后的随访监测。分化型甲状腺癌行甲状腺全切及[131]I清甲治疗后,体内 Tg 很低或测不到,在随访过程中如果血清 Tg 升高提示肿瘤复发。降钙素由甲状腺滤泡旁细胞(C 细胞)分泌,降钙素升高是甲状腺髓样癌的特异性标志,如疑及甲状腺髓样癌应行血清降钙素测定。

(三)超声检查

高分辨率超声检查是评估甲状腺结节的首选方法,可以探及直径 2 mm 以上的结节,已在甲状腺结节的诊断过程中广泛使用。颈部超声可确定甲状腺结节的大小、数量、位置、囊实性、形状及包膜是否完整、有无钙化、血供及与周围组织的关系等情况,同时可评估颈部有无肿大淋巴结,以及淋巴结的大小、形态和结构特点,是区分甲状腺囊性或实性病变的最好无创方法。此外对甲状腺良恶性病变的鉴别也有一定价值。以下超声征象提示甲状腺癌的可能性大:①实性低回声结节;②结节内血供丰富;③结节形态和边缘不规则,"晕征"缺如;④微小钙化;⑤同时伴有颈部淋巴结超声影像异常,如淋巴结呈圆形、边界不规则、内部回声不均或有钙化、皮髓质分界不清、淋巴门消失等。在随访过程中超声检查还可以较客观地监测甲状腺结节大小的变化。较小而不能触及的结节可在超声引导下进行细针穿刺。甲状腺癌术后患者定期颈部超声检查可以帮助确定有无局部复发。

(四)甲状腺核素显像

适用于评估直径>1 cm 的甲状腺结节,根据对放射性核素的摄取情况,甲状腺结节可以分为"热"结节、"温"结节、"冷"结节。除极少数的滤泡状甲状腺癌外,绝大多数可自主摄取放射性核素的"热"结节均为良性病变。放射性核素的摄取与周围组织相似或略高于周围组织的"温"结节通常也为良性。甲状腺恶性肿瘤通常表现为放射性核素摄取极低的"冷"结节,但冷结节中只有不足 20% 为恶性,80% 以上为良性,如甲状腺囊性病变、局灶性甲状腺炎等都表现为"冷"结节。核素显像在甲状腺结节良恶性鉴别中的作用有限,一般临床考虑甲状腺结节为高功能者首选核素扫描,否则核素扫描不作为甲状腺结节的首选检查。

有些化学物质与癌组织的亲和力较高,经同位素标记后用于亲肿瘤甲状腺显像,如[99m]锝-甲氧基异丁基异腈(^{99m}Tc-MIBI)、[201]铊(^{201}Tl)、[131]铯([131]Cs)等。虽然它们与恶性肿瘤的亲和力较高,扫描常呈阳性(即浓聚放射性物质),但并不是特异性的。有些代谢较活跃的组织(如自主功能性甲状腺腺瘤)或富含线粒体的组织(如桥本甲状腺炎的嗜酸性变细胞)也可呈阳性。因此,对这些亲肿瘤现象的结果必须结合其他资料综合分析。

PET/CT 显像是目前较为先进的核医学诊断技术,[18]F-FDG 是最重要的显像剂。PET 显像能够反映甲状腺结节摄取和代谢葡萄糖的状态,但并非所有的甲状腺恶性结节都在[18]F-FDG

PET 显像中表现为阳性,某些良性结节也会摄取[18]F-FDG,因此单纯依靠[18]F-FDG PET 显像也不能准确鉴别甲状腺结节的良恶性。

(五)放射学诊断

CT 和 MRI 作为甲状腺结节的诊断手段之一,可以显示结节与周围解剖结构的关系,明确病变的范围及其对邻近器官和组织的侵犯情况,如对气管、食管等有无压迫和破坏,颈部淋巴结有无转移等,但它们在评估甲状腺结节的良恶性方面并不优于超声。CT 和 MRI 对微小病变的显示不及超声,但对胸骨后病变的显示较好。

(六)甲状腺细针抽吸细胞学检查

甲状腺细针抽吸细胞学检查(FNAB)是甲状腺结节诊断过程中的首选检查方法,该方法简便、安全、结果可靠,对甲状腺结节的诊断及治疗有重要价值,被视为术前诊断甲状腺结节的"金标准",通常分为恶性、可疑恶性、不确定性及良性。甲状腺细针穿刺对甲状腺乳头状癌、甲状腺髓样癌和未分化甲状腺癌等具有可靠的诊断价值,由于甲状腺滤泡状癌和滤泡细胞腺瘤的区别为有无包膜和血管浸润,因此细胞学检查一般无法区分甲状腺滤泡状癌和滤泡状腺瘤。

凡直径大于 1 cm 的甲状腺结节,均可考虑 FNAB 检查。直径小于 1 cm 的甲状腺结节,如存在下述情况可考虑超声引导下细针穿刺:①超声提示结节有恶性征象;②伴颈部淋巴结超声影像异常;③童年期有颈部放射线照射史或辐射暴露史;④有甲状腺癌病史或家族史;⑤[18]F-FDG PET 显像阳性。

甲状腺粗针穿刺也可以获得组织标本供常规病理检查所用。如细胞学不能确定诊断且结节较大者可行粗针穿刺病理检查,但不足之处是创伤较大。

(七)分子生物学检测

经 FNAB 仍不能确定良恶性的甲状腺结节,对穿刺标本或外周血进行甲状腺癌的分子标志物检测,如 BRAF 突变、Ras 突变、RET/PTC 重排等,能够提高诊断准确率。BRAF 基因突变和 RET/PTC 重排对甲状腺乳头状癌的诊断具有较好的特异性。RAS 基因突变虽然对甲状腺乳头状癌和甲状腺滤泡状癌并非特异,但其同样具有临床意义。如细胞学检查为"滤泡性病变"同时伴 RAS 突变阳性,提示为滤泡变异型乳头状甲状腺癌或甲状腺腺瘤。RET 基因突变与遗传性甲状腺髓样癌的发生有关。

三、治疗

一般来说,良性甲状腺结节可以通过以下方式处理。

(一)随访观察

多数良性甲状腺结节仅需定期随访,无须特殊治疗,如果无变化可以长期随访观察。少数情况下可选择下述方法治疗。

(二)手术治疗

良性甲状腺结节一般不需手术治疗。手术治疗的适应证:①出现与结节明显相关的局部压迫症状;②合并甲状腺功能亢进,内科治疗无效;③结节位于胸骨后或纵隔内;④结节进行性生长,临床考虑有恶变倾向或合并甲状腺癌高危因素者。因外观或思想顾虑过重影响正常生活而强烈要求手术者,可作为手术的相对适应证。

(三)甲状腺激素抑制治疗

良性病变可直接行甲状腺激素抑制治疗,也可用于随访过程中结节增大者。TSH 抑制治疗的原理是,应用 $L\text{-}T_4$ 将血清 TSH 水平抑制到正常低限或低限以下,从而抑制和减弱 TSH 对甲状腺细胞的促生长作用,达到缩小甲状腺结节的目的。在抑制治疗过程中结节增大者停止治疗,直接手术或重新穿刺。抑制治疗 6 个月以上结节无变化者也停止治疗,仅随访观察。长期甲状腺激素抑制治疗可引发心脏不良反应(如心率增快、心房颤动、左心室增大、心肌收缩性增强、舒张功能受损等)和骨密度降低。男性和绝经前女性患者可在治疗起始阶段将 TSH 控制于 <0.1 mU/L,1 年后若结节缩小则甲状腺激素减量使用,将 TSH 控制在正常范围下限。绝经后女性治疗目标为将 TSH 控制于正常范围下限。在治疗前应权衡利弊,不建议常规使用 TSH 抑制疗法治疗良性甲状腺结节,老年、有心脏疾病及骨质疏松者使用甲状腺激素抑制治疗更应慎重。

(四)[131]I 治疗

[131]I 主要用于治疗有自主摄取功能并伴有甲亢的良性甲状腺结节。妊娠期或哺乳期是[131]I 治疗的绝对禁忌证。[131]I 治疗后 2~3 个月,有自主功能的结节可逐渐缩小,甲状腺体积平均减少 40%;伴有甲亢者在结节缩小的同时,甲亢症状、体征可逐渐改善,甲状腺功能指标可逐渐恢复正常。如[131]I 治疗 4~6 个月后甲亢仍未缓解、结节无缩小,应结合患者的临床表现和相关实验室检查结果,考虑再次给予[131]I 治疗或采取其他治疗方法。[131]I 治疗后,约 10% 的患者于 5 年内发生甲减,随时间延长甲减发生率逐渐增加。因此,建议治疗后每年至少检测一次甲状腺功能,如监测中发现甲减,要及时给予 $L\text{-}T_4$ 替代治疗。

(五)其他治疗

治疗良性甲状腺结节的其他方法还包括超声引导下经皮无水酒精注射、经皮激光消融术等。采用这些方法治疗前,必须先排除恶性结节的可能性。

(张晓永)

第六节　慢性肾上腺皮质功能减退症

慢性肾上腺皮质功能减退症分为原发性和继发性。继发性是指下丘脑-垂体病变引起,原发性又称 Addison 病,是指由于双侧肾上腺本身病变引起皮质功能绝大部分破坏而致的一组临床综合征。

一、病因

(一)特发性慢性肾上腺皮质功能减退

特发性慢性肾上腺皮质功能减退是由于自身免疫破坏引起,病理常显示特异性自身免疫性肾上腺炎,约 75% 的患者血中检测出抗肾上腺自身抗体,50% 的患者伴有其他器官的自身免疫性疾病,称为自身免疫性多内分泌综合征,最常见的是 Addison 病、桥本甲状腺炎和糖尿病三者的组合,称为 Schmidt 综合征。

(二)双侧肾上腺结核

双侧肾上腺结核也为本病常见病因,因血行播散所致。肾上腺皮质和髓质均遭到严重侵袭,肾上腺有干酪样坏死和钙化、纤维化等改变。

（三）其他病因

扩散性真菌感染也可以引起肾上腺炎症性破坏；在 HIV 感染者，巨细胞病毒或 HIV 本身引起的肾上腺炎可导致肾上腺功能衰退；肾上腺脊髓神经病，一种 X 连锁隐性遗传病，也是年轻男性肾上腺皮质功能减退的病因；肺、乳腺、小肠癌肾上腺转移、淋巴瘤、白血病浸润、淀粉样变性、双侧肾上腺切除或放射治疗、类固醇激素合成酶抑制药酮康唑和氨鲁米特等均可导致慢性肾上腺皮质功能减退。

二、病理生理与临床表现

主要由于皮质醇及醛固酮缺乏所致，突出的临床表现为显著乏力，特征性色素沉着和直立性低血压。

（一）乏力

乏力见于所有患者，乏力程度与病情严重程度有关，严重者甚至卧床不起，无力翻身。乏力主要是由于皮质醇和醛固酮减少造成蛋白质合成不足，糖代谢紊乱及水、电解质代谢异常引起。

（二）色素沉着

色素沉着见于全身的皮肤黏膜，为棕褐色，有光泽。于暴露部位和易摩擦部位更明显，如面、颈部、手背、掌纹、肘、腕、甲床、足背、瘢痕和束腰带部位；于齿龈、舌下、唇、颊部、阴道和肛周黏膜等处也有色素沉着；在正常情况下有色素沉着的部位如乳晕、腋部、脐部和会阴等色素沉着更加明显；在色素沉着的皮肤常常间有白斑点。色素沉着是垂体 ACTH 及黑素细胞刺激素（MSH）、促脂素（LPH）（三者皆来源于一共同前体 POMC）分泌增多所致。

（三）低血压

由于皮质醇缺乏，对儿茶酚胺升压反应减弱，查体可出现心脏缩小、心音低钝等。

（四）胃肠道症状和消瘦

食欲缺乏、恶心、呕吐、腹胀、腹泻、腹痛、胃酸分泌减少和消化不良。患者均有不同程度的体重减轻，消瘦常见。

（五）低血糖

皮质醇缺乏致糖异生减弱、肝糖原耗损，患者易发生低血糖，尤其在饥饿、创伤和急性感染等情况下更易出现。

（六）其他表现

重者出现不同程度的精神、神经症状，如淡漠、抑制、神志模糊和精神失常等，也伴有男性性功能减退，女性月经失调，腋毛和阴毛脱落。肾上腺皮质低功时常伴有醛固酮缺乏，机体保钠能力降低，引起血容量降低、低钠血症和轻度代谢性酸中毒。由于皮质醇作用使 ADH 释放增多，肾脏对自由水清除减弱，易发生水中毒。

（七）肾上腺皮质危象的病理生理和临床表现

当原有慢性肾上腺皮质功能减退症加重或由于肾上腺皮质破坏（急性出血、坏死和血栓形成、感染严重的应激状态），会导致肾上腺皮质功能急性衰竭。

正常人在应激时肾上腺皮质可以几倍至几十倍地增加糖皮质激素分泌，以提高机体的应激能力。慢性肾上腺皮质功能减退时，其肾上腺皮质激素贮备不足，当遇到感染、过劳、大量出汗、呕吐、腹泻、分娩、手术和创伤等应激情况时，不能过多分泌肾上腺皮质激素，导致病情恶化，发生危象。而肾上腺皮质破坏、出血患者很快出现肾上腺皮质功能衰竭。临床上表现为严重的糖皮质激素伴(或不伴)盐皮质激素缺乏的症候群。

患者病情危重,出现低血压或休克及高热,体温可达 40 ℃伴脱水表现。同时可伴有精神萎靡,嗜睡甚至昏迷,可有惊厥。恶心、呕吐、腹泻、腹痛、低血糖和低钠血症也经常发生。若不及时抢救,会很快死亡。

三、实验室检查

(1)血生化改变,常有低血钠和高血钾,由于血容量不足常有肾前性氮质血症,可有轻、中度高血钙和空腹低血糖。

(2)血皮质醇水平及 24 小时尿游离皮质醇、17-DH-CS 及 17-KGS 普遍低于正常,且皮质醇昼夜节律消失。轻者由于反馈性 ACTH 增高,上述指标可维持于正常范围内。

(3)血尿醛固酮可以正常或偏低。

(4)ACTH 水平和 ACTH 兴奋试验。原发性肾上腺皮质功能减退者基础 ACTH 明显升高,甚至可达正常人的数十倍,常于 88~440 pmol/L。继发下丘脑或垂体者 ACTH 水平降低。ACTH 兴奋试验:静脉滴注 25 U 的 ACTH,持续 8 小时,检查尿 17-羟 DHCS 和/或皮质醇变化,正常人在刺激后第 1 天较对照增加 1~2 倍,第 2 天增加 1.5~2.5 倍,或由 3~7 mg/g 肌酐增至 12~25 mg/g 肌酐。快速 ACTH 兴奋实验也常用:静脉注射人工合成 ACTH24 肽(1~24 片断),注射前及注射后 30 分钟测血浆皮质醇,或肌内注射,之前及注射后 60 分钟测血浆皮质醇,正常人兴奋后血浆皮质醇增加 10~20 μg/dL,而原发性肾上腺皮质功能减退者因肾上腺皮质贮备减少,刺激后血皮质醇上升很少或不上升。继发性肾上腺皮质功能减退者可以上升很少或不上升,病变轻者也可以有正常的反应,这时可以做美替拉酮试验或胰岛素低血糖试验来判断垂体 ACTH 的贮备功能,不正常者常见于轻度和初期的继发性肾上腺皮质低功。应用3~5 天连续 ACTH 刺激试验,也可鉴别原发性与继发性及完全性与部分性肾上腺皮质功能不全,部分性肾上腺皮质低功或 Addison 病前期者基础值可在正常范围,刺激后第 1 天、第 2 天尿 17-DHCS 上升但不及正常,第 3 天反而下降。继发者基础值很低,以后逐渐上升,第 3~5 天甚至可以达到正常反应水平。

四、诊断与鉴别诊断

(1)多数患者就诊时已有典型慢性肾上腺皮质功能低下的临床表现:皮质黏膜色素沉着、乏力、恶心呕吐、消瘦和低血压等,为临床诊断提供了重要线索,此时要依赖实验室检查和影像学检查排除有关鉴别诊断后方可明确诊断。

(2)血尿皮质醇、尿 17-DHCS 及血 ACTH 浓度和 ACTH 兴奋试验为鉴别诊断和病因诊断所必需。肾上腺抗体测定、结核菌素试验及肾上腺和蝶鞍 CT 及 MRI 检查对病因诊断也有重要价值。

五、治疗

(一)疾病教育

疾病教育是必要的,也是治疗成功的关键。主要内容如下。

1.疾病的性质及终身治疗的必要性

其需长期坚持激素生理替代治疗。当在手术前、严重感染及发生并发症等应激情况,应及时

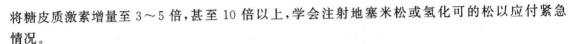

将糖皮质激素增量至3～5倍,甚至10倍以上,学会注射地塞米松或氢化可的松以应付紧急情况。

2.随身携带疾病卡片

标明姓名、地址、亲人姓名、电话和疾病诊断。尽量让周围人知晓自己的病情和注意事项,告之遇病情危急或意识不清立即送往医院,应随身携带强效皮质激素,如地塞米松等。

(二)饮食

膳食中食盐的摄入量应多于正常人,10～15 g/d。当大量出汗、呕吐和腹泻等情况应及时补充盐分。另外保证膳食中有丰富的糖类、蛋白质和维生素。

(三)皮质激素替代治疗

1.糖皮质激素

糖皮质激素是本病的治疗基础。根据身高、体重、性别、年龄和劳动强度等,予以合适的基础量即为生理替代量,并模拟皮质醇的昼夜分泌规律,予以清晨醒后服全日量的2/3,下午4:00服1/3。应激状态时酌情增至3～5倍乃至10倍进行应激替代。给药时间以饭后为宜,可避免胃肠刺激。氢化可的松即皮质醇,是最常用替代治疗药物,一般清晨20 mg,下午10 mg为基础量,以后在此剂量上调整。醋酸可的松口服后容易吸收,吸收后经肝脏转化为皮质醇,肝脏功能障碍者不适合应用,基础剂量为早晨25 mg,下午12.5 mg。泼尼松和泼尼龙分别为人工合成的皮质醇和皮质素的衍生物,与氢化可的松及氟氢可的松等联合治疗,也可有效控制病情,一般泼尼松与泼尼龙不单独应用治疗 Addison 病,因为它们的保钠作用很弱。常用药物剂量,见表7-11。

表 7-11 治疗慢性肾上腺皮质功能退减常用药物

种类	药物名称	每片剂量(药效相当,mg)	糖代谢作用	滞纳作用	替代剂量	作用时间及给药次数(次/天)
糖皮质激素	氢化可的松	20	1	1	20～30	短效,2～4
	可的松	25	0.8	0.8	25.0～37.5	短效,2～4
	泼尼松	5	4	0.8	5.0～7.5	中效,2～4
	泼尼龙	5	4	0.8	5.0～7.5	中效,2～4
	甲泼尼龙	4	5	0		中效,2～4
	地塞米松	0.75	25～30	0	0.5～1.0	长效,1～3
盐皮质激素	氟氢可的松	0.05	10	400	0.05～0.15	长效,1
	去氧皮质酮	油剂,25～50 mg	0	30～50	1～2	长效,1/2～1

糖皮质激素药物的主要不良反应之一是引起失眠,所以下午用药时间一般不晚于17:00。儿童皮质醇用量一般 20 mg/m² 或<5 岁 10～20 mg/d,6～13 岁 20～25 mg/d,≥14 岁30～40 mg/d。

疗效判断:目前,还缺乏标准实验指标来衡量替代治疗剂量是否得当。血浆皮质醇本身呈脉冲式分泌,易受应激等各种因素影响,加之服药种类、时间及采血情况的不同,其水平测定对判定疗效几乎没有帮助,血 ACTH 除有昼夜节律变化之外,其替代应用的糖皮质激素种类不同时对ACTH 的抑制时间、程度的不同,故也无法作为疗效判断标准。

目前,判断糖皮质激素替代治疗是否适当,主要是观察患者的病情变化。皮质醇用量不足时,疲乏等临床症状不见好转,皮肤色素沉着不见减轻,可出现直立性低血压、低血钠、高血钾及血浆肾素活性升高等。而皮质醇用量过大时,体重过度增加,引起肥胖等库欣综合征表现,可出

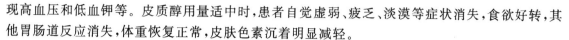

现高血压和低血钾等。皮质醇用量适中时,患者自觉虚弱、疲乏、淡漠等症状消失,食欲好转,其他胃肠道反应消失,体重恢复正常,皮肤色素沉着明显减轻。

2.盐皮质激素

若患者在经糖皮质激素替代治疗并且予足够食盐摄入后,仍有头晕、乏力和血压偏低等血容量不足表现的,可予加用盐皮质激素。

氟氢可的松是人工合成制剂,可以肌内注射、皮下埋藏或舌下含化。常每天上午 8:00,0.05~0.20 mg,1 次顿服,是替代醛固酮作用的首选制剂。心肾功能不全、高血压、肝硬化患者慎用。

醋酸去氧皮质酮(醋酸 DOCA)油剂,每天 1~2 mg 或隔天 2.5~5.0 mg 肌内注射,适用于不能口服的患者。开始宜小剂量,可根据症状逐渐加量。去氧皮质酮缓释锭剂,每锭 125 mg,埋藏于腹壁皮下,每天可释放约 0.5 mg,潴钠作用可持续 8 个月至 1 年。

中药甘草流浸膏主要成分为甘草次酸,有保钠排钾作用。每天 10~40 mL,稀释后口服,用于无上述药物时。

用药期间应监测血压及电解质。用药剂量适当,则血压遂上升至正常,无直立性低血压,血清钠和钾在正常水平。若盐皮质激素过量,则出现水肿、高血压、低血钾,甚至发生心力衰竭。而用量不足时头晕、疲乏症状无好转,血压偏低,化验血钠偏低而血钾偏高。

3.性激素

以雄激素为主,还具有蛋白质同化作用,可改善倦怠、乏力、食欲缺乏和体重减轻等症状,对孕妇、充血性心力衰竭者慎用。甲睾酮 2.5~5.0 mg/d,分 2~3 次服用,或苯丙酸诺龙 10~25 mg,每周 2~3 次,肌内注射。

上述各激素替代治疗剂量为一般完全性 Addison 病患者的需要量。对于肾上腺全部或大部手术切除者,糖皮质激素的替代剂量可适当大些,但不易过大。60 岁以上老年患者激素替代量应适当减少些。对伴有早期糖尿病、肥胖症和溃疡病的患者,激素量应减少 20%~30%。而在发生急性感染、创伤、手术等应激情况时,激素量需增至 3~5 倍,必要时改用静脉用药。

对部分性 Addison 病患者,一般无应激时,无须补充糖皮质激素和加大食盐摄入量,在发生感冒、腹泻等轻度应激时,应短期加用小剂量皮质激素治疗。

(四)病因治疗

病因是肾上腺结核者应抗结核治疗。活动性结核应在全量(生理需要量)应用糖皮质激素的同时充分系统地抗结核治疗,这样不会造成结核的扩散,也会改善病情。陈旧性结核在应用糖皮质激素替代时有可能引起结核活动,应于初诊后常规用半年的抗结核药物。

若病因是自身免疫性疾病者,应检查是否存在多腺体受累,并酌情给予相应治疗。若合并甲状腺低功,需先给足糖皮质激素后再补充甲状腺素,若合并胰岛素依赖型糖尿病,可予以胰岛素治疗,注意从小剂量开始逐渐加量,以防低血糖发生。

对真菌感染、肿瘤转移等引起的肾上腺功能低下者也应予相应的病因治疗。

(五)特殊情况下 Addison 病治疗

1.外科手术时

应增加皮质激素的用量,以避免发生肾上腺危象,手术后逐渐减至原来的替代治疗剂量。小手术只需在术前肌内注射醋酸可的松 75~100 mg 即可。在全麻下施行大手术,应静脉给予水溶性皮质激素,直至患者苏醒后继续 2 天。应用剂量根据手术大小和时间长短进行调整。一般手术当天麻醉前静脉注射氢化可的松100 mg,8 小时后再给予同样剂量,手术当天总量需200～300 mg,次日剂量减半,第 3 天再减半,以后迅速恢复到基础替代剂量。如果手术出现并发症,皮质激素剂量应在并发症控制后减量。重症感染和重症外伤时糖皮质激素用量与大手术相同。

2.妊娠及分娩时

妊娠早孕反应和分娩均处于应激状态,应予加大激素药物剂量。妊娠早期出现妊娠剧吐而不能口服者,应改为肌内注射或静脉滴注。如氢化可的松50 mg/d,注意维持水、电解质平衡,可适当静脉补充氯化钠和葡萄糖,待妊娠反应过后,恢复原来的替代治疗剂量,自妊娠 3 个月起至分前,对皮质激素的需要量与妊娠前基本相同或略做调整。与外科手术一样,分娩时为较大的应激反应,皮质激素的需要量明显增加。分娩开始时肌内注射氢化可的松100 mg,分娩过程中每 8 小时肌内注射 1 次,每次 100 mg,分娩时另肌内注射 100 mg。分娩时注意补充血容量,若无并发症,于第 2～3 天减量至分娩日的一半,第 4～5 大再继续减半,直至恢复原来的替代剂量。

3.肾上腺危象时

采用 5 秒治疗方法。5 秒分别指类固醇激素、盐、糖、支持治疗和寻找诱因。

(1)类固醇皮质激素:首选药物为氢化可的松100 mg 静脉注射,使血皮质醇迅速达到正常人在发生应激时的水平,以后每 6 小时静脉滴注 100 mg,使最初 24 小时总量约 400 mg。一般 12 小时以内可见病情改善。第 2～3 天后总量可减至 300 mg,分次静脉滴注。若病情好转,继续减总量至 200 mg,以后 100 mg。呕吐停止,可进食者改为口服。使用类固醇皮质激素应注意,一是病情严重者,尤其有较重并发症,如败血症等,大剂量皮质醇治疗持续时间应相对长些,直至病情稳定。二是原发性肾上腺皮质功能减退患者,当每天皮质醇口服剂量减至 50～60 mg 时,常需盐皮质激素治疗,应加用氟氢可的松 0.05～0.20 mg/d。三是继发性肾上腺皮质功能减退患者,当皮质醇每天口服剂量减至 50～60 mg 时,不必加服氟氢可的松,若有水钠潴留,可应用泼尼松或地塞米松代替皮质醇。四是在危象危急期不适合应用醋酸可的松肌内注射,因为该药代谢缓慢,需在肝中转化为皮质醇才发挥生物效应,故不易达到有效的血浆浓度,不能有效抑制 ACTH 水平。

(2)补充盐水:危象患者液体损失量可达细胞外液的 20%～40%,故予迅速补充生理盐水,第 1 天、第 2 天一般予 2～3 L,并根据失水、失钠程度、低血压情况结合患者心肺功能因素进行调整。若低血压明显,可酌情给予右旋糖酐-40 注射液 0.5～1.0 L,或输入全血或血浆,也可考虑辅用升压药,如多巴胺、间羟胺等。如有酸中毒时可适当给予碱性药物。随着低血容量及酸中毒的纠正及皮质激素的使用,钾离子排出增加及转入细胞内液增多,危象初期的高血钾逐渐解除,此时应注意防止低血钾的发生。遇此情况可予1 L中加入氯化钾 2 g 静脉滴注。

(3)补充葡萄糖:危象患者常伴随着低血糖,故应予静脉滴注 5%葡萄糖注射液,并持续到患者低血糖纠正、呕吐停止、能进食。对于那些以糖皮质激素缺乏为主,脱水不甚严重者,应增加葡萄糖输液量至1.5～2.5 L,同时补充盐水量适当减少。

(4)消除诱因和支持疗法:发生急性肾上腺危象的最常见诱因是急性感染,感染得不到控制,危象难以消除,故应针对病因选择有效的抗生素,对于存在多脏器功能衰竭也应积极抢救。同时给予全身性的支持疗法,治疗 2 天后仍处于昏迷状态的,可给予下鼻饲,以补充流食和有关药物。

六、预后

早期诊断、合理的替代治疗及疾病教育是预后良好的关键。在 20 世纪 50 年代分离出肾上腺皮质激素之前,本病患者存活时间多在 2 年以下。在有了快速诊断技术和替代治疗以后,自身免疫性 Addison 病患者可获得与正常人一样的寿命,与正常人一样地生活。而其他原因引起的肾上腺皮质功能减退,其预后取决于原发病。结核病引起者只要经过系统的抗结核治疗,预后也良好,极少数患者甚至可停用或应用很少量糖皮质激素。如病因是恶性肿瘤转移或白血病引起,预后不佳。儿童患者若能得到良好的指导,补充合适剂量激素,可以正常生长发育。

(张晓永)

第七节 原发性醛固酮增多症

一、概述

原发性醛固酮增多症(简称原醛症)是指肾上腺皮质发生病变(大多为腺瘤,少数为增生)使醛固酮分泌增多,导致水钠潴留,血容量扩张,从而抑制了肾素-血管紧张素系统,以高血压、低血钾、肌无力、夜尿多为主要临床表现的一种综合征。

原醛症的主要病理生理变化为醛固酮分泌增多,肾素活性被抑制,引起高血压、低血钾、肌无力、周期性瘫痪,血钠浓度升高,细胞外液增多,尿钾排出相对地过多,二氧化碳结合力升高,尿 pH 为中性或碱性。原醛症患者之所以醛固酮分泌增多,肾上腺皮质腺瘤是一个主要原因,而且占原醛症病因的大多数,其次是增生,再其次是癌。有学者为 95 例原醛症患者做手术探查,发现 82 例(86%)为腺瘤和 13 例(14%)为双侧肾上腺皮质增生。

二、诊断要点

(一)临床表现

1.高血压

高血压为最早出现的症状,一般不呈恶性演变,但随病情进展血压渐高,大多数在22.7/13.3 kPa (170/100 mmHg)左右,高时可达 28.0/17.3 kPa(210/130 mmHg)。

2.神经肌肉功能障碍

(1)肌无力及周期性瘫痪较为常见,一般说来,血钾愈低,肌肉受累愈重,常见诱因为劳累,或服用氯噻嗪、呋塞米等促进排钾的利尿剂。麻痹多累及下肢,严重时累及四肢,也可发生呼吸、吞咽困难。麻痹时间短者数小时,长者数天或更久;补钾后麻痹即暂时缓解,但常复发。

(2)肢端麻木、手足抽搐。在低钾严重时,由于神经肌肉应激性降低,手足抽搐可较轻或不出现,而在补钾后,手足抽搐往往明显。

3.肾脏表现

(1)因大量失钾,肾小管上皮细胞空泡变性,浓缩功能减退,伴多尿,尤其夜尿多,继发口渴、多饮。

（2）常易并发尿路感染。

4.心脏表现

（1）心电图呈低血钾图形：R-T间期延长，T波增宽、降低或倒置，U波明显，T、U波相连或成驼峰状。

（2）心律失常：较常见者为期前收缩或阵发性室上性心动过速，严重时可发生心颤。

（二）实验室检查

1.血、尿生化检查

（1）低血钾：大多数患者血钾低于正常，一般在 2～3 mmol/L，严重者更低。低血钾往往呈持续性，也可为波动性，少数患者血钾正常。

（2）高血钠：血钠一般在正常高限或略高于正常。

（3）碱血症：血 pH 和 CO_2 结合力为正常高限或略高于正常。

（4）尿钾高：在低血钾条件下（低于 3.5 mmol/L），每天尿钾仍在 25 mmol 以上。

（5）尿钠排出量较摄入量为少或接近平衡。

2.尿液检查

（1）尿 pH 为中性或偏碱性。

（2）尿常规检查可有少量蛋白质。

（3）尿比重较为固定而减低，往往在 1.010～1.018，少数患者呈低渗尿。

3.醛固酮测定

（1）尿醛固酮排出量：正常人在普食条件下，均值为 21.4 mmol/24 h，范围 9.4～35.2 nmol/L（放射免疫分析法），本症中高于正常。

（2）血浆醛固酮：正常人在普食条件下（含 Na 160 mmol/d，K 60 mmol/d）平衡 7 天后，上午 8 时卧位血浆醛固酮为（413.3±180.3）pmol/L，患者明显升高。

醛固酮分泌的多少与低血钾程度有关，血钾甚低时，醛固酮增高常不明显，此因低血钾对醛固酮的分泌有抑制作用。另一特征是血浆肾素-血管紧张素活性降低，而且在用利尿剂和直立体位兴奋后也不能显著升高。若为继发性醛固酮增多症，则以肾素-血管紧张素活性高于正常为特征。

4.肾素、血管紧张素Ⅱ测定

患者血肾素、血管紧张素Ⅱ的基础值降低，有时在可测范围下。正常参考值前者为（0.55±0.09）pg/（mL·h），后者为（26.0±1.9）pg/mL。经肌内注射呋塞米（0.7 mg/kg 体重）并在取立位 2 小时后，正常人血肾素、血管紧张素Ⅱ较基础值增加数倍，兴奋参考值分别为（3.48±0.52）pg/（mL·h）及（45.0±6.2）pg/mL。原醛症患者兴奋值较基础值只有轻微增加或无反应。醛固酮瘤中肾素、血管紧张素受抑制程度较特发性原醛症更显著。

5.24 小时尿 17-酮类固醇及 17-羟皮质类固醇

一般正常。

6.螺内酯试验

螺内酯可拮抗醛固酮对肾小管的作用，每天 320～400 mg（微粒型），分 3～4 次口服，历时 1～2 周，可使本症患者的电解质紊乱得到纠正，血压往往有不同程度的下降。如低血钾和高血压是由肾脏疾病所引起者，则螺内酯往往不起作用。此试验有助于证实高血压、低血钾是由于醛固酮过多所致，但不能据之鉴别为原发性或继发性。

7.低钠、高钠试验

(1)对疑有肾脏病的患者,可作低钠试验(每天钠摄入限制在 20 mmol),本症患者在数天内尿钠下降到接近摄入量,同时低血钾、高血压减轻,而肾脏患者因不能有效地潴钠,可出现失钠、脱水。低血钾、高血压则不易纠正。

(2)对病情轻、血钾降低不明显的疑似本症患者,可作高钠试验,每天摄入钠 240 mmol/L。如为轻型原发性醛固酮增多症,则低血钾变得更明显。对血钾已明显降低的本症患者,不宜行此试验。

三、诊断标准

(一)临床症状

(1)高血压。

(2)低钾血症。

(3)四肢麻痹、手足抽搐、多饮多尿。

(二)检查所见

(1)血浆肾素活性(PRA)受抑制及下述 A、B 任何一项刺激试验无反应。A:呋塞米 40～60 mg静脉注射,立位 30～120 分钟。B:减盐食(10 mEq/d)4 天,再保持立位 4 小时。

(2)血浆醛固酮浓度(PAC)或尿醛固酮排泄量增多。

(3)尿 17-羟皮质类固醇及 17-酮类固醇排泄量正常。

(4)肾上腺肿瘤定位诊断:①腹膜后充气造影。②肾上腺静脉造影。③肾上腺扫描(^{131}I-胆固醇、CT)。④肾上腺或肾静脉血中醛固酮含量测定。

四、鉴别诊断

对于有高血压、低血钾的患者,除本症外,还要考虑以下一些疾病。

(1)原发性高血压患者因其他原因如服用氯噻嗪、呋塞米或慢性腹泻等而导致低血钾者。

(2)肾缺血而引起的高血压,如急进性原发性高血压、肾动脉狭窄性高血压,患这些疾病的一部分患者可因继发性醛固酮增多而合并低血钾,但患者的血压一般较本症患者更高,进展更快,可伴有明显的视网膜损害。此外,此组高血压患者往往有急进性肾衰竭的临床表现,伴氮质血症、酸中毒等。肾动脉狭窄患者中部分可听到肾区血管杂音,放射性肾图、静脉肾盂造影、分测肾功能显示一侧肾功能减退。这类患者血浆肾素活性高,对鉴别诊断甚重要。

(3)失盐性肾病(失钾性肾病):通常由于慢性肾盂肾炎所致,往往有高血压、低血钾,患者肾功能损害较明显,尿钠排出量较高,常伴有脱水。血钠不高反而偏低,无碱中毒,往往呈酸中毒。低钠试验显示肾不能保留钠。

(4)分泌肾素的肾小球旁细胞的肿瘤(肾素瘤):分泌大量肾素,可引起高血压、低血钾。但患者的年龄较轻,而高血压严重,血浆肾素活性甚高,血管造影可显示肿瘤。

(5)肾上腺其他疾病:皮质醇增多症,尤以腺癌和异位 ACTH 综合征所致者,可伴明显低血钾,临床症群可助鉴别诊断。

(6)先天性 11β-羟类固醇脱氢酶(11β-HSD)缺陷为近年确认的一种新病种。临床表现近似原发性醛固酮增多症,包括严重高血压、明显的低血钾性碱中毒,多见于儿童和青年人。可发生抗维生素 D 的佝偻病,此由于盐皮质激素所致高尿钙。此病用螺内酯治疗有效,用地塞米松治

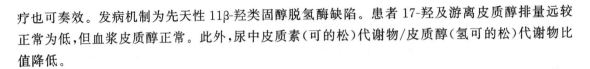

疗也可奏效。发病机制为先天性 11β-羟类固醇脱氢酶缺陷。患者 17-羟及游离皮质醇排量远较正常为低,但血浆皮质醇正常。此外,尿中皮质素(可的松)代谢物/皮质醇(氢可的松)代谢物比值降低。

五、诊断提示

(1)因早期症状常表现为单一血压升高而易误诊,此病所致高血压占所有高血压症的 0.4%～2.0%,多为轻-中度高血压。它可早于低血钾症群 2～4 年出现。做出原发性高血压诊断应慎重,凡是小于 40 岁的高血压患者或用一般降压药物治疗效果不佳,或伴有肌无力时应警惕本病的可能性。应常规检查血钾、24 小时尿钾排泄量、肾上腺 B 超。

(2)低钾所致发作性肌无力、肌麻痹易与周期性瘫痪混淆,对于低血钾者,应仔细寻找低钾原因,在确立周期性瘫痪诊断时应慎重。尤其在补钾过程中出现抗拒现象者应警惕此病。

(3)原醛症的定位诊断 CT 准确性更高;B 超强调采用多个切面探查,CT 扫描时则强调薄层增强扫描(3～5 mm),范围应包括整个肾上腺。

六、治疗

原发性醛固酮增多症的治疗分手术治疗及药物治疗两方面。

(一)手术治疗

如是醛固酮瘤,单侧腺瘤者术后可使 65% 的患者完全治愈,其余患者也可获好转。如系双侧肾上腺皮质增生患者,螺内酯治疗效果不佳,则肾上腺全切除或次全切除也不能使血压下降。临床上诊断为特醛症的,经肾上腺手术后其醛固酮分泌过多可能得到纠正,低肾素活性仍存在,血压可能有所下降,但达不到正常水平。有时高血压仍持续不降。因此不少人主张,这一类型的醛固酮增多症不适合肾上腺外科手术。

(二)药物治疗

对肾上腺皮质增生所致的原醛症,近年来趋向于用药物治疗。

(1)螺内酯可能是治疗醛固酮分泌增多症患者最有效的药,它作为竞争抑制剂,竞争与醛固酮有关的细胞溶质受体,因此,在靶组织上有对抗盐皮质激素的作用。螺内酯也是一种抗雄激素和孕激素的药物,这可以解释它的许多不良反应,性欲减退、乳房痛和男子女性型乳房可发生在 50% 或更多的男性。而月经过多和乳房痛可发生于服药妇女。这样,不良反应将有碍于螺内酯的长期使用,特别是年轻的男女,螺内酯的剂量范围从每天 50 mg 一次到每天 100 mg 两次。

(2)药物如 amiloride(阿米洛利、咪吡嗪)或 triamterene(USP,氨苯蝶啶、三氨蝶呤)也可以对抗醛固酮对肾小管的作用,这些制剂是通过抑制钠的重吸收和钾的排泄,通过对肾小管细胞的直接作用,而不是竞争醛固酮的受体。这可以解释为什么氨苯蝶啶和咪吡嗪比螺内酯的抗高血压作用要小。

(3)钙通道阻滞剂,如 nifedipine(硝基吡啶、硝苯地平)也是醛固酮增多症患者有效的药物,它除了抗高血压作用外,还可减少醛固酮的生成。

(4)氨鲁米特也可抑制醛固酮的合成,治疗原醛症有一定疗效。

(张晓永)

第八节　继发性醛固酮增多症

继发性醛固酮增多症（继醛症）是由于肾上腺外的原因引起肾素-血管紧张素系统兴奋，肾素分泌增加，导致醛固酮继发性的分泌增多，并引起相应的临床症状，如高血压、低血钾和水肿等。

一、病因

（一）有效循环血量下降所致肾素活性增多的继醛症

（1）各种失盐性肾病：如多种肾小球肾炎、肾小管性酸中毒等。

（2）肾病综合征。

（3）肾动脉狭窄性高血压和恶性高血压。

（4）肝硬化合并腹水及其他肝脏疾病。

（5）充血性心力衰竭。

（6）特发性水肿。

（二）肾素原发性分泌增多所致继醛症

（1）肾小球旁细胞增生（Bartter 综合征）、Gitelman 综合征。

（2）肾素瘤（球旁细胞瘤）。

（3）血管周围细胞瘤。

（4）肾母细胞瘤。

二、病理生理特点

（一）肾病综合征、失盐性肾脏疾病

由于缺钠和低蛋白血症，有效循环血量减少，球旁细胞压力下降，使肾素-血管紧张素系统激活，导致肾上腺皮质球状带分泌醛固酮增加。

（二）肾动脉狭窄

肾动脉狭窄时，入球小动脉压力下降，刺激球旁细胞分泌肾素。

（三）醛固酮

85％在肝脏代谢分解，当患有肝硬化时，对醛固酮的清除能力下降，血浆醛固酮半衰期延长，有30分钟延长至60～90分钟。同时由于腹水的存在，刺激球旁细胞肾素分泌增多，两者均可导致患者醛固酮水平明显增高。

（四）特发性水肿

特发性水肿是由于不明原因的水盐代谢紊乱所致，水肿所产生的有效循环血量下降刺激肾素分泌增多，导致醛固酮水平增高。

（五）心力衰竭

心力衰竭（简称心衰）可以使醛固酮的清除能力下降，且有效循环血量不足，均可兴奋肾素-血管紧张素系统，使醛固酮的分泌增加。

(六)Batter 综合征(BS)

BS 为常染色体显性遗传疾病,是 Batter 于 1969 年首次报道的一组综合征,主要表现为高血浆肾素活性,高血浆醛固酮水平,低血钾,低血压或正常血压,水肿,碱中毒等。病理显示患者的肾小球旁细胞明显增多,主要是肾近曲小管或髓袢升支对氯离子的吸收发生障碍,并伴有镁、钙的吸收障碍,使钠、钾离子重吸收被抑制,引起体液和钾离子丢失,导致肾素分泌增加和继发性醛固酮增多;前列腺素产生过盛;血管壁对血管紧张素Ⅱ反应缺陷;肾源性失钠、失钾;血管活性激素失调。

目前临床上将 BS 分为 3 型。

1.经典型

幼年或儿童期发病,有多尿、烦渴、乏力、遗尿(夜尿增多),有呕吐、脱水,肌无力,肌肉痉挛,手足搐搦,生长发育障碍。不治疗者可出现身材矮小。尿钙正常或增高,肾脏无钙质沉着。

2.新生儿型

多发病于新生儿,也可在出生前被诊断。胎儿羊水过多,胎儿生长受限,大多婴儿为早产。出生后几周可有发热、脱水,严重时可危及生命。部分患儿伴有面部畸形,生长发育障碍,肌无力,癫痫,低血压、多饮、多尿。儿童早期被诊断前通常有严重的电解质紊乱和相应的症状。常因高尿钙,早期即有肾脏钙质沉着。

3.变异型

变异型即 Gitelman 综合征(GS)。发病年龄较晚,多在青春期后或成年起病,症状轻。有肌无力,肌肉麻木,心悸,手足搐搦。生长发育不受影响。部分患者无症状,可有多饮、多尿症状,但不明显。部分患者有软骨钙质沉积,表现为受累关节肿胀疼痛。是 BS 的一个亚型,但目前也有人认为 GS 是一个独立的疾病。

(七)Gitelman 综合征(GS)

1966 年 Gitelman 等报道了 3 例不同于 BS 的生化特点的一种疾病,除了有低血钾性代谢性碱中毒等外,还伴有低血镁、低尿钙、高尿镁。血总钙和游离钙正常。尿钙肌酐比(尿钙/尿肌酐)≤0.12,而 BS 患者尿钙肌酐比大于 0.12。GS 患者 100% 有低血镁,尿镁增多,绝大多数 PGE_2 为正常。

(八)肾素瘤

肿瘤起源于肾小球旁细胞,也称血管周细胞瘤。肿瘤分泌大量肾素,可引起高血压和低血钾。本病的特点:①患者年龄轻,但高血压严重。②有醛固酮增多症的表现,有低血钾。③肾素活性明显增加,尤其是肿瘤一侧肾静脉血中。④血管造影可显示肿瘤。

(九)药源性醛固酮增多症

甘草内含有甘草次酸,具有潴钠排钾作用。服用大量甘草者,可并发高血压,低血钾,血浆肾素低,醛固酮的分泌受抑制。

三、临床表现

继发性醛固酮症由多种疾病引起,各有其本身疾病的临床表现,下述为本症相关的表现。

(一)水肿

原有疾病无水肿,出现继醛症时一般不引起水肿,因为有钠代谢"脱逸"现象。原有疾病有水肿(如肝硬化),发生继醛症可使浮肿和钠潴留加重,因为这些患者钠代谢不出现"脱逸"现象。

(二)高血压

因各种原因引起肾缺血,导致肾素-血管紧张素-醛固酮增加,高血压发生。分泌肾素的肿瘤患者,血压高为主要的临床表现。而肾小球旁细胞增生的患者,血压不高为其特征。其他继醛症患者血压变化不恒定。

(三)低血钾

继醛症的患者往往都有低血钾。

四、实验室检查与特殊检查

(1)血清钾为 1.0～3.0 mmol/L,血浆肾素活性多数明显增高,在 27.4～45.0 ng/(dL · h)〔正常值1.02～1.75 ng/(dL · h)〕;血浆醛固酮明显增高。

(2)24 小时尿醛固酮增高。

(3)肾上腺动脉造影,目的是了解有否肿瘤压迫情况。

(4)B 型超声波探查对肾上腺增生或肿瘤有价值。

(5)肾上腺 CT 扫描,磁共振检查是目前较先进的方法,以了解肿瘤的部位及大小。

(6)肾穿刺,了解细胞形态,能确定诊断。

五、治疗

(一)手术治疗

手术切除肾素分泌瘤后,可使血浆高肾素活性、高醛固酮症、高血压和低血钾性碱中毒所致的临床症状恢复正常。

(二)药物治疗

1.维持电解质的稳定

低钾的患者补充钾盐是简单易行的方法,口服或静脉输注或肛内注入。手足搐搦或肌肉痉挛者可给予补钙、补镁。

2.抗醛固酮药物

螺内酯剂量根据病情调整,一般每天用量 60～200 mg。螺内酯可以拮抗醛固酮作用,在远曲小管和集合管竞争抑制醛固酮受体,增加水和 Na^+、Cl^- 的排泄,从而减少 K^+、H^+ 的排出。

3.血管紧张素转换酶抑制药

ACEI 应用较广,它可有效抑制肾素-血管紧张素-醛固酮系统,阻断 AT Ⅰ 向 AT Ⅱ 转化,有效抑制血管收缩,减少醛固酮分泌,帮助预防 K^+ 丢失。同时还可降低蛋白尿,降高血压等作用。

4.非甾体抗炎药

吲哚美辛应用较广,它可抑制 PG 的排泄,并有效抑制 PG 刺激的肾素增高,保持血压对血管紧张素的反应性。另外,还有改善患儿生长发育的作用。GS 患者因 PGE_2 为正常,故吲哚美辛无效。

六、预后

BS 和 GS 两者均不可治愈,多数患者预后较好,可正常生活,但需长期服药。

(张晓永)

第九节　皮质醇增多症

皮质醇增多症是由于各种原因使肾上腺皮质分泌过多的糖皮质激素而致的一组临床症候群。由 Harvey Cushing 于 1921 年提出,并以其名字命名。

一、病因和发病机制

(一)ACTH 依赖性
(1)下丘脑、垂体源性库欣综合征又称库欣病,是指由于垂体肿瘤或下丘脑-垂体功能紊乱引起继发双侧肾上腺皮质增生。

(2)异位 ACTH 综合征是由于垂体以外肿瘤分泌大量 ACTH 继发双侧肾上腺皮质增生。

(二)ACTH 非依赖性
肾上腺皮质腺瘤,肾上腺皮质癌,原发性双侧肾上腺小结节性增生,原发性双侧肾上腺大结节性增生。

(三)医源性又称类库欣综合征
(1)长期大量应用外源性糖皮质激素致下丘脑-垂体-肾上腺皮质轴受抑制,分泌功能低下,肾上腺皮质萎缩。

(2)长期饮用含乙醇饮料,引起肝脏损害而减少了对糖皮质激素的灭活,引起类似库欣综合征的临床表现。

二、临床表现

本病起病多缓慢,病程较长,以增生型发展最慢,平均起病 3 年余诊断,腺瘤约 2 年诊断,腺癌发展快,一般于 1 年内诊断。本病可发生于任何年龄,但以青壮年多见,女性多于男性,库欣病男女比例为 1∶3～1∶6,异位 ACTH 综合征则男性多于女性,比例为 3∶1。

(一)向心性肥胖
向心性肥胖是库欣患者的特征性表现,面部、颈部、胸腹部明显,而四肢相对纤细。患者呈满月脸,面部红润多脂,颈背部脂肪堆积似水牛背,腹部丰满如球。患者多为轻、中度肥胖,当病情迁延至晚期常发展至典型体态。在儿童和腺癌患者常为均匀性肥胖。向心性肥胖的发生是由于糖皮质激素的过量分泌引起高胰岛素血症,促进身体敏感组织的脂肪合成过量所致。

(二)高血压和低血钾
出现于 76% 以上的患者,一般为轻、中度,血压于 23/13 kPa 左右,特点是收缩压、舒张压均升高,长期未治疗者可导致心、肾、视网膜的病理改变。这是由于皮质醇有明显的潴钠排钾作用,加之部分患者还伴有弱盐皮质激素分泌增加导致高血容量性高血压、低血钾、高尿钾及轻度碱中毒。

(三)负氮平衡引起的临床表现
皮肤菲薄、细嫩,可见皮下血管;腹部、大腿两侧、臀部等处见宽大紫纹,约发生于 65% 的患者;由于毛细血管脆性增加而出现瘀斑、青肿,紫癜等改变;肌肉萎缩,肌力下降,骨质疏松,以肋骨和脊柱明显,可致病理性骨折、脊柱畸形、身体变矮;易感染,伤口不愈合,儿童患者生长发育迟缓。

(四)糖尿病和糖耐量低减

库欣综合征发生糖代谢异常较普遍,约 80％的患者有糖耐量低减,20％发生显性糖尿病。这与过多的糖皮质激素抑制糖酵解、促进肝糖原异生等有关。这种类固醇性糖尿病对胰岛素不敏感,有明显的拮抗作用。去除原发病后糖尿病可恢复。

(五)性腺功能紊乱

过量的皮质醇可抑制下丘脑促性腺激素释放激素分泌,直接影响性腺功能。男性表现为性功能减退、阳痿或少精症;女性表现为月经紊乱、闭经、多毛、面部痤疮,严重者可有男性化表现。

(六)生长发育障碍

儿童生长停滞,青春期延迟。原因是过量皮质醇抑制了生长激素分泌,使生长介素对生长激素的反应下降。

(七)精神心理障碍

轻者失眠、性格改变、情绪失控、抑郁、烦躁,重者出现严重抑郁症、类偏执狂和精神分裂症的表现。

(八)血常规和造血系统表现

10％出现红细胞增多症,而淋巴细胞和嗜酸性粒细胞减少,中性粒细胞和血小板往往增多。

(九)其他

可以出现皮肤色素沉着、乳溢症、高尿钙和肾结石、突眼、眼结合膜水肿等。

三、辅助检查

主要依靠影像学检查。首先应明确肾上腺是否有增生或肿瘤,既往常应用的腹膜后充气造影和静脉肾盂造影只能发现较大肿瘤,现已较少使用,代之以肾上腺 CT 和超声波检查。薄层 CT 扫描较敏感,会发现 1 cm 以上肿瘤,放射性核素[131]I-19-碘化胆固醇对肾上腺进行扫描可以区分单侧肾上腺肿瘤或双侧肾上腺增生。对于库欣病,蝶鞍 CT 或磁共振可使散腺瘤发现率达到 60％以上,而蝶鞍平片仅能发现引起蝶鞍扩大的垂体瘤,约占 15％。对可能发生肿瘤部位的异位 ACTH 综合征进行检查,胸部 X 射线,必要时胸部 CT 检查是必要的,因为肺部肿瘤占异位 ACTH 综合征的 60％,其他应注意胰腺,肝脏、性腺等部位的肿瘤。另外,做肋骨、椎骨及骨盆的 X 线平片有助于了解骨质疏松情况,进行视力和视野检查可了解垂体瘤有无压迫视交叉。

四、诊断和鉴别诊断

对库欣综合征的诊断较复杂,一般不是靠单一的临床或实验室线索即可以确立诊断的,往往需要临床表现与体征、实验室检查、功能试验和影像学检查统一起来,有步骤、分阶段进行病因和定位诊断。所有临床资料应围绕 2 个目的来诊断:①明确是否为库欣综合征。②明确库欣综合征的病因。

(一)诊断依据

(1)临床表现有向心性肥胖,中度高血压,宽大紫纹,皮肤菲薄,多血质等,有些患者表现不典型,仅有一两种临床表现,此时诊断主要依靠实验室和影像学检查。

(2)皮质醇分泌增多,实验室检查。①血皮质醇测定:由于皮质醇呈脉冲式分泌,在基础状态下其昼夜节律变化较大,且易受情绪,穿刺是否顺利等影响,所以单次增高对诊断意义不大。当妊娠、服用雌激素时,血浆类固醇结合蛋白增高会使结合型皮质醇增多,而游离皮质醇不受影响,也应注意。总之,库欣综合征时不但出现皮质醇分泌增多,且失去正常的昼夜节律。正常皮质醇分泌节律为午夜 0:00 达低谷,55~138 nmol/L;早 8:00 达高峰,165~441 nmol/L;下午 4:00,55~248 nmol/L。②24 小时尿游离皮质醇测定:约 1%的皮质醇以游离未代谢的形式从尿中排出,测定 24 小时尿皮质醇弥补了血浆测定不稳的不足,也避免了受类固醇结合蛋白的影响,能较客观地反映皮质醇的分泌量,其临床诊断符合率达 98%。正常成人尿游离皮质醇为 130~304 nmol/24 h,库欣病多在 304 nmol/24 h 以上。③尿 17-羟皮质类固醇测定:是皮质醇的代谢产物,因所采用方法不同,其正常值水平不同,也常应用每克肌酐尿来校正。④小剂量地塞米松抑制试验:是确立库欣综合征较可靠的试验方法。分标准两日法和午夜一次法,标准两日法是每次 0.5 mg,每 6 小时 1 次,连服 8 次。之前 1 天及开始服药后第 2 天分别采血、收集尿液做血浆皮质醇、ACTH 及尿游离皮质醇、尿 17-羟类固醇测定,午夜一次法是于午夜顿服地塞米松 1.0 mg 或 1.5 mg,对照服药前后早 8:00 血浆皮质醇。库欣综合征患者血浆皮质醇和尿 17-DHCS 均不受抑制(服药后为服药前的 50%以上)。

(二)病因诊断

在确诊库欣综合征后,下一步需明确其病因,以便制定合理的治疗方案。常用的方法有以下几种。

1.血 ACTH 测定

原发性肾上腺瘤和腺癌,因其强大的自主分泌,对垂体 ACTH 均呈抑制作用,故此类患者血 ACTH 明显降低;库欣病者 ACTH 可有不同程度的增高;异位 ACTH 综合征者血 ACTH 呈明显升高,异位 ACTH 综合征除在肺部等找到原发瘤外,还有其他临床征象:皮肤色素沉着、无明显的向心性肥胖等。

2.大剂量地塞米松抑制试验

该试验是区分库欣病引起的肾上腺继发增生和原发肾上腺肿瘤的重要方法。抑制方法是给予地塞米松每次 2 mg,每 6 小时 1 次,连续口服 8 次,库欣病第 2 天血、尿游离皮质醇(或17-DHCS)常可被抑制 50%以上,肾上腺肿瘤患者常抑制<50%,而异位 ACTH 患者往往不被抑制。

3.美替拉酮试验

用于鉴别肾上腺继发增生和原发肿瘤,前者 ACTH 或阿黑皮素原氨基端肽(NPOMC)反应正常或高于正常,后者往往无反应。美替拉酮用量为 750 mg,每 4 小时 1 次,连续 6 次。

4.CRH 兴奋试验

对鉴别库欣病与异位 ACTH 综合征较好。据报道 80%的垂体性库欣者 CRH 兴奋后ACTH 及皮质醇水平明显增高,而 90.5%异位 ACTH 综合征患者及所有的肾上腺肿瘤患者对CRH 刺激无反应。

5.岩下窦静脉采血

取血测 ACTH 或 ACTH 相关肽测定肿瘤附近静脉血中 ACTH 及其相关肽的梯度值,进行异位 ACTH 定位,并鉴别异位 ACTH 综合征与垂体 ACTH 癌。

(三)鉴别诊断

本病除注意与假性库欣状态,如抑郁症、乙醇相关库欣综合征鉴别外,尚需与遗传性全身性皮质激素不敏感综合征、单纯性肥胖、2型糖尿病、神经性厌食及多囊卵巢综合征等相鉴别。

　　库欣综合征诊断程序,见图7-4。

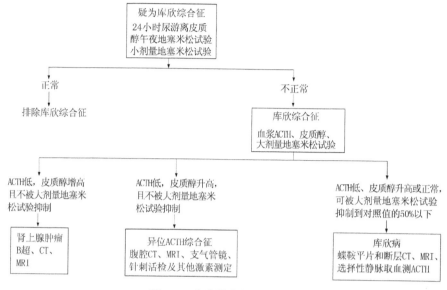

图 7-4　库欣综合征诊断流程

五、治疗

(一)库欣病

1.垂体瘤切除

　　手术治疗垂体瘤有2种手术途径:经典的经额、颞开颅垂体肿瘤切除术和经鼻经蝶窦垂体腺瘤摘除术,前者仅适合于巨大的垂体腺瘤或肿瘤向鞍旁和鞍上生长者,这样手术可在直视下进行,可充分切除肿瘤使视神经交叉充分获得减压。经蝶窦垂体瘤摘除术是 1971 年 Hardy 开创,借助于显微镜来实现的,此法较之经额手术具有不经颅腔、手术安全性高、手术损伤小、能完全摘除鞍内的微腺瘤而又保留垂体其他组织的功能的优点,是有条件医院进行垂体性库欣治疗的首选方法。其手术治愈率可达 80% 以上,术后复发率于 10% 以下,经验丰富技术纯熟的神经外科医师往往使治愈率大幅度提高,因为不是全部蝶鞍部都在视野中,暴露不好常使腺瘤组织漏切,若术中定位不精确易损伤海绵窦和颈内动脉,其术后并发症按发生率依次为脑脊液鼻漏、脑膜炎、眼外神经麻痹、暂时性尿崩症、永久性部分尿崩症、鼻出血、良性颅压增高等。其手术病死率低于 1%。

　　有报道,对于临床病因诊断高度疑似垂体性库欣病但 CT 扫描未发现垂体微腺瘤者,经鼻、经蝶手术探查 90% 的患者发现微腺瘤。术前测定岩窦下静脉血和周围静脉血 ACTH 比值,若超过 1.6,提示 ACTH 来自垂体,测定双侧岩窦静脉血之间差别,常帮助判断垂体腺瘤来源于垂体前叶的左侧或右侧,可以指导手术。术中如未能找到微腺瘤,应活检做冰冻和免疫组织化学染色,见有 ACTH 细胞增生者,有人主张垂体全切术。

　　若库欣病患者应用经蝶手术失败,需尝试另一种方法治疗:①首先应将临床资料重新评价,能不能不是来源于垂体。如果需要,可再行岩窦静脉血 ACTH 检测。仍证实增高的 ACTH 来源于垂体,应考虑再次手术,可以选用全垂体切除术。②其次可以选用药物治疗、垂体放疗及双侧肾上腺切除术。

垂体微腺瘤摘除后,ACTH 的分泌在 4～6 个月得以恢复,在这一时期内需糖皮质激素替代治疗。

2.肾上腺手术

肾上腺切除术是既往治疗库欣病的传统手术方式。早期国外多采用全切术,可以解除库欣综合征的各种临床表现,但术后易发生肾上腺皮质低功,需终身服用糖皮质激素治疗,手术时创伤大,出血多,术后易出现急性肾上腺皮质危象,肾上腺切除术治疗库欣病仅是针对垂体 ACTH 瘤引起的双侧肾上腺增生进行治疗,对原发病因未进行处理,反而使垂体瘤发展更快,15％～20％垂体库欣病患者于术后逐渐发展成 Nelson 综合征,即垂体瘤增大,血 ACTH 水平很高及严重的皮质黏膜色素沉着。

国内对于经蝶手术失败或无手术指征的,多采用次全切除法加垂体放射治疗以期能减少肾上腺皮质低功,但术中肾上腺切除多少较难掌握(一般一侧全切,另一侧切除 90％～95％),故手术后肾上腺皮质低功发生率和库欣病复发也非常多见。近期国内有的医院尝试双侧肾上腺全切术加肾上腺自体移植,甚至带血管肾上腺自体移植术,获得不同程度的治愈和缓解,减少了糖皮质激素的替代剂量。

3.放射治疗

放射治疗是库欣病的一种重要辅助治疗,常应用于那些垂体手术疗效不满意而不愿再手术者或垂体肿瘤合并心肾功能不全、年老体弱等手术禁忌证者。因放射治疗有一定疗效,并发症不多且不出现 Nelson 综合征,对于儿童库欣病是首选方案。儿童垂体放射治疗一般 3 个月左右达满意疗效,其治愈率 80％左右,而在成人为 15％治愈率,另有 25％～30％的患者病情获得改善,不依赖或依赖少量肾上腺酶抑制药。

传统垂体放射治疗有 2 种方法:一种是外照射,采用高能直线加速器或应用^{60}Co大剂量垂体照射,一般认为,总放射剂量 42～45 Gy,每天剂量为 1.8～2.0 Gy(180～200 rad),此法缺点是易出现放射性脑病、脑软化等远期并发症。另一种是内照射,将^{198}Au 或^{90}Y 置入垂体内行内照射,有效率为 65％,一般对垂体功能无不良影响。垂体照射疗法因为照射定位不精确,剂量无法准确控制,容易损伤垂体周围组织,有 3％～5％的患者可出现数月至数年的 GH 和 TSH 不足,治疗疗程较长,往往需数月或更长才能达到疗效。患者在治疗期间或治疗后等待疗效期间,可使用肾上腺酶抑制药来控制皮质醇增多症。

目前,^{60}Co 伽玛刀和 X 线刀作为新兴的立体定向放射技术,为垂体肿瘤的治疗开辟了新途径。这两种方法在放射治疗前均借助高精度的立体定向仪,在 CT 及 MRI 和 DSA 等影像技术参与下,对靶点进行准确的定位,再将^{60}Co作为放射源的 γ 线或直线加速器作为放射源的X 射线整合成狭窄的线束,精确而集中地照射靶点而使肿瘤细胞凝固坏死,达到治疗肿瘤的目的。γ 刀和 X 线刀的应用使照射部位更加精确,局部放射剂量增大,具有快捷、安全的优点。美国Barkley实验室和瑞典 Karolinska 医学院从 20 世纪80 年代开始均应用 γ 刀和 X 线刀治疗垂体肿瘤,他们的大样本资料显示,术后随访 1～3 年,76％的患者临床症状好转,无复发及并发症。但也有报道统计这 2 种方法治疗效果并未好于常规放疗。

4.药物治疗

药物治疗作为一种辅助治疗手段,也是库欣病治疗的一个重要方面。主要应用于术前准备或手术、放射方法效果不佳时。有两类药物,一类作用于下丘脑-垂体水平抑制 CRH-ACTH 分泌,另一类是作用于肾上腺皮质，通过对皮质醇合成中某些酶的抑制以减少皮质醇的合成。见表 7-12。

表 7-12　库欣综合征的药物治疗

药物	剂量、用法
抑制 CRH-ACTH 分泌	
赛庚啶	24 mg/d，分次口服 3 个月以上
溴隐亭	10～20 mg/d，顿服
丙戊酸钠	300～600 mg/d
生长抑素	300～1 200 μg/d，皮下注射
抑制皮质激素合成	
氨鲁米特	0.75～1.00 g/d，分次口服
米托坦	6～10 g/d，分次口服
美替拉酮	2～6 g/d，分次口服
酮康唑	0.2～1.0 g/d，从小量开始分次口服

(1)赛庚啶：是 5-羟色胺拮抗剂。Krieger 等报道对库欣综合征有效。一般认为赛庚啶可抑制 CRH 释放，使血浆 ACTH 水平降低，用量每天 24 mg，分 3～4 次口服，疗程 3～6 个月，缓解率可达 60%，但停药后复发。该药主要不良反应为嗜睡和食欲增加，多出现于治疗初几周，长期服用较安全。

(2)溴隐亭：是多巴胺促效药和催乳素抑制药。Lambert 等用溴隐亭治疗 6 例库欣病，发现该药能抑制 ACTH 分泌。有学者认为它能抑制垂体中间叶 ACTH 细胞，故对来自垂体中叶的 ACTH 瘤有效，停药后很快复发，用量为 10～20 mg，顿服。

(3)丙戊酸钠：是 γ-氨基丁酸转换酶抑制药。可使血浆 ACTH 和皮质醇水平下降，临床症状得到一定缓解。一般用量 0.3～0.6 g/d，6～8 周为 1 个疗程。

(4)SMS201-995：是生长抑素的长效类似物。有报道能改善某些 ACTH 依赖型皮质醇增多症的临床和生化表现。常用量从 300 μg/d（分 3 次皮下注射）开始，逐渐加大剂量，可用至 1 200 μg/d。

(5)氨鲁米特：是格鲁米特的衍生物，具有弱的催眠作用，曾用于治疗癫痫病。作用机制为阻断胆固醇转变为孕烯酮，使皮质激素的合成受阻，还能抑制 21-羟及 11-羟化。临床上对不能根治的肾上腺癌有一定疗效，用药后皮质醇水平可明显下降，ACTH 明显上升。常用量为 0.75～1.00 g/d，分 3～4 次口服。有的患者用药后出现乏力、厌食、恶心、呕吐等肾上腺皮质低功的表现，此时应减少药物剂量，同时加用小剂量地塞米松。多数患者用该药有效，但停药后复发。不良反应很少，有头痛、头晕、嗜睡、皮疹及食欲减退等。

(6)米托坦：化学名称为邻对二氯苯二氯乙烷(O,P-DDD)是一种肾上腺皮质激素分解药物，可以通过干扰一种或多种酶系，阻止皮质类固醇的合成，还可作用于肾上腺皮质正常或肿瘤细胞，使束状带和网状带退变萎缩，细胞坏死。在垂体放疗期间及放疗后使用起到药物性肾上腺切除作用。一般开始剂量为睡眠时 0.5 g，以后进餐时增加 0.5 g，几天后逐渐增加至 4～6 g/d。一般睡眠时服用总量的一半，其余分次于进餐时服用。在治疗 1 个月后，多数患者 17-DHCS 及 17-KGS 排出量下降。若效果不明显可增至 8～10 g/d，维持 4～6 周，直到临床缓解或达最大耐受量，以后逐渐减量，使效果较好而又无明显不良反应。应用米托坦治疗，尤其与垂体放疗同时应用时可能会发生低皮质醇血症,故治疗开始时即加用地塞米松,开始剂量为 0.5 mg/d,以后逐渐增加,至替代量的 3～7 倍,严密观察有无低皮质醇血症的临床表现,同时检测血浆皮质醇水平,以调整用量和时间。此药治疗时会出现高胆固醇血症,一般停药 1 周后血胆固醇恢复正常。不良反应有食欲缺乏、恶心、呕吐、腹泻、嗜睡、眩晕、肌肉颤动、头痛、无力及皮疹、男性乳房发育、关节疼痛等。本药价格昂贵。

(7)美替拉酮(SU4885 metyrapone):是一种最早的类固醇激素合成抑制药,其作用机制是抑制肾上腺皮质 11β-羟化酶,使 11-脱氧皮质醇转变成皮质醇受阻。由于 11-脱氧皮质醇增加,使尿中 17-DHCS 和 17-KGS 排出增高,故疗效判断应以血皮质醇为指标。常用量为 2～6 g/d,分次口服。不良反应为食欲减退、恶心、呕吐、女性多毛及低钾性碱中毒等。本药无国产,价格较贵。

(8)酮康唑:是咪唑衍生物,广泛用于抗真菌治疗。可以抑制碳链酶和 17-羟化酶而使类固醇合成减少。近年来研究发现,在哺乳动物酮康唑能与糖皮质激素受体结合,竞争性抑制糖皮质激素引用。此药还可作用于睾丸,使血浆睾酮水平下降。治疗剂量为 0.2～1.0 g/d,4～6 周可见临床症状好转,生长指标改善。对肾上腺皮质腺瘤、腺癌效果明显而迅速,即使已存在肝、肺等转移,也可以使原发灶和转移灶明显缩小,说明这些肿瘤可能是激素依赖性的,当激素合成减少,则肿瘤难以存活。在异位 ACTH 综合征,即使在高 ACTH 血症情况下,皮质酮合成仍被抑制,适合于 ACTH 综合征的姑息治疗。库欣病治疗时,在皮质醇降低同时 ACTH 浓度也降低,治疗 4～6 周效果明显,无反跳现象。不良反应有严重的肝功损害,严重者发生肝萎缩,可出现厌食、恶心、呕吐、肾上腺皮质功能低下及男性乳房发育等。

(二)肾上腺皮质腺瘤

多为单侧,手术切除效果好,但由于腺瘤患者肿瘤外的同侧肾上腺和对侧肾上腺萎缩,故术后应常规替代治疗 6 个月至 1 年。同时,为尽快促进萎缩的肾上腺皮质功能恢复正常,有人主张肌内注射长效 ACTH,60～80 U/d,2 周后逐渐减员,每隔数天减 10 U。也有人认为补充外源性 ACTH 会使自身 ACTH 分泌功能受到抑制,增加恢复时间。替代时常应用氢化可的松,维持量 25.0～37.5 mg/d。一般术后 1 周就可以减至维持量,但有少数病例已习惯高糖皮质激素状态,减量后常出现严重的不能耐受的肾上腺皮质低功症状,故可考虑延至手术后 1～3 个月减至维持量。以后再随着肾上腺功能逐渐恢复而递减。

(三)肾上腺皮质癌

肾上腺皮质癌无论有无转移,均以手术治疗为主。对于肿瘤局限于肾上腺区域者,行单侧肾上腺根治性切除术,若肿瘤已发生远处转移,也应尽可能广泛地切除原发肿瘤和转移灶,这样可以提高药物治疗的效果。肾上腺癌发展快,淋巴转移早,发现时约 2/3 的患者已有周围组织的浸润,患者术后 5 年存活率仅 25%,即使根治术,5 年存活率仅 50%,预后较差。

药物治疗一般首选米托坦,据报道 75% 的患者内分泌紊乱得到控制,约 30% 患者肿瘤可缩小,有人认为对转移的肾上腺癌术后应用米托坦可以延续或防止肿瘤复发。但目前尚无证据说明米托坦能延长生存时间。其他可以选择的药物有氨鲁米特、美替拉酮、酮康唑等。

目前公认放疗对肾上腺皮质癌无大益处。

(四)异位 ACTH 综合征

手术是首选方案,辅以化疗和放疗。凡体积小、恶性度低的异位分泌 ACTH 肿瘤,手术切除可获痊愈。即使局部有淋巴结转移,将这些淋巴结切除,再加局部放疗,同样可获良好效果。对于肿瘤体积大,和周围脏器粘连紧密的,可行减细胞手术,尽量将肿瘤细胞切除,术后加局部放射治疗,也可使病情暂时缓解,延长寿命。绝大多数患者在就诊时,肿瘤已不可能去除,仅能化疗和/或放疗,这种患者在姑息疗法治疗肿瘤的同时也应应用药物或手术解除高皮质醇血症,避免对患者生命的威胁。

在以下情况选用双侧肾上腺全切或一侧全切另一例大部切除来缓解症状。

(1)异位 ACTH 综合征诊断明确,但未找到原发肿瘤。

(2)异位 ACTH 肿瘤广泛转移,无法切除,而高皮质醇血症症状严重,患者情况尚能接受肾上腺手术。

药物治疗几乎是异位 ACTH 综合征姑息治疗所必须,首选抑制皮质醇合成药物,如酮康唑 1.0 g/d,甚至 1.2 g/d,可以成功治疗小细胞肺癌引起的库欣综合征。氨鲁米特、美替拉酮都可以单独或与其他药物联合应用,几天内就可完全控制皮质醇增多症,米托坦发挥作用慢,需几周才能控制皮质醇分泌,故应用不多。在应用药物同时注意补充替代剂量的肾上腺皮质激素,防止发生急性肾上腺皮质功能低下。

对于那些库欣综合征表现明显,又难以确定原发肿瘤部位的患者,在服用抑制皮质醇合成药物控制症状的同时,也应定期进行 B 超、CT 和 MRI 及 PET 等影像学检查反复查找,若始终未发现肿瘤,考虑行肾上腺切除手术。

(五)库欣综合征围术期治疗

1.术前治疗

库欣综合征患者多因长期高皮质醇血症而导致机体出现了一系列病理性变化,此时若不加纠正和改善即行手术治疗,则危险性极大,术中、术后可能发生严重并发症甚至危及生命。因此,肾上腺手术之前应对糖皮质激素过量对机体的损害进行有目的处理和纠正,使患者手术前调整到最佳状态。

库欣综合征常出现高血压、水钠潴留等病理生理改变,从而加重患者的心脏负担,随着病程进展,心脏损害逐渐加重,而出现心律失常和心力衰竭。在手术治疗前应用适当的降压药物尽量使血压控制在正常或接近正常水平,可应用少量保钾利尿剂以减轻心脏负荷,对症应用抗心律失常药物。

皮质醇增多症患者中,肾上腺皮质腺癌及异位 ACTH 综合征患者常伴有严重低血钾、碱中毒,有的还伴有钙磷代谢异常,应采用静脉补液并每天补充氯化钾 3~6 g,同时纠正低钾血症和碱中毒,必要时须补充一定量的钙、磷制剂。

糖尿病和糖代谢紊乱常需患者合理控制饮食,同时予以口服降糖药物或胰岛素治疗,解除患者的高血糖状态,以减少术后并发症的发生。

对严重负氮平衡,机体抵抗力差,影响组织愈合能力的,可给予丙酸睾酮或苯丙酸诺龙治疗,存在感染的患者应完全得到控制后再手术,对无感染的,也有人主张术前 1~2 天常规给予抗生素防止感染。

库欣综合征临床症状非常严重者,还可应用皮质醇合成抑制药或 ACTH 释放抑制药来减轻临床症状,保证手术顺利进行。具体药物见前述。

由于肾上腺肿瘤时肿瘤长期大量自主性分泌皮质醇,致使垂体 ACTH 分泌处于被抑制状态,同时对侧肾上腺及肿瘤周围正常肾上腺皮质也呈萎缩状态。为防止肿瘤切除术后体内皮质醇骤然不足,应从手术前 1 天开始给予糖皮质激素以备应激。手术前 1 天予以甲泼尼龙或醋酸可的松，于两侧臀部各肌内注射50 mg，手术日晨再肌内注射 50～100 mg 或手术前 6～12 小时开始给氢化可的松静脉滴注。

2.术中治疗

手术时予氢化可的松 200 mg 加入 5％～10％葡萄糖氯化钠注射液 500～1 000 mL 中缓慢静脉滴注，至肿瘤切除后加快滴速；若患者血糖较高，术中应予静脉滴注胰岛素以降血糖，根据监测血糖结果，增加胰岛素用量；术中也应监测酸碱平衡变化，定时检查血气并给予相应处理；在术者触摸肾上腺病变和切除时，应密切注意血压、心率等生命体征变化，若发生血压下降、休克等皮质醇危象表现时应及时给予对症急救治疗，并立即加大氢化可的松用量，术中应及时补充血容量，必要时补充部分胶体溶液，如"代血浆""血浆"等，术中出血较多时应及时输血。

3.术后治疗

术后当天再予氢化可的松 100 mg 静脉滴注；术后第 1 天予以氢化可的松 200 mg 静脉滴注，有休克者常需 300～500 mg，可同时肌内注射醋酸可的松 50 mg 或地塞米松 1.5 mg，6 小时1 次；术后第 2 天、第 3 天予以氢化可的松 100～200 mg/d 静脉滴注，或地塞米松肌内注射每8 小时1.5 mg，或醋酸可的松 50 mg 每12 小时1 次，术后第 4 天、第 5 天氢化可的松 50～100 mg/d静脉滴注，或地塞米松 1.5 mg 每 12 小时肌内注射 1 次，或醋酸可的松 50 mg 每12 小时肌内注射1 次；术后第 6 天、第 7 天糖皮质激素改为口服泼尼龙，每次 5 mg，3 次/天。以后逐渐减至维持量。

（张晓永）

第八章

公 共 卫 生

第一节 公共卫生的概念

一、公共卫生的定义

至于公共卫生的概念,各个国家和组织之间没有一个统一的、严格的定义。简单来讲,公共卫生实际上就是大众健康。它是相对临床而言的,临床是针对个体的,公共卫生是关注人群的健康。

1920 年,美国耶鲁大学的 Winslow 教授首次提出了早期经典的公共卫生概念。公共卫生是通过有组织的社区行动,改善环境卫生,控制传染病流行,教育个体养成良好的卫生习惯,组织医护人员对疾病进行早期诊断和预防性治疗,发展社会体系以保证社区中的每个人享有维持健康的足够的生活水准,最终实现预防疾病、延长寿命、促进机体健康、提高生产力的目标。随着社会和公共卫生实践的发展、人们认识的更新,公共卫生的概念也在不断地发展之中。

1988 年,艾奇逊将公共卫生定义为:"通过有组织的社会努力预防疾病、延长生命、促进健康的科学和艺术。"这一概念高度概括了现代公共卫生的要素。

1995 年,英国的 Johnlast 给出了详细的定义,即"公共卫生是为了保护、促进、恢复人们的健康。是通过集体的或社会的行动,维持和促进公众健康的科学、技能和信仰的集合体。公共卫生项目、服务和机构强调整个人群的疾病预防和健康需求"。尽管公共卫生活动会随着技术和社会价值等的改变而变化,但是其目标始终保持不变,即减少人群的疾病发生、早死、疾病导致的不适和伤残。因此,公共卫生是一项制度、一门学科、一种实践。随着社会经济的发展,医学模式的转变,公共卫生的概念和内涵有了进一步发展。公共卫生通常涉及面都很广泛,包括生物学、环境医学、社会文化、行为习惯、政治法律和涉及健康的许多其他方面。现代公共卫生最简单的定义为"3P",即 Promotion(健康促进),Prevention(疾病预防),Protection(健康保护)。

在我国,公共卫生的内涵究竟是什么,公共卫生包括哪些领域。对此至今尚无统一认识和明确定义。2003 年 7 月,中国原副总理兼原卫生部部长吴仪在全国卫生工作会议上对公共卫生做了一个明确的定义:公共卫生就是组织社会共同努力,改善环境卫生条件,预防控制传染病和其他疾病流行,培养良好卫生习惯和文明的生活方式,提供医疗服务,达到预防疾病,促进人民身体健康的目的。因此,公共卫生建设需要政府、社会、团体和民众的广泛参与,共同努力。其中,政府主要通过制定相关法律、法规和政策,促进公共卫生事业发展;对社会、民众和医疗卫生机构执行公共卫生法律法规实施监督检查,维护公共卫生秩序;组织社会各界和广大民众共同应对突发公共卫生事件和传染病流行;教育民众养成良好卫生习惯和健康文明的生活方式;培养高素质的公共卫生管理和技术人才,为促进人民健康服务。

从这一定义可以看出,公共卫生就是"社会共同的卫生"。公共即共同,如公理公约。卫生是个人、集体的生活卫生和生产卫生的总称,一般指为增进人体健康,预防疾病,改善和创造合乎生理要求的生产环境、生活条件所采取的个人和生活的措施,包括以除害灭病、讲卫生为中心的爱国卫生运动。

一般情况来讲,公共卫生是通过疾病的预防和控制,达到提高人民健康水平的目的。如对传染病、寄生虫病、地方病,还有一些慢性非传染性疾病的预防控制;借助重点人群或者高危人群,如职业人群,妇女、儿童、青少年、老年人等人群进行的健康防护;通过健康教育、健康政策干预等措施,促进人群健康的社会实践。具体讲,公共卫生就是通过疾病预防控制,重点人群健康防护、健康促进来解决人群中间的疾病和健康问题,达到提高人民健康水平的目的。公共卫生就是以生物-心理-社会-医学模式为指导,面向社会与群体,综合运用法律、行政、预防医学技术、宣传教育等手段,调动社会共同参与,消除和控制威胁人类生存环境质量和生命质量的危害因素,改善卫生状况,提高全民健康水平的社会卫生活动。由此可见,公共卫生具有社会性、系统性、政策法制性、多学科性和随机性等特征。公共卫生的实质是公共政策。

二、公共卫生特征

2004 年,Beaglehole 教授将现代公共卫生的特征进行了总结,认为,公共卫生是以持久的全人群健康改善为目标的集体行动。这个定义尽管简短,但是充分反映了现代公共卫生的特点:①需要集体的、合作的、有组织的行动;②可持续性,即需要可持久的政策;③目标是全人群的健康改善,减少健康的不平等。

现代公共卫生的特征包括 5 个核心内容:①政府对整个卫生系统起领导作用,这一点对实现全人群的健康工程至关重要,卫生部门只会继续按生物医学模式关注与卫生保健有关的近期问题;②公共卫生工作需要所有部门协作行动,忽视这一点只会恶化健康的不平等现象,而政府领导是协作行动、促进全人群健康的核心保障;③用多学科的方法理解和研究所有的健康决定因素,用合适的方法回答相应的问题,为决策提供科学依据;④理解卫生政策发展和实施过程中的政治本质,整合公共卫生科学与政府领导和全民参与;⑤与服务的人群建立伙伴关系,使有效的卫生政策能够得到长期的社区和政治支持。

(陈淑霞)

第二节　医疗服务与公共卫生服务

医疗机构是公共卫生服务体系重要的组成部分,也是公共卫生服务的重要环节。随着社会经济的快速发展和广大人民群众健康需求的日益提高,医疗机构在公共卫生工作中的地位也日渐突出,大量的疾病控制和妇女儿童保健等工作需要医疗机构共同合作完成,医疗机构与专业公共卫生机构、医疗服务与公共卫生服务的关系也日益紧密。

一、公共卫生基本知识

(一)公共卫生基本概念

公共卫生内涵随着社会经济的发展和人类对健康认识的加深而不断发展。19 世纪,公共卫生在很大程度上被理解为环境卫生和预防疾病的策略,如疫苗的使用。20 世纪,公共卫生扩大到包括环境卫生、控制疾病、进行个体健康教育、组织医护人员对疾病进行早期诊断和治疗,发展社会体制,保障公民都享有应有的健康权益。目前,学术界通常采用 WHO 的定义:公共卫生是一门通过有组织的社区活动来改善环境、预防疾病、延长生命与促进心理和躯体健康,并能发挥个人更大潜能的科学和艺术。

公共卫生就是组织社会共同努力,改善环境卫生条件,预防控制传染病和其他疾病流行,培养良好卫生习惯和文明生活方式,提供医疗卫生服务,达到预防疾病,促进健康的目的。

(二)公共卫生基本职能

公共卫生的基本职能指的是影响健康的决定因素、预防和控制疾病、预防伤害、保护和促进人群健康、实现健康公平性的一组活动。具体来说,基本职能包括以下服务内容。

(1)疾病预防控制管理。

(2)公共卫生技术服务。

(3)卫生监督执法。

(4)妇女儿童保健。

(5)健康教育与健康促进。

(6)突发性公共卫生事件处理等。

(三)公共卫生基本特点

公共卫生是以促进人群健康为最终目标、以人群为主要研究重点、强调防治结合和广泛的社会参与、以多学科公共卫生团队为支撑,具有以下基本特点。

1.社会性

公共卫生服务是一项典型的社会公益事业,是人民的基本社会福利之一,因此公共卫生服务不能以营利为目的。

2.公共性

公共卫生服务表现为纯公共产品或准公共产品的供给,具有排他性和消费共享性的特点。

3.健康相关性

公共卫生服务的直接目的是保障公民的健康权益,所采取的措施和方法必须遵循医学科学理论和技术。

4.政府主导性

公共卫生服务的提供是政府公共服务职能的一个重要内容,政府必须承担公共卫生服务的供给责任:统一组织、领导和直接干预,提供必要的公共财政支出。

二、医疗服务与公共卫生服务的关系

(一)医疗机构与公共卫生专业机构

医疗机构和专业公共卫生机构均是依据相关法规设立的具有独立法人代表资格的机构,前者主要依据《医疗机构管理条例》而设立,为当地居民提供临床诊疗服务及部分公共卫生服务,主要包括临床综合医院和肿瘤、口腔、眼科、传染病、妇产、儿童等专科医院。后者主要依据《中华人民共和国传染病防治法》《精神卫生法》《中华人民共和国食品卫生法》《职业卫生法》等设立的专业公共卫生机构,主要包括:疾病预防控制中心、卫生监督中心(所)、妇幼保健中心(院)、职业病防治院(中心)、健康教育和健康促进中心(所)、精神卫生中心(所)等。在同一地区医疗机构和专业公共卫生机构均隶属同级卫生行政部门管理。

医疗机构在医院内部为了统筹协调、指导和监督落实院内公共卫生服务工作,预防与控制医院内感染的发生和流行,并联系相关专业公共卫生机构,依据《医疗机构管理条例》的要求,设立了预防保健科(或公共卫生科)和医院感染控制科。在我国绝大部地区医院都设立预防保健科和医院感染控制科。近年来,我国许多地方卫生行政部门为了进一步明确医疗机构公共卫生职能,规定医院统一设置公共卫生科,便于辖区内公共卫生工作的衔接。无论称谓是预防保健科,还是公共卫生科,其基本职责都是统筹协调院内公共卫生服务工作,指导和监督院内各有关科室开展公共卫生服务工作,联系并接受专业公共卫生机构业务技术指导。

公共卫生专业机构是以开展和完成区域内公共卫生服务业务为主的部门,负责区域内公共卫生规划、计划的制订,公共卫生监测,开展专项调查研究,提出并落实预防与控制措施,分析和评估实施效果。

公共卫生专业机构与医疗机构之间是密不可分的合作伙伴关系,在公共卫生服务中,医疗机构离不开公共卫生机构,公共卫生机构也离不开医疗机构,两者间应实行无缝衔接。

(二)公共卫生服务与医疗服务的关系

医疗服务主要是针对个体,为个体提供诊断、治疗、预防保健方面服务。与医疗服务相比,公共卫生服务是针对群体,以人群为主要重点,强调防治结合和广泛的社会参与,以多学科公共卫生团队为支撑。公共卫生服务是一项典型的社会公益事业,不能以营利为目的,表现为纯公共产品或准公共产品的供给。除了基本医疗服务以外,医疗服务都不能列为公共产品。因此,公共卫生服务的提供是政府公共服务职能的一个重要内容,政府在公共卫生领域的主要职能包括:制定政策法规,制订和实施公共卫生发展规划计划,协调部门的公共卫生职责,执行公共卫生监督执法,组织、领导和协调公共卫生的应急服务。

三、医疗机构在公共卫生工作中的地位和作用

公共卫生工作离不开医疗机构,医疗机构是公共卫生体系不可或缺的重要组成部分,无论是传染病、慢性病、寄生虫病、地方病、职业病、因病死亡,还是突发公共卫生事件、食物中毒的发现都离不开医疗机构,其报告也依赖医疗机构,新生儿预防接种、妇女儿童保健、疾病监测、健康教育与干预,以及实施传染病的预防控制和传染病的救治、慢性病的治疗与控制均在医疗机构内完成。

医疗机构本身是传染病传播的高危场所,也是院内感染发生的高危场所,因而对医院在预防控制传染病的播散和医院内感染的发生提出了更高的要求,医院的规划、设计、布局,空调通风冷暖系统,给排水及污水处理系统,人流和物流系统,传染病门诊、洁净手术室、洗消供应室和ICU室等设置必须充分考虑满足控制传染病播散和院内感染发生的需要。医疗机构的医务工作者应掌握公共卫生基本知识,有承担公共卫生的责任意识,还应按相应法律、法规的要求切实履行其职责,及时、准确地发现报告传染病、精神病、职业病、糖尿病、高血压等疾病,实施重要传染病的监测、控制工作,做好就诊者的健康教育和干预工作。

(陈淑霞)

第三节 医疗机构公共卫生基本职能

医疗机构种类繁多,有综合医院,也有专科医院。医疗机构的级别也不尽相同,有三级甲(乙)医院,也有二级甲(乙)等医院,还有一级医院、门诊等。不同类型的医疗机构所承担的公共卫生职能不尽统一,根据国家有关法律法规及我国医疗机构开展公共卫生工作的实际,医疗机构的公共卫生基本职能主要包括以下几方面:突发公共卫生事件的报告及应急处理;食物中毒的发现报告与救治;传染病的发现报告及预防控制;预防接种服务;主要慢性病的发现报告与管理;职业病的发现与报告;精神病的发现与报告;医院死亡病例的报告;妇女儿童保健服务;健康教育与健康促进;放射防护和健康监测;医院感染与医疗安全管理。

一、突发公共卫生事件的发现报告及应急处理

突发公共卫生事件发现。无论是重大传染病,还是食物中毒和职业中毒,当患者感到身体不适时,首先就诊地点为医疗机构,医疗机构医师根据诊疗规范、诊断标准和专业知识,进行疑似或明确诊断。

(一)突发公共卫生事件报告

医疗机构发现突发公共卫生事件或疑似突发公共卫生事件,医院应及时启动突发公共卫生事件处置应急程序,逐级汇报。

(二)患者救治或转诊

医疗机构在报告的同时要做好患者救治工作,特殊情况需要转诊者,应做好相应转诊工作。

二、食物中毒发现报告与救治

患者食用了被生物性(如细菌、病毒、生物毒素等)、化学性(如亚硝酸钠等)有毒有害物质污染的食品,出现急性或亚急性中毒症状。

(一)食物中毒的发现

患者到医疗机构就诊,医疗机构医师根据食物史、患者症状,结合相关诊断标准确认食物中毒或疑似食物中毒。

(二)食物中毒的报告

医疗机构发现群体性食物中毒,应及时启动疑似食物中毒事件处置应急程序,逐级汇报,并协助疾病预防控制机构进行事件的调查及确证工作。

(三)食物中毒患者救治

医疗机构在报告的同时做好中毒患者的救治工作。

三、传染病的发现报告及预防控制

传染病的预防控制是医疗机构主要工作内容之一,包括传染病的发现、报告、监测、预防控制、救治及转诊工作。

（一）传染病的发现

医疗机构医师接诊疑似传染病患者，应按《传染病诊断标准》对疑似传染病例进行诊断，必要时请会诊予以明确诊断。

（二）传染病的报告

医疗机构发现疑似或确诊传染病后，要按《中华人民共和国传染病防治法》规定的内容及时限，录入中华人民共和国国家疾病预防控制信息系统进行网络直报。

（三）传染病监测

医疗机构应按公共卫生专业机构要求，开展传染病的监测工作，报送相关监测信息。做好传染病阳性标本留样，传送给疾病预防与控制中心实验室复核。

（四）传染病预防控制

在医疗机构中实施传染病的预防与控制，如预防控制艾滋病乙肝梅毒母婴传播项目，孕产妇进行筛查、随访、治疗，都需在医疗机构内实施。

（五）传染病的救治

传染病治疗和重症传染病的救治都需依赖医疗机构。

（六）慢性传染病患者的转诊

有些传染病发现后需转至专门机构进行随访治疗，如疑似麻风患者（临床诊断为主）、疑似肺结核患者（临床诊断和胸片结果为主）医疗机构除报告外，还要转诊至辖区慢性病防治院或传染病医院进行治疗。

四、预防接种服务

预防接种是最有效、最经济的预防控制疾病的措施，预防接种服务主要在社区健康服务中心完成，医疗机构主要承担新生儿疫苗接种，犬伤后狂犬疫苗接种及冷链的管理。

（一）新生儿疫苗接种

孕妇在医院生产后，医院应及时为新生儿免费接种乙肝疫苗、卡介苗，接种时应严格按疫苗接种规范操作。

（二）狂犬疫苗接种

对动物咬伤的就诊者，医疗机构应根据狂犬病暴露预防处置工作规范处理伤口及接种狂犬疫苗，必要时注射狂犬免疫球蛋白。

（三）冷链管理

医疗机构应严格按预防用生物制品保存要求执行存放（在冷藏或冷冻区）、领取、运输等。

五、主要慢性非传染病的发现报告与管理

主要慢性非传染病是指高血压、糖尿病，以及恶性肿瘤、脑卒中和冠心病等，医疗机构承担患者发现、报告、治疗及转诊工作。

（一）患者的发现

医疗机构要积极主动发现高血压、糖尿病患者，落实首诊测血压措施。

（二）病例的报告

医疗机构一旦发现高血压、糖尿病患者，以及恶性肿瘤、脑卒中和冠心病病例，按要求报告给公共卫生专业机构。

（三）患者的治疗

一旦明确诊断,医疗机构应采取合适的措施对患者进行治疗。

（四）患者的转诊

医疗机构待患者病情稳定后转诊至所在的社区健康服务中心,由社区健康服务中心进行随访管理。

六、职业病的发现与报告

医疗机构对有职业接触的疑似职业病的病例,应结合职业接触史和临床表现进行诊断和鉴别诊断,必要时邀请职业病防治机构的专家会诊,一旦发现疑似的职业病,应及时按要求进行报告,必要时转诊至相应的专业机构进行治疗。

七、重症精神病的发现与报告

医疗机构对疑似精神病患者应进行诊断和鉴别诊断,必要时邀请精神病专科医院专家会诊,一旦发现疑似精神病患者,按要求进行报告,必要时转诊至精神病专科医院进行明确诊断和治疗。

八、死亡病例的报告

医疗机构出现死亡病例,应按要求及时、准确填报死亡医学证明,专人定期收集全院死亡医学证明信息,组织病案管理室给予规范编码,录入国家死因登记信息报告系统并网络上传。

九、妇女儿童保健服务

具有相应资质的医疗机构提供孕产妇保健服务和儿童保健服务,并管理出生医学证明和妇幼保健信息。

（一）孕产妇保健

医疗机构为育龄期妇女开展孕前妇女保健检查和咨询,对孕期妇女提供定期产检服务和相关疾病的筛查,以及适宜的生产技术,指导母乳喂养,发现与报告孕产妇死亡情况。

（二）儿童保健

医疗机构提供新生儿疾病筛查、儿童保健服务,发现与报告新生儿和 5 岁以下儿童死亡情况。

（三）出生医学证明管理

专人管理、核发出生医学证明,并及时上报。

（四）妇幼信息管理

医疗机构负责管理妇幼保健信息系统和母子保健手册,准确录入妇幼保健相关内容,按权限完成相应工作,按期完成妇幼保健报表的统计、核实、报送等工作。

十、健康教育与健康促进

医疗机构根据其特殊性提供健康教育宣传、健康处方、健康指导,并带头做好控烟工作。

(一)健康教育

各医疗机构各专业科室应根据自身专业特点,定期制作健康教育宣传栏,宣传相关知识。

(二)健康处方

各专业科室编写本专业诊治疾病的健康处方,对就诊者进行宣传,普及相关专业知识。

(三)健康指导

医务人员适时对患者或家属进行健康指导,住院部医务人员应对患者进行健康教育指导并在病历记录。

(四)控制吸烟

禁烟标识张贴、劝止吸烟行动、医院内吸烟现况监测,带头控烟。

十一、放射防护与健康监测

医疗机构为了疾病的诊断和治疗配备了许多带有放射性的装置,如 X 线机、CT 等,因而要加强辐射防护,并做好医护人员和就诊者的保护。

(一)放射防护

对带有放射性的装置,其选址、布局及防护设计要合理,设计方案应报批,竣工后要通过专业部门验收,场所要进行防辐射处理。

(二)放射人员防护

放射工作人员要做好个人防护,上班时佩戴个人放射剂量仪,定期进行健康体检。

(三)患者的防护

医疗机构在给患者进行带有放射线装置检查或治疗时,要做好防护,尤其是敏感部位务必采取有效的防护措施。

十二、医院感染与医疗安全管理

医院内感染控制是医疗机构的重要职责,包括医院感染的报告与处理,医院消毒效果监测,医疗废弃物管理,实验室感染控制,以及感染性职业暴露处置等工作内容。

(一)医院感染的报告与处理

医务人员按《医院感染诊断标准(试行)》发现院内感染个案时,应及时报告。如果发生医院感染暴发,要按医院感染暴发处理程序进行调查、报告,必要时请专业机构协助处理,提出感染控制措施并部署实施。

(二)医院消毒效果监测

医院感染管理部门应定期对消毒剂、消毒产品、医务人员的手、空气、物体表面等进行消毒效果监测,并向当地专业公共卫生机构报告,接受公共卫生机构督导检查。

(三)废弃物管理

医院机构应按《医疗废物管理条例》要求做好医院污水处理,定期监测污水处理后的卫生指标,定期检查医疗废物处理是否规范。如果发生医用废物的流失、泄漏、扩散等意外事故应及时报告并做好相应处理。

(四)实验室感染控制

医疗单位实验室,尤其是感染性实验室要严格按照实验室生物安全要求进行规范操作,做好个人防护,菌种保藏、运输等安全防范工作。

(五)感染性职业暴露处理

医务人员要严格执行各项诊疗操作规范,发生感染性职业暴露要及时报告、评估并给予医学处理,根据职业暴露给予定期随访。

（陈淑霞）

第四节　突发公共卫生事件应急处理

近年来,发生了一系列重大突发公共卫生事件,如印度鼠疫风暴、美国炭疽恐怖、英国口蹄疫事件、中国 SARS 疫情及正在袭击全球越来越多国家的禽流感和甲型 H1N1 型流感疫情等,人们日益认识到突发公共卫生事件对当今社会经济发展的重大影响——突发公共卫生事件正在逐步成为世界各国共同关注的热点问题。

突发公共卫生事件的应对处置能力是指:突发公共卫生事件发生时,能够采取有效措施、及时控制和消除突发公共卫生事件危害的能力。突发公共卫生事件的应对处置能力是疾病预防控制能力的重要组成部分,我国应加强应急处置体系建设和人员的技术培训,做好物资储备,组建精良的应急处置队伍,随时应对突发的公共卫生事件,特别是要充分发挥疾病预防控制体系的作用。

一、突发公共卫生事件概述

(一)突发公共卫生事件的定义与主要危害

1.突发公共卫生事件的定义

我国《突发公共卫生事件应急条例》中规定,突发公共卫生事件是指突然发生,造成或者可能造成社会公众健康严重损害的重大传染病疫情、群体性不明原因疾病、重大食物和职业中毒及其他严重影响公众健康的事件。

重大传染病疫情,指发生《中华人民共和国传染病防治法》规定的传染病或新的传染病暴发或流行严重的疫情,包括甲类传染病、乙类与丙类传染病暴发或多例死亡、罕见或已消灭的传染病、临床及病原学特点与原有疾病特征明显异常的疾病、新出现传染病的疑似病例等。

群体性不明原因的疾病,指在一定时间内,某个相对集中的区域内同时或者相继出现多个临床表现基本相似患者,但又暂时不能明确诊断的疾病。

重大食物和职业中毒事件,指危害严重的急性食物中毒和职业中毒事件等。

2.突发公共卫生事件的主要危害

突发公共卫生事件不仅给人民的健康和生命造成重大损失,对经济和社会发展也具有重要影响,主要表现在以下几个方面。

(1)损害人类健康:每次严重的突发公共卫生事件都造成众多的人群患病、伤残或死亡。

(2)造成心理伤害:突发公共卫生事件对于全社会所有人的心理都是一种强烈的刺激,必然会导致许多人产生焦虑、神经症和忧虑等精神神经症状。如 1988 年上海甲肝流行曾造成上海市和其他一些地区人群的恐慌。

(3)造成严重经济损失:一是治疗及相关成本高,如治疗一位传染性非典型性肺炎患者需要数万甚至数十万元;二是政府、社会和个人防疫的直接成本;三是疫情导致的经济活动量下降而造成的经济损失;四是疫情不稳定造成交易成本上升产生的损失。据专家估计,2003年我国传染性非典型性肺炎流行至少造成数千亿元人民币的损失。

(4)国家或地区形象受损及政治影响:突发公共卫生事件的频繁发生或处理不当,可能对国家和地区的形象产生很大的负面影响,也可使医疗卫生等有关单位和政府有关部门产生严重的公共信任危机。严重突发公共卫生事件处理不当可能影响地区或国家的稳定,因此有些发达国家将公共卫生安全和军事安全、信息安全一并列入国家安全体系。

(二)突发公共卫生事件的基本特征

1.突发性和意外性

突发公共卫生事件虽然存在着发生征兆和预警的可能,但往往很难对其作出准确的预警和及时识别。首先,由于突发公共卫生事件发生的时间、地点具有一定的不可预见性,如各种恐怖事件、自然灾害引起的重大疫情、重大食物中毒等,很难预测其发生的时间和地点;其次,突发公共卫生事件的形成常常需要一个过程,开始可能事件的危害程度和范围很小,对其蔓延范围、发展速度、趋势和结局很难预测。例如,自2002年11月开始,我国广东等地发生的传染性非典型性肺炎,疫情开始时很难预测到会波及全国24个省(直辖市、自治区)和世界32个国家和地区,演变为特别重大的突发公共卫生事件。

2.群体性或公共性

突发公共卫生事件是一种公共事件,在公共卫生领域发生,危害的不是特定的个体,而是不特定的社会群体,具有公共卫生属性,往往同时波及多人甚至整个工作或生活的群体。如果所发生的突发公共卫生事件是传染病暴发或引起突发公共卫生事件的原因或媒介具有一定普遍性(如食品、疫苗或药物),还可能威胁其他地区。伴随着全球化进程的加快,突发公共卫生事件的发生具有一定的国际互动性。首先,一些重大传染病可以通过交通、旅游、运输等各种渠道在国家与国家之间远距离传播,如传染性非典型性肺炎在中国内地暴发后,不仅在国内传播,而且影响到周边地区和国家;其次,由于突发公共卫生事件影响对象主要是社会公众,政府应对突发公共卫生事件的能力、时效和策略反映了政府对公众的关心程度,也影响到政府的国际声誉。

3.严重性

由于突发公共卫生事件涉及范围大,影响严重,一方面对人们身心健康产生危害,甚至冲击医疗卫生体系本身、威胁医务人员自身健康、破坏医疗基础设施,可在很长时间内对公众心理产生负面影响;另一方面,由于某些突发公共卫生事件涉及社会不同利益群体,敏感性、连带性很强,处理不当可造成社会混乱,对社会稳定和经济发展产生重大影响。

4.复杂性

突发公共卫生事件种类繁多,原因复杂。我国因为地域辽阔,人口众多,自然因素和社会因素复杂,因而突发公共卫生事件发生的原因更是多种多样;其次引起传染病暴发的物质多种多样,全球已登记的引起中毒的化学物质种类超过4 000万种,对其毒性认识较深刻的仅数千种;第三,有的事件可直接造成人体或财物损害,有的只是潜在的威胁,但可能持续较长时间。有的事件本身还可能是范围更大的突发公共卫生事件的一部分。同类事件的表现形式千差万别,处理也难用同样的模式来界定,很难预测其蔓延范围、发展速度、趋势和结局。

5.阶段性

突发公共卫生事件不论大小都具有周期性,根据其发生、发展的过程可分为四个时期:潜在期即突发公共卫生事件发生前的先兆阶段,若先兆现象处理得好,突发公共卫生事件往往可以避免;暴发期即由于未能对其发生时间和地点进行预测,在先兆期未能识别,导致事件迅速演变,出现暴发的时期;持续发展期即突发公共卫生事件得到控制,但没有得到彻底解决的时期;消除期即突发公共卫生事件经过实施控制措施而得到完全解决的时期。

6.决策的紧迫性和时效性

突发公共卫生事件事发突然、情况紧急、危害严重,如不能采取迅速的处置措施,事件的危害将进一步加剧,造成更大范围的影响。所以,要求在尽可能短的时间内作出决策,采取针对性的措施,将事件的危害控制在最低程度。许多原因不明或特别严重的突发公共卫生事件发生时,由于事发突然、准备不足,使应对和处理工作更为艰难和紧迫。因此,突发公共卫生事件发生后,全力以赴救治患者,迅速调查事件原因,及时采取针对性的处置措施,控制事件的进一步扩大,就成为十分紧迫的任务。调查处理突发公共卫生事件的人员,必须争分夺秒,迅速、全面地开展工作,以求在最短时间内控制事态的发展。

7.处理的综合性和系统性

许多突发公共卫生事件不仅是一个公共卫生问题,还是一个社会问题,需要各有关部门共同协作,甚至全社会都要动员起来参与这项工作。因此,突发公共卫生事件的处理涉及多系统、多部门,政策性很强,必须在政府的领导下综合协调,才能最终控制事态发展,将危害降低到最低程度。

(三)突发公共卫生事件的分类和分级

1.突发公共卫生事件的分类

突发公共卫生事件的分类方法有多种,根据发生原因通常可分为以下几种。

(1)生物病原体所致疾病:主要指病毒、细菌、真菌、寄生虫等病原体导致的传染病区域性暴发、流行;预防接种出现的群体性异常反应;群体性医院感染等。

人类历史上,传染病曾肆虐数千年,造成过世界性巨大灾难,尽管随着科技进步,人类发明了抗生素及疫苗等药物和生物制剂,使传染病有所控制,但是目前传染病的发病率仍占全世界每年总发病率的第一位,原因是多方面的,包括一些已被控制的传染病如结核、疟疾等死灰复燃,卷土重来;一系列新传染病相继出现,如艾滋病、埃博拉病等,对人类构成严重威胁;特别是第一、二次世界大战期间和战后某些帝国主义国家研制烈性生物制剂并用于军事战争,即开展生物战(或细菌战),给人类带来危害和恐慌。

20 世纪 70 年代以来,相继发现了多种新的传染病,许多以暴发流行的形式出现。某些新传染病的危害已为世人所知,最典型的例子莫过于正在全球流行的艾滋病。1992 年发现的新型霍乱,已使南亚数十万人发病,并呈世界性流行态势;在非洲出现的埃博拉出血热,其极高的死亡率使世人惊恐;莱姆病已在五大洲数十个国家和地区流行,严重感染者可致残,美国人称之为"第二艾滋病"。

目前,我国面临着工业化、城市化和人口老龄化,公共卫生随之出现许多新问题。有资料显示,全球发现的 32 种新现传染病中,有一半左右已在我国出现。我国乙肝病毒携带者占世界总数的 1/3,结核患者占全世界总数的 1/4,性病发病人数也正在大幅增长。

(2)食物中毒事件:指人摄入了含有生物性、化学性有毒有害物后或把有毒有害物质当作食物食入后出现的非传染性的急性或亚急性疾病,属于食源性疾病的范畴。

我国卫健委发布的 2008 年全国重大食物中毒的统计数字显示,通过网络直报系统共收到全国食物中毒报告 431 起,中毒 13 095 人,死亡 154 人,涉及 100 人以上的食物中毒 13 起。其中微生物性食物中毒的报告起数和中毒人数最多,分别占总数的 39.91% 和 58.00%;有毒动植物食物中毒的死亡人数最多,占总数的 51.95%。引起中毒的主要原因首先是投毒,其次为误食,还有的是因农药使用不合理污染食品而引起,主要涉及农药和鼠药。细菌性食物中毒问题仍然严重。食入有毒动植物中毒致死率高,误食的品种主要为河豚和毒蕈。

(3)有毒有害因素污染造成的群体中毒、死亡:指由于污染所致的中毒,如水体污染、大气污染、放射污染等,波及范围较广。据统计数据估计,全世界每分钟有 28 人死于环境污染,每年有 1 472 万人因此丧命;同时,有毒有害物质污染常常会对后代造成极大的危害。

我国是生产、消费消耗臭氧层物质(ODS)和排放二氧化硫最多的国家,二氧化硫排放量世界第二,国际环境履约面临巨大应激。近几年,我国酸雨污染比较严重,西南、华南等地区更是形成了继欧美之后的世界第三大酸沉降区。对 1993—2008 年的酸雨观测站资料分析显示,近年来我国酸雨区主体位于青藏高原以东,覆盖了华南、江南、西南地区东南部、华中、华东和华北的大部分地区;非酸雨区主要位于我国西北地区中西部、西藏、内蒙古大部和川西地区。2006 年,全国酸雨发生率在 5% 以上的区域占国土面积的 32.6%,酸雨发生率在 25% 以上的区域占国土面积的 15.4%。2008 年酸雨发生面积约 150 万平方千米,与 2007 年相比略有增加。

中国有毒有害因素污染总体范围在扩大、程度在加剧、危害在加重,一方保护,多方破坏,点上治理、面上破坏,边治理、边破坏,治理赶不上破坏速度。日趋严重的环境污染正在影响人民身体健康和社会经济的发展,如北京由于空气污染严重,呼吸道疾病在导致死亡的疾病中排第四位。

(4)自然灾害:主要指地震、洪涝、干旱等自然灾害造成的人员伤亡及疾病流行等,会在顷刻间造成大量生命财产的损失、生产停顿、物质短缺,灾民无家可归,眼见几代人为之奋斗创造的和谐生存条件毁于一旦,几十年辛勤劳动的成果付之东流,产生种种社会问题,并且还会带来严重的、包括社会心理因素在内的诸多公共卫生问题,从而引发多种疾病,特别是传染性疾病的暴发和流行。

由自然灾害引起的公共卫生问题是多方面的。如洪水淹没房屋倒塌所致外伤,破坏生态环境,影响生态平衡,造成疫源地扩散,环境条件恶化,尤其是饮用水严重污染引起肠道传染病暴发流行,食物匮乏导致营养缺乏症及食物中毒,夏、秋季节高温易发生中暑等。

(5)意外事故引起的死亡:煤矿瓦斯爆炸、飞机坠毁等重大生产安全事故让我们感到震惊,一些生活意外事故也在严重威胁着人们的安全。这类事件由于没有事先的准备和预兆,往往会造成巨大的经济损失和人员伤亡。有资料显示,在全球范围内,每年约有 350 万人死于意外伤害事故,约占人类死亡总数的 6%,是除自然死亡以外人类生命与健康的第一杀手。

(6)不明原因引起的群体发病或死亡:指在短时间内,某个相对集中的区域内同时或者相继出现具有共同临床表现的多位患者,且病例不断增加,范围不断扩大,又暂时不能明确原因的疾病。这类事件由于系不明原因所致,通常危害较前几类要严重得多。一来该类事件的原因不明,公众缺乏相应的防护和治疗知识;同时,日常也没有针对该类事件的特定监测预警系统,使得该类事件常常造成严重的后果;此外,由于原因不明,在控制上也有很大的难度。

(7)职业中毒:指职业危害性因素造成的人数众多或者伤亡较重的中毒事件。

(8)"三恐"事件:主要指生物、化学和核辐射恐怖事件。

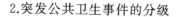

2.突发公共卫生事件的分级

在《国家突发公共卫生事件应急预案》中,根据突发公共卫生事件性质、危害程度、涉及范围,突发公共卫生事件划分为特别重大(Ⅰ级)、重大(Ⅱ级)、较大(Ⅲ级)和一般(Ⅳ级)四级。在《突发公共卫生事件分级内涵的释义(试行)》中,对不同等级的突发公共卫生事件分级情况给予了详细说明。

(1)分级原则:突发公共卫生事件种类多,其性质和影响的范围及造成的社会危害也各不相同,因此,采取的控制措施和管理的主体也不尽相同。为了加强突发公共卫生事件的报告和处理,确定突发公共卫生事件的管理主体,体现分级管理、分工责任明确,对突发公共卫生事件进行分级是十分必要的。

危害第一原则:突发公共卫生事件的大小,主要以其对人民的生命、健康、社会和经济发展影响的大小或强弱为主要依据。对于传染病疫情主要以病死率高低、传播性强弱、对社会和经济发展影响大小及人们对其认识程度为依据。例如,鼠疫虽然具有有效的预防控制手段,但其病死率高,传播力强,危害严重,所以对其标准划分就比较严格;对于传染性非典型性肺炎,虽然病死率不高,但由于是新现传染病,对社会和经济影响巨大,所以发现1例传染性非典型性肺炎病例就定位为较严重的突发公共卫生事件;对于食物中毒主要以中毒人数、影响的人群及社会影响、经济损失为依据。

区域第二原则:突发公共卫生事件大小的划分是以事件发生的区域为依据,因为事件发生地点不同,影响力也不同。例如,一起鼠疫疫情如果发生在大城市,可能传播快,波及的人数多,容易引起社会恐慌,对社会经济发展影响较大;而鼠疫若发生在偏远地区,由于人口密度小,交通不便,则可能造成的影响小。区域性原则还体现在以事件波及的范围为依据。如果事件涉及两个城市,甚至是两个省(自治区、直辖市),一方面说明事件有扩散趋势,需要引起重视;另一方面处理跨地区突发事件需要更高一层的政府部门进行协调,增大了应急指挥的难度。

行政区划第三原则:我国现行的行政管理体制分为国家、省、地、县四级,为了明确每一行政级别在突发公共卫生事件应急反应中的职责,强调应急处理统一领导和分级负责的原则,将突发公共卫生事件也相应分为四级。

(2)级别:突发公共事件划分为四级,由低到高划分为一般(Ⅳ级)、较大(Ⅲ级)、重大(Ⅱ级)和特别重大(Ⅰ级)四个级别。与之相对应,依据突发公共事件造成的危害程度、发展情况和紧迫性等因素,由低到高划分为一般(Ⅳ级)、较重(Ⅲ级)、严重(Ⅱ级)和特别严重(Ⅰ级)四个预警级别,并依次采用蓝色、黄色、橙色和红色来表示。

特别严重突发公共卫生事件(Ⅰ级):肺鼠疫、肺炭疽在大、中城市发生,或人口稀少和交通不便地区,1个县(区)域内在一个平均潜伏期内发病10例及以上,疫情波及2个及以上的县(区);传染性非典型性肺炎疫情波及2个及以上省份,并有继续扩散的趋势;群体性不明原因疾病,同时涉及多个省份,并有扩散趋势,造成重大影响;发生新传染病,或我国尚未发现的传染病发生或传入,并有扩散趋势,或发现我国已消灭传染病;动物间发生传染病暴发或流行,人间疫情有向其他省份扩散的趋势,或波及2个及以上省份;一次放射事故中度放射损伤人数50人以上,或重度放射损伤人数10人以上,或极重度放射损伤人数5人以上;国务院卫生行政主管部门认定的其他特别严重突发公共卫生事件。

严重突发公共卫生事件(Ⅱ级):在边远、地广人稀、交通不便地区发生肺鼠疫、肺炭疽病例,疫情波及2个及以上乡(镇),一个平均潜伏期内发病5例及以上,并在其他地区出现肺鼠疫、肺炭疽病例;发生传染性非典型性肺炎续发病例,或疫情波及 2 个及以上地(市);腺鼠疫发生流行,流行范围波及 2 个及以上县(区),在一个平均潜伏期内多点连续发病 20 例及以上;霍乱在一个地(市)范围内流行,1 周内发病 30 例及以上,或疫情波及 2 个及以上地市,1 周内发病 50 例及以上;乙类、丙类传染病疫情波及 2 个及以上县(区),一周内发病水平超过前 5 年同期平均发病水平 2 倍以上;我国尚未发现的传染病发生或传入,尚未造成扩散;动物间发生传染病暴发或流行,人间疫情局部扩散,或出现二代病例;发生群体性不明原因疾病,扩散到县(区)以外的地区;预防接种或学生预防性服药出现人员死亡;一次食物中毒人数超过 100 人并出现死亡病例,或出现 10 例及以上死亡病例;一次发生急性职业中毒 50 人以上,或死亡 5 人及以上;一次放射事故超剂量照射人数 100 人以上,或轻度放射损伤人数 20 人以上,或中度放射损伤人数 3～50 人,或重度放射损伤人数 3～10 人,或极重度放射损伤人数 3～5 人;鼠疫、炭疽、传染性非典型性肺炎、艾滋病、霍乱、脊髓灰质炎等菌种丢失;省级以上人民政府卫生行政主管部门认定的其他严重突发公共卫生事件。

较重突发公共卫生事件(Ⅲ级):在边远、地广人稀、交通不便的局部地区发生肺鼠疫、肺炭疽病例,流行范围在一个乡(镇)以内,一个平均潜伏期内病例数未超过 5 例;发生传染性非典型性肺炎病例;霍乱在县(区)域内发生,1 周内发病 10～30 例,或疫情波及 2 个及以上县,或地级以上城市的市区首次发生;一周内在一个县(区)域内乙、丙类传染病发病水平超过前 5 年同期平均发病水平 1 倍以上;动物间发生传染病暴发或流行,出现人间病例;在一个县(区)域内发现群体性不明原因疾病;一次食物中毒人数超过100 人,或出现死亡病例;预防接种或学生预防性服药出现群体心因性反应或不良反应;一次发生急性职业中毒 10～50 人,或死亡 5 人以下;一次放射事故超剂量照射人数 51～100 人,或轻度放射损伤人数11～20 人;地市级以上人民政府卫生行政主管部门认定的其他较重突发公共卫生事件。

一般突发公共卫生事件(Ⅳ级):腺鼠疫在县(区)域内发生,一个平均潜伏期内病例数未超过 20 例;霍乱在县(区)域内发生,1 周内发病 10 例以下;动物间发生传染病暴发或流行,未出现人间病例;一次食物中毒人数 30～100 人,无死亡病例报告;一次发生急性职业中毒 10 人以下,未出现死亡;一次放射事故超剂量照射人数 10～50 人,或轻度放射损伤人数 3～10 人;县级以上人民政府卫生行政主管部门认定的其他一般突发公共卫生事件。

(3)判定部门对突发公共卫生事件的处理如下。

特别严重突发公共卫生事件:由国务院卫生行政部门组织国家级突发公共卫生专家评估和咨询委员会,会同省级专家对突发公共卫生事件的性质及发展趋势进行评估确定。

严重突发公共卫生事件:由国务院卫生行政部门会同省级卫生行政部门,组织突发公共卫生专家评估和咨询委员会对突发公共卫生事件发生情况、突发公共卫生事件的性质及发展趋势进行评估确定。

较重突发公共卫生事件:由省级卫生行政部门会同地市级卫生行政部门,组织突发公共卫生专家评估和咨询委员会对突发公共卫生事件调查情况、突发公共卫生事件的性质及发展趋势进行评估确定。

一般突发公共卫生事件:由地市级卫生行政部门会同县级卫生行政部门组织突发公共卫生专家评估和咨询委员会对突发公共卫生事件调查情况、突发公共卫生事件的性质及发展趋势进行评估确定。

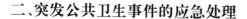

二、突发公共卫生事件的应急处理

(一)突发公共卫生事件的预警、监测和报告

1.突发公共卫生事件的形成因素

突发公共卫生事件的发生是不以人的意志为转移的客观现象。突发公共卫生事件的发生具有必然性和偶然性。其必然性是指随着经济全球化和知识经济的到来,国际旅行与全球商务活动的日益频繁,大大增加了传染病跨国传染与流行的机会;同时,食品安全性问题的应对、烟草、武器、有毒废弃物及威胁健康商品的贸易、战争的增加等,使各种各样的公共卫生事件随时可能在人们无法预料的时候发生和肆虐。突发公共卫生事件的出现似乎不可避免,而且其在什么时间出现、以什么样的方式出现、出现什么样的事件、出现在什么地方,都是人们无法预测和认知的,这就是它的偶然性。

从全球来看,整个公共卫生的形势是严峻的。国际上带有政治目的的核生化恐怖事件正在威胁着人类的安全。没有哪一个国家可以完全逃避传染病的危害,也没有哪一个国家可以号称在传染病面前高枕无忧。造成传染病流行的因素很多,如抗生素广泛应用致使耐药株、变异株引起传统传染病的再度暴发和流行;由于开垦荒地、砍伐森林、修建水坝等人类活动,造成居住环境改变,自然和生态环境恶化,引起传染病的发生和传播;全球性气候变暖,有利于一些病原微生物的生长和繁殖,造成一些传染病发生跨地区传播,尤其是扩大了虫媒传染病的疫区范围;人类生活方式和社会行为改变,助长了传染病的传播;人群易感性高,为传染病暴发或流行创造了条件;经济一体化、全球化、现代交通及大量人员和物质的流动对传染病的防治提出了新的挑战,原本局限于某一国家和地区的疾病可能向全球扩散,传染病的传播速度大大加快;由于人口老龄化、免疫抑制剂的使用等因素,使免疫受损人群的增多。中国社会正处于大规模城市化转型期,人口密集和人员流动是传染病流行的温床。

2.突发公共卫生事件的预警与监测

(1)建立突发公共卫生事件的预警系统。

预警系统的背景:预警的概念起源于欧洲,是为了避免或降低随着工业的飞速发展导致对环境和人类健康产生危害而提出的方法,第一次是在1984年关于保护北海的国际会议上提出的。预警系统一般由5大部分组成,包括信息系统、预警评价指标体系、预警评价与推断系统、报警系统和预警防范措施。

建立预警参数:中国疾病预防控制中心对传染病监测、疾病和症状监测、卫生监测、实验室监测等各类资料进行科学分析,综合评估,建立预警基线,提出预警参数。

预警报告:中国疾病预防控制中心根据预警参数,对国内、外各种突发事件和可能发生突发事件的潜在隐患作出早期预测,提出预警报告,按照规定时限和程序报告国务院卫生行政部门。国务院卫生行政部门接到预警报告后,适时发出预警。

(2)监测体系的建设原则如下。

时效性和敏感性:以初次报告要快,进程报告要新,总结报告要全为原则,加强突发事件报告的时效性和敏感性。

标准性和规范性:突发事件报告内容尽量采用数字化,以利于统计分析。系统采用的信息分类编码、网络通信协议和数据接口等技术标准,应严格按照国家有关标准或行业规范。

安全性和保密性:建立安全保障体系,采用先进的软、硬件技术,实现网络的传输安全、数据安全、接口安全。

开放性和扩充性：立足于长远发展，选用开放系统。采用模块化和结构化设计并保留足够的接口，使之具有较大的扩充性。

综合性：突发公共卫生事件的监测比较复杂，既包括对具体的暴发事件的监测，也含有对引起或影响突发事件发生的自然、社会、生态等潜在危险因素的监测。因此，监测体系建设需综合性。

（3）我国的监测体系：我国 1991 年建立了传染病重大疫情报告系统，其报告的方式是医院内的首诊医师填写传染病报告卡，并邮寄到辖区内的县级疾病预防控制机构，由县级疾病预防控制机构形成报表通过计算机网络逐级报告，报告的内容只是病例的总数，没有传染病病例的个案资料。2003 年，传染性非典型性肺炎疫情发生后，疫情报告突破了传统的报告方式，实现了传染病疫情的个案化管理和网络化直报，首次实现了传染病疫情的医院直报，保证了传染病疫情报告的准确性、实效性。与此同时，建立了全国疾病监测系统，在 31 个省（自治区、直辖市）建立了 145 个监测点，监测内容主要包括传染病疫情、死因构成等。此外，我国还根据部分传染病防治需要相继建立了多个专病监测系统，如计划免疫监测系统（麻疹）、艾滋病监测系统、性病监测系统、结核病监测系统、鼠疫监测系统等；同时，还建立了一些公共卫生监测哨点，如 13 省、市的食源性疾病的监测网络、饮水卫生的监测网络等。

3.突发公共卫生事件的报告和通报

（1）突发事件的报告：国务院卫生行政部门制定突发事件应急报告规范，建立重大、紧急疫情报告系统。

突发事件的责任报告单位和责任报告人：①县级以上各级人民政府卫生行政部门指定的突发事件监测机构；②各级各类医疗卫生机构；③卫生行政部门；④县级以上地方人民政府；⑤有关单位，主要包括突发事件发生单位、与群众健康和卫生保健工作有密切关系的机构或单位，如：检验检疫机构、环境保护监测机构和药品监督检验机构等；⑥执行职务的各级各类医疗卫生机构的医疗保健人员、疾病预防控制机构工作人员、个体开业医师等为责任报告人。

突发事件的报告时限和程序：①突发事件监测报告机构、医疗卫生机构和有关单位应当在 2 小时内向所在地县级人民政府卫生行政管理部门报告；②接到报告的卫生行政部门应当在 2 小时内向本级人民政府报告，并同时向上级人民政府卫生行政部门和卫健委报告；③县级人民政府应当在接到报告后 2 小时内向对应的市级人民政府或上一级人民政府报告；④市级人民政府应当在接到报告后 2 小时内向省（自治区、直辖市）人民政府报告；⑤省（自治区、直辖市）人民政府在接到报告的 1 小时内，向国务院卫生行政部门报告；⑥卫健委对可能造成重大社会影响的突发事件，应当立即向国务院报告。

国家建立突发事件的举报制度，任何单位和个人有权向各级人民政府及其有关部门报告突发事件隐患，有权向上级政府及其有关部门举报地方人民政府及其有关部门不履行突发事件应急处理职责，或者不按照规定履行职责情况。

（2）突发事件的通报：国务院卫生行政部门及时向国务院有关部门和各省（自治区、直辖市）人民政府卫生行政部门及军队有关部门通报突发事件的情况；突发事件发生地的省（自治区、直辖市）人民政府卫生行政部门，应当及时向毗邻省（自治区、直辖市）人民政府卫生行政部门通报；接到通报的省（自治区、直辖市）人民政府卫生行政部门，必要时应当及时通知本行政区域内的医疗卫生机构；县级以上地方人民政府有关部门，已经发生或者发现可能引起突发事件的情形时，应当及时向同级人民政府卫生行政部门通报。

（3）信息发布。①发布部门：国务院卫生行政部门或授权的省（自治区、直辖市）人民政府卫生行政部门要及时向社会发布突发事件的信息或公告。②发布内容：突发事件性质、原因；突发事件发生地及范围；突发事件人员的发病、伤亡及涉及的人员范围；突发事件处理和控制情况；突发事件发生地的解除。

（二）突发公共卫生事件现场应急处理

快速反应是应对处置突发公共卫生事件的关键所在。在事件发生后，应立即成立应急指挥部，统一指挥和协调社会各部门各负其责地投入到预防和控制事件的扩大蔓延及救治受害公众的工作中。同时，要采取果断措施快速处理突发公共卫生事件所造成的危害，彻底预防和控制进一步蔓延，最大限度地避免和减少人员伤亡、财产损失，降低社会影响，尽快恢复社会秩序，维护公众生命、财产安全，维护国家安全和利益。

1.医疗救护

（1）突发公共卫生事件医学应急救援中的分级救治体系：对于突发公共卫生事件的应急医学救援大体可分为三级救治：第一级为现场抢救；第二级为早期救治；第三级为专科治疗。

一级医疗救治：又称为现场抢救，主要任务是迅速发现和救出伤员，对伤员进行一级分类诊断，抢救需紧急处理的危重伤员。抢救小组（医务人员为主）进入现场后，搜寻和发现伤员，指导自救互救，在伤员负伤地点或其附近实施最初的救治，包括临时止血、伤口包扎、骨折固定、搬运、预防和缓解窒息、简单的防治休克、解毒及其他对症急救处置措施。首先要确保伤员呼吸道通畅，同时填写登记表，然后将伤员搬运出危险区，就近分点集中，再后送至现场医疗站和专科医院。具体职责如下。①初步确定人员的受伤方式和类型，对需要紧急处理的危重伤员立即进行紧急处理；对可延迟处理者经自救互救和初步去污后尽快撤离事故现场，到临时分类站接受医学检查和处理。②设立临时分类站，初步估计现场人员的受污剂量，并进行初步分类诊断，必要时酌情给予相应药物，如对于受到放射伤害的现场人员时给予稳定性碘或抗辐射药物。③对人员进行体表污染检查和初步去污处理，防止污染扩散。④初步判断伤员有无体内污染，必要时及早采取阻吸收和促排措施。⑤收集、留取可估计受污剂量的物品和生物样品。⑥填写伤员登记表，根据初步分类诊断，确定就地观察治疗或后送，对临床症状轻微、血象无明显变化的可在一级医疗单位处理；临床症状较重、血象变化较明显的及一级医疗单位不能处理的应迅速组织转送到二级医疗救治单位；伤情严重，暂时不宜后送的可继续就地抢救，待伤情稳定后及时后送；伤情严重或诊断困难的，在条件允许下可由专人直接后送到三级医疗救治单位。

二级医疗救治：又称为早期救治或就地救治，在现场医疗站对现场送来的伤员进行早期处理，检伤分类。主要任务是对中度和中度以下急性中毒患者、复合伤伤员、有明显体表和体内污染的人员进行确定诊断与治疗；对中度以上中毒或受照的伤员进行二级分类诊断，并将重度和重度以上中毒和复合伤伤员及难以确诊和处理的伤员，在条件允许下尽早后送到三级医疗救治单位。具体职责如下。①收治中度和中度以下急性中毒、复合伤、放射性核素内污染人员和严重的常规损伤人员，对其中有危及生命征象的伤员继续抢救；②对体表沾污者进行详细的监测并进行进一步去污处理，对污染伤口采取相应的处理措施；③对体内污染的人员初步确定污染物的种类、污染水平及全身或主要器官的中毒或受照剂量，及时采取相应的医学处理措施，污染严重或难以处理的伤员及时转送到三级医疗救治单位；④详细记录病史，全面系统检查，进一步确定人员受照剂量和损伤程度，并进行二次分类诊断，将重度以上急性中毒、复合伤患者送到三级医疗救治机构治疗,暂时不宜后送者可就地观察和治疗,伤情难以判定的可请有关专家会诊后及时后送;⑤必要时对一级医疗机构给以支援和指导。

三级医疗救治:又称为专科治疗,由国家指定的具有各类伤害治疗专科医治能力的综合医院负责实施。主要任务是收治重度和重度以上的急性中毒和严重污染伤员,进一步作出明确的诊断,并给予良好的专科治疗。继续全面抗休克和全身性抗感染;预防创伤后肾衰、急性呼吸窘迫综合征、多器官功能障碍综合征等并发症,对已发生的内脏并发症进行综合治疗,酌情开展辅助通气,心、肺、脑复苏等,直至伤员治愈。有些伤员治愈后留下残疾,尚需作进一步康复治疗。具体职责如下。①对不同类型、不同程度的中毒、放射损伤和复合伤作出确定性诊断,并进行专科医学救治。②对有严重体内、伤口、体表污染的人员进行全面检查,确定污染物成分和污染水平,估算出人员的受污剂量,并进行全面、有效的医学处理。③必要时,派出有经验的专家队伍对一、二级医疗单位给予支援和指导。

(2)分级救治工作的基本要求:根据分级救治的特点,必须正确处理伤病员完整性治疗与分级救治、后送与治疗的关系。为此,应遵循下列基本要求。

及时、合理,力争早日治愈:伤病救治是否及时合理,要从伤病病理过程进行判断。大出血、窒息可因迟延数分钟而死亡,应提早数分钟而得救,其及时性表现在几分钟之间。这就要求分秒必争,竭尽全力地组织抢救。对大多数伤员来说,及时性的标准是伤后 12 小时内得到清创处理。伤后至接受手术的时间长短,对病死率有明显影响。为此,必须做到快抢、快救、快送,迅速搬下和后送伤员。

前、后继承,确保救治质量:为了保证分级救治的质量,还必须从组织上使各级救治工作前、后继承地进行,做到整个救治工作不中断,各级救治不重复。前一级要为后一级救治做好准备,创造条件,争取时间;后一级要在前一级救治的基础上,补充或采取新的救治措施,使救治措施前后紧密衔接,逐步扩大与完善。为实现上述要求,首先要加强急救医学训练,对突发公共卫生事件发生时伤病发生发展规律、救治的理论和处理原则要有统一的认识,保证工作上步调一致;其次要求各级救治机构树立整体观念,认真遵守上级规定的救治原则,正确执行本级的救治范围;最后,要按规定填写统一格式的医疗文件,为前、后继承救治提供依据。

相辅相成,医疗与后送相结合:要实现分级救治,使伤病员获得完整救治。从伤病员转归来说,医疗是主导的,后送是辅助的,为了彻底治愈伤病员,必须实行积极的医疗,尤其对需要紧急拯救生命的伤病员。后送只是为了医疗,如果离开了医疗工作,后送就失去了意义。因此从整体上讲,医疗应当是医疗后送工作的主导方面。但在伤员获得确定性治疗之前,医疗的目的之一是为了保证伤病员安全后送。而具体在特定环境和条件下时,有可能后送问题突出,这时后送便成为主要方面。如当某一救治机构内伤病员过多而又无力为他们全部进行必要的救治时,必须想方设法地将伤病员送到有条件处理的救治机构,否则会对伤病员的救治带来不利影响,甚至造成不应有的死亡和残疾。为实现上述要求,要因时、因地制宜,不能墨守成规。只有及时正确的把医疗与后送有机结合起来,才有可能把在医疗后送线上纵深配置的救治机构连接起来,使伤病员在不断地后送中,逐步得到完善的医疗。

2.现场流行病学调查

尽快开展现场流行病学调查,有利于判断突发公共卫生事件的源头,其中以传染性疾病的流行病学调查尤为重要。流行病学调查人员应沿消毒通道按规定对现场人员进行调查登记,调查内容为可疑物品来源、性状、接触人员、污染范围等,并确定小隔离圈,设置明显标志(拉警戒线),

实施封锁。

(1)本底资料的调查:主要有以下几个方面。自然地理资料,主要是地形、气候、水文、土壤和植被及动物等;经济地理资料,主要是地方行政、居民情况、工农业生产、交通运输状况等,尤其是注意突发公共卫生事件发生地放射源、化工生产、生物制品和相关领域的研究单位等;医学地理资料,主要是卫生行政组织、医疗卫生实力、医学教育、药材供应及卫生状况等;主要疾病流行概况包括烈性传染病、自然疫源性疾病、虫媒传染病、呼吸道疾病、肠道传染病等;昆虫包括与疾病有关的蚊、蝇、蚤、蜱、螨等;动物包括啮齿动物、食虫动物的种类分布、季节消长等资料。

(2)现场可疑迹象调查:首先应迅速了解污染程度与范围及人员受污剂量的大小,将监测结果和判定结果及时报告给上级应急领导小组,为采取医学急救和应急防护措施提供重要依据;其次要采集现场食品、饮用水、土壤和空气标本,鉴定可疑与事件发生相关的物品及其迹象;第三要了解现场地理位置及环境条件,追访目击者,询问附近人员,了解发现可疑情况及前后经过。根据当地医学动物本底,采集可疑动物标本,调查现场动物分布。

当有疫情发生或伤亡人员数量较多时,应进一步开展现场污染样品和人员体内污染的实验室测量分析,尽可能多地提供有关毒物及放射性物质数据及初步监测结果,以确定是否需要采取进一步的干预措施。需要调查的内容很多,除了需了解疫情或疾病发展趋势,调查可能扩散的原因,迅速作出初步临床诊断结果,指导防疫、治疗和病原学的特异性检测外,更困难的是判断患者发病与突发公共卫生事件的关系。

(3)事件中、后期调查:事件中期的调查应从早期已经开展的人员、地面和水体等周围环境污染巡测基础上,进一步增大调查地域范围,提升详细程度,并要采集水、食物、空气样品等,测定污染水平,掌握毒物的污染程度及变化趋势。

事件后期对表面污染、空气污染及环境物质进行必要补充测量,特别要对道路、建筑物、动物、土壤和周围环境设施进行污染水平监测,确定整个事件中所发生的污染水平和范围,为后期决策提供依据。

3.现场的洗消处理

现场洗消是突发公共卫生事件应急中的重要环节,应及时开展。对直接受事件影响的人员加以保护,恢复环境和公众的生活条件。开展恢复活动主要包括以下内容。

(1)环境监测和巡测:对污染事故造成的环境污染,继续进行不间断的环境监测和巡测,对可能被污染的各类食品和环境物质样品进行分析。受污染的食物和水做适当处理后方可食用,或从别处调运未受污染的食物和水供应公众。估算事故受污人员的个人和群体剂量,对事故定性定级。

(2)对事件现场分区,管制污染区进出通道:在应急干预的情况下,为了便于迅速组织有效的应急响应行动,以最大限度地降低突发公共卫生事件可能产生的影响,应尽快将事件现场进行分区管理。专家咨询组根据现场侦检和流行病学调查结果,对突发公共卫生事件性质、区域、污染物性质及污染程度进行分析,向应急指挥部报告分析结果,由指挥部确定突发公共卫生事件性质、区域,将事件现场划分为控制区、监督区和非限制区。

控制区是事故污染现场中心地域,用红线将其与以外的区域分隔开来。在此区域内,救援人员必须身着防护装备以避免被污染或受照射;监督区是控制区以外的区域,以黄色线将其与以外的区域分隔开来,此线也称为洗消线,所有出此区域的人必须在此线上进行洗消处理。在此区域内的人员要穿戴适当的防护装备,避免污染,并在分界处设立警示标识;非限制区是监督区以外的区域,伤员的现场抢救治疗、指挥机构等均设在此区。

另一方面,还要准确地划定污染区与疫区。污染区是指有害因子在地面通过空气运动(风)扩散而形成的对人有害的区域,或是携带有害因子的媒介生物的分布及其活动的区域。疫区是指当突发公共卫生事件为传染病流行,患者(包括病畜)和密切接触者在发病前后居住和活动的场所。限制人员出入污染区及在局部地区建筑物内居住。工作人员在不离开工作岗位的情况下,由个人单独或相互之间进行,主要是对暴露皮肤及个人用具或必须使用的装备进行紧急处理。

(3)区域环境现场去污与恢复:应急去污洗消小组赶赴事故现场对道路、建筑物、人员、车辆等受污染的场所与物品进行去污洗消,切断污染和扩散渠道。在监督区与非限制区交界处,设立污染洗消站。洗消站配备监测仪、洗消液等去除污染设备和用品。污染人员在后送救治前需经初步去污处理,运出控制区和监督区的被污染物品需经去污处理和检测后方可运出,避免二次污染。去污过程中产生的固体废物和废水,应妥善收集处理,以防进一步扩大污染。

在制订污染区的洗消计划时应考虑多种因素,包括事件对人群健康和生态环境的潜在影响、污染是否会导致长期影响、污染有无扩散的可能、污染对公众心理的影响、环境监测和评价标准、有无跨行政区域甚至跨境的影响、技术与资源的储备情况、人力和财力等,其中最重要的是要根据所发生事故的特性,环境条件和公众居住、膳食情况,确定恰当的环境去污方法,消除物质、人员外表面和环境中的污染物;将非固定性污染固定,以避免其扩散;用水泥、土壤等覆盖,或用深耕法将污染的表层土翻到地下深处。

应尤其注意对有害生物、化学毒物、放射性材料等污染源的处理,至少使其重新得到有效控制。高放射性废物必须送放射废物库储存;低中水平放射性固体可浅地层处置,对含有腐烂物质、生物的、致病性的、传染性的细菌或病毒的物质,自燃或易爆物质,燃点或闪点接近环境温度的有机易燃物质,其废物不得浅地层处置。

(4)事件中、后期的处置:对污染的水和食物实施控制是事故中、后期(特别是后期)针对食入途径采取的防护措施,用于控制和减少因食入污染的水和食物产生的损伤。通过采样检测可疑区域中各种食物和饮用水的各种生物、化学毒剂及放射性核素水平,决定是否对食品和饮用水进行控制。原则上,所有受到污染的食品应当禁止食用,并集中销毁。相对于食物而言,饮用水更容易被染毒,针对毒剂和放射性物质类型,采取针对性的检测和消毒措施,包括通过适当的水处理(混凝、沉淀、过滤及离子交换等方法)降低水中毒剂的含量、禁止使用污染的水源及尽可能提供不受污染的水等。严禁将污染的水或食物与无污染的水或食物混合以稀释水或食物的污染水平,即便混合后的水或食物的污染水平低于相应的限制标准,也不能接受。

(5)人员撤离时的洗消处理:在突发公共卫生事件现场应急处置结束后,污染的人员、车辆、装备、服装等进行统一彻底的洗消,一般在划定的洗消场地进行。洗消站通常由人员洗消场、装备洗消场和服装洗消场组成。人员洗消场设有脱衣处、洗消处、穿衣处、伤员包扎处和检查处;装备洗消场设有装备洗消处、精密器材洗消处和重复洗消处;服装洗消场设有服装、装备和防护器材等消毒处或洗消处。3个洗消处均应严格划分清洁区和污染区,污染区在清洁区的下风向,场所外设置安全警戒线,一般应距洗消场 500~1 000 m,警戒线处需设置专门岗哨。

(6)洗消行动的技术评估和持续监测:要对整个洗消过程中所用技术进行评估,行动中使用的技术和技术手段的性能要能够达到行动目标。要有良好的支持系统,保证供给,对职业人员和公众的安全风险符合要求,对于环境的影响小,符合审查、管理要求及公众能够接受等。

为了确保污染现场经处置后仍旧可能遗留在现场的污染物不会给环境和人类带来不良后果,最常用的后续行动手段是监测,包括对工程屏障的稳定性的长期监测、污染现场及其下风向、下游区域内环境指标的监测、防护体系的维护、防止侵扰、许可管理的延续、监控的审查与管理、行动和后续行动资料的管理等。

4.突发公共卫生事件处置中的安全防护

突发公共卫生事件处置时的安全防护是指用物理手段阻止有害因子及其传播媒介对人体的侵袭,防止有害因子通过呼吸道或皮肤、黏膜侵入人体,免受污染或感染的措施。可分为处置时的个人防护、医院病房或隔离区防护和实验室防护等不同层次。

个人防护装备(personal protective equipment,PPE)分成三个级别:一级防护,穿工作服、隔离衣、戴 12~16 层纱布口罩;二级防护,穿工作服、外罩一件隔离衣,戴防护帽和符合 N95 或 FFP2 标准的防护口罩,戴乳胶手套和鞋套,必要时戴护目镜,尽量遮盖暴露皮肤、口鼻等部位;三级防护,在二级防护的基础上,将隔离衣改为标准的防护服,将口罩、护目镜改为全面呼吸型面罩。生物防护措施主要针对两个方面,一是对气溶胶的防护,二是对媒介昆虫的防护。在生化防护中,如有相应疫苗或药物储备,可紧急接种疫苗或预防性服药,化学防护可着防毒服;在放射医学防护中,除使用铅制屏障外,还可服用稳定性碘,配备能报警的探测仪器、个人剂量仪。

对有可能对其他人造成威胁的患者或感染者应在有良好防护设施的病房或区域进行治疗或隔离,如高致病性传染病患者应在负压病房中进行治疗,放射损伤患者应在专科医院或综合性医院进行相应的专科进行治疗。

针对危险因子的实验操作具有高风险性,预防实验室污染或感染是突发公共卫生事件处置工作的重要一环。实验室安全相关的工作理应该贯穿于实验的整个过程,从取样开始到所有潜在危险的材料被处理,应努力做好危害评估工作,在有适当安全防护的实验室开展监测、检验工作,尽量减少实验室感染和污染环境的危险。感染性物质的运输要遵循国家《可感染人类的高致病性病原微生物菌(毒)种或样本运输管理规定》的要求。

5.社会动员

社会动员指通过一定的手段,调动社会现有的和潜在的卫生资源,将满足社会民众需求的社会目标转化为社会成员广泛参与的社会行动的一个实践过程。其特点是要在特定环境中应用,在一定范围内开展,有系统地实施。为充分进行社会动员,要做好以下几方面。

(1)处理好公共关系:是使自己与公众相互了解和相互适应的一种活动或职能,由社会组织(公共关系机构及其成员)、公众和传播三个要素构成。在突发公共卫生事件中要处理好三者的关系,充分利用三者之间的相互作用。

(2)利用好传播媒介:传播媒介指信息的传播所依附的物质载体。在突发公共卫生事件发生时要充分利用好人体媒介、印刷媒介、电子媒介、户外媒介、实物媒介等,及时发布公共信息,维护社会稳定。

(3)处理好医患关系:在突发公共卫生事件发生时,医患关系尤为突出,涉及技术因素、经济因素、伦理因素和法律因素等。要以主动-被动模式、指导-合作模式和相互参与模式相结合的方式,使医、患双方的共同利益得到满足。

(4)发挥民间社会的作用:民间社会指在政府和企业以外的、以民间组织为主要载体的民间关系总和。随着社会的发展,民间社会能弥补当地政府失灵和市场失灵时的缺陷,促进社会各界的共同参与。民间社会参与公共事务有其合法性、可及性和有效性。在突发公共卫生事件发生时要充分发挥民间社会的作用,共同参与突发公共卫生事件的应对处置工作。

6.心理干预

在发生突发公共卫生事件时,要关注人群在身体、心理、社会适应三个层面上的健康状况,及时恢复社会秩序,防止和减轻事件对社会心理的影响。应急组织和当地政府应重视舆论导向,统一发布和传播真实信息,及时通报处理措施和结果预测等,既不夸大也不隐瞒,使公众对信息感到真实、可信;邀请有关代表或个人参加环境和食品等监测、剂量估算及防护措施的实施等,使公众了解实情,增强信心;组织专门的危机心理干预队伍进行及时、有效的心理干预,有效的预防和处理心理应激损伤。

在实际工作中,精神病学临床医师要通过心理与环境(自然环境和社会环境,特别是社会环境)的统一性、心理活动自身的完整性和协调性、个性的相对稳定性对一个人是否具有精神障碍进行判断;并综合判断心理异常发生的频度、异常心理的持续时间和严重性,从而进行危机干预。通过媒体宣传、集体晤谈和治疗性干预等心理干预方式,针对不同人群进行危机干预,使心理危机的症状立刻得到缓解和持久的消失,使心理功能恢复到危机前水平,并获得新的应对技能。心理干预的目标是积极预防、及时控制和减轻突发公共卫生事件的心理社会危机,促进心理健康重建,维护社会稳定,保障公众的心理健康。

(陈淑霞)

第五节 传染病预防控制的监督

一、监督依据

(1)《中华人民共和国传染病防治法》。

(2)《突发公共卫生事件应急条例》。

(3)《消毒管理办法》。

(4)《医院感染管理办法》。

(5)《传染性非典型肺炎防治管理办法》。

(6)《医疗机构传染病预检分诊管理办法》。

(7)《医疗机构发热门(急)诊设置指导原则(试行)》。

(8)《全国霍乱监测方案(试行)》。

二、监督检查内容与方法

(一)管理组织与制度

1.管理组织及职责

(1)预检分诊管理组织:二级以上综合医院应当设立感染性疾病科。感染性疾病科是临床业务科室,由发热门诊、肠道门诊、呼吸道门诊和传染病科统一整合设立,负责本医疗机构传染病的分诊工作和感染性疾病治疗,并对本医疗机构的传染病预检、分诊工作进行组织管理;没有设立感染性疾病科的医疗机构应当设立传染病分诊点。

（2）医院感染管理组织：住院床位总数在 100 张以上的医院应设立医院感染管理委员会和独立的医院感染管理部门；住院床位总数在 100 张以下的医院应指定分管医院感染管理工作的部门；其他医疗机构应有医院感染管理专（兼）职人员。

2.管理制度

（1）建立传染病预检、分诊制度，感染性疾病科和传染病分诊点标识明确，完善各项规章制度和工作流程。二级以上综合医院要根据《二级以上综合医院感染性疾病科工作制度和工作人员职责》（卫办医发〔2004〕166 号）制定有关制度。

（2）建立医院感染管理责任制，制定并落实医院感染管理的规章制度和工作规范。

（3）消毒管理制度。

（4）医疗废物管理制度。

（二）传染病预防控制工作

1.感染性疾病科设置要求

（1）设计和建设要符合有关法律、法规和技术规范要求。

（2）设置相对独立，通风良好。

（3）内部结构布局合理、流程合理，分区清楚，具有消毒隔离条件，配备必要的医疗、防护设备和设施，符合医院感染预防与控制要求。

（4）二级综合医院感染性疾病科门诊应设置独立的挂号收费室、呼吸道（发热）和肠道疾病患者的各自候诊区和诊室、治疗室、隔离观察室、检验室、放射检查室、药房（或药柜）、专用卫生间。

（5）三级综合医院感染性疾病科门诊还应设置处置室和抢救室等。

（6）感染性疾病科病房应建筑规范、医疗设备和设施应符合有关规定。

2.传染病分诊点设置要求

传染病分诊点应标识明确，相对独立，通风良好，流程合理，具有消毒隔离条件和必要的防护用品。

3.发热门诊设置要求

（1）常年开诊，设在医疗机构内独立区域，与普通门诊相隔离，通风良好，有明显标识。

（2）分设候诊区、诊室、治疗室、检验室、放射检查室等，放射检查室可配备移动式 X 线机，有独立卫生间。

（3）室内配备必要的手消毒设备和设施。

4.肠道门诊设置要求

（1）设置相对独立，有明显标识；农村基层医疗单位确因人员与房屋条件不能单独设立时，也应在门诊指定专人负责或专桌诊治。

（2）分设诊疗室、观察室、药房及专用厕所，指派专（兼）职医、护、检人员，配备专用医疗设备、抢救药品、消毒药械及采集粪便标本的棉签和放置标本的碱性蛋白陈增菌液。

（3）室内配备必要的手消毒设备和设施。

（4）对就诊腹泻患者专册登记，做到"逢泻必登，逢疑必检"。

5.人员防护要求

（1）感染性疾病科和传染病分诊点应采取标准防护措施，配备防护服、防护口罩、防护眼镜或面罩、手套、鞋套等。

（2）应为就诊的呼吸道发热患者提供口罩。

6.人员培训要求

医疗机构应对医务人员进行岗前培训和在岗定期培训,培训的内容包括传染病防治的法律、法规、规范、标准,传染病流行动态、诊断、治疗、预防、职业暴露的预防和处理等内容。

7.传染病预检、分诊工作要求

医疗机构应实行预检、分诊制度,根据传染病的流行季节、周期和流行趋势做好特定的预检、分诊工作。感染性患者就诊流程应符合《感染性疾病患者就诊流程》和《急性呼吸道发热患者就诊规定》有关要求。

8.传染病疫情控制工作要求

(1)医疗机构应对传染病患者或者疑似传染病患者提供医疗救护、现场救援和接诊治疗,书写病历记录及其他有关资料,并妥善保管;不得泄露传染病患者或疑似传染病患者个人隐私有关信息资料。

(2)发现法定传染病患者或者疑似传染病患者按照《传染病防治法》的规定采取相应的隔离控制措施。

(3)按照规定对使用的医疗器械进行消毒,对一次使用的医疗器具应在使用后按照规定予以销毁。

(4)不具备相应救治能力的应将患者及其病历记录复印件一并转至具备相应救治能力的医疗机构。

(5)对本单位内被传染病病原体污染的场所、物品及医疗废物,应按照有关规定实施消毒和无害化处置;传染病患者或者疑似患者的排泄物应按照规定严格消毒,达到规定的排放标准后方可排入污水处理系统;传染病患者或疑似传染病患者产生的医疗废物应使用双层包装物并及时密封。

(6)应接受疾病预防控制机构对传染病预防工作的指导、考核,配合开展流行病学调查。

三、违法行为的处理

见表 8-1。

表 8-1　医疗机构传染病控制措施违法案件案由参考表

序号	案由	违法行为	违反条款	处罚条款
1	未按照规定承担本单位的传染病预防、控制工作案	(1)未按照要求建立预检分诊制度等制度 (2)未按照规定建立感染性疾病科或设置不符合要求 (3)未按照要求开展医务人员培训 (4)未按照规定开展重点传染病预防控制工作	《传染病防治法》第二十一条、第五十一条第一款,《医疗机构传染病预检分诊管理办法》《传染性非典型肺炎防治管理办法》	
2	发现传染病疫情时,未按照规定对传染病患者、疑似传染病患者提供医疗救护、现场救援、接诊、转诊或者拒绝接受转诊案	医疗机构未按照规定对传染病患者、疑似传染病患者提供医疗救护、现场救援、接诊、转诊或者拒绝接受转诊	《传染病防治法》第五十二条	

续表

序号	案由	违法行为	违反条款	处罚条款
3	未按照规定对本单位内被传染病病原体污染的场所、物品及医疗废物实施消毒或者无害化处置案	(1)医疗机构未对本单位内被传染病病原体污染的场所(物品及医疗废物)实施消毒或者无害化处置 (2)肠道门诊、发热门诊未按照《消毒管理办法》《医疗机构消毒技术规范》要求进行消毒处置	《传染病防治法》第三十九条第四款,《消毒管理办法》第八条	
4	在医疗救治过程中未按照规定保管医学记录资料案	医疗机构救治传染病例未按照规定保管医学记录资料案(医学记录资料是指医务人员在医疗活动过程中形成的文字、符号、图表、影像、切片等资料的总和,包括门(急)诊病历和住院病历	《传染病防治法》第五十二条第一款	
5	故意泄露传染病患者、病原携带者、疑似传染病患者、密切接触者涉及个人隐私的有关信息、资料案	医疗机构(医务人员)故意泄露传染病患者、病原携带者、疑似传染病患者、密切接触者涉及个人隐私的有关信息、资料	了传染病防治法》第十二条第一款	《传染病防治法》第六十九条、《消毒管理办法》第四十五条

（陈淑霞）

第六节 传染病疫情报告与管理的监督

一、监督依据

(1)《中华人民共和国传染病防治法》。

(2)《突发公共卫生事件应急条例》。

(3)《突发公共卫生事件与传染病疫情监测信息报告管理办法》。

(4)卫健委(原卫生部)关于修改《突发公共卫生事件与传染病疫情监测信息报告管理办法》的通知。

(5)《传染病信息报告管理规范》。

(6)《国家突发公共卫生事件相关信息报告管理工作规范(试行)》。

二、监督检查内容与方法

(一)管理组织与制度

1.管理组织及职责

医疗机构应确定专门的部门或者人员承担传染病疫情报告工作,负责本单位传染病疫情报告卡的收发和核对,设立传染病报告登记簿,统一填报有关报表。

2.管理制度

医疗机构应建立健全传染病诊断、报告和登记制度,包括报告卡和总登记簿、疫情收报、核对、自查、奖惩工作制度,相关文件包括传染病防治工作领导机构组成与分工、专门部门或者人员工作职责、年度工作计划和总结、工作流程和要求、人员培训计划和教材、奖惩文件或记录等。

(二)传染病疫情报告工作

1.报告病种要求

(1)法定传染病。

(2)其他传染病,省级人民政府决定按照乙类、丙类管理的其他地方性传染病和其他暴发、流行或原因不明的传染病。

(3)不明原因肺炎病例和不明原因死亡病例等重点监测疾病。

2.报告程序与方式要求

(1)传染病报告实行属地化管理。

(2)报告法定传染病及省级人民政府决定按照乙类、丙类管理的其他地方性传染病和其他暴发、流行或原因不明的传染病均需填写《传染病报告卡》,《传染病报告卡》由首诊医师或其他执行职务的人员填写。

(3)传染病疫情信息实行网络直报;未实行网络直报的医疗机构在规定时限按要求将传染病疫情信息报告属地县级疾病预防控制机构。

(4)乡镇卫生院、城市社区卫生服务中心负责收集和报告责任范围内的传染病信息。

(5)军队医疗机构向社会公众提供医疗服务时,发现传染病疫情,应按照本规定向属地的县级疾病预防控制机构报告。

(6)新疆生产建设兵团传染病疫情报告工作管理按卫健委(原卫生部)有关规定执行。

3.报告时限要求

(1)发现甲类传染病和乙类传染病中的肺炭疽、传染性非典型肺炎、脊髓灰质炎、人感染高致病性禽流感的患者或疑似患者时,或发现其他传染病和不明原因疾病暴发时,应于2小时内将传染病报告卡通过网络报告;未实行网络直报的应于2小时内以最快的通讯方式(电话、传真)向当地县级疾病预防控制机构报告,并于2小时内寄送出《传染病报告卡》。

(2)其他乙、丙类传染病患者、疑似患者和规定报告的传染病病原携带者在诊断后,实行网络直报的应于24小时内进行网络报告;未实行网络直报的应于24小时内寄送出《传染病报告卡》。

4.填报要求

(1)传染病报告病例分为疑似病例、临床诊断病例、实验室确诊病例、病原携带者和阳性检测结果五类。其中,病原携带者的病种包括霍乱、脊髓灰质炎、艾滋病及卫健委(原卫生部)规定的其他传染病,阳性检测结果仅限采供血机构填写。炭疽、病毒性肝炎、梅毒、疟疾、肺结核需进行分型报告,其中炭疽分为肺炭疽、皮肤炭疽和未分型三类,病毒性肝炎分为甲型、乙型、丙型、戊型

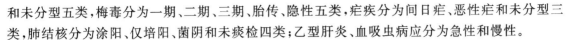

和未分型五类,梅毒分为一期、二期、三期、胎传、隐性五类,疟疾分为间日疟、恶性疟和未分型三类,肺结核分为涂阳、仅培阳、菌阴和未痰检四类;乙型肝炎、血吸虫病应分为急性和慢性。

（2）国家根据传染病预防控制需要开展的专项调查、报告和监测的传染病,按照有关要求执行。

（3）不明原因肺炎病例和不明原因死亡病例的监测和报告按照《全国不明原因肺炎病例监测实施方案(试行)》和《县及县以上医疗机构死亡病例监测实施方案(试行)》的规定执行。

5.《传染病报告卡》要求

（1）《传染病报告卡》为全国统一格式,用 A4 纸印刷,使用钢笔或圆珠笔填写,内容完整、准确,字迹清楚,填报人签名。

（2）网络直报医疗机构填报的《传染病报告卡》应保存 3 年;未实行网络直报的医疗机构,应对寄送出的《传染病报告卡》进行登记备案,记录需保存 3 年。

6.登记要求

（1）医疗机构所设与诊治传染病有关的科室应建立门诊日志,详细登记接诊患者,项目填写要详细、齐全,内容保证真实可靠。普通门诊日志至少包括姓名、性别、年龄、职业、住址、病名(诊断)、发病日期、就诊日期、初诊或复诊、接诊医师签名等;肠道门诊日志至少包括姓名、性别、年龄、工作单位、职业、住址、就诊日期、发病日期、主要症状、体征、初诊印象、检验结果、治疗方法等;发热门诊日志需在普通门诊日志项目上增加流行病学史和职业史。

（2）医疗机构应建立住院登记簿、传染病疫情登记簿、检验科登记簿、放射科登记簿等,均专册登记。住院登记簿至少包括姓名、性别、年龄、职业、住址、入院登记、入院诊断、出院日期、出院诊断等项目;传染病登记簿至少包括患者姓名(14 岁以下儿童填家长姓名)、性别、年龄、职业、住址、病名、登记日期、发病时间、诊断时间、报告时间、订正时间、填卡类型、实验室检测结果、报卡医师等项目;检验科登记簿和放射科登记簿至少包括姓名、性别、年龄、检测方法、检测结果、检测日期等项目。

7.培训要求

医疗机构应对医师和实习生进行有关传染病疫情监测信息报告工作的培训,包括医务人员上岗前培训和在职职工全员培训等。

8.自查工作

医疗机构应有专门人员定期对本机构疫情报告工作进行自查,自查科室为内科、外科、妇科、儿科、检验科、放射科等诊治传染病有关科室,自查内容包括:有关科室门诊日志和传染病登记簿上登记的传染病病例及疑似病例是否报告预防保健科,检验科和放射科的阳性结果是否及时反馈首诊医师等。

(三)检查方法

检查相关书面文件、资料记录情况,根据门诊日志、住院登记簿、检验科登记簿和放射料登记簿记录抽取一定数量病例,与预防保健科传染病登记簿记录及网络报告情况核对。

三、违法行为的处理

见表 8-2。

表 8-2　医疗机构传染病疫情报告违法案件案由参考表

序号	案由	违法行为	违反条款	处罚条款
1	医疗机构未建立传染病疫情报告制度案	未按照要求建立传染病疫情监测报告制度	《突发公共卫生事件与传染病疫情监测信息报告管理办法》第十条	《传染病防治法》第六十九条、《突发公共卫生事件与传染病疫情监测信息报告管理办法》第三十八条
2	医疗机构未指定相关部门和人员负责传染病疫情报告管理工作案	未按照要求指定专门的部门或者确立专门的人员负责传染病疫情报告管理工作	《传染病防治法》第二十一条、《突发公共卫生事件与传染病疫情监测信息报告管理办法》第十条	
3	医疗机构隐瞒（谎报、缓报）传染病疫情案	发现传染病疫情不按照规定报告	《传染病防治法》第三十七条、《突发公共卫生事件与传染病疫情监测信息报告管理办法》第七条	
4	医疗卫生人员隐瞒（谎报、缓报）传染病疫情案	执行职务的医疗卫生人员发现传染病疫情不按照规定报告	《传染病防治法》第三十条、第三十七条，《突发公共卫生事件与传染病疫情监测信息报告管理办法》第七条、第十六条、第十七条	《突发公共卫生事件与传染病疫情监测信息报告管理办法》第四十条
5	个体（私营医疗保健机构）瞒报（缓报、谎报）传染病疫情（突发公共卫生事件）案	个体（私营医疗保健机构）发现传染病疫情不按照规定报告	《传染病防治法》第三十条，《突发公共卫生事件与传染病疫情监测信息报告管理办法》第七条、第十六条、第十七条	《突发公共卫生事件与传染病疫情监测信息报告管理办法》第四十一条

（陈淑霞）

第七节　消毒隔离的监督

一、监督依据

(1)《中华人民共和国传染病防治法》。

(2)《消毒管理办法》。

(3)《医院感染管理办法》。

(4)《消毒技术规范》。

(5)《医疗机构口腔诊疗器械消毒技术规范》。

(6)《内镜清洗消毒技术操作规范(2004 版)》。

(7)《血液透析器复用操作规范》。

(8)《医院消毒供应室验收标准》。

(9)《综合医院建筑设计规范》。

（10）《消毒产品标签说明书管理规范》。

（11）《医院洁净手术部建筑技术规范》（GB 50333－2002）。

（12）《医院消毒卫生标准》（GB 15982－1995）。

二、监督检查内容与方法

（一）管理组织与制度

1.管理组织及职责

《消毒管理办法》规定医疗机构应设立消毒管理组织,具体组织形式由医疗机构根据自身情况决定,但总的要求是应做到有岗、有人、有制度、有职责。

2.管理制度

医疗机构应根据医疗服务环节不同特点,制定消毒灭菌程序和消毒灭菌效果监测工作制度。

（二）消毒剂和消毒器械管理工作

1.消毒剂与消毒器械的索证与验收

（1）消毒剂的索证与验收见表 8-3。

表 8-3 消毒剂索证与验收

国产消毒剂索证	进口消毒剂索证	消毒剂的验收
消毒产品生产企业卫生许可证（复印件）	经销机构营业执照（复印件）	（1）是否为有效证件 （2）许可证有效期与产品有效期是否相符
卫健委（原卫生部）颁发的消毒产品卫生许可批件（复印件）	卫健委（原卫生部）颁发的进口消毒产品许可批件（复印件）	（3）产品类别与许可类别是否相符 （4）使用方法、适用范围是否与许可一致 （5）产品标签说明书是否与批件一致
产品质量合格证明	产品质量合格证明	（6）企业名称、地址、产品名称剂型是否与批件一致

注:所有复印件均应加盖持有机构的公章。＊对于 75％单方乙醇消毒液、《次氯酸类消毒剂卫生质量技术规范》及《戊二醛类消毒剂卫生质量技术规范》规定的次氯酸类及戊二醛类消毒剂,卫健委（原卫生部）已调整了监管和许可范围,无须取得卫健委（原卫生部）颁发的消毒产品卫生许可批件,但 75％单方乙醇消毒液应当有省级卫生行政部门的备案证明,次氯酸类及戊二醛类消毒剂应当有产品卫生安全评价。

（2）消毒器械的索证与验收见表 8-4。

2.消毒剂与消毒器械的购进与领用登记

（1）购进与领用记录应分别登记造册。

（2）购进记录应有以下登记项目:进货时间、生产企业、供货单位、产品名称、数量、规格、单价、产品批号（生产日期）、经办人等。

（3）领用记录应有以下登记项目:领用时间、领用单位、产品名称、数量、规格、单价、产品批号（生产日期）、经办人等。

（三）有关消毒技术规范

1.口腔科

（1）口腔科诊疗区域内应保证环境整洁。口腔诊疗区域和口腔诊疗器械清洗、消毒区域应分开,布局合理,能够满足诊疗工作和口腔诊疗器械清洗、消毒工作的基本需要。

表 8-4　消毒器械索证与验收

压力蒸汽灭菌器、紫外线杀菌灯、食具消毒柜的索证	其他消毒器械的索证	进口消毒器械的索证	消毒器械的验收
生产企业卫生许可证（复印件）	生产企业卫生许可证复印件（生产地省级卫生行政部门颁发） 卫健委（原卫生部）颁发的消毒产品卫生许可批件（复印件）	经销机构营业执照（复印件） 卫健委（原卫生部）颁发的进口消毒器械许可批件（复印件）	（1）是否为有效证件 （2）许可证有效期与产品有效期是否相符 （3）产品类别与许可类别是否相符 （4）使用方法、适用范围是否与许可一致 （5）产品标签说明书是否与批件一致 （6）企业名称、地址、产品名称、型号是否与批件一致
法定质量检测机构的产品质量合格证明文件			

注：所有复印件均应加盖持有机构的公章。

（2）口腔诊疗器械清洗应采用流动水手工刷洗或者使用机械清洗设备进行清洗的方式；对结构复杂、缝隙多的器械，应采用超声清洗。

（3）口腔诊疗器械应当达到"一人一用一消毒或者灭菌"的要求：①凡接触患者伤口、血液、破损黏膜等各类口腔诊疗器械，包括牙科手机、车针、根管治疗器械、拔牙器械、手术治疗器械、牙周治疗器械、敷料等，使用前必须经过灭菌。应当使用压力蒸汽灭菌或戊二醛、过氧乙酸、过氧化氢等消毒剂。②接触患者完整黏膜、皮肤的口腔诊疗器械，包括口镜、探针、牙科镊子等口腔检查器械、各类用于辅助治疗的物理测量仪器、印模托盘、漱口杯等，使用前必须进行消毒。对可重复使用的口腔诊疗器械，应当使用压力蒸汽灭菌或二氧化氯、过氧乙酸、过氧化氢、含溴消毒剂消毒。③凡接触患者体液、血液的修复、正畸模型等物品，送技工室操作前必须消毒。应当使用紫外线照射或戊二醛、酸氧化电位水、含氯、碘伏等消毒剂。④个人防护及手卫生，医务人员进行口腔诊疗操作时应戴口罩和帽子，可能出现患者血液、体液喷溅时应戴护目镜。每治疗一个患者应更换一副手套并洗手或者手消毒。

2.供应室

（1）供应室周围环境应清洁、无污染源，形成相对独立区域，避免干扰；建筑布局分为办公区域和工作区域，工作区域划分清楚，有实际屏障分隔。

（2）应人流、物流分开。

（3）设备配备要求如下。①污染区：手工清洗水池、专用污染物品清洗池、高压水枪、超声清洗机、污染物品分类台、污物回收车、手套清洗烘干机、物品贮存设备、洗涤剂等，有条件的配备清洗消毒机。②清洁区：压力蒸汽灭菌器、清洁物品装载车、器械包装台、敷料包装台、敷料架柜、手套包装设备、物品转运车等，有条件的配备低温气体灭菌器和干热灭菌器。③无菌物品存放区：无菌物品卸载车、无菌物品存放架、无菌物品发放车、空气置换设施，有条件的可安装空气净化装置、出入口缓冲间（区）风淋设备。④各区配备完善的空气消毒设施和个人防护用品。

（4）消毒及无菌物品管理：①清洁后物品不得有污迹或锈迹。②根据物品性质和类别选用压力蒸汽灭菌、环氧乙烷灭菌、干热灭菌或低温灭菌，掌握灭菌过程中压力、温度、时间、装载量等参数,记录资料齐全。③物品包装应符合《消毒技术规范》要求,包布干燥无破损,每个无菌包外贴化学指示胶带,手术包中心部位放置化学指示卡,化学指示卡有灭菌日期和失效日期。④灭菌后物品应存放在无菌区的柜橱或架子内,离地≥20 cm,离天花板≥50 cm,离墙≥5 cm,标识清楚,一次性使用的无菌医疗用品应拆除外包装后才可存放入无菌区。

3.手术部(室)

(1)布局。①功能分区:医院手术部的建筑布局应符合功能流程合理和洁污区域分开的原则,功能分区应包括无菌物品储存区域、医护人员刷手和患者手术区域、污物处理区域,各个区域应有明显的标志,区域间避免交叉污染。②手术间设置:手术部(室)内应设无菌手术间、一般手术间、隔离手术间,每一手术间内放置一张手术台,隔离手术间应靠近手术室入口处。

(2)环境卫生管理。①入口处应设卫生通过区,换鞋(处)应有防止洁污交叉的措施,宜有推床的洁污转换措施。②手术室内环境应保持清洁、卫生、无尘、无污染,手术部的墙壁、地面光滑、无裂隙,排水系统良好。③手术室不宜设地漏。④严格手卫生管理,配备非手触式流动水洗手设施。⑤不同区域及不同手术用房的清洁、消毒物品应分开使用。

(3)医疗用品管理。①进入手术部的物品应拆除其最外包后存放,各类设备设施应进行表面清洁处理。②无菌手术器械及敷料存放于无菌物品区域。③一次性使用的无菌医疗用品不得重复使用。④包装不合格或者超过灭菌有效期的物品及有肉眼可见污垢的器械、敷料和物品不得使用。⑤患者吸氧装置、雾化吸入器、氧气湿化瓶、麻醉导管及面罩等器具应做到"一人一用一消毒或灭菌",并干燥无菌保存。

4.内镜室

(1)环境与设施:①设立患者候诊室(区)、诊疗室、清洗消毒室、内镜贮藏室等,每个诊疗单位的净使用面积不得少于20平方米。②不同部位内镜的诊疗应分室进行,上消化道、下消化道内镜的诊疗不能分室进行的,应分时段进行;灭菌类内镜的诊疗室应达到"标准洁净手术室"的要求,消毒类内镜的诊疗室应达到"一般洁净手术室"的要求,具体要求见 GB50333-2002《医院洁净手术部建筑技术规范》。③不同部位内镜的清洗、消毒设备应分开。④使用的消毒器械或者其他消毒设备符合规定,基本清洗消毒设备包括专用流动水清洗消毒槽(四槽或五槽)、负压吸引器、超声清洗器、高压水枪、干燥设备、计时器等。⑤配备必要的手卫生设备。

(2)消毒灭菌方法:①凡进入人体无菌组织、器官或者经外科切口进入人体无菌腔室的内镜及附件,如腹腔镜、关节镜、脑室镜、膀胱镜、宫腔镜等,必须灭菌。②凡穿破黏膜的内镜附件,如活检钳、高频电刀等,必须灭菌。③凡进入人体消化道、呼吸道等与黏膜接触的内镜,如喉镜、气管镜、支气管镜、胃镜、肠镜、乙状结肠镜、直肠镜等,应按照《消毒技术规范》的要求进行高水平消毒。④内镜及附件用后应立即清洗、消毒或者灭菌。⑤弯盘、敷料缸等应采用压力蒸汽灭菌;非一次性使用的口圈可采用高水平化学消毒剂消毒后,用水彻底冲净残留消毒液,干燥备用;注水瓶及连接管采用高水平以上无腐蚀性化学消毒剂浸泡消毒,消毒后用无菌水彻底冲净残留消毒液,干燥备用。注水瓶内的用水应为无菌水,每天更换。⑥内镜及附件的数量应与接诊患者数相适应,做到"一人一用一消毒或灭菌"。以戊二醛消毒为例,各类内镜使用次数见表8-5。⑦软式内镜清洗与消毒的标准程序见表8-6。⑧硬式内镜清洗与消毒的标准程序见表8-7。

(四)消毒效果监测

1.监测要求

医疗机构使用消毒剂与消毒物品的监测要求见表8-8。

表 8-5　各类内镜消毒时间及使用次数参考表

种类	全套数量	一次医疗全程时间		最大理论使用次数（次/天）
		清洗与消毒（灭菌）时间	诊疗时间	
消毒类软镜	1	36 分钟（化学消毒）	20 分钟	7
消毒类硬镜	1	24 分钟（化学消毒）	20 分钟	7
消毒类软镜	1	10 小时（化学消毒）	—	1
消毒类硬镜	1	4 小时（高压蒸汽）	1 小时	2

表 8-6　软式内镜清洗与消毒的标准程序参考表

	步骤	工作要点	预计时间（分钟）
1	擦洗	内镜用后应当立即用湿纱布擦去外表面污物，反复送气与送水至少 10 秒，送清洗消毒室	2
2	水洗	用流水冲、纱布擦、清洁毛刷清洗活检孔道和吸引器管道，吸引器抽吸活检孔道，50 毫升注射器吸清水注入送气送水管道，吸干活检孔道的水分并擦干镜身，其他内镜附件清洗	5
3	酶洗	抽吸多酶洗液冲洗送气送水管道与活检孔道，附件及各类按钮和阀门酶洗，附件超声清洗 5～10 分钟	7
4	清洗	冲洗内镜的外表面，注射冲洗各管道，各管道充气	5
5	消毒或灭菌	(1)压力蒸气、环氧乙烷、2％碱性戊二醛消毒胃肠镜不少于 10 分钟、支气管镜不少于 20 分钟、特殊感染患者不少于 45 分钟，灭菌浸泡 10 小时(2)非全浸式内镜的操作部，必须用清水擦拭后再用 75％乙醇擦拭消毒	≥10
6	再清洗	人员更换手套，向各管腔注入空气和流水用纱布清洗表面，抽吸清水冲洗各孔道	5
7	再次使用	无菌水彻底冲洗，纱布擦干表面，各孔道的水分吸干	2
		一次消毒最少耗费时间	36

表 8-7　硬式内镜清洗与消毒的标准程序参考表

	步骤	工作要点	预计时间（分钟）
1	清洗	内境用后流动水彻底清洗，除去血液、黏液等残留物，并擦干	2
2	酶洗	内境用后流动水彻底清洗，除去血液、黏液等残留物，并擦干	5
3	清洗	彻底清洗内镜各部件，管腔应用高压水枪彻底冲洗，可拆卸部分必须拆开清洗，并用超声清洗器清洗 5～10 分钟	7
4	消毒或灭菌	(1)灭菌，适于压力蒸汽灭菌的内镜及部件应采用压力蒸汽灭菌；环氧乙烷灭菌方法适于各种内镜及附件的灭菌；2％碱性戊二醛浸泡 10 小时灭菌 (2)消毒；煮沸 20 分钟；其他消毒方法需符合《消毒管理办法规定》	煮沸消毒 20 或浸泡消毒 10

续表

步骤		工作要点	预计时间（分钟）
5	再次使用	煮沸消毒；冷却 浸泡消毒：无菌水彻底冲洗＋纱布擦干 表面＋各孔道的水分吸干	浸泡3
		一次消毒最少耗费时间	27

表 8-8　消毒剂与消毒物品的监测要求参考表

种类	生物监测	化学监测（微生物污染监测）	物品
消毒	消毒剂 每季度	氯/天，戊二醛/周 标准：细菌含量＜100 cfu/mL 不得检出致病微生物	物品消毒效果/季度标准：不得检出致病微生物
灭菌	灭菌剂 每月	戊二醛/周 标准：不得检出任何微生物	物品灭菌效果/每月标准：不得检出任何微生物
压力蒸汽	每月	每包、工艺监测/每锅标准：不得检出任何微生物	物品消毒效果/季度标准：不得检出任何微生物
环氧乙烷	每月	每包、工艺监测/每锅标准：不得检出任何微生物	物品消毒效果/季度标准：不得检出任何微生物
紫外线	必要时	照射强度/半年 标准（30 W）：新灯≥90 uW/cm²； 使用中的灯≥70 uW/cm²	必要时，标准：空气中自然菌消亡率 90.00％以上

2.环境监测（设备）要求

医疗机构环境监测（设备）要求见表8-9。

表 8-9　环境和设备监测要求参考表

部门		监测要求	标准
血液透析设备 （复用系统水质）	细菌学	每月复用系统水质进行细菌检测	细菌菌落总数≤200 cfu/ml
	内毒素	每3个月复用系统水质进行内毒素检测	内毒素≤2 cfU/mL
内镜	消毒类	胃镜、肠镜、喉镜、气管镜等	标准：细菌含量＜20 cfu/件 不得检出致病微生物
	灭菌类	腹腔镜、关节镜、胆道镜、膀胱镜、胸腔镜等	标准：不得检出任何微生物
科室	每月	手术室、ICU、产房、母婴室、新生儿病房、骨髓移植病房、血液病房、血液透析室、供应室无菌区、治疗室、换药室等	符合 GB15982－1995《医院消毒卫生标准》要求

3.其他要求

(1)压力蒸汽灭菌必须进行工艺监测,工艺监测应每锅进行,并详细记录灭菌时的温度、压力、时间等参数。预真空压力蒸汽灭菌器每天灭菌前进行 B-D 试验。

(2)用于内镜消毒或灭菌的戊二醛必须每天或使用前进行监测。

(3)新灭菌器使用前及大修后必须进行生物监测,合格后才能使用;对拟采用的新包装材料、容器摆放方式、排气方式及特殊灭菌工艺,也必须先进行生物监测,合格后才能采用。

(4)对压力容器进行定期检测和校验,相关记录存档。

(5)消毒剂、生物指示物、化学指示物、菌片应当在有效期内使用。

(陈淑霞)

第八节　医疗机构有关科室传染病防治监督检查要点

一、预防管理部门

(一)工作制度

(1)有无疫情报告制度。

(2)有无门诊工作日志制度。

(3)有无预检分诊制度。

(4)有无诊治传染病有关科室的消毒和隔离工作制度。

(5)有无医疗废物管理制度。

(二)工作记录

(1)网络直报医疗机构,《传染病报告卡》及传染病报告记录是否保存 3 年。

(2)非网络直报医疗机构,保留登记备案 3 年,传染病报告卡是否由收卡单位保存。

(3)是否有疫情报告自查记录。

(4)是否有年度培训工作计划、工作记录、参加人员、培训资料。

(5)是否有具体奖惩记录。

(6)传染病疫情登记簿是否登记完整。

(7)疫情登记核对是否符合规定的内容、程序、方式和时限。

(8)《传染病报告卡》管理是否规范。

(三)疫情报告情况

(1)网络直报医疗机构,开机检查直报网络是否畅通。

(2)报告时限是否符合要求。

(3)无网络直报医疗机构,是否有疫情报告记录。

(4)根据诊治传染病有关的科室建立门诊日志、住院登记册登记记录,抽取一定病例核查网络疫情报告情况,是否存在漏报或迟报。

二、感染性疾病科

(一)设立与设置

(1)二级以上综合医院是否设立感染性疾病科。

(2)二级以下综合医院是否设立传染病分诊点。

(3)感染性疾病科的设置是否相对独立。

(4)感染性疾病科的内部诊室布局是否合理,分区、人流、物流通道是否合理,区域是否有明确的标识与标志。

(5)感染性疾病病房建筑规范、医疗设备和设施是否符合国家有关规定。

(6)三级综合医院感染性疾病科门诊是否设置了处置室和抢救室。

(二)工作制度

(1)是否建立传染病疫情报告责任制度。

(2)是否建立预检分诊制度。

(3)是否执行重大传染病诊断工作程序。

(4)是否建立消毒隔离制度。

(5)是否建立医务人员防护工作制度。

(6)是否建立医疗废物处置工作制度。

(7)是否建立传染病防治知识的培训制度。

(三)发热门诊

(1)独立设区、有明显标识、通风良好。

(2)发热门诊是否做到了:专用诊室(包括备用诊室)、专用治疗室、专用隔离观察室、专用检验室、专用放射检查室、专用药房(或药柜)、专用卫生间、专用门诊日志登记、专用医疗设备物资(固定或移动式 X 线机器、检验设备、抢救药品、消毒药械)。

(3)专用发热门诊日志登记项目是否符合要求。

(4)根据传染病的流行季节、周期和流行趋势是否开展特定传染病的预检、分诊工作。

(5)是否配备必要的标准预防措施防护用品:防护服、防护口罩、防护眼镜或面罩、隔离衣、手套、鞋套等。

(6)室内配备消毒设施、设备、物资是否符合要求。

(7)室内空气通风是否进行消毒。

(8)消毒剂与消毒器械的使用符合要求。

(9)医疗废物是否按规定分类处置。

(四)肠道门诊

(1)独立设区、有明显标识。

(2)肠道门诊是否做到了:专用诊疗室、专用观察室、专用药房、专用卫生间、专(兼)职人员(医、护、检验)、专用医疗设备与物资(听诊器、血压计、体温计、抢救药品、消毒药械)、专用门诊日志登记本。

(3)专用肠道门诊日志登记本的登记项目是否齐全。

(4)肠道门诊是否按规定开放,重点地区根据需要应常年开设,做到人员与时间固定。

(5)是否配备了必要的标准预防措施防护用品,包括防护服、防护口罩、防护眼镜或面罩、隔离衣、手套、鞋套等。

(6)室内是否配备符合要求的手消毒设施、设备、物资。

(7)对腹泻患者是否做到了"逢泻必登,逢疑必检"。

(8)患者排泄物是否进行消毒。

(9)消毒剂与消毒器械的使用是否符合卫健委(原卫生部)要求。

(10)医疗废物是否按规定分类处置。

三、消毒剂与消毒器械管理部门

(一)工作制度

(1)是否建立消毒剂与消毒器械的索证验收检查制度。

(2)是否建立消毒剂与消毒器械的购进与领用登记制度。

(二)工作记录

(1)每种消毒剂与每台(件)消毒器械的索证记录是否齐全。

(2)购进与领用记录是否分别登记造册。①消毒剂与每台(件)消毒器械购进记录是否登记了以下项目:进货时间、生产厂家、供货单位、产品名称、数量、规格、单价、产品批号(生产日期)、经办人等。②领用消毒剂与每台(件)消毒器械记录是否登记了以下项目:领用时间、领用单位、产品名称、数量、规格、单价、产品批号(生产日期)、经办人等。

(3)有无每台(件)消毒器械消毒效果检测合格记录。

(4)有无大型消毒器械进行定期维护与效验记录。

(三)消毒剂与消毒器械的管理

(1)消毒剂、消毒器械的存放是否满足说明书标注的贮存条件。

(2)消毒剂是否储存在避光、阴凉干燥、通风良好处,并离地离墙。

(3)是否定期对大型消毒器械进行维护。

(4)过期或质量不合格消毒剂是否按照化学性医疗废弃物处置。

四、供应室

(一)工作制度

(1)是否有物品洗涤、包装、灭菌、存放、质量监测、物资管理等岗位责任制度。

(2)是否有工作人员消毒灭菌相关知识培训制度。

(3)是否有原材料、消毒洗涤剂、试剂、设备、一次性医疗用品的质量验收审核制度。

(4)是否有热原反应原因追查制度与热原反应发生情况月报制度。

(5)是否有压力蒸气、气体灭菌器等消毒灭菌设备的定期校验管理制度。

(6)是否有消毒物品与设备的消毒效果监测制度。

(二)环境与设施

(1)消毒供应室周围环境是否清洁,无污染源,区域是否相对独立。

(2)污染区、清洁区、无菌区,三区域划分是否清楚,区域间是否有实际屏障,布局是否合理。

(3)清洁区、无菌区是否达到《医院消毒卫生标准》GB 5982—1995 所要求的环境类别。

(4)物品回收、消毒、洗涤、敷料制作、组装、灭菌、存储、发送全过程所需要设备和条件是否符合要求。

（5）消毒灭菌设备是否符合国家规定。

（三）消毒工作要求

（1）工作人员是否有必要的防护用品，包括工作服、防渗透围裙、口罩、帽子、手套等。

（2）物品消毒的方法是否符合要求。

（3）使用的消毒药剂及浓度是否符合要求。

（4）使用的压力蒸气与气体灭菌器等设备是否完好。

（5）新灭菌器及新包装容器、摆放方式、排气方式的特殊灭菌工艺是否经过生物监测合格后使用。

（6）灭菌合格物品是否有专室专柜存放，物品的灭菌标志、灭菌日期、失效期标识是否符合要求。

（7）医疗废物进行分类收集、处理是否符合要求。

（四）工作记录

（1）有无人员培训记录。

（2）医院使用消毒剂时，是否严格按照无菌技术操作程序和所需浓度准确配制，是否按要求登记配制浓度、配制日期、有效期等记录。

（3）是否有消毒药剂化学监测、生物监测、污染监测与物品消毒灭菌效果监测记录。

（4）是否有压力蒸气灭菌器每天的 B-D 试验、灭菌器每锅的工艺监测，每包的化学监测，每月的生物监测记录。

（5）是否有新灭菌器及新包装容器、摆放方式、排气方式的特殊灭菌工艺的使用前合格生物监测记录。

（6）是否有污染物品回收与无菌物品发送记录。

五、医院普通门诊

（1）诊室医师是否使用门诊日志。

（2）门诊日志填写是否完整。

（3）是否用《传染病报告卡》。

（4）诊室手卫生设施、设备、物资是否符合要求。

（5）无菌物品和无菌敷料是否专门管理，室内待用无菌物品有无注明灭菌日期。

（6）室内使用的消毒剂与消毒器械是否符合要求。

（7）医疗废物是否按照规定分类收集，是否建立了交送登记记录，登记内容是否齐全。

六、注射室、治疗室、换药室

（1）室内是否配备必要的手卫生设备。

（2）一次性使用医疗用品是否做到"一人一用一灭菌"。

（3）室内是否定期进行医疗环境监测（空气、物表、医务人员手），监测结果是否符合《医院消毒卫生标准》GB 15982－1995 的要求。

（4）无菌物品和无菌敷料是否专门管理，室内待用无菌物品是否注明灭菌日期并在有效期内。

(5)室内使用的消毒剂与消毒器械是否符合要求。

(6)医疗废物是否按照规定分类收集,是否建立交送登记记录,登记内容是否齐全。

七、手术室

(1)手术室洁净区与非洁净区之间是否设立缓冲室或传递窗。

(2)各级别洁净手术室的空气与物表监测是否达到《医院洁净手术部建筑技术规范》GB 50333—2002(表 8-10)的要求。

表 8-10　医院洁净手术部建筑技术规范的要求

手术室名称/等级	手术切口类别	适用手术提示
特别洁净手术室/Ⅰ	Ⅰ	关节置换、器官移植、脑外科、心脏外科、眼科等手术中的无菌手术
标准洁净手术室/Ⅱ	Ⅰ	胸外科、整形外科、泌尿外科、肝胆胰外科、骨外科、普通外科中一类切口无菌手术
一般洁净手术室/Ⅲ	Ⅱ	普通外科除一类切口无菌手术外、妇产科等手术
准洁净手术室/Ⅳ	Ⅲ	肛肠外科和污染类手术

(3)手术室配备手卫生洗剂与手卫生设备是否符合要求。

(4)洁净手术室内是否严禁采用普通的风机盘管机组或空调器。

(5)使用的手术治疗器械是否达到消毒灭菌要求,是否定期进行消毒灭菌效果监测,消毒灭菌效果监测是否符合《医院消毒卫生标准》GB 15982—1995 的要求。

(6)手术治疗器械套数与治疗患者数是否相匹配。

(7)手术治疗使用一次性耗材等是否符合要求。

(8)手术使用治疗敷料是否达到灭菌要求。

(9)手术使用的冲洗液体、消毒液或润滑剂等是否达到灭菌要求。

(10)室内是否定期进行医疗环境监测(空气、物表、医务人员手),监测结果是否符合《医院消毒卫生标准》GB 15982—1995 的要求。

(11)无菌物品和无菌敷料是否专门管理专室存放,室内待用无菌物品有无注明灭菌日期。

(12)室内使用的消毒剂与消毒器械是否符合要求。

(13)医疗废物是否按照规定分类收集,是否建立了交送登记记录,登记内容是否齐全:医疗废物的来源、种类、重量或者数量、交接时间、处置方法、最终去向及经办人签名等。

八、口腔科

(一)工作文件

(1)是否建立了消毒管理的有关责任制。

(2)是否有器械消毒、个人防护等知识培训制度。

(3)是否有各类口腔诊疗器械、敷料的消毒与灭菌制度。

(4)是否有各类口腔修复、正畸模型等物品的消毒制度。

(5)是否有牙科综合治疗台及其配套设施的消毒制度。

(6)是否有各类口腔诊疗器械、敷料的消毒与灭菌效果监测制度。

(二)诊疗工作

(1)诊疗区域和器械清洗、消毒区域是否分开。

(2)室内配备的手卫生设备是否符合要求。

(3)所有诊疗器械是否达到"一人一用一消毒或灭菌"要求。

(4)诊疗器械(如手机、转针)数量是否满足接诊人员数要求。

(5)医务人员进行口腔诊疗操作时,是否有戴口罩、帽子和护目镜等防护物品。

(6)每治疗一个患者是否更换一副手套并洗手或者手消毒。

(三)诊疗器械灭菌与消毒

(1)口腔诊疗器械消毒前是否经流动水、采用手工刷洗或清洗设备彻底清洗。

(2)牙科手机和耐湿热、需要灭菌的口腔诊疗器械是否首选压力蒸汽灭菌的方法进行灭菌。

(3)医疗器械是否定期进行消毒灭菌效果监测,消毒灭菌效果监测是否符合《医院消毒卫生标准》GB 15982－1995。

(4)牙科综合治疗台及其配套设施是否每天清洁、消毒,遇污染是否及时清洁、消毒。

(5)新灭菌设备和维修后的设备是否在生物监测合格后投入使用。

(6)快速灭菌设备是否定期进行生物监测。

(7)使用的消毒剂与消毒器械是否符合要求。

(8)无菌物品和无菌敷料是否专门管理,室内待用无菌物品有无注明灭菌日期。

(9)医疗废物是否按照规范分类收集,是否有交送登记记录,登记内容是否齐全。

九、内镜室

(一)工作制度

(1)是否有内镜诊疗和内镜清洗消毒灭菌工作制度:①消毒类内镜清洗消毒工作制度,如喉镜、气管镜、支气管镜、胃镜、肠镜、乙状结肠镜、直肠镜等。②灭菌类内镜清洗灭菌工作制度,如腹腔镜、关节镜、脑室镜、膀胱镜、宫腔镜与附件(活检钳、高频电刀)等。

(2)是否有内镜诊疗消毒灭菌登记制度。

(3)是否有传染患者内镜诊疗登记工作制度。

(二)诊疗工作

(1)是否设立了患者候诊室(区)、诊疗室、清洗消毒室、内镜贮藏室等,每个诊疗单位的净使用面积不得少于20平方米。

(2)不同部位内镜的诊疗工作是否分室或分时段进行,不同部位内镜的清洗、消毒灭菌工作是否分室进行。

(3)灭菌类内镜室与消毒类内镜室的诊疗是否达到《医院洁净手术部建筑技术规范》GB 50333－2002"标准洁净手术室"与"一般洁净手术室"要求,是否按照手术区域要求管理。

(4)使用基本清洗消毒程序的设备是否符合以下要求:专用流动水清洗消毒槽(四槽或五槽)、负压吸引器、超声清洗器、高压水枪、干燥设备、计时器、通风设施。

(5)内镜及附件的数量是否与接诊患者数相适应,是否做到"一人一用一消毒或灭菌"。

(6)是否对内镜诊疗患者及传染患者筛查情况进行登记。

(7)传染患者与特殊感染患者所使用后的器械是否专门处理。

(8)一次性医疗用品使用是否符合要求。

（三）消毒灭菌

(1)工作人员是否有必要的防护用品,包括工作服、防渗透围裙、口罩、帽子、手套等。

(2)消毒剂(多酶洗液、2%碱性戊二醛、75%乙醇)是否符合要求。

(3)是否使用非流动水对内镜进行清洗。

(4)清洗纱布是否一次性使用,清洗刷是否一用一消毒、多酶洗液是否每清洗1条内镜后更换。

(5)内镜清洗消毒是否进行登记,登记内容是否完整,包括:就诊患者姓名、使用内镜的编号、清洗时间、消毒时间及操作人员姓名等事项。

(6)软式内镜、硬式内镜的消毒与灭菌程序是否符合要求。

(7)清洗消毒槽盛装的消毒剂是否按要求定期更换,清洗消毒槽是否定期消毒与灭菌。

(8)使用的消毒剂浓度是否每天定时监测并做好记录。

(9)快速灭菌设备是否定期进行生物监测。

(10)无菌物品和无菌敷料是否专门管理,室内待用无菌物品有无注明灭菌日期。

(11)医疗废物是否按照规定分类收集,是否建立了交送登记记录,登记内容是否齐全。

十、诊所、卫生所（室）、医务室、社区医疗服务站、中小学卫生保健所、卫生站

(1)室内清洁是否符合卫生要求。

(2)诊室医师是否使用门诊日志,门诊日志填写是否完整,至少包括以下项目:姓名(14岁以下儿童填家长姓名)、性别、年龄、职业、住址、病名(诊断)发病日期、就诊日期、初诊或复诊,格式可自行设计(内、外、妇、儿科使用普通门诊日志)。

(3)是否有《传染病报告卡》,是否知晓疫情报告电话。

(4)一次性医疗用品是否做到"一人一用",是否按照要求管理和使用一次性医疗用品。

(5)诊室手卫生设施、设备、物资是否符合要求。

(6)无菌物品和无菌敷料是否专门的管理,待用无菌物品是否注明灭菌日期。

(7)是否定期进行消毒效果与环境卫生学监测。

(8)使用的消毒剂与消毒器械是否符合卫健委(原卫生部)要求。

(9)医疗废物是否按照规定分类收集,是否建立了交送登记记录,登记内容是否齐全;自行处置的是否符合规定。

十一、医疗废物暂存场所

(1)暂存场所是否远离医疗、食品加工区和人员活动密集区及生活垃圾存放场所,方便医疗废物的装卸、装卸人员及运送车辆的出入。

(2)是否有严密的封闭措施,设专人管理,避免非工作人员进入,是否有防鼠、防蚊蝇、防蟑螂、防盗及预防儿童接触等安全措施,有基本清洁设施。

(3)暂存场所内的地面与1m高的墙裙是否进行防渗处理,地面是否排水良好并易于清洁和消毒,产生污水是否通过管道排入医疗机构内污水处理系统。

(4)暂存场所外是否有明显的警示标识并有"禁止吸烟饮食"的警示标识。

(5)是否有医疗废物移交和接收手续;医疗废物登记内容是否包括医疗废物来源、种类、重量

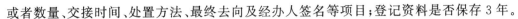

或者数量、交接时间、处置方法、最终去向及经办人签名等项目;登记资料是否保存 3 年。

(6)暂存的医疗废物是否超过 2 天;是否交由取得许可的医疗废物集中处置单位处置;是否填写并保存危险废物转移联单。

(7)是否对医疗废物运送工具和暂存场所内外环境及时进行清洁和消毒。

(8)是否对医疗废物管理相关工作人员进行有关培训并提供职业防护。

(陈淑霞)

参 考 文 献

[1] 金琦.内科临床诊断与治疗要点[M].北京:中国纺织出版社,2021.

[2] 曹庆东.全科医学临床操作[M].广州:广州中山大学出版社,2022.

[3] 焉鹏.消化内科疑难病例解析[M].济南:山东科学技术出版社,2022.

[4] 王留义.全科医学概论[M].郑州:郑州大学出版社,2022.

[5] 任菁菁.全科医学进展[M].北京:高等教育出版社,2022.

[6] 赵粤.现代临床内科疾病诊疗[M].北京:科学技术文献出版社,2020.

[7] 李俊伟,蒋建平,吕建新.全科医学基本理论与政策[M].北京:高等教育出版社,2022.

[8] 郝杰,刘畅,马丽园.全科医学基础与临床实践[M].北京:化学工业出版社,2022.

[9] 付蓉,王邦茂.内科疾病疑难病例精解[M].上海:上海科学技术献出版社,2022.

[10] 徐玮,张磊,孙丽君,等.现代内科疾病诊疗精要[M].青岛:中国海洋大学出版社,2021.

[11] 柴一类.全科公共基础知识[M].北京:华夏出版社,2023.

[12] 杨亮,周夕溪,喻茂文.现代全科医疗临床实践[M].北京:中国纺织出版社,2022.

[13] 王静.全科医学临床诊疗思维[M].北京:高等教育出版社,2023.

[14] 刘兵.临床内科疾病诊断与治疗[M].北京:科学技术文献出版社,2020.

[15] 黄峰.实用内科诊断治疗学[M].济南:山东大学出版社,2021.

[16] 王军燕.新编临床内科疾病诊疗学[M].天津:天津科学技术出版社,2020.

[17] 何靖.现代内科疾病诊疗思维与新进展[M].北京:科学技术文献出版社,2020.

[18] 马路.实用内科疾病诊疗[M].济南:山东大学出版社,2022.

[19] 詹庆元.内科重症监护病房工作手册[M].北京:人民卫生出版社,2022.

[20] 丁吉玉,王萍,李萍.全科医学精要[M].汕头:汕头大学出版社,2022.

[21] 李海霞.临床内科疾病诊治与康复[M].长春:吉林科学技术出版社,2020.

[22] 王为光.现代内科疾病临床诊疗[M].北京:中国纺织出版社,2021.

[23] 黄忠.现代内科诊疗新进展[M].济南:山东大学出版社,2022.

[24] 王晓彦.内科常见病诊治指南[M].济南:山东大学出版社,2022.

[25] 樊文星.肾内科疾病综合诊疗精要[M].北京:科学技术文献出版社,2020.

[26] 侯楚祺,宾建平,吴馥凌.全科医师临床诊疗与处方速查[M].北京:化学工业出版社,2023.

[27] 张奉春,贾青,李雪梅.北京协和医院内科百年记忆[M].北京:中国协和医科大学出版社,2022.

[28] 马春丽.临床内科诊疗学[M].长春:吉林大学出版社,2020.

[29] 张春梅.新编内科临床诊疗[M].哈尔滨:黑龙江科学技术出版社,2020.

[30] 冯念苹.常见内科疾病治疗与用药指导[M].北京:中国纺织出版社,2022.

[31] 郑信景.实用心内科诊疗学[M].哈尔滨:黑龙江科学技术出版社,2020.

[32] 邱海军.实用内科临床诊疗学[M].长春:吉林科学技术出版社,2020.

[33] 张雪娟.全科医师慢病规范化诊疗[M].青岛:中国海洋大学出版社,2022.

[34] 陈力,师伟,王莉荔.全科医学实践[M].北京:科学出版社,2022.

[35] 李巧春.心血管疾病诊疗研究[M].乌鲁木齐:新疆人民卫生出版社,2020.

[36] 陈维超.全科医学综合防治干预应用于慢性高血压患者中的效果评价[J].岭南急诊医学杂志,2021,26(6):651-653.

[37] 汪清,张瑾.全科医师在社区慢病管理的作用[J].中医药管理杂志,2019,27(21):204-206.

[38] 段红艳,徐成阳,李明艳,等.从突发公共卫生事件的应对看全科医学科的职责和定位[J].中华全科医学,2021,19(5):705-708.

[39] 方超,孔来法,章炳文.全科医师在急诊与院前急救中的重要性[J].中医药管理杂志,2021,29(18):235-236.

[40] 王黎明,王莹.全科医师模式联合健康教育对糖尿病合并病毒性肝炎患者的干预效果[J].中国校医,2021,35(1):747-749.